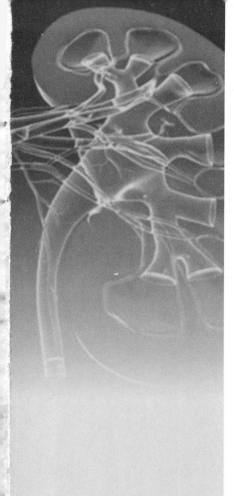

Continuous
Renal Replacement
Therapy

连续性肾脏
替代治疗

- 主 编　付 平
- 副主编　陶 冶　刘 芳　张 凌
- 顾 问　黄颂敏

U0294726

人民卫生出版社

图书在版编目（CIP）数据

连续性肾脏替代治疗 / 付平主编 . —北京：人民卫生出版社，2016

ISBN 978-7-117-22190-0

Ⅰ．①连…　Ⅱ．①付…　Ⅲ．①肾疾病－血液透析

Ⅳ．① R692.05

中国版本图书馆 CIP 数据核字（2016）第 040130 号

人卫智网	www.ipmph.com	医学教育、学术、考试、健康，购书智慧智能综合服务平台
人卫官网	www.pmph.com	人卫官方资讯发布平台

连续性肾脏替代治疗

主　　编：付　平

出版发行：人民卫生出版社（中继线 010-59780011）

地　　址：北京市朝阳区潘家园南里 19 号

邮　　编：100021

E - mail：pmph @ pmph.com

购书热线：010-59787592　010-59787584　010-65264830

印　　刷：鸿博睿特（天津）印刷科技有限公司

经　　销：新华书店

开　　本：787×1092　1/16　　印张：26

字　　数：633 千字

版　　次：2016 年 3 月第 1 版　2024 年 4 月第 1 版第 11 次印刷

标准书号：ISBN 978-7-117-22190-0

定　　价：69.00 元

打击盗版举报电话：010-59787491　E-mail：WQ @ pmph.com

质量问题联系电话：010-59787234　E-mail：zhiliang @ pmph.com

序

随着全球各种原因导致的重症急性肾损伤（acute kidney injury，AKI）发生率的日益增高，对于管理 AKI 患者的临床医师而言，掌握最新、最准确信息的需求愈发迫切。但考虑到飞速增长的循证医学证据推动着对 AKI 临床认知的不断发展，这种需求也是一个巨大的挑战。在 AKI 的治疗中，肾脏替代治疗需要大量的学习和临床训练，这一点在连续性肾脏替代治疗（continuous renal replacement therapy，CRRT）中尤为重要，因为 CRRT 这种方式常常是由未经过正式培训的医师所决定。

我欣慰地从许多中国医师处听说，我参与主编的 *Continuous Renal Replacement Therapy* 一书不仅在牛津大学被当作教材，在中国也被当作重要的教科书。但是，语言障碍可能成为一些中国医师理解这本书中某些重要细节的阻力。此外，在中国使用 CRRT 治疗的疾病病种、患者临床特征和人口学特征与西方国家并不相同。因此，我们需要一部有中国特色的 CRRT 专著。

在此，我很高兴地推荐一本向中国临床医师全面系统介绍 CRRT 的教材。这本由付平教授牵头的纯中文的教材是中国 CRRT 发展进程的重大飞跃。该教材结合病案讨论全面、生动、详细地说明了 CRRT 的基本理论、临床实践和科学研究。我相信这本手册将大大有助于肾脏科医师和重症监护科医师对严重 AKI 的管理。同时，这本书也是对研究生和 ICU 护理人员进行"重症肾脏疾病"培训的绝佳教材。

本书每一章节起始为相关理论基础的概述，接着是一个有代表性的临床个案，并会就个案中涉及的临床问题可能的解决方案进行详细讨论。此外，本书还包括了一些最新进展、指南、面临的挑战以及未来研究的切入点。对于这样一本着眼于临床实用性和解决临床问题的书籍，我相信这本书的受众群体会发现它是日常医疗实践中一个很好的参考。

在此我真挚地祝贺付平教授能有这样的远见和决心主编本书。我坚信本书将成为优化重症 AKI 患者临床管理的宝贵教学资料。

Bellomo 敬上

Rinaldo Bellomo 教授
重症监护科，奥斯汀医院
墨尔本，维多利亚州，澳大利亚
2016 年 3 月

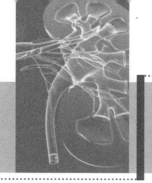

前 言

连续性肾脏替代治疗(CRRT)是一项每天进行 24 小时或接近 24 小时的长时间、连续的新型血液净化技术,目前已广泛应用于临床危重症的救治。随着 CRRT 技术的不断发展,目前已衍生出血浆分离吸附(CPFA)、体外膜肺氧合(ECMO)、双重滤过血浆置换(DFPP)、分子吸附再循环系统(MARS)等新型技术,使 CRRT 的治疗能够更加满足患者个体化治疗的需要。CRRT 在国内的应用尚处于初级阶段,发展时间不超过 20 年。我国广大临床工作者对 CRRT 理论及临床实践的认识尚有待进一步提高。目前国内肾脏替代治疗的相关书籍主要涉及间歇性血液透析及腹膜透析,而对 CRRT 的介绍相对较少。2004 年由南京军区总医院黎磊石院士主编的名为《连续性血液净化》的 CRRT 专著,极大地促进了 CRRT 技术在我国的推广和普及。如今,CRRT 又经历了十余年的发展,其治疗理念及相关治疗技术均发生了较大的变化;在我国西部地区,CRRT 在救治地震挤压伤、蜂蜇伤、毒蛇咬伤等重症患者的过程中发挥了重要作用,各医疗中心也积累了丰富的经验。因此急需一本 CRRT 的专著对其最新的理论认识、治疗观念及动态发展进行概括及总结,以指导新时期 CRRT 的临床实践。为此,我们特邀了我国西部地区在 CRRT 及血液净化治疗领域有较深造诣的专家,围绕 CRRT 最新理念和技术展开编写。本书采用了一种全新的编撰模式,除了对 CRRT 的理论及进展进行介绍外,更将结合临床上经典的 CRRT 治疗病案,从"实战"的角度逐步剖析 CRRT 如何在不同疾病中个体化实施,从多个角度探讨 CRRT 的治疗处方,包括治疗指征、干预时机、治疗模式、抗凝方式、剂量调整及停机指征等多个方面。本书还对 CRRT 的并发症、CRRT 的护理知识进行了详细的介绍。

囿于编者水平,书中难免存在疏漏或不当之处,恳请读者专家不吝赐教,使这本书不断改进完善。我们衷心希望这本专著能成为从事 CRRT 的临床工作者的案头书,成为相关从业人员了解 CRRT 的参考书,为推动我国 CRRT 事业献出一份力量。

2016 年 3 月

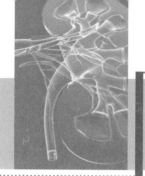

目 录

第一部分　CRRT 基础知识

第一章　总论 3
第一节　概述 3
第二节　病案分享 4
第二章　CRRT 的理论基础 15
第一节　CRRT 对溶质的清除方式 15
第二节　CRRT 与 IHD 的比较 16
第三节　CRRT 的治疗模式 17
第四节　CRRT 的压力监测与循环寿命 20
第五节　CRRT 的液体管理 22
第三章　CRRT 的溶质清除 25
第一节　概述 25
第二节　溶质 25
第三节　CRRT 溶质清除机制 27
第四节　CRRT 溶质清除的影响因素 29
第五节　CRRT 溶质清除的优缺点 32
第六节　病案分享 33
第七节　小结 35
第四章　CRRT 的机器选择 37
第一节　CRRT 机的治疗模式 37
第二节　CRRT 机系统基本控制原理 37
第三节　CRRT 机器的消毒 38
第四节　CRRT 机器的维护保养 38
第五节　主流 CRRT 机器的简介 39
第六节　CRRT 机器监测系统、报警原因及处理 43
第七节　临床实践 45
第八节　研究前沿 47
第五章　CRRT 的膜器应用 50
第一节　概述 50
第二节　滤器膜的分类 50

第三节　材料的生物相容性 ··· 51

第四节　滤器的溶质清除能力 ··· 53

第五节　当前的高性能膜材 ··· 54

第六节　滤器膜材料研究进展 ··· 57

第七节　CRRT 使用的其他膜器 ··· 59

第八节　滤器的选择 ··· 62

第六章　CRRT 的液体成分 ··· 67

第一节　概述 ··· 67

第二节　置换液的无菌原则 ··· 67

第三节　常用的置换液 ··· 67

第四节　特殊成分的置换液 ··· 71

第五节　病案分享 ··· 71

第七章　危重患者的血管通路的建立及维护 ··································· 74

第一节　概述 ··· 74

第二节　导管类型和选择 ··· 74

第三节　血管通路的建立 ··· 75

第四节　血管通路建立相关的急性并发症及其处理 ····························· 77

第五节　血管通路（导管）的维护 ··· 77

第六节　病案分享 ··· 80

第七节　研究前沿 ··· 81

第八章　CRRT 的抗凝技术 ··· 84

第一节　概述 ··· 84

第二节　依赖抗凝血酶Ⅲ的抗凝剂 ··· 84

第三节　凝血酶的直接抑制剂 ··· 86

第四节　血小板抑制剂——前列环素 ··· 87

第五节　蛋白酶抑制剂——甲磺酸萘莫司他 ··································· 87

第六节　局部抗凝法 ··· 87

第七节　无抗凝剂法 ··· 90

第八节　KDIGO 指南关于 CRRT 治疗 AKI 的抗凝推荐 ························· 90

第九节　病案分享 ··· 92

第十节　总结 ··· 95

第九章　CRRT 的容量管理 ··· 99

第一节　概述 ··· 99

第二节　容量的概念及 CRRT 的治疗优势 ····································· 99

第三节　CRRT 容量管理的目标 ··· 100

第四节　CRRT 液体管理分级 ··· 101

第五节　CRRT 体液平衡管理的方法及处方制订 ······························· 102

第六节　液体管理的监测 ··· 104

第七节　液体管理的不良反应和预防 ··· 104

第八节 病案分享 ·· 105
第九节 总结 ·· 107

第十章 CRRT 治疗指征和时机 ·· 110
第一节 概述 ·· 110
第二节 指征 ·· 110
第三节 治疗时机 ·· 111
第四节 病案分享 ·· 114
第五节 总结 ·· 116

第十一章 CRRT 的治疗剂量 ··· 123
第一节 概述 ·· 123
第二节 CRRT 溶质清除的计算 ·· 123
第三节 AKI 患者尿素动力学的变化 ······································ 124
第四节 CRRT 剂量的确定 ··· 125
第五节 CRRT 的剂量对预后的影响 ······································ 126
第六节 高容量血液滤过的新理论依据 ··································· 127
第七节 KDIGO 指南关于 RRT 治疗 AKI 的剂量推荐 ·············· 127
第八节 病案分享 ·· 127
第九节 总结 ·· 129

第十二章 CRRT 的并发症及处理 ·· 133
第一节 概述 ·· 133
第二节 中心静脉置管相关并发症 ··· 133
第三节 体外回路并发症 ·· 140
第四节 抗凝相关并发症 ·· 141
第五节 心血管系统并发症 ··· 143
第六节 代谢相关并发症 ·· 143
第七节 指南更新 ·· 145
第八节 病案分享 ·· 145
第九节 总结 ·· 147

第十三章 CRRT 的药物剂量调整 ·· 151
第一节 概述 ·· 151
第二节 影响药物代谢的因素 ··· 151
第三节 药物特点对清除的影响 ·· 154
第四节 患者特点对药物清除的影响 ······································ 157

第十四章 血浆置换与血液吸附 ··· 160
第一节 血浆置换 ·· 160
第二节 血液吸附 ·· 169
第三节 免疫吸附 ·· 173

第十五章 重症患者的临床评价 ··· 183
第一节 重症患者的初始评估 ··· 183

第二节 重症疾病评分系统 ……………………………………………………… 186

第十六章 连续性肾脏替代治疗的护理管理 ………………………………… 194

第一节 CRRT 小组人力资源管理 …………………………………………… 194

第二节 CRRT 小组空间配置及物资管理 …………………………………… 199

第三节 CRRT 小组护理质量管理 …………………………………………… 201

第十七章 肾脏 ICU 的建立 …………………………………………………… 215

第一节 ICU 的发展历史 ……………………………………………………… 215

第二节 建立亚专业 ICU 的优势 ……………………………………………… 215

第三节 KICU 建立有助于改善重症肾脏疾病患者的临床预后 …………… 216

第四节 KICU 建立的其他医疗及社会效益 ………………………………… 217

第五节 建立 KICU 病房的最低要求 ………………………………………… 217

第六节 总结 …………………………………………………………………… 218

第十八章 急性肾损伤 ………………………………………………………… 221

第一节 急性肾损伤概念 ……………………………………………………… 221

第二节 流行病学 ……………………………………………………………… 222

第三节 AKI 的病因及发病机制 ……………………………………………… 222

第四节 AKI 的预防与非替代治疗 …………………………………………… 224

第五节 AKI 的肾脏替代治疗 ………………………………………………… 225

第六节 KDIGO-AKI 诊疗指南 ……………………………………………… 227

第二部分　CRRT 在临床各科危重疾病中的应用

第十九章 CRRT 在危重慢性肾衰竭中的应用 ……………………………… 235

第一节 概述 …………………………………………………………………… 235

第二节 CRF 伴有心血管功能衰竭 …………………………………………… 235

第三节 顽固性心力衰竭 ……………………………………………………… 236

第四节 CRF 合并脑血管意外、脑外伤及脑水肿 …………………………… 237

第五节 老年多器官功能衰竭 ………………………………………………… 238

第六节 病案分享 ……………………………………………………………… 240

第二十章 CRRT 在急性呼吸窘迫综合征中的应用 ………………………… 243

第一节 概述 …………………………………………………………………… 243

第二节 ARDS 的发病机制 …………………………………………………… 243

第三节 ARDS 的临床表现 …………………………………………………… 243

第四节 CRRT 在 ARDS 治疗中的应用 ……………………………………… 244

第二十一章 CRRT 在肝衰竭中的应用 ……………………………………… 247

第一节 概述 …………………………………………………………………… 247

第二节 基础知识 ……………………………………………………………… 247

第三节 临床实战 ……………………………………………………………… 250

第四节 相关临床证据 ………………………………………………………… 252

第五节　研究前沿 ·· 252

第二十二章　CRRT 在心肾综合征中的作用 ··· 256

第一节　概述 ··· 256

第二节　心肾综合征的分型 ·· 256

第三节　心肾综合征的流行病学 ·· 257

第四节　心肾综合征的病理生理机制 ·· 258

第五节　生物标志物对早期诊断 CRS 的意义 ··· 258

第六节　心肾综合征的治疗 ·· 260

第七节　病案分享 ··· 263

第八节　总结 ··· 264

第二十三章　CRRT 在重度颅脑外伤中的应用 ··· 268

第一节　概述 ··· 268

第二节　脑水肿发生机制 ·· 268

第三节　脑损伤合并急性肾损伤 ·· 268

第四节　脑水肿合并 AKI 血液透析治疗模式 ·· 271

第五节　KDIGO 指南关于急性脑损伤或其他原因引起的颅内压升高或广泛的
　　　　脑水肿的 AKI 患者的推荐治疗 ·· 272

第六节　病案分享 ··· 272

第七节　总结 ··· 275

第二十四章　CRRT 在乳酸酸中毒中的应用 ··· 279

第一节　概述 ··· 279

第二节　乳酸酸中毒的发病机制 ·· 279

第三节　乳酸酸中毒的临床表现 ·· 279

第四节　CRRT 治疗在乳酸酸中毒中的应用 ··· 280

第二十五章　CRRT 在严重电解质紊乱中的应用 ······································ 282

第一节　概述 ··· 282

第二节　钠代谢紊乱 ·· 282

第三节　钾代谢紊乱 ·· 285

第四节　病例分享 ··· 287

第五节　总结 ··· 288

第二十六章　CRRT 在老年患者中的应用 ·· 290

第一节　概述 ··· 290

第二节　老年人 AKI 的诊断和 CRRT 治疗原则 ··· 291

第三节　CRRT 的治疗时机 ·· 292

第四节　CRRT 的处方调整和并发症处理 ··· 293

第五节　病案分享 ··· 294

第二十七章　CRRT 在小儿危重患者中的应用 ·· 296

第一节　概述 ··· 296

第二节　小儿急性肾损伤概述 ··· 296

第三节　小儿肾脏替代治疗的模式选择 ………………………………………………………… 299

第四节　小儿 CRRT 应用中的技术问题 ………………………………………………………… 300

第五节　接受 CRRT 治疗患儿的预后 …………………………………………………………… 302

第六节　KDIGO 指南关于小儿 CRRT 治疗的推荐 …………………………………………… 302

第七节　病案分享 ………………………………………………………………………………… 303

第八节　总结 ……………………………………………………………………………………… 304

第二十八章　CRRT 在挤压综合征中的应用 …………………………………………………… 308

第一节　概述 ……………………………………………………………………………………… 308

第二节　CRRT 治疗的优势 ……………………………………………………………………… 308

第三节　CRRT 患者的选择 ……………………………………………………………………… 309

第四节　CRRT 的介入时机 ……………………………………………………………………… 309

第五节　CRRT 治疗模式 ………………………………………………………………………… 310

第六节　CRRT 抗凝方式 ………………………………………………………………………… 310

第七节　CRRT 治疗监护 ………………………………………………………………………… 311

第八节　血浆置换在挤压综合征急性肾损伤中的应用 ………………………………………… 311

第九节　血液灌流在挤压综合征急性肾损伤中的应用 ………………………………………… 312

第十节　病案分享 ………………………………………………………………………………… 313

第二十九章　CRRT 在急性中毒中的应用 ……………………………………………………… 318

第一节　概述 ……………………………………………………………………………………… 318

第二节　急性中毒的病理生理 …………………………………………………………………… 318

第三节　血液净化的原理与方法 ………………………………………………………………… 319

第四节　影响 CRRT 对毒物清除的因素 ……………………………………………………… 320

第五节　CRRT 治疗急性中毒的时机 ………………………………………………………… 322

第六节　常见急性中毒 CRRT 的应用 ………………………………………………………… 323

第七节　病案分享 ………………………………………………………………………………… 327

第三十章　CRRT 在器官移植中的应用 ………………………………………………………… 333

第一节　概述 ……………………………………………………………………………………… 333

第二节　肝移植与肝肾联合移植 ………………………………………………………………… 333

第三节　心脏移植或心肾联合移植 ……………………………………………………………… 335

第四节　肾移植 …………………………………………………………………………………… 335

第三十一章　CRRT 在脓毒症中的应用 ………………………………………………………… 337

第一节　概述 ……………………………………………………………………………………… 337

第二节　脓毒症的常规治疗 ……………………………………………………………………… 337

第三节　CRRT 治疗脓毒症的机制 …………………………………………………………… 338

第四节　CRRT 治疗脓毒症的时机 …………………………………………………………… 339

第五节　不同 CRRT 模式在脓毒症中的应用 ………………………………………………… 340

第六节　病案分享 ………………………………………………………………………………… 342

第七节　总结 ……………………………………………………………………………………… 343

第三十二章　CRRT 在重症急性胰腺炎中的应用 ·· 345
　　第一节　概述 ··· 345
　　第二节　SAP 的发病机制 ·· 345
　　第三节　CRRT 治疗 SAP 的可能机制 ·· 346
　　第四节　CRRT 治疗时机的选择 ·· 348
　　第五节　治疗模式的选择 ·· 349
　　第六节　总结 ··· 349
第三十三章　CRRT 在肿瘤溶解综合征中的应用 ·· 352
　　第一节　概述 ··· 352
　　第二节　发病机制 ··· 352
　　第三节　病理生理学 ··· 353
　　第四节　临床表现 ··· 354
　　第五节　TLS 的诊断标准及分级系统 ·· 355
　　第六节　TLS 的预防及治疗 ·· 357
　　第七节　病案分享 ··· 360
　　第八节　总结 ··· 361
　　第九节　展望 ··· 362

第三部分　CRRT 新技术及展望

第三十四章　CPFA ··· 367
　　第一节　概述 ··· 367
　　第二节　技术 ··· 367
　　第三节　临床应用 ··· 368
　　第四节　并发症 ··· 370
　　第五节　总结 ··· 370
第三十五章　ECMO ·· 373
　　第一节　概述 ··· 373
　　第二节　ECMO 的转流途径 ·· 374
　　第三节　ECMO 的适应证和禁忌证 ·· 375
　　第四节　临床应用 ··· 375
　　第五节　并发症及处理 ··· 376
　　第六节　病案分享 ··· 377
　　第七节　总结 ··· 380
第三十六章　MARS ·· 382
　　第一节　概述 ··· 382
　　第二节　基本原理 ··· 382
　　第三节　工作过程 ··· 383
　　第四节　临床适应证 ··· 383

第五节　临床主要应用 ··· 383

第六节　总结 ·· 384

第三十七章　HRRT ·· 385

第一节　概述 ·· 385

第二节　SLED 的技术组成 ·· 385

第三节　SLED 与 CRRT、IHD ·· 388

第四节　临床应用 ·· 389

第五节　SLED 在肾脏替代治疗中的特殊地位 ··· 391

附录　KDIGO 的 AKI 指南概要及解读 ·· 395

第一节　KDIGO 的 AKI 指南 ·· 395

第二节　推荐总结 ·· 396

第三节　AKI 预防和治疗 ·· 397

第四节　造影剂诱导 AKI ··· 398

第五节　透析治疗 AKI ·· 398

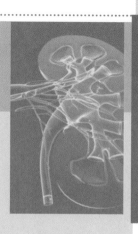

第一部分

CRRT 基础知识

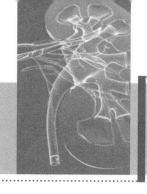

第一章

总 论

第一节 概 述

一、CRRT 的定义

连续性肾脏替代治疗（continuous renal replacement therapy，CRRT）是指一组体外血液净化的治疗技术，是所有连续、缓慢清除水分和溶质治疗方式的总称，治疗时间为每天 24 小时或接近 24 小时。相对于间歇性肾脏替代治疗（intermittent renal replacement therapy，IRRT）而言，CRRT 具有血流动力学稳定、有效清除中大分子、改善炎症状态、精确控制容量负荷及调节免疫功能等多项优势，在临床危重症的救治中发挥着重要作用。

二、CRRT 的治疗指征

广义上讲，凡是需要体外血液净化技术持续清除体内溶质或水分需求的患者，就具有 CRRT 的治疗指征。CRRT 的治疗指征主要包括重症急慢性肾衰竭及其相关的严重电解质紊乱及酸碱失衡并发症，也可用于急性中毒、心力衰竭、难以控制的全身水肿、全身炎症反应综合征、横纹肌溶解综合征、难以纠正的高热及低温等非肾脏领域的疾病。临床上需严格掌控 CRRT 的治疗指征，避免过度治疗。

三、CRRT 的治疗模式

CRRT 的常规治疗模式主要包括连续性静脉 - 静脉血液滤过（continuous veno-venous hemofiltration，CVVH）、连续性静脉 - 静脉血液透析滤过（continuous veno-venous hemodiafiltration，CVVHDF）、连续性静脉 - 静脉血液透析（continuous veno-venous hemodialysis，CVVHD）及缓慢连续单纯超滤（slow continuous ultrafiltration，SCUF）等模式。另外，根据患者治疗需求不同，可实施高容量血液滤过（high volume hemofiltration，HVHF）、高截止血液滤过（HCO-CVVH）等模式，也可杂合应用血浆置换（PE）、双重滤过血浆置换（DFPP）、血液灌流（HP）、配对血浆分离吸附（CPFA）、体外膜肺氧合（ECMO）等新型治疗技术。近期，国内学者发现对于血流动力学相对稳定的重症患者，每日 10~16 小时的 CRRT 也可达到满意的效果，一般称为"日间"CRRT 或长时低效血液透析 / 滤过。

四、CRRT 的治疗剂量

CRRT 的治疗剂量一般推荐为 20~25ml/(kg·h),若治疗时间未达到每天 24 小时,可根据具体的 CRRT 治疗时间增加单位时间的治疗剂量,使其满足治疗需求。由于 CRRT 以血液滤过的治疗方式为主,前稀释的治疗效率低于后稀释,所以采用前稀释的治疗模式时,治疗剂量需增加 5%~10%。当推荐标准剂量不能满足治疗需求时,也可"脉冲式"的在一段时间内加大治疗剂量。

五、CRRT 的抗凝

CRRT 的常用抗凝剂包括肝素、低分子肝素、枸橼酸、阿加曲班等,当抗凝剂均存在使用禁忌时,也可采用无肝素抗凝的方式。目前推荐局部枸橼酸抗凝作为 CRRT 抗凝的首选方式,具有滤器管路寿命长、出血风险低等多方面的优势。目前尚未有一种抗凝方式适合所有的 CRRT 治疗人群,应个体化的选择抗凝方式。

六、CRRT 的开始及停机时机

CRRT 的开始治疗时机及停机标准尚未有明确的界定。在治疗重症急性肾损伤(acute kidney injury,AKI)时,根据 KDIGO 指南的最新推荐,主张在 AKI 的 2 期开始考虑 CRRT 的干预。临床上多采用尿量的增加(满足机体容量平衡)及血肌酐的下降作为判断 CRRT 的停机标准。

第二节　病　案　分　享

【病案介绍】

患者男,24 岁,因"上腹痛 3 天,加重伴呼吸困难 5 小时"收入急诊科。既往否认高血压、糖尿病及慢性肾脏病史。体格检查:T 37.5℃,P 144 次 / 分,R 42 次 / 分,BP 101/50mmHg,急性病容,神清懒言,呼吸短促,双肺闻及较多干湿啰音,腹部膨隆,全腹压痛及反跳痛明显,双下肢不肿。急诊辅助检查显示血清肌酐 63μmol/L,血清淀粉酶 1245U/L,血清钙 1.6mmol/L,血清脂肪酶 1453U/L。腹部 CT 提示急性胰腺炎改变。查血气示:pH 7.15,PO_2 55mmHg,PCO_2 56mmHg,HCO_3^- 13.2mmol/L,BE −7mmol/L,K^+ 5.3mmol/L,iCa^{2+} 0.72mmol/L。血生化提示:TB 15.6μmol/L,Alb 21g/L,Cr 112μmol/L。血常规 Hb 149g/L,PLT 94 × 10^9/L,WBC 24.5 × 10^9/L。凝血功能:PT 12.5 秒,APTT 32.5 秒。患者在无创呼吸机辅助通气条件下 SpO_2 波动在 88%~90%。6 小时后患者出现呼吸心搏骤停,心肺复苏后气管插管转入 ICU 继续治疗。入 ICU 后,立即给予纯氧有创呼吸机 AC 模式辅助通气,入院 8 小时补液已达 5000ml,仍无尿,立即给予静脉快速补液并预备升压药物。虽然采用大剂量去甲肾上腺素[1.2μg/(kg·min)]及多巴胺[20μg/(kg·min)]维持血压,患者仍然 1 小时内 2 次出现心脏骤停,经心脏按压后心电监护提示心率 40~60 次 / 分(ECG 可见宽大 QRS 波),BP 40~60/20~30mmHg,氧饱和度测不出。测血气 pH 7.05,PO_2 142mmHg,PCO_2 42mmHg,HCO_3^- 7.2mmol/L,Lac 12mmol/L,BE −20mmol/L,K^+ 8.1mmol/L,Hb 142g/L,iCa^{2+} 0.64mmol/L。

【临床问题及治疗经过】

1. 该患者的诊断是什么？

结合患者的急腹症、血清淀粉酶异常升高、CT 影像学、低钙血症、多脏器功能衰竭，诊断重症急性胰腺炎(severe acute pancreatitis,SAP)明确。患者在 72 小时内血清肌酐由 63μmol/L 上升至 112μmol/L，无尿时间达 8 小时，根据 2012 年 KDIGO 制定的 AKI 诊断及分期标准，该患者应诊断为急性肾损伤(1 期)。综上，患者的入院诊断为：①重症急性胰腺炎；②感染性休克,多脏器功能障碍综合征(AKI,呼吸衰竭)；③高钾血症；④乳酸酸中毒。

小结

2012 年 KDIGO 制定的 AKI 诊断标准(表 1-1)：符合下述任意一项即可诊断 AKI：①血清肌酐在 48 小时内升高≥0.3mg/dl(26.5μmol/L)；②已知或推测血清肌酐在 7 天内升高达基础值的 1.5 倍或以上；③尿量持续 6 小时或以上 <0.5ml/(kg·h)。

表 1-1　2012 年 KDIGO 制定的 AKI 分期标准

分期	血清肌酐	尿量
1	7 天内超过基线值的 1.5~1.9 倍	<0.5ml/(kg·h)持续 6~12 小时
	48 小时内升高≥0.3mg/dl(26.5μmol/L)	
2	基线值的 2.0~2.9 倍	<0.5ml/(kg·h)超过 12 小时
3	基线值的 3 倍及以上	<0.3ml/(kg·h)超过 24 小时
	绝对值≥4.0mg/dl(353.6μmol/L)	或无尿超过 12 小时
	已开始肾脏替代治疗	
	18 岁以下 eGFR<35ml/(min·1.73m^2)	

2. 该患者是否具有 CRRT 治疗的适应证及禁忌证？

该患者存在重症急性胰腺炎的基础疾病,合并了多脏器功能障碍综合征,为重症 AKI 患者,虽然经过内科的常规补液、抗感染、呼吸机辅助通气等处理后,患者病情仍进行性加重,已在急诊及 ICU 先后进行了心肺复苏。目前急需解决的问题包括：①患者存在严重的高钾血症(K$^+$ 8.1mmol/L)及心律失常(心率 40~60 次 / 分,ECG 可见宽大 QRS 波)；②患者存在严重的乳酸酸中毒(pH 7.05,Lac 12mmol/L)；③患者存在感染性休克,大量补液后仍无尿,存在严重容量失衡；④患者血流动力学极不稳定,大剂量升压药物维持下血压仅 40~60/20~30mmHg。因此,该患者需通过 CRRT 纠正患者的高钾血症及乳酸酸中毒,通过超滤精细的调整患者的容量状态,并凭借其对中大分子的清除优势调节患者的炎症状态,最终使患者的内环境得到改善,赢得宝贵的治疗时间。所以该患者具有行 CRRT 治疗的适应证。但与此同时,患者已经存在严重的低血压(40~60/20~30mmHg),在 CRRT 上机过程中,大约有 200~350ml 的血液被引至体外循环中,可能会导致患者血压的进一步下降,危及患者生命。因此,患者同时具有 CRRT 治疗的相对禁忌证。

综上,虽然该患者具有 CRRT 治疗的相对禁忌证,但考虑到患者目前急需通过 CRRT 改善内环境,具备了 CRRT 治疗的绝对适应证,而且可通过 CRRT 纠正高钾血症及酸中毒,使患者通过心律失常恢复、心输出量增加、血管活性药物的敏感性增加、血管外周阻力增加等方面改善患者的低血压状态及血管活性药物的剂量。因此,应实施 CRRT 治疗。

小结

2012 年 KDIGO 制定的 AKI 指南中指出,当患者出现危及生命的容量、电解质和酸碱平衡改变时,应紧急开始肾脏替代治疗。

1)CRRT 治疗适应证:当患者具有肾脏替代治疗的指征且合并以下任一情况者,可考虑进行 CRRT 干预:①重症急性肾损伤;②血流动力学不稳定;③存在转运风险;④不能耐受其他肾脏替代治疗方式(如间歇性血液透析或腹膜透析);⑤需连续清除体内的水分或溶质的肾脏或非肾脏疾病。

2)CRRT 治疗禁忌证:CRRT 无绝对禁忌证,相对禁忌证包括无法建立血管通路、严重低血压及肿瘤晚期恶病质等。

3. 该患者 CRRT 治疗时机该如何判断?

如上文所述,患者诊断 AKI(1 期)明确,且合并严重的高钾血症及乳酸酸中毒,因此具有 CRRT 的治疗指征。但同时患者在大剂量血管活性药物的支持下血压仍然低于 90/60mmHg,CRRT 上机也存在一定风险。临床医师将面临选择:是立即进行 CRRT 治疗? 还是通过内科补液等治疗,待患者血压恢复至 90/60mmHg 以上再进行 CRRT 治疗?

结合患者的病情特点及病情变化,我们不难看出:虽然患者已经进行了非常积极的补液及对症治疗,但患者外周循环仍然极不稳定,在短短数小时内已进行心肺复苏 3 次,其突出的原因是严重的高钾血症、心律失常及乳酸酸中毒,也是导致低血压的最主要的原因。由于患者无尿,内科治疗难以在短时间内打断患者病情的恶性循环,如果我们仍然采用保守的内科治疗,可能会错过 CRRT 的最佳治疗时机。因此对于该患者,虽然处于 AKI 的 1 期且合并低血压,但已经合并了危及生命的电解质和酸碱平衡紊乱,因此我们立即进行了 CRRT 的干预。

小结

①对于重症 AKI 而言,CRRT 的早期干预能提高患者的生存率及肾脏存活率;②2012 年 KDIGO 制定的 AKI 指南中指出,AKI 进入 2 期就应该考虑肾脏替代治疗;③对于出现危及患者生命的容量负荷(超过体重的 10%)、电解质紊乱及酸碱失衡时,应尽早进行肾脏替代治疗;④ AKI 的 RIFLE 及 AKIN 分期标准及尿量,均可作为 CRRT时机的判断标准,而血清尿素氮及肌酐水平价值不大。

4. 该患者 CRRT 上机有哪些注意事项?

CRRT 常规上机过程中,由于约 200~350ml 的血液被引至体外循环中,会导致患者的有效血容量下降,可能会导致患者血压的下降,血流动力学的不稳定。因此,对于使用血管活性药物后血流动力学仍不稳定(血压低于 90/60mmHg)的患者,需注意以下事项:

（1）为避免血压进一步的下降,可在 CRRT 上机开始的 0~30 分钟内同时通过外周快速地补充血浆、白蛋白或者胶体溶液（补充速度可通过 CRRT 血泵引血速度进行调整）;也可采用血浆、白蛋白或生理盐水预充循环管路。

（2）CRRT 上机引血时,血泵的速度应从 30~50ml/min 开始,缓慢的调整至 150~250ml/min。

（3）CRRT 开始治疗后应从零超滤开始,待患者血压逐渐稳定后,逐渐加大超滤量至目标水平。

5. 该患者 CRRT 的血管通路该如何建立?

该患者入住 ICU 后已在右侧颈内静脉安置了中心静脉导管（用于输液及中心静脉压的测定）,因此我们选择了右侧股静脉作为穿刺部位。通过床旁彩色血管超声的快速定位,为患者安置了 20cm 的双腔临时透析导管。

小结

> CRRT 的血管通路建立推荐:①推荐在超声引导下置入透析导管;②安置临时性血管通路应首选右侧颈内静脉,其次是股静脉,再次是左侧颈内静脉,最后是优势肢体侧的锁骨下静脉;③建议不使用抗生素预防非隧道透析导管的导管相关性感染。

6. 该患者 CRRT 的治疗模式该如何选择?

对于 AKI 而言,肾脏替代模式包括 CRRT、间歇性血液透析（intermittent hemodialysis,IHD）、持续缓慢低效血液透析（sustained low efficiency dialysis,SLED）及腹膜透析（peritoneal dialysis,PD）。传统的 PD 由于效率低下,对溶质及水分的清除并不能较好的进行精确控制,很少用于重症 AKI 的治疗。IHD 虽然应用广泛,但由于治疗时间短（4 小时/次）,对于血流动力学不稳定或波动较大的患者常常导致容量控制不佳,增加了患者的死亡风险。SLED 是介于 IHD 与 CRRT 之间的一种杂合模式,对溶质及容量的控制介于 IHD 与 CRRT 之间,由于技术上的限制,目前尚未广泛开展,其疗效有待进一步评估。与上述治疗模式相比较,虽然并没有证据显示 CRRT 能改善患者的生存率,但 CRRT 对重症 AKI 患者溶质及容量的控制是最为精确的。

CRRT 的常见治疗模式包括 CVVH、CVVHDF、CVVHD 及 SCUF（图 1-1）。由于不同的治疗模式对溶质及水分的清除效率存在差异,在临床应用中,应根据患者的具体情况进行灵活选择（表 1-2）。SCUF 为单纯超滤,仅能对体内的水分进行清除,不能对溶质进行有效清除;CVVH 以对流的方式清除溶质及水分,常采用前稀释的置换液补充方式,对中大分子有较好的清除效果,也是目前临床最常见的治疗模式;CVVHD 以弥散为主的清除模式,对小分子的清除有较好的效果;CVVHDF 则兼顾了 CVVH 及 CVVHD 的优势,对小分子及中大分子均有较好的清除能力。

对于该患者,血流动力学极不稳定,在大剂量血管活性药物的支持下,血压仍低于 90/60mmHg,因此采用 CRRT 是最为恰当的。其次,炎症介质在 SAP 的发生发展中扮演着重要角色,所以对白介素（IL-1,IL-6,IL-8,IL-10 等）、肿瘤坏死因子 -α（TNF-α）等大分子的清除是有需求的。再次,患者目前合并严重的高钾血症及酸中毒,因此在短期内对钾、氢离子等小分子的清除是非常重要的。综上,CVVHDF 是目前治疗该患者最为恰当的治疗模式。如果患者治疗后高钾血症及酸中毒均得到有效纠正,也可改为 CVVH 的治疗模式,加强对中大分子溶质的清除效率。

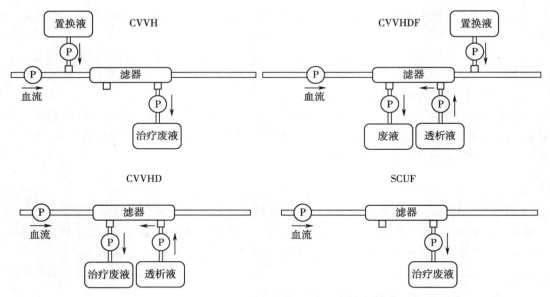

图 1-1　CRRT 常见治疗模式示意图

表 1-2　CRRT 不同模式对溶质的清除效果

模式	对流	弥散	置换液	透析液
SCUF	+	−	0	0
CVVH	+++	−	++++	
CVVHD	+	+++	0	++++
CVVHDF	++	++	++	++

7. 该患者 CRRT 的治疗液体如何选择?

目前国内使用的 CRRT 置换液包括商品化的置换液、血液透析滤过机在线生产的 online 置换液及自行配制的置换液。商品化的置换液临床使用最为广泛,推荐以碳酸盐(而非乳酸盐)缓冲液作为透析液和置换液(成分及浓度见表 1-3),常分为 A 液及 B 液(碳酸氢钠),具有溶质成分稳定、保存时间长久(>1 年)、酸碱调节简便等多方面优势,但价格要高于其他两种配液方式。血液透析滤过机在线生产的 online 置换液生产成本较低,配制速度快,但由于其碱基及电解质不能精确调节、保存时间短(<12 小时)、配制过程易污染等因素,不推荐作为常规使用。自行配制的置换液成本是最低的,但存在配制过程繁琐、反复配液导致液体污染、保存时间短、溶质浓度误差较大等较多问题,可根据临床情况酌情使用。对于该患者,采用商品化的碳酸氢盐置换液是最为合适的。

表 1-3 碳酸氢盐置换液常见成分及浓度

溶质	浓度范围
钠	135~145mmol/L
钾	0~4mmol/L
氯	85~120mmol/L
碳酸氢盐	30~40mmol/L
钙	1.25~1.50mmol/L
镁	0.25~0.75mmol/L
糖	100~200mg/dl（5.5~11.1mmol/L）

小结

CRRT 所使用的治疗液体应注意以下几点：①可使用商品化的治疗液体作为置换液或透析液使用；②配制治疗液体必须严格无菌操作，配制好的液体的无菌条件必须达到血液净化 SOP 的相关标准；③建议使用碳酸盐而非乳酸盐缓冲液作为透析液和置换液，特别是当患者合并休克、乳酸酸中毒或肝衰竭等。

8. 该患者 CRRT 的治疗剂量该如何设置？

CRRT 的治疗剂量应通过计算滤出液和（或）透析废液的总和得出。近期较多的临床随机对照试验及荟萃分析均指出大剂量的 CRRT 治疗剂量并不能使重症 AKI 临床获益。在 2012 年 KDIGO 制定的 AKI 指南中 CRRT 的推荐治疗剂量为 20~25ml/（kg·h），但治疗过程中常由于滤器管路凝血、机器报警处理、外出检查及手术等原因导致治疗中断，实际完成剂量常低于处方剂量，建议可将处方剂量调整为 25~35ml/（kg·h），特别是采用前稀释治疗模式时。

但对于该患者（体重 75kg），存在严重的高钾血症及乳酸酸中毒，急需通过 CRRT 快速进行纠正，稳定患者的内环境。如果采用 20~25ml/（kg·h）的常规剂量可能治疗效率有限，不能在短时间完成治疗目标。因此我们首先采用了"脉冲式"的大剂量的治疗模式[50~60ml/（kg·h）]对患者进行干预 6~12 小时，待患者高钾血症及酸中毒得到一定程度纠正后再改为标准计量[25~30ml/（kg·h）]进行治疗。

小结

①CRRT 的治疗剂量应通过计算滤出液和（或）透析废液的总和得出，不仅仅是置换液和（或）透析液的总和，治疗剂量＝置换液量＋透析液量＋超滤液量＋其他补充液（如碳酸氢钠液量及枸橼酸液量）；②AKI 患者进行 CRRT 时，推荐治疗剂量为 20~25ml/（kg·h），实际完成剂量常低于处方剂量，建议可将处方剂量调整为 25~35ml/（kg·h），特别是采用前稀释治疗模式时；③CRRT 的推荐剂量[20~25ml/（kg·h）]是指患者每日 CRRT 治疗持续 24 小时，若患者每日 CRRT 的治疗时间短于 24 小时（如日间 CRRT 仅为 12~14 小时），需根据计算加大治疗剂量；④为保证置换液的有效利用，

置换液和（或）透析液速度之和不应大于血流量的三分之一，例如血流量为 150ml/min，置换液和（或）透析液速度不应大于 50ml/min。如需加大治疗剂量，血流量也应做相应调整；⑤在 CRRT 标准剂量的基础上，加大治疗剂量虽然不能改善患者的生存率，但短期内对体内溶质的清除效率肯定是会增加的。当患者存在严重的高钾血症及酸中毒危及患者生命时，可"脉冲式"的在短时间内加大 CRRT 的治疗剂量，可能有助于患者内环境的早期稳定。

9. 该患者 CRRT 的抗凝方式该如何选择？

抗凝是 CRRT 得以顺利进行的关键保证，理想的抗凝剂应该具有抗凝效果稳定、对体内凝血功能影响小、体内不易蓄积、有特异的拮抗剂、价格低廉等特征。目前尚没有一种理想的抗凝剂可以满足所有患者 CRRT 抗凝实施的需要（表 1-4）。肝素仍然是全球 CRRT 应用最为广泛的抗凝剂，但它会增加患者的出血风险并可能导致肝素相关血小板减少症（heparin-induced thrombocytopenia，HIT）的发生。目前较多的研究及荟萃分析均提示局部枸橼酸抗凝的安全性优于肝素，而抗凝效果不亚于肝素，且可能存在组织相容性佳、提高患者生存率等额外的益处。但因可能发生的代谢并发症以及操作复杂，缺乏标准统一的治疗模式等因素限制了其广泛应用。根据 KDIGO 制定的 AKI 指南中指出（图 1-2），若患者无枸橼酸使用禁忌，就应该选择枸橼酸抗凝，而不是肝素；对于高出血风险患者也应该首选局部枸橼酸抗凝，若存在枸橼酸使用禁忌才考虑使用无抗凝剂法。HIT 患者的抗凝治疗选择直接的血栓抑制剂（如阿加曲班）或 Xa 因子抑制剂（如达那肝素、磺达肝素），笔者认为选择枸橼酸抗凝也是安全的。对于高凝状态的患者可选用前列环素联合肝素或低分子肝素治疗，也可采用局部枸橼酸抗凝与全身抗凝的结合。总之，连续性肾脏替代治疗抗凝方式的选择不应拘泥于一种方式，应根据患者体内的不同抗凝状态进行个体化及动态的调整，从而最大限度地保证抗凝的有效性及安全性。

对于该患者而言，由于目前存在严重的乳酸酸中毒及低血压，患者存在使用枸橼酸抗凝的禁忌。患者入院时 PT 及 APTT 均在正常范围，血红蛋白也未下降，患者出血风险较小，因此我们采用了低分子肝素抗凝（首剂 2500U，维持量 250U/h）。

表 1-4　常见抗凝方式

方法	起始剂量	维持剂量	监测指标	优点	缺点
普通肝素	30U/kg	5~10U/(kg·h)	ACT/APTT 延长 1.5~2.0 倍	使用简便，价格便宜	出血风险加大，血栓性血小板减少
低分子肝素	30~60U/kg	5~10U/(kg·h)	抗 Xa 因子浓度 250~350U/L	操作简便，出血风险降低	监测指标价格昂贵，临床不常用
局部枸橼酸抗凝	无	4% 枸橼酸钠 150~200ml/h	ACT 延长 1.5~2.0 倍，滤器后游离钙 0.25~0.35mmol/L	出血危险降低，不影响患者体内凝血状态	操作复杂，可能出现高钠血症、代谢性碱中毒/酸中毒
阿加曲班	0.05~0.1mg/kg	0.02~0.05mg/(kg·h)	APTT 延长 1.5~2.0 倍	出血危险降低	临床经验欠缺

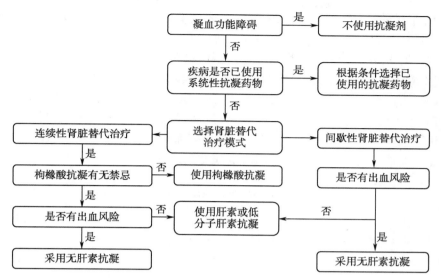

图 1-2　KDIGO 关于 AKI 行肾脏替代治疗的抗凝推荐流程图

①枸橼酸抗凝禁忌包括肝衰竭、低氧血症、组织低灌注及乳酸酸中毒等；②使用肝素过程中出现肝素相关性血小板减少症（HIT）时，需替换为阿加曲班、枸橼酸等抗凝药物

小结

KDIGO 指南关于 CRRT 治疗 AKI 的抗凝推荐：

1）在 AKI 患者进行 CRRT 之前，需评估使用抗凝剂给患者带来的益处及风险。

2）如果 AKI 患者未合并出血风险及凝血功能障碍，并且未接受系统性抗凝药物治疗，推荐在 CRRT 时使用抗凝药物，选择如下：①只要患者无使用枸橼酸禁忌，建议使用枸橼酸抗凝，而不是肝素；②如果患者存在使用枸橼酸禁忌，建议使用普通肝素或者低分子肝素抗凝，而不是其他药物。

3）如果 AKI 患者合并出血风险且未接受抗凝药物的治疗，选择如下：①只要患者无使用枸橼酸禁忌，建议使用枸橼酸抗凝，而不是无肝素抗凝；②不建议使用局部肝素化（鱼精蛋白中和）的方式抗凝。

4）对于合并肝素相关性血小板减少症（HIT）的患者，推荐停用所有的肝素类药物，并推荐使用直接的血栓抑制剂（如阿加曲班）或 Xa 因子抑制剂（如达那肝素、磺达肝素），而不是其他抗凝药物或无肝素抗凝方式。

5）对于合并 HIT 且未出现严重肝衰竭的患者，推荐使用阿加曲班作为抗凝剂，而不是其他血栓抑制剂或 Xa 因子抑制剂。

10. 该患者 CRRT 的治疗处方该如何调整？

CRRT 治疗处方内容包括机器及膜器的选择、模式的选择、治疗剂量的调整、抗凝方式的设定、酸碱及电解质的调整等方面。我们使用的 CRRT 机是金宝 Prismaflex，滤器采用的是 AN69（M150，膜面积 1.5m^2），置换液采用的是商品化的碳酸盐置换液（成都青山利康，每袋 4L），治疗模式采用的是前稀释的 CVVHDF。如表 1-5 所示，由于患者存在严重的高钾血症及酸中毒，患者在 0 小时我们采用大剂量的前稀释 CVVHDF［置换液 2000ml/h，透析液

2000ml/h,治疗剂量为 57ml/(kg·h)]进行治疗,采用低分子肝素抗凝,治疗处方见表 1-6。与此同时外周给予快速补液(包括泵入 20% 人血白蛋白 40g),CRRT 治疗 12 小时后患者高钾血症及酸中毒均得到明显纠正,血压及血浆白蛋白水平均有所恢复。我们为防止出血并发症的发生,将 CRRT 抗凝方式调整为枸橼酸(4% 枸橼酸 200ml/h,成都青山利康,每袋 200ml),治疗剂量调整为标准剂量[29ml/(kg·h)],并根据血压水平逐步将超滤量调整至 150ml/h。治疗 24 小时后考虑到需增加中大分子的清除效率,将模式由 CVVHDF 改为 CVVH。患者经治疗后呼吸机吸氧浓度逐渐下调,氧合指数明显好转,血管活性药物也逐渐撤离。考虑到患者容量负荷逐渐加重,我们也逐步提高 CRRT 的超滤量,使得患者的容量状态趋于平衡。

表 1-5　患者开始 CRRT 治疗后的指标变化表

Time (h)	pH	PO$_2$ (mmHg)	PCO$_2$ (mmHg)	HCO$_3^-$	BE (mmol/L)	iCa^{2+} (mmol/L)	K$^+$ (mmol/L)	Lac (mmol/L)	BP (mmHg)	Alb (g/L)	容量负荷 (ml)
0	7.05	142	42	7.2	−20	0.64	8.1	12	60/30	21	+6000
12	7.30	105	48	23.5	−3	0.92	4.1	3.6	105/65	27	+14 000
24	7.37	125	46	26.3	+1	0.95	4.2	0.6	135/82	31	+12 000
48	7.42	117	38	27.4	+2	0.98	3.8	0.5	146/92	30	+7000
72	7.39	126	36	26.1	−1	1.05	4.1	0.2	134/75	32	+2000

表 1-6　患者 CRRT 治疗的处方调整

Time (h)	模式	抗凝	剂量 [ml/(kg·h)]	超滤 (ml/h)	置换液 (ml/h)	透析液 (ml/h)	血流量 (ml/min)	5%NaHCO$_3$ (ml/h)	5%KCl (ml/4L)
0	CVVHDF	低肝	57	0	2000	2000	200	300	0
12	CVVHDF	枸橼酸	29	150	1000	1000	150	40	16
24	CVVH	枸橼酸	33	250	2000	0	150	30	18
48	CVVH	枸橼酸	32	300	2000	0	150	25	14
72	CVVH	枸橼酸	31	150	2000	0	150	30	16

小结

①相对于 IHD,CRRT 处方的调整更为灵活,可根据患者的不同情况对 CRRT 的治疗模式、抗凝方式、治疗剂量、超滤量、酸碱及电解质水平进行调整,以最大限度的适应患者机体的需要。②定时监测患者的动脉血气对 CRRT 处方的调整至关重要。一般情况下,我们常采用 0 小时、2 小时、6 小时、每 6~8 小时的频率来监测血气,当然,也可根据病情需要随时调整动脉血气测定的频率。③在枸橼酸抗凝与其他抗凝方式转换时,需注意外周输注的碳酸氢钠也需要进行相应的调整,因为一个分子的枸橼酸可以转化成三个分子的碳酸氢钠,需减少碳酸氢钠的使用剂量。④在特殊情况下,外周静脉血气也可作为 CRRT 处方调整的依据,由于 CRRT 循环管路中液体成分较为复杂,应尽量避免在循环管路中采集血气。

11. CRRT 持续治疗 7 天后,患者容量负荷基本稳定,神志清楚,BP 145/76mmHg,已改为无创呼吸机辅助通气,补液量约 3500~4000ml/d,灌肠后大便 1500ml/d,CRRT 超滤量为 50ml/h,小便 1000ml/d(未使用利尿剂),引流液 500ml/d,血肌酐维持在 300~400μmol/L。是否该继续 CRRT 治疗?

CRRT 的停机时机包括两个层面的含义:CRRT 何时可转为低强度的肾替代治疗模式 [如日间 CRRT,持续缓慢低效血液透析(SLED)或者 IHD 等],以及肾替代治疗何时结束。过早停机常致治疗不充分,易导致不良预后结局;但过度的 CRRT 治疗不仅增加医疗费用,还增加其出血、感染等并发症的发生风险。目前没有指南明确定义 CRRT 停机的最佳时机,不同患者停机时机的选择有很高的异质性。2012 年 AKI 的 KDIGO 指南中指出 CRRT 的停机时机缺乏关注,没有足够的证据支持该何时停止 CRRT 治疗,对于 CRRT 停机的界定非常模糊。目前临床上主要根据患者尿量、血清肌酐以及体内稳态平衡综合判断。患者尿量本身并不总是与肾脏清除溶质的能力正相关,如非少尿型 AKI,且尿量受补液及利尿剂使用影响,不能完全反映肾功能。而肌酐在 CRRT 中被清除,其水平亦不能用于直接评价肾功能恢复情况。

对于该患者,目前患者的尿量已恢复至 1000ml/d(未使用利尿剂),说明患者的肾功能有一定程度的恢复,但由于患者通过大便及 CRRT 超滤等排出了机体大量水分,现在仍然不能判断患者的肾功能能够满足患者溶质及容量清除的需要。一方面,我们将 CRRT 改为低强度的日间 CRRT(12h/d)并改为零超滤,可通过 CRRT 停止的间歇期观察患者尿量是否进一步增加;另一方面,由于患者胃肠道功能恢复较好,我们通过减少灌肠频率减少大便量,进一步观察患者尿量是否能进一步增加。

通过上述措施,患者的尿量明显增加至 3000ml/d 左右,能维持患者的容量平衡。我们将日间 CRRT 改为隔日的日间 CRRT 治疗(12 小时 / 隔日),并通过 CRRT 的间歇期监测患者的血浆肌酐水平。发现患者的血肌酐水平并没有明显下降,波动于 300~500μmol/L,说明患者的肾功能对体内小分子毒素的清除能力并未完全恢复,因此我们继续进行隔日的日间 CRRT 治疗。观察 8 天后,患者血肌酐下降至 265μmol/L 以下,我们判断患者肾功能已可满足患者的容量及溶质清除的要求,遂停止肾脏替代治疗。综上,通过 17 天的肾脏替代治疗,患者的肾功能在住院 23 天后恢复至正常水平,转至消化内科后最终痊愈出院。

小结

① CRRT 的停机时机包括两个层面的含义(图 1-3):CRRT 何时转为低强度的肾替代治疗模式[如日间 CRRT,持续缓慢低效血液透析(SLED)或者 IHD 等],以及肾替代治疗何时结束;② CRRT 治疗的评估目标包括溶质、容量、酸碱及电解质四个方面;③患者肾功能的恢复主要表现为对机体溶质及容量清除能力恢复这两个方面,其中任何一项功能未恢复均不应轻易停止肾脏替代治疗;④在 CRRT 持续治疗过程中,血肌酐可通过 CRRT 高效清除,此时血肌酐水平作为停机判断标准并不准确。尿量是目前判断 CRRT 停机时机较为客观的指标,但应避免利尿剂的干扰因素;⑤ CRRT 治疗的过程中患者也面临着营养物质的丢失、药物的清除、血细胞的丢失、出血等多方面的治疗风险。因此,临床评估患者病情趋于稳定后应尽快转成间歇性肾脏替代治疗,也有

助于患者肾功能恢复的评估;⑥改为间歇性肾脏替代治疗后,可在间歇期观察患者的肌酐及尿量指标,若患者的尿量超过 1500ml/d 并能维持容量平衡,同时血肌酐逐步下降至 265μmol/L(3mg/dl),可考虑停止肾脏替代治疗。

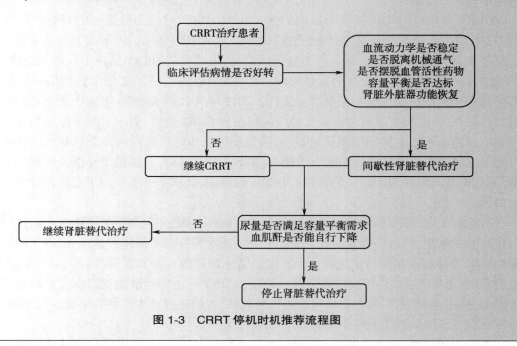

图 1-3　CRRT 停机时机推荐流程图

(付　平)

参考文献

1. Kidney Disease:Improving Global Outcomes(KDIGO)Acute Kidney Injury Work Group. KDIGO Clinical Practice Guideline for Acute Kidney Injury. Kidney IntSuppl,2012,2(1):S1-S138

2. Khwaja A. KDIGO clinical practice guidelines for acute kidney injury. Nephron Clinical Practice,2012,120(4): c179-c184

3. Bellomo R,Kellum JA,Ronco C. Acute kidney injury. Lancet,2012,380(9843):756-766

4. Liao YJ,,Zhang L,Zeng XX,et al. Citrate versus unfractionated heparin for anticoagulation in continuous renal replacement therapy. Chin Med J(Engl),2013,126(7):1344-1349

5. 赵宇亮,张凌,付平. 枸橼酸抗凝在肾脏替代治疗中的新进展. 中华内科杂志,2013,51(7):571-573

6. 张凌,付平. 急性肾损伤肾替代治疗的新观点与新认识. 中华内科杂志,2011,50(12):999-1001

7. 张凌,杨莹莹,付平. 连续性肾脏替代治疗急性肾损伤的时机、模式及剂量. 中国实用内科杂志,2011,31 (4):301-304

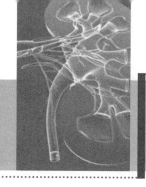

第二章

CRRT 的理论基础

第一节　CRRT 对溶质的清除方式

各种急性或慢性肾衰竭均可导致人体内产生大量代谢废物,如尿素,肌酐等无法排出体外而集聚在体内,从而导致人体内环境稳态的破坏,最后逐步引起人体各系统的功能失调,甚至导致死亡。目前已知肾衰竭患者体内大约有 20 多种毒素,根据分子量大小,一般可分为小分子,中分子,大分子物质(表 2-1)。

表 2-1　毒素物质分类

毒素物质	分子量(MW)	常见毒素物质	主要清除方式
小分子	<500D	尿素,胍类,酚类,胺类等	弥散
中分子	500~5000D	甲状旁腺激素等	对流 / 吸附
大分子	>5000D	生长激素,促皮质激素,核糖核酸酶,β_2 微球蛋白等	对流 / 吸附

目前血液净化仍然是我国肾衰竭患者的首选替代疗法。常用的血液净化模式包括血液透析,血液滤过,血液透析滤过等,还有一些特殊的疗法,如血液吸附,血浆置换等(表 2-2)。

表 2-2　常见肾脏替代治疗模式清除毒素原理

肾脏替代治疗模式	清除有害物质的原理
血液透析	弥散
血液滤过	对流
血液吸附	吸附
血浆置换	对流

随着血液净化技术的发展,目前越来越多地被应用到肾脏病及非肾脏病领域,已经成为救治重症患者的常规手段,为患者的康复创造了有利的时机。最近这些年以来,随着连续性肾脏替代疗法(continuous renal replacement therapy,CRRT)研究的深入及临床应用经验的积累,其独特的连续性清除体内有害毒性物质的特性,以及稳定的血流动力学和维持人体内

环境的稳态的特性,为重症肾衰竭患者及一些非肾脏领域的危重疾病(例如急性呼吸窘迫综合征、重症胰腺炎、急性药物毒物中毒、横纹肌溶解症及重症肝衰竭等)提出了一种新的疗法。

CRRT 也是从间歇性血液透析(IHD)的基础上发展起来的一种新的血液净化技术,其作用机制主要包括弥散、对流及吸附三种方式。一个完整的 CRRT 系统,与血液透析系统大致相似,通常由滤器、收集袋和血液管路组成,其优势在于不仅可以持续有效地清除体内存在的一些致病性介质,而且通过调节免疫细胞、内皮细胞和上皮细胞功能,重建水电解质、酸碱和代谢平衡,有效维护机体内环境稳定。

第二节　CRRT 与 IHD 的比较

CRRT 是一种可以在几小时,甚至几天时间里连续不断清除一些对身体有害的成分,替代部分肾脏功能的体外血液净化治疗方法。它主要通过液体溶质滤过原理,并可结合透析作用来调节及维持患者血液中的水分、电解质、酸碱及游离状态的溶质等平衡。总体而言,相对于其他血液净化模式,CRRT 更好的模拟了肾小球的滤过功能,缓慢连续排出毒素及水分,容量波动小,血流动力学更加稳定,因此更符合人体的生理状态。CRRT 与 IHD 相比具有以下优点:① CRRT 的血流动力学稳定。在 IHD 治疗过程中,溶质和水分变化迅速导致血浆渗透压骤然下降,使血液内环境的变化较大,引起血流动力学不稳定,从而会加重或诱发急性肺水肿、脑水肿、肾功能损害,从而降低生存率。而 CRRT 可以通过连续渐进的治疗方式,缓慢、等渗清除水和溶质,更符合血流动力学的稳定性,同时也可以根据临床症状调整液体的平衡,更符合机体的生理状态,故适用于不能耐受血液透析的患者。② CRRT 的溶质清除率高。间断性血液透析治疗的患者血浆尿素氮(BUN)峰值波动较大,而 CRRT 治疗中 BUN 的峰值波动较平稳。临床研究表明,CRRT 能更好地控制氮质水平,而且 CRRT 在清除大分子物质方面明显优于 IHD。在严重感染和感染性休克患者血液中存在着大量大、中分子的炎性介质,这些介质可以导致脏器功能障碍或衰竭。CRRT 可通过对流和吸附的方式有效的清除炎性介质,改善患者的炎症状态。③ CRRT 可以提供充分的营养支持。IHD 治疗过程中由于对氮质水平和水潴留状态的控制并非满意,需限制蛋白质、水分等摄入,对于危重、处于高分解代谢状态及营养差的患者,需要大量营养支持,否则会增加患者的死亡率,CRRT 治疗中则可以提供充分地营养物质的摄入,维持患者的内环境稳态,从而为进一步的治疗提供有效的支持。

CRRT 亦存在自身的缺点,主要包括:① CRRT 必须进行连续抗凝:由于 CRRT 需要持续体外循环抗凝,相较于 IHD,更易出现凝血功能紊乱,甚至诱发弥散性血管内凝血(DIC);② CRRT 的溶质和液体清除缓慢:由于 CRRT 血流速度较慢,通常为 150~200ml/h,明显低于 IHD 的 200~350ml/h;CRRT 的常规治疗剂量[20~25ml/(kg·h)]也明显低于 IHD 的 500~800ml/min;对于某些特殊情况下(例如严重高钾血症)可先用 IHD 纠正和稳定病情,然后再用 CRRT 进一步治疗;③ CRRT 的治疗费用相对较高:CRRT 的机器成本及耗材花费均高于 IHD,而且连续抗凝相关抗凝剂的使用和监测也增加了治疗成本。此外,由于 CRRT 的连续性,需要护士连续监测以保证治疗的顺利进行,人力成本也显著增加。

第三节　CRRT 的治疗模式

一、连续性静脉 - 静脉血液滤过

连续性静脉 - 静脉血液滤过（CVVH）是目前最常用的 CRRT 治疗模式（图 2-1），通过超滤清除水分，并通过对流原理清除大、中、小分子溶质，尤其对中、大分子的清除具有独特的优势。CVVH 的血流量通常设置为 100~300ml/min，置换液的输注速度常规情况下应低于血流速度的 30%，可通过前稀释、后稀释及前后混合稀释的方式进行输注。前稀释的置换液补入方式能够稀释滤器中的血液，能减少滤器凝血事件的发生并减少肝素的用量，受到临床医师的青睐。但由于前稀释同时稀释了血液中的溶质，超滤量与溶质清除量并不平行，因此，对溶质的清除效率要低于后稀释的治疗方式。

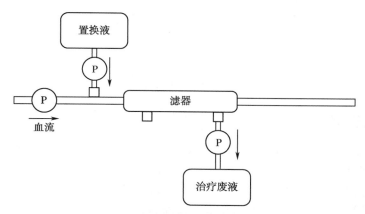

图 2-1　连续性静脉 - 静脉血液滤过

二、连续性静脉 - 静脉血液透析

连续性静脉 - 静脉血液透析（CVVHD）主要通过弥散的原理清除溶质，也存在少量对流（图 2-2）。对小分子的清除能力优于 CVVH，但对中、大分子的清除能力欠佳。CVVHD 适用于高分解代谢的肾衰竭患者，可维持血尿毒氮在 25mmol/L 以下，而且滤器的使用寿命较长。

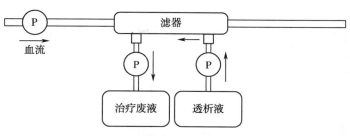

图 2-2　连续性静脉 - 静脉血液透析

三、连续性静脉 - 静脉血液透析滤过

连续性静脉 - 静脉血液透析滤过（CVVHDF）是 CVVH 和 CVVHD 的组合治疗方式,通过对流和弥散清除溶质,在一定程度上兼顾了对不同大小分子溶质的清除能力（图 2-3）。临床上 CVVHDF 的使用日趋增多,常采用 50% 的置换液和 50% 透析液的配比方式,置换液多采用后稀释的输注方式补入。

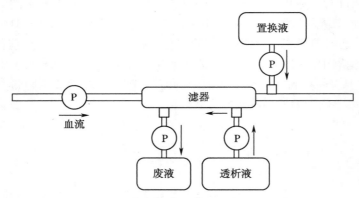

图 2-3　连续性静脉 - 静脉血液透析滤过

四、缓慢连续性超滤

缓慢连续性超滤（SCUF）是一种特殊的 CRRT 治疗模式,以超滤水分为主,不需要补充置换液及透析液,仅能通过少量的对流对溶质进行清除,效率非常低下,对溶质（例如尿毒氮、肌酐及电解质）基本无清除能力（图 2-4）。血流量通常设置为 50~200ml/min,超滤量为 100~300ml/h。临床上常用于水负荷过重的心功能衰竭、肾病综合征及肝硬化患者。

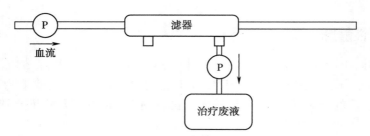

图 2-4　缓慢连续性超滤

五、连续性血浆滤过吸附

连续性血浆滤过吸附（CPFA）是指通过特定的血浆分离器连续的分离血浆,滤出的血浆进入活性炭、树脂吸附装置或特异性免疫吸附装置等进行吸附,治疗后的血浆再经过静脉回路至体内的血液净化技术（图 2-5）。该技术不需要使用置换液及透析液,常用于清除炎症介质、内毒素、免疫球蛋白及胆红素等大分子物质。血流速度一般设置为 100~120ml/min,分离血浆速度一般为 20~35ml/min。但该项技术存在一定的局限性,治疗过程中不能对尿毒素、

肌酐及电解质等小分子物质进行清除,因此,临床上常采用 CPFA 串联 CVVHD 的方式弥补其对小分子清除能力的不足。

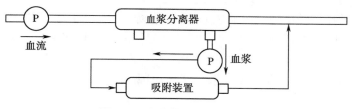

图 2-5　连续性血浆滤过吸附

六、内毒素吸附

内毒素吸附是一项特殊的血液灌流技术,用于内毒素血症(革兰阴性杆菌)所致的严重脓毒血症或感染性休克的患者,采用多黏菌素 B 纤维吸附柱(日本东丽)能特异性的吸附血液中的内毒素,使患者体内的内毒素水平迅速下降,改善患者的血流动力学水平,并能最终提高感染病休克患者的生存率(图 2-6)。血流量常采用 100~120ml/min,治疗时间为 2~2.5小时,2 次(每日一次)为一疗程。

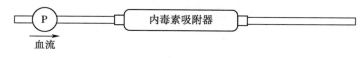

图 2-6　内毒素吸附

七、血浆置换

血浆置换(PE)是通过血浆分离器将患者的血浆和血细胞分离,弃掉含有致病因子的血浆,同时补充等量置换液,从而达到治疗疾病的目的(图 2-7)。置换液通常采用新鲜冰冻血浆、普通血浆或白蛋白等。当上述物质不足时,也可采用胶体液或者晶体液进行置换,但不应超过 20% 的总置换量。(详见第十四章)

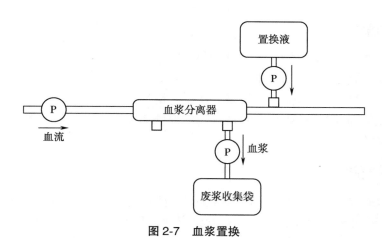

图 2-7　血浆置换

八、双膜血浆置换

双膜血浆置换（DFPP）是指全血首先通过孔径较大的初级分离器分离血浆和细胞成分，分离的血浆再通过孔径较小的二级血浆分离器，分离出大分子致病物质（如球蛋白和免疫复合物）排出体外，而白蛋白等非致病物质则与血细胞混合返回患者体内（图 2-8）。DFPP 是 PE 的有益补充，所耗血浆量较少，治疗效率高，常用于 GBM 抗体阳性的急性肾炎、重症系统性红斑狼疮、吉兰 - 巴雷综合征等免疫系统疾病（详见第十四章）。

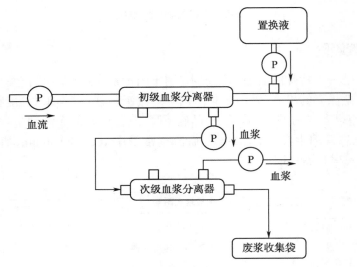

图 2-8　双膜血浆置换

第四节　CRRT 的压力监测与循环寿命

CRRT 主要由驱动泵、连接管路、滤器、空气捕获器、容量控制系统及监控系统等部分组成。

一、驱动泵

CRRT 不同于 IHD，至少需要 3 个以上的驱动泵组成，包括血泵、置换液 / 透析液泵、废液泵。目前临床上使用的 CRRT 机器包括 3~5 个驱动泵不等，泵数越多，所具备的功能越多，能完成的模式也更加丰富，同时，操作复杂性也会增加。CRRT 较 IHD 而言，治疗的时间大幅度延长，因此精确、耐用的驱动泵及动态流量监测系统（多普勒流量检测器）是 CRRT 系统必不可缺的部分。

二、连接管路

不同的 CRRT 机型都有其专配的连接管路，管路材料的韧性及光滑程度与 CRRT 的顺利进行密切相关。除此之外，密闭的连接管路有助于避免更换管路导致的血液与空气接触导致的血源性感染的风险，值得提倡。

三、滤器

滤器是 CRRT"人工肾脏"的核心部分,理想的滤器使用时间应至少超过 24 小时,而且要求滤器膜具有生物相容性好、超滤系数大、通透性高、吸附效能强等特点。目前常用的膜材料包括聚砜膜及聚丙烯腈膜等(详见第六章)。

四、空气捕获器

目前通用的标准是以测得的空气捕获器(静脉壶)的压力表示静脉压。空气捕获器的空气 - 血液接触平面是易凝血形成静脉血栓的位置,虽然不同的 CRRT 机器的空气捕获器都采用了独特的设计尽量避免血栓的形成,但目前静脉壶血栓形成仍然是导致循环管路衰竭的主要原因之一。

五、容量控制系统

容量控制系统的存在是保证 CRRT 治疗安全的根本措施。由于 CRRT 治疗时间长,每日 CRRT 治疗量可达 48L 以上。因此,即使 3% 的误差(例如置换液输注误差与超滤液误差方向相反)也可能给患者的容量平衡造成极大的影响。目前临床常用的 CRRT 机器均带有自动反馈式容量控制系统,以实际出入液体量为基础,精确调控血流量及超滤量以实现容量的自动控制。

六、监控系统

CRRT 所有机型均需要动态监测循环管路各个部位的压力,以反映该部位的功能状态,以便临床医师及时做出调整。常监测的压力值包括血液出口压力即动脉压(PA)、滤器入口压力(PF)、滤器超滤侧压力(PE)、血液回路压力即静脉压(PV)及跨膜压(TMP)。PA、PF、PE 及 PV 的压力值可在 CRRT 监控系统中直接获得,而跨膜压则需要公式计算得出结果,公式如下:

$$P_{TMP}=(P_{PF}+P_{PV})/2-P_{PE}(mmHg)$$

七、循环寿命与压力监测

CRRT 即人工肾脏,滤器凝血及静脉壶的血栓形成是导致"人工肾脏衰竭"的主要原因。循环管路的压力动态监测是反映循环管路功能状态的重要指标,与人工肾脏衰竭密切相关。虽然在肝素、枸橼酸等抗凝剂的使用下,人工肾脏的寿命可达 13~125 小时,但在某些情况下,人工肾脏仅仅不到 10 小时就衰竭了,甚至只有 4~6 小时。目前人工肾脏衰竭的机制尚不清楚,其与循环管路压力变化之间的联系也尚未阐明。笔者将人工肾脏衰竭按其循环寿命进行了分类(图 2-9):

(1)急性人工肾脏衰竭:循环寿命≤10 小时。

(2)亚急性人工肾脏衰竭:10 小时 < 循环寿命 <24 小时。

(3)慢性人工肾脏衰竭:循环寿命≥24 小时。

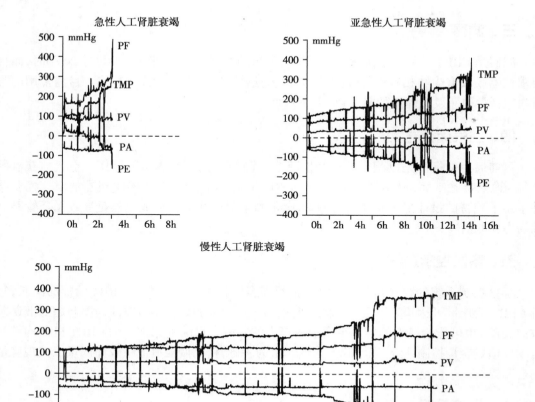

图 2-9　人工肾脏功能衰竭的分型

如图 2-9 所示,人工肾脏衰竭与循环压力的变化(如 TMP、PE、PF 及 PV)密切相关,临床上也常用 TMP 的压力变化来反映滤器的功能变化。除此之外,PV 的压力也反映着循环出口(动脉端)的功能状态。循环出口相当于人工肾脏的"动脉",但其功能不良时,会导致人工肾脏的"缺血",滤器中的血液相对不足导致血液极度浓缩,从而加速人工肾脏的衰竭。如图 2-10 所示,严重长时或者短暂的动脉循环功能不良均会导致 TMP 的快速升高,加速人工肾脏衰竭的进程。

第五节　CRRT 的液体管理

CRRT 的作用除清除溶质外,对重症患者容量状态的改善也是其独特的优势之一。CRRT 治疗过程中需要使用大量的置换液和(或)透析液,如果液体控制不严格,容量平衡失控,则可导致严重的不良后果。CRRT 的液体管理分为两个部分:一方面,CRRT 超滤出的废液量及补充的置换液和(或)透析液需保持精确的平衡,主要由 CRRT 机器本身来管理;另一方面,需根据患者的容量状态及血流动力学水平调整超滤量,改善患者的容量状

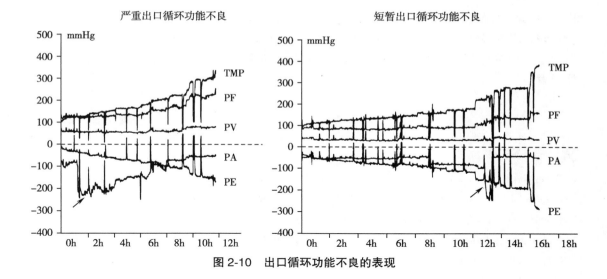

图 2-10　出口循环功能不良的表现

态,这方面主要由医护人员完成,也是液体管理的重点,根据管理强度及频次可分为以下三级:

一、一级管理

一级管理是最基本的液体管理水平,常以每天的 CRRT 治疗时间(12~24 小时)为一治疗管理单元,常根据患者当天的液体输入总量及需要清除的水分来预估当天 CRRT 的总超滤量。当患者血流动力学稳定时且超滤量易达标的基础上,患者在此级液体管理水平上可达到预想的理想容量状态。但重症患者的病情是多变的,可能在某个时间点由于病情变化出现低血压而导致超滤不能完成,也可能在某个时间点快速输注液体导致急性左心衰的发生等。因此,一级管理并不适用于所有的患者,尤其是病情不稳定的患者。

二、二级管理

二级管理是较高级的液体管理水平,不仅要求每天整个 CRRT 治疗单元时间内的液体出入水平达标,还要求在每一时间段内都达到容量控制目标。首先将容量控制整体目标均分到每一时间段,以此来计算每一时间段的净超滤量;然后再根据每一时间段的液体补入总量来计算单位时间内的总超滤量,以保证患者不仅在 CRRT 整个治疗单元的容量状态控制理想,还在一定程度上保证患者在每一个时间段的容量状态相对稳定。二级管理较一级管理而言,容量控制更加严格,避免了由于输注液体变化较大而导致患者出现血压波动或容量波动现象。然而,二级管理对容量的管理主要是依靠患者生命体征的变化,以及一些间接的反映容量状态的指标来确定的,在某些情况下(如感染性休克)并不一定准确。

三、三级管理

三级管理是在二级管理的基础上进一步对容量控制的精确化。要求在控制单位时间内容量平衡的基础上,调节每小时容量控制的净平衡,以达到血流动力学指标的要求。此级水平通常根据监测容量的血流动力学指标,如中心静脉压(CVP)、平均动脉压(MBP)、肺动脉楔压（PAWP）、血管外周阻力、心指数等来调整单位时间的液体出入量，以使患者达到更符合生理要求的最佳容量状态。三级管理更有科学依据，也更安全，能够提供最佳的容量控制。但由于三级管理需要有创的血流动力学监测手段，临床上主要适用于容量判断困难的危重症患者。

（陶 冶 张 凌）

参考文献

1. Davenport A. The coagulation system in the critically ill patient with acute renal failure and the effect of an extracorporeal circuit. Am J Kidney Dis,1997,30（5 Suppl 4）:S20-S27

2. Baldwin I. Factors affecting circuit patency and filter 'life'. Contrib Nephrol,2007,156:178-184

3. Oudemans-van Straaten HM,Bosman RJ,Koopmans M,et al. Citrate anticoagulation for continuous venovenous hemofiltration. Crit Care Med,2009,37（2）:545-552

4. Monchi M,Berghmans D,Ledoux D,et al. Citrate vs. heparin for anticoagulation in continuous venovenous hemofiltration:a prospective randomized study. Intensive Care Med,2004,30（2）:260-265

5. Wu MY,Hsu YH,Bai CH,et al. Regional citrate versus heparin anticoagulation for continuous renal replacement therapy:a meta-analysis of randomized controlled trials. Am J Kidney Dis,2012,59（6）:810-818

6. Kim IB,Fealy N,Baldwin I,et al. Premature circuit clotting due to likely mechanical failure during continuous renal replacement therapy. Blood Purif,2010,30（2）:79-83

7. Boyle M,Baldwin I. Understanding the continuous renal replacement therapy circuit for acute renal failure support:a quality issue in the intensive care unit. AACN Adv Crit Care,2010,21（4）:367-375

8. Baldwin I,Bellomo R,Koch B. Blood flow reductions during continuous renal replacement therapy and circuit life. Intensive Care Med,2004,30（11）:2074-2079

9. 王质刚 . 血液净化学 . 第 3 版 . 北京:北京科学技术出版社,2010:424-450

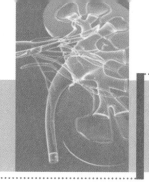

第三章

CRRT 的溶质清除

第一节 概 述

CRRT 的溶质清除主要方式有 3 种:弥散、对流和吸附。不同的治疗模式,清除机制不同,血液透析以弥散清除为主,血液滤过以对流及部分吸附清除为主。不同物质的清除方式也不同,小分子物质弥散清除效果好,而中、大分子物质以对流及吸附效果好。因此,必须了解各种治疗模式对溶质的清除原理,理解影响溶质清除的因素,根据临床需要选择合适的治疗模式。

第二节 溶 质

一、尿毒症毒素

1. 尿毒症毒素定义 目前已知尿毒症患者体液内存在 200 多种物质的水平比正常人明显升高,其中一些物质有明显毒性作用。因此,并不能把体内浓度高的物质都称为"尿毒症毒素"。所谓尿毒症毒素,实际上是指肾衰竭患者体液中浓度明显升高,并与尿毒症代谢紊乱或临床表现密切相关的某些物质。20 世纪 70 年代,瑞典学者 Bergstrom 等提出,凡是被称为尿毒症毒素的物质,应符合以下几个标准:①该物质的化学结构、理化性质及其在体液中的浓度必须认知;②在尿毒症患者体内该物质的浓度显著高于正常;③高浓度的物质与特异的尿毒症临床表现相关,而体内该物质浓度降至正常时则尿毒症症状、体征应同时消失;④其浓度与尿毒症患者体内浓度相似时,动物实验可证实该物质对细胞、组织或观察对象出现类似毒性作用。

近几十年来的研究表明,确定某种物质是否是尿毒症毒素,有时难度很大,上述几个标准很难完全具备。其主要原因有:①化学分离技术要求较高,有时难以达到;②动物实验中,观察几种"毒素"同时作用时,"毒性"很明显;而观察单一"毒素"作用时则有时"未发现"毒性;③由于患者蛋白摄入量差别较大,其临床症状的有无和轻重也差别较大,有时难以评估"毒素"的"毒性"。为了对某种毒素的毒性作用有深入了解,还需要对其在体内的分布情况,包括细胞内液、细胞外液的分布,不同组织、器官的分布,进行必要的检测。

2. 尿毒症毒素的分类 尿毒症毒素的分类方法有多种。其中最常用的方法是根据尿毒症毒素分子量大小来分类,据此可将尿毒症毒素分为小分子物质(分子量 <500D)、中分子

物质（分子量 500~10 000D）和大分子物质（分子量 >10 000D）。目前文献评价小分子清除率代表性毒素是尿素（60D）、肌酐（113D）、尿酸（168D）；中大分子溶质代表性毒素是 β_2 微球蛋白（11 800D）（表 3-1、表 3-2）。

表 3-1　主要的小分子尿毒症毒素

类型	毒素
电解质和酸碱平衡物质	H^+、钾、磷
微量元素	铝、钒、砷
氨基酸及类似物	同型半胱氨酸、色氨酸、N- 乙酰精氨酸、二甲基甘氨酸
被修饰的氨基酸	氨甲酰化氨基酸、甲硫氨酸 - 脑啡肽
氮代谢产物	尿素、肌酐、肌酸、尿酸、胍类、一氧化氮、黄嘌呤
胺类	甲胺、二甲胺、多胺、氯胺
酚类	二甲基氧间苯二酚、对苯二酚、对甲酚、苯酚、氯仿
吲哚类	3- 醋酸吲哚、犬尿素、喹啉酸、犬尿喹啉酸、褪黑激素
马尿酸类	马尿酸、o- 羟马尿酸、p- 羟马尿酸
晚期糖基化终产物	戊糖苷
脂质类	3- 羧 - 甲 -5- 丙 -2 呋喃丙酸、丙二酸乙醛赖氨酸
其他	草酸、透明质酸、β- 促脂解素

表 3-2　主要的中大分子尿毒症毒素

类型	毒素
多肽类	甲状旁腺素、胰高血糖素、利钠激素、瘦素、内皮素、肾上腺髓质素、β- 内啡肽
蛋白质类	β_2 微球蛋白、白介素 -1、白介素 -6、肿瘤坏死因子、免疫球蛋白轻链、补体 D 因子、视黄醇结合蛋白、半胱氨酸蛋白酶抑制剂 -C
被修饰的蛋白质类	氨甲酰化蛋白质或多肽、终末氧化蛋白产物
脂质类	脂质氧化终产物修饰的蛋白
其他	某些抑制激素活性的未知物质、抑制离子转运的未知物质

二、炎性介质

　　CRRT 可以清除炎性介质，包括 IL-1、IL-6、IL-8 和 TNF-α、血小板活化因子等，并可以重建机体免疫内稳状态。目前已有证据表明，PAN/AN69 膜可吸附白蛋白、IgG、白细胞介素 -1、β_2 微球蛋白、C1q、C3、C5、细胞色素 C、甲状旁腺素及纤维蛋白原和溶菌酶。透析膜对补体成分的吸附清除，可以抑制机体的过度炎症反应。

三、药物

　　CRRT 技术主要应用于合并 AKI 的危重症患者，这些患者大多伴有血流动力学不稳定，

CRRT 相对缓慢的清除溶质是其治疗 AKI 的优点。但是对于药物中毒的治疗是个缺点。目前 CRRT 治疗药物中毒的患者大多合并血流动力学不稳定,不是治疗药物中毒患者的常规方法。应用 CRRT 成功治疗药物中毒药物病例包括锂中毒、甲醇和乙二醇、卡马西平、丙戊酸、茶碱、二甲双胍、水杨酸盐类、毒鼠强、万古霉素、甲氨蝶呤和百草枯等。

第三节　CRRT 溶质清除机制

一、弥散

1. 定义　溶质依靠浓度梯度从半透膜浓度高的一侧向浓度低的一侧转运。溶质弥散转运能量来源于溶质分子的不规则运动(布朗运动)。

弥散对血液中的小分子比如尿素、肌酐及尿酸的清除效果好,而对中、大分子溶质如 β_2 微球蛋白、炎性因子等清除效果差。这主要是因为小分子溶质在血液浓度较高,半透膜两侧浓度梯度差大;其次是半透膜对小分子溶质阻力较小,对大分子溶质阻力较大。溶质的跨膜弥散过程遵循质量守恒定律和 Fick 定律。某种溶质的弥散率方程是:

$$Jx=D \cdot T \cdot A(dc/dx)$$

Jx 代表某种溶质的弥散量;D 代表溶质的弥散系数(单位面积上的溶质流量 / 溶质浓度差值之比,cm^2/min);T 代表溶液的温度;A 代表半透膜的面积;dc 代表膜两侧溶质的梯度差;dx 代表半透膜的厚度。

2. 影响弥散的因素　①膜通透性:是膜的固有特性,取决于膜孔大小、总面积和厚度。②膜表面积:膜的溶质清除率与膜表面成正比。膜表面积越大,清除效率越高。跨膜压会影响膜面积变化,影响溶质的清除率。目前常用的空心纤维透析器膜变形较小,对溶质清除影响不大。③溶质浓度梯度:分子不规则运动,当分子运动至足够大小的膜孔时,该分子便从膜的一侧流向另一侧。溶质清除率与膜两侧的浓度梯度成正比。④溶质分子量:溶质分子量与清除率成反比。分子量越大,运动速度越慢。分子量 100 的溶质清除率是分子量 200 溶质的 2 倍。尿素的分子量为 60,清除率为 70%;而肌酐分子量为 113,清除率为 50%。⑤溶液的温度:温度越高,分子不规则运动越快,清除率越高。⑥溶质蛋白结合率:溶质通过半透膜清除率依赖于血浆中该溶质游离部分的浓度。同时蛋白结合部分转换成游离部分的速度越快,清除率越高。⑦血流量、透析液流量:增加血流量和透析液流量,可最大限度地保持溶质的浓度梯度差,降低血液滞留液体层厚度,减少膜阻力。

二、对流和超滤

1. 超滤　跨膜压使溶液从压力高的一侧进入压力低的一侧,同时溶液中的溶质伴随溶液进入压力低的一侧。其中溶质清除的过程称为对流,溶液清除的过程称为超滤。哺乳动物肾小球是通过对流清除溶质的极好模型。连续血液滤过中血滤器一定程度模仿肾小球。超滤率是指单位时间内通过超滤作用清除的血浆中的溶剂量,单位 $ml/(kg \cdot h)$。目前多以超滤率来表示 CRRT 的治疗剂量。超滤率方程为:

$$Jf=Kf \times TMP$$

Jf 代表超滤率;Kf 代表滤器的超滤系数;TMP 代表跨膜压。

影响超滤的因素包括:①静水压梯度:主要来自透析液侧的负压,也可来自血液侧的正压。②渗透压梯度:两种溶液被半透膜隔开,且溶液中溶质的浓度不等时,水分向浓度高的一侧流动,当膜两侧浓度相等时,渗透超滤也停止。因此,这种作用是暂时的。在血液透析时,透析液和血浆基本等渗,超滤不依赖渗透压梯度,而是静水压梯度。在腹膜透析却相反,主要依赖提高腹膜透析液中葡萄糖浓度,从而提高渗透压,达到超滤水分的目的。③跨膜压:是血液侧正压和透析液负压的绝对值之和。血液侧正压一般用静脉回路侧静脉压表示。目前透析机已经废弃设定跨膜压控制超滤装置,而是采用容量回路控制装置增加透析液负压装置控制超滤率。④超滤系数:是每小时在每毫米汞柱的 TMP 下,液体通过透析膜的毫升数,单位是 ml/(mmHg·h),也称为通量。代表脱水效率,是衡量透析膜对水的通透性的一个指标。根据透析器的 Kuf 值把透析器分为低通量、中通量、高通量透析器。高通量透析器定义为 Kuf>20~25ml/(mmHg·h) 的透析器,低通量透析器 Kuf<10ml/(mmHg·h),中通量透析器介于两者之间。高通量透析器比低通量透析器能清除更多的中分子量毒素,应用于血液滤过、血液透析滤过、CVVH 这些血液净化治疗模式。

2. 对流　溶质伴随溶剂一起通过半透膜的转运,称为对流。不受溶质浓度梯度差的影响,受半透膜的跨膜压影响。对流溶质清除率方程为:

$$Jx=Jf \cdot Cb \cdot S$$

Jx 代表对流溶质清除率;Jf 代表超滤率;Cb 代表血浆中溶质的浓度;S 代表半透膜的筛选系数。

影响对流的因素包括:①超滤率:溶质对流转运与超滤率成正比;②溶质浓度:溶质对流转运与溶质浓度成正比;③筛选系数:是溶质通过对流转运时,超滤液中溶质的浓度(CF)与血浆中原浓度(CP)的比值。用公式表示:

$$S=CF/CP \approx 2CF/(CP1+CP0)$$

S 代表筛选系数;CP1 代表透析器入口的血液浓度;CP0 代表透析器出口的血液浓度。S=1,表示膜完全不限制溶质通过,溶质超滤液的浓度和血浆中浓度相等;S=0,表示溶质完全不能通过;S=0.5,表示超滤液中的浓度是原溶液的一半。

筛选系数与膜孔径、溶质分子大小和构型,以及膜和溶质的电荷有关。分子量较大的溶质的筛选系数降低,通过对流清除的比例相对增多。对流清除可导致弥散清除率降低,尤其是前稀释 CVVH 模式,置换液使血浆中溶质浓度降低。筛选系数受超滤率影响,超滤率小,筛选系数升高,表示膜的阻力较小;反之,超滤率大,筛选系数降低,表示膜的阻力较大。

在临床应用中,半透膜的筛选系数受到血浆蛋白和其他因素的影响,所以实际半透膜的筛选系数小于理论计算的半透膜的筛选系数。

三、吸附

吸附为溶质吸附至滤器的表面,是溶质清除的第 3 种方式。但吸附只对溶质起作用,且与溶质浓度关系不大,而与溶质及膜的化学亲和力和膜的吸附面积有关。低通量纤维素膜表面有丰富的羟基团,亲水性好而蛋白吸附性差,对纤维素修饰后,膜的疏水性适度增加,吸附能力也增加。大多数合成材料由高度疏水性物质(如聚砜、聚酰胺)组成,吸附蛋白能力增强。吸附过程主要在透析膜的小孔进行。合成膜吸附能力强,特别是对带电荷的多肽、毒素、细胞因子。目前已有证据表明,PAN/AN69 膜可吸附白蛋白、IgG、白细胞介素 -1、β_2 微球蛋白、C1q、C3、C5、细胞色素 C、甲状旁腺素及纤维蛋白原和溶菌酶。透析膜对补体成分的吸附清除，可以抑制机体的过度炎症反应。近来血液净化技术的发展，将某种能与特定物质结合的成分（如多黏菌素 B、葡萄糖球菌 A 蛋白等）标记到膜上，可大大增加对特定物质如内毒素、IgG 及细胞因子的吸附清除。使用活性炭或吸附树脂，亦可增加对蛋白结合毒素的清除。在这些治疗模式中吸附成为主要的清除方式。

第四节　CRRT 溶质清除的影响因素

一、前稀释和后稀释对溶质清除的影响

血液滤过时，置换液可以在血滤器前或后输入，分别称为前稀释和后稀释。

1. 后稀释　后稀释溶质清除率方程：

$$K=QF \cdot S$$

K 代表溶质清除率（ml/min）；QF 代表超滤率（ml/min）；S 代表滤器的筛选系数。对于小分子溶质，由于筛选系数相同，溶质的清除率等同于超滤率。滤过分数（FF）方程：

$$FF=Quf/[Qb(1-HCT)]$$

FF 代表滤过分数；Quf 代表超滤率；Qb 代表血流量；HCT 代表血细胞比容。

临床应用中，后稀释法的 FF 增加会加重血液浓缩，降低膜的通透性，S 也会下降，因此后稀释法清除率提高有一定的限制。当 FF≤0.3，避免血液浓缩和透析器蛋白膜的形成。要获得较大的超滤率，需要增加血流量，由于临时中心静脉置管提供的血流量有限和危重症患者多存在血流动力学不稳定，因此限制了后稀释的临床应用。目前多采用前稀释。

2. 前稀释　前稀释溶质清除方程：

$$K=QF \cdot S \cdot [QBW/(QBW+QS)]$$

K 代表溶质清除率；QF 代表超滤率；S 代表滤器的筛选系数；QBW 代表血流量；QS 代表置换量。

临床应用中，前稀释法不受血细胞比容影响，可以避免血液浓缩，超滤率显著增加，从而增加清除率。由于血液稀释，进入滤器血液中溶质浓度降低，超滤液中溶质浓度也降低，因此同样的置换液量清除效果比后稀释法低。前稀释法溶质清除方程证实了上述观点，比如前后稀释的 QF 固定，前稀释对各种溶质的清除率均小于后稀释，血流量越大，差别越明显。研究表明前稀释法较后稀释法溶质清除率下降 8%~15%。Troyanov S 等研究表明，前稀释 CVVH 方式，Qb125~150ml/min，QS 75ml/min，尿素氮的清除率下降 35%，肌酐的清除率下降 40%~45%。Pedrini LA 等研究采用 1.8m² 聚砜膜，血流量 400ml/min，透析液流量 700ml/min，置换量 120ml/min 评价血液透析滤过前后稀释对溶质清除率的影响。结果表明后稀释较前稀释对尿素（210ml/min vs 193ml/min）、肌酐（152ml/min vs 142ml/min）的清除率显著增加。因此，由于前稀释方式不受血细胞比容的影响，这种清除率下降可用加大前稀释置换液量补偿。故临床上多采用前稀释 CVVH 方式。

除了超滤率影响溶质的清除率，S 也影响溶质的清除率。S 主要受膜的通透性影响，而血浆蛋白浓度、pH 和其他溶质的相互作用影响不大。溶质分子越大，受膜的通透性影响越明显。中大分子物质低通量膜的 S 几乎为 0，高通量透析膜的 S 较大。但是 S 随着 CRRT

进行时间而改变,使透析器表面形成一层蛋白膜。蛋白膜厚度逐渐增加,膜的通透性丧失及超滤率减少。Langsdorf 等研究表明采用 AN69 透析器随着 CVVH 时间延长,透析器蛋白膜逐渐增加,导致中分子物质(尤其是 >10 000D)清除率的下降。Messer 等研究也得到相同结果。蛋白膜的厚度取决于管壁的剪切力,即血流速度,增加血流速度不仅增加溶质与透析膜接触,也可降低蛋白膜的厚度,因而增大 S。

二、CRRT 治疗模式对溶质清除的影响

CRRT 治疗模式不同对溶质清除的机制也不同(表 3-3)。如:CVVH 溶质清除的机制主要是对流,CVVHD 主要的清除机制是弥散,CVVHDF 的清除机制是弥散和对流。

表 3-3　CRRT 模式对溶质清除的机制

模式	对流	弥散	置换液
SCUF	+	−	0
CAVH	++++	−	+++
CVVH	++++	−	+++
CAVHD	+	++++	+++
CVVHD	+	++++	+/0
CAVHDF	+++	+++	++
CVVHDF	+++	+++	++
CAVHFD	++	++++	+/0
CVVHFD	++	++++	+/0

CRRT 与 IHD 和 SLED 相比,长时间的 CRRT 对小分子和中分子清除较好。Liao 等研究表明 CVVH 对小分子毒素的清除率较 SLED 高 8%,较 IHD 高 60%。CVVH 和 SLED 能够有效治疗 AKI 患者的氮质血症。CVVH 对中、大分子毒素的清除率是 IHD 和 SLED 的 2~4 倍。β_2 微球蛋白血浆浓度在 IHD 和 SLED 是升高的,而在 CVVH 治疗 3 天后保持在低浓度。CVVHD、CVVH 和 CVVHDF 相比较,丁峰等体外实验研究不同治疗剂量的 CVVHD、CVVH 和 CVVHDF 对各种溶质清除率。结果表明 CVVHD 对各种相对分子质量大小溶质的清除率,随着透析液流量的增大而升高。无论在前稀释或后稀释模式,CVVH 和 CVVHDF 对各种溶质的清除率均随着置换液量的增大而相应提高,其中最高清除率在采用 4L/h 前稀释模式时达到。和相同置换量的前稀释模式相比,后稀释溶质清除率明显高于前稀释。在相同透析液和置换液流量情况下,CVVHDF 模式溶质清除率最高,而 CVVHD 的溶液利用效率较高。因此体外条件下各种 CRRT 模式对不同相对分子质量溶质清除率随透析液和置换液流量增加而上升,其中前稀释 CVVHDF 由于可采用更大置换量,可达到最大溶质清除率;CVVHD 具有最高溶液利用效率。龚德华等研究表明不同治疗剂量下测得的 CVVH 和 CVVHD 对小分子清除率计算值与理论推测值之间呈非常显著线性相关($P<0.001$)。相同流量下,CVVH 对 β_2-M 清除效果好,而 CVVHD 对尿素氮、肌酐、尿酸及磷清除效果好。因此 CVVH、CVVHD 对大、小分子溶质的清除各有所长,临床可据此来确定不同 CRRT 模式及剂量。但

在 CVVHDF 中应考虑到弥散与对流互相作用对总清除率的影响。龚德华等和 Brunet 等研究在 CVVHDF 中测得的溶质清除率较相同流量的 CVVH 及 CVVHD 清除率之和要小;引起下降的原因可能为血液滤过时超滤液中含有血清部分溶质,滤器透析液侧有超滤液存在,必然会降低血清与透析液之间的溶质浓度梯度差,降低透析清除率。

这些研究结果表明小分子物质弥散清除效果好,而中大分子物质以对流效果好。因此,必须了解各种治疗模式对溶质的清除原理,理解影响溶质清除的因素,根据临床需要才能选择出合适的治疗模式。

三、不同的溶质清除率公式对溶质清除率的影响

以前大多数研究采用预计的清除率和估计的清除率计算溶质的清除率,很少测定滤液和血液中的尿素和肌酐值计算溶质的清除率。近期研究表明,预计的清除率和估计的清除率高估真实的溶质清除率。

预计的清除率公式(prescribed K,Kp):

$$Kp=QE \times [QBW/(QBW+QRF) \cdot W]$$
$$QE=QRF+QD+QRR$$
$$QBW=(1-HCT) \times QB$$

Kp 代表前稀释纠正的预计的清除率;QE 代表预计的超滤量;QRF 代表置换液量(ml/h);QD 代表透析液流量(ml/h);QRR 代表脱水量(ml/h);W 代表患者 CVVH 开始时的体重(kg);QBW 代表血浆流量(ml/h);QB 代表血流量(ml/h)。

估计的清除率公式(estimated clearance,Ke):

$$Ke=TEV \times [QBW/(QBW+QRF)]/W$$

TEV 代表 24 小时的超滤量。

尿素的清除率公式(Ku):

$$Ku=TEV \times (EUN/BUN)/W$$

EUN 代表超滤液尿素浓度 mg/dl;BUN 代表血浆中尿素浓度(mg/dl)。

肌酐的清除率公式(Kc):

$$Kc=TEV \times (ECr/SCr)/W$$

ECr 代表超滤液血肌酐浓度 mg/dl;SCr 代表血浆肌酐浓度(mg/dl)。

Claure-Del Granado 等研究选取 51 名接受 CVVHDF 治疗的合并 AKI 重症患者,测定计算的清除率(Kp)、估计的清除率(Ke)、尿素的清除率(Ku)。结果 Kp 和 Ke 分别较 Ku 高估 26% 和 25.7%。Lyndon 等回顾性研究了 165 名接受 CVVHDF 治疗的 AKI 患者,随机分为 2 组,CVVHDF 达成剂量 20ml/(kg·h)和 35ml/(kg·h)。20ml/(kg·h)组计算的清除率(Kp)、估计的清除率(Ke)、尿素的清除率(Ku)和肌酐的清除率(Kc)分别是 17.62 ± 0.96,15.79 ± 2.47,15.55 ± 3.07,15.67 ± 3.88;Kp 显著高于 Ke、Ku、Kc($P<0.001$);而 Ke、Ku、Kc 无明显差异;Kp 对 Ku、Kc 的清除率分别高估 11.7% 和 11.1%。而 35ml/(kg·h)组分别是 28.10 ± 1.44,25.10 ± 3.16,23.31 ± 5.30,21.62 ± 5.5。Kp、Ke、Ku、Kc 之间存在显著差异($P<0.001$);Ke 和 Kp 均高估 Ku、Kc 的清除率,Ke 分别高估 7.1% 和 13.9%,Kp 分别高估 17.0% 和 23.1%。研究表明采用 CVVHDF 模式随着达成剂量的增大 Ke 和 Kp 均不能确切的反映真实的溶质清除率。与 Lyndon 的研究相比,Claure-Del Granado 研究的 Kp 和 Ke 更显著高于真实的溶质

清除率。原因可能为：① Lyndon 的研究采用 20ml/（kg·h）和 35ml/（kg·h）两个达成剂量，并观察到随着达成剂量的增大，Ke 和 Kp 越高估真实的溶质清除率；而 Claure-Del Granado 研究平均达成剂量为 30ml/（kg·h）；② Lyndon 的研究每 72 小时更换滤器，而 Claure-Del Granado 研究滤器使用时间较长；③ Lyndon 研究选用 M100 滤器；而 Claure-Del Granado 研究 18% 选用 NR60 滤器，其余选用 M100 滤器，也许不同的滤器会影响溶质的清除率。

第五节　CRRT 溶质清除的优缺点

一、优点

1. 溶质清除率高　由于 CRRT 透析液流速较普通血液透析慢，人们通常认为间歇性血液透析（hemodialysis，HD）具有高效的溶质清除特性，实际上这个观点不完全正确。CRRT 的基本理论是缓慢、连续性清除溶质，保持内环境稳定且更加符合生理状况，避免对其他器官带来负面影响。在急性肾衰竭，CRRT 清除尿毒症毒素累计量明显优于每周 4 次所达到的效果。很多研究表明，与间歇性 HD 相比，CRRT 有更高的尿毒症毒素清除量。间歇性 HD（7 次 / 周）的每周 Kt/V 值与 CRRT 透析液量 1L/h 相当，如果 CRRT 透析液量为 2L/h，则间歇性 HD 每周 7 次，每次 6~8 小时才能达到相同的效果。有报道认为 CVVHD 的溶质清除率较 CVVH 更好，可能是因为 CVVH 以对流方式清除溶质，但 CVVH 增加置换量可使小分子的清除率达到与 CVVHD 相当的水平。下面主要介绍 CVVHD 对小分子溶质清除率的影响因素。

CVVHD 小分子溶质清除率的主要影响因素是透析液流速和透析器膜面积。Sigler 等研究表明 CVVHD 对于小分子毒素，当透析液流速 <1L/h 时，出口的透析液浓度 / 血浆浓度（D/P）约为 1，即出口处透析液达到饱和，并得出这种饱和与透析液流速和滤器的表面积有关。Bonnardeaux 等研究采用 CAVHD 模式，在超滤率和血流量相同的情况下，采用 0.6m² AN69 透析器，调节透析液流速 0~4L/h 对尿素和肌酐的清除率：当透析液流速为 0~2L/h 时，尿素和肌酐的清除率与透析液流速呈线性相关；当透析液流速为 2~4L/h 时，尿素和肌酐的清除率与透析液流速呈非线性相关；当透析液流速为 4L/h 时，尿素和肌酐的清除率分别是（48.5±3.4）ml/min 和（42.2±2.5）ml/min。当透析液流速 >1L/h 时，随着透析液流速增加 D/P 逐渐下降；当透析液流速 =2L/h 时，尿素和肌酐的 D/P 分别是 0.87、0.79；当透析液流速 =4L/h 时，尿素和肌酐的 D/P 分别是 0.65、0.75。因此 CVVHD 增加透析液流速能够增加滤过膜两侧的溶质浓度差，增加溶质弥散清除率。Brunet 等研究表明在 CVVHDF 模式，选用 0.6m² 和 0.9m² AN69 滤器，当透析液流速在 0~2.5L/h 时测定尿素、肌酐、尿酸的清除率：当透析液流速 <1L/h，增加膜面积对上述溶质的清除率无影响；当透析液流速 =2.5L/h，增加膜面积对上述溶质的清除率分别增加了 6%，15% 和 18%。

2. 炎性介质清除　近年来研究证实，与间断性 IHD 相比 CRRT 可以清除炎性介质，包括 IL-1、IL-6、IL-8 和 TNF-α、血小板活化因子等，并可以重建机体免疫内稳状态。其主要机制是对流和吸附清除溶质。炎性介质清除率的影响因素包括 CRRT 治疗模式（滤器的筛选系数、跨膜压、膜的吸附能力、置换剂量等）和炎性介质本身因素（包括分子量、分子构型、电荷、亲水性、疏水性、蛋白结合率等）。

3. 血流动力学稳定 IHD 短时间内清除大量液体,可能会引起血流动力学失衡和频繁低血压发生。研究表明超滤率 >0.35ml/(min·kg),低血压发生率显著增加;超滤率 >0.6ml/(min·kg),低血压发生率高达 60%。低血压的频繁发生会加重肾脏损害,延缓肾脏康复时间。而 CRRT 连续、缓慢、等渗地清除多余水分,更符合生理要求。等渗超滤有利于血浆再充盈、肾素 - 血管紧张素系统稳定,改善机体对血管活性物质的反应,能够较好的维持血流动力学稳定。

二、缺点

1. 药物的清除 CRRT 治疗超滤液中某些抗生素浓度与血浆水平相近,尤其是水溶性抗生素,这对于重症感染和脓毒症患者是十分危险的,应调整抗生素剂量,以达到有效的血药浓度。

2. 营养丢失 CRRT 治疗时,平均每天丢失 40~50g 蛋白质,尤其在肝脏合成障碍和长期治疗时,营养不良的发生率明显增加。因此 CRRT 过程中需要加强营养支持,必要时输入白蛋白。

3. 电解质紊乱 CRRT 持续时间越长,低磷血症和低钾血症的发生率明显增加,因此密切监测电解质变化是必要的。

第六节　病案分享

【病案介绍】

患者王某某,男,24 岁。患者以"发热伴意识不清 3 天"入院。诱因:剧烈活动。患者 3 天前剧烈活动后出现晕厥,呼之不应,意识丧失,测体温 40.6℃,脉搏 176 次 / 分,送至我院急诊科 2 小时后神志转为嗜睡,伴有恶心、呕吐,查血肌酸激酶升高,肝肾功电解质均正常,给予降温、补液、抑酸等治疗后神志转清要求出院。出院后乏力进行性加重,伴恶心、呕吐、尿量约 400ml。1 天前就诊于校医务部,给予补液、"甲硝唑" 等治疗后出现无尿,神志转为嗜睡,遂入我院麻醉 ICU。既往史:1 个月前患"急性阑尾炎",给予保守治疗后好转。查体:体温 36.6℃,脉搏 70 次 / 分,呼吸 20 次 / 分,血压 151/91mmHg,嗜睡,双上肢少量散在瘀斑,全身皮肤黏膜轻度黄染,巩膜轻度黄染,心肺未闻及异常,腹软,无压痛及反跳痛,双下肢无水肿。入院时辅助检查:血常规:白细胞 14.88×10⁹/L,中性粒细胞 60.3%,血红蛋白 145g/L,血细胞比容 0.389,血小板 73×10⁹/L;肝功能:白蛋白 47.7g/L,ALT 6658U/L,AST 3386U/L,总胆红素:161.6μmol/L,结合胆红素 161.6μmol/L,非结合胆红素 50μmol/L;肾功能:尿素 13.8mmol/L,肌酐 811μmol/L,胱抑素 C 5.76mg/L;心肌损伤系列:肌酸激酶 9044IU/L,肌红蛋白(Mb)4790ng/ml。电解质:Na⁺ 141mmol/L,Cl⁻ 97mmol/L,K⁺ 3.7mmol/L,Ca²⁺ 2mmol/L。凝血系列:PT 58.7 秒,APTT 59.4 秒,INR 4.67,FIB 0.91g/L,D- 二聚体 9.59μg/ml,FDP 32.4mg/L。入院诊断:①热射病;②急性肝衰竭;③急性肾损伤;④ DIC;⑤横纹肌溶解症。

【临床问题】

1. 急性肾衰竭的原因?

2. 是否需要血液净化治疗?

3. 采用血液净化治疗的模式、剂量和抗凝如何设置?

【治疗经过】

该患者诊断热射病明确。入院后经过全院会诊,治疗方案是采用抗感染、营养支持、营养心肌、补充凝血因子等对症支持治疗;血液净化治疗:CVVH 联合血浆置换。该患者经过血浆置换 7 次,连续性静脉 - 静脉血液滤过(CVVH)治疗,采用前稀释,肝素抗凝,置换剂量 4L/h,血流量 230ml/min,超滤 200ml/h。CVVH 治疗 21 天后,尿量为 3500ml,肾功能:尿素 6.1mmol/L,肌酐 151μmol/L;肝功能:ALT 172U/L,AST 325U/L,总胆红素:48.7mmol/L,结合胆红素 37.2mmol/L,非结合胆红素 11.5mmol/L;停止 CVVH 治疗。住院 35 天后康复出院。

【经验总结】

热射病特点体温 >40.0℃、炎症介质参与发病机制、并发横纹肌溶解、急性肾衰竭、肝损害。肾脏损害的机制是肾脏血管收缩液体进入损伤组织,血容量不足激活 RASS 系统、交感神经系统和加压素分泌增加,体外实验证实内皮素 -1,血栓素 A2、TNF-α、异前列腺素 -F2 分泌增加;NO 分泌减少;肾小管损伤(氧自由基);肌红蛋白阻塞肾小管。而 CRRT 优点是通过降低置换液温度快速降温;可以清除炎性介质;清除肌红蛋白;替代肾脏清除毒素、维持水电解质酸碱平衡。该患者采用 CVVH 治疗后体内血尿素氮和血肌酐维持在相对低的水平(表 3-4),大约清除血肌红蛋白的 1/4(表 3-5);不会引起血压较大波动,避免再次引起脏器缺血发生。最后,该患者入院时存在 DIC,CVVH 抗凝采用小剂量肝素抗凝和血浆置换治疗,3 日后患者凝血功能明显改善。

表 3-4 CVVH 治疗后溶质和尿量的变化

CVVH 天数	尿素（mmol/L）	肌酐（μmol/L）	尿量（ml）
1	13.8	811	0
2	10.1	370	250
3	6.3	209	58
7	12.6	316	92
11	6.1	207	115
15	5.4	180	274
19	6.1	151	1104
21	6.6	167	3100

表 3-5 CVVH 治疗后 Mb（血液）和 Mb（废液）变化（单位 ng/ml）

CVVH 天数	Mb（血液）	Mb（废液）	Mb（废液）/Mb（血液）
1	4790	1234	0.25
3	2168	504	0.23
5	1063	474	0.44
7	679	194	0.27
9	311	80	0.25

小结

　　CRRT 对不同分子量的溶质清除方式不同,小分子物质弥散清除效果好,而中大分子物质以对流及吸附效果好。因此,了解热射病的发病机制,主要是炎性因子和肌红蛋白引起的急性肾衰竭。炎性因子和肌红蛋白(分子量 17 500D)是中大分子,选择 CVVH 为首选治疗模式。置换量越大,中大分子清除效果较好,置换量为 4L/h。所以了解各种治疗模式对溶质的清除原理,理解影响溶质清除的因素,根据临床需要选择合适的治疗模式。

第七节　小　　结

　　近年来,许多临床试验研究证实,与 IHD 相比,CRRT 的血流动力学稳定,溶质清除率高(尤其是中大分子),利于营养支持和炎性介质清除,从而改善危重患者预后。随着人们对疾病的发病机制认识提高,认识到某种溶质促进疾病的发展,采用 CRRT 清除溶质可促进疾病康复。同时加强对溶质清除途径的研究,将可能进一步改善患者的症状和预后。

(孙世仁　马　峰)

参 考 文 献

1. Bellomo R,Ronco C,Mehta RL. Nomenclature fou continuous renal replacement therapies. Am J Kindey Dis,28(suppl 3):2-7

2. Ronco C,Bellomo R. Basic mechanisms and definitions for continuous renal replacement therapies. In J Artif Organ,1996,19(2):95-99

3. Geronemus R,Schneider N. Continuous arteriovenous hemodialysis:a new modality for treatment of acute renal failure. Trans Am Soc Artif Intern Organs,1984,30:610-613

4. Ronco C. Arterio-venous hemodiafiltration(A-V HDF):a possible way to increase urea removal during CAVH. Int J Artif Organs,1985,8(1):61-62

5. Tam PY,Huraib S,Mahan B,et al. Slow continuous hemodialysis for the management of complicated acute renal failure in an intensive care unit. Clin Nephrol,1988,30(2):79-85

6. Bellomo R,Parkin G,Love J,et al. A prospective comparative study of continuous arteriovenous hemodiafiltration and continuous venovenous hemodiafiltration in critically ill patients. Am J Kidney Dis,1993,21(4):400-404

7. Wendon J,Smithies M,Sheppard M,et al. Continuous high volume venous-venous haemofiltration in acute renal failure. Intensive Care Med,1989,15(6):358-363

8. Ronco C. Continuous renal replacement therapies for the treatment of acute renal failure in intensive care patients. Clin Nephrol,1993,40(4):187-198

9. 王海燕.肾脏病学.第 3 版.北京:人民卫生出版社,2008:1866-1872

10. Clark WR,Ronco C. Continuous renal replacement techniques. Contrib Nephrol,2004,144:264-277

11. 王质刚.血液净化学.第 2 版.北京:北京科学技术出版社,2003:7-10

12. Locatelli F,Manzoni C,Di Filippo S. The importance of convective transport. Kidney Int Suppl,2012,(80): 115-120

13. Cerda J,Ronco C. Modalities of continuous renal replacement therapy:technical and clinical considerations. Semin Dial,2009,22(2):114-122

14. 龚德华,季大玺. 透析膜的吸附特性. 肾脏病与透析肾移植杂志,1997,6(3):272-275

15. Goodman JW,Goldfarb DS. The role of continuous renal replacement therapy in the treatment of poisoning. Semin Dial,2006,19(5):402-407

16. Brunet S,Leblanc M,Geadah D,et al. Diffusive and convective solute clearances during continuous renal replacement therapy at various dialysate and ultrafiltration flow rates. Am J Kidney Dis,1999,34(3):486-492

17. Troyanov S,Cardinal J,Geadah D,et al. Solute clearances during continuous venovenous haemofiltration at various ultrafiltration flow rates using Multiflow-100 and HF1000 filters. Nephrol Dial Transplant,2003,18(5):961-966

18. Pedrini LA,De Cristofaro V,Pagliari B,et al. Mixed predilution and postdilution online hemodiafiltration compared with the traditional infusion modes. Kidney Int,2000,58(5):2155-2165

19. Langsdorf LJ,Zydney AL. Effect of blood contact on the transport properties of hemodialysis membranes:A two-layer membrane model. Blood Purif,1994,12(6):292-307

20. Messer J,Mulcahy B,Fissell WH. Middle-molecule clearance in CRRT:In vitro convection,diffusion and dialyzer area. ASAIO J,2009,55(3):224-226

21. Liao Z,Zhang W,Hardy PA,et al. Kinetic comparison of different acute dialysis therapies. Artif Organs,2003, 27(9):802-807

22. 丁峰,张明,顾勇,等. 不同方式连续性肾脏替代疗法对溶质清除率的影响. 复旦学报(医学版),2002,29 (4):268-271

23. 龚德华,季大玺,谢红浪,等. 连续性肾脏替代治疗剂量对溶质清除率的影响. 中华内科杂志,2001,40 (3):183-186

24. Palevsky PM. Intensity of continuous renal replacement therapy in acute kidney injury. Semin Dial,2009,22(2): 151-154

25. Lyndon WD,Wille KM,Tolwani AJ. Solute clearance in CRRT:prescribed dose versus actual delivered dose. Nephrol Dial Transplant,2012,27(3):952-956

26. Claure-Del Granado R,Macedo E,Chertow GM,et al. Effluent volume in continuous renal replacement therapy overestimates the delivered dose of dialysis. Clin J Am Soc Nephrol,2011,6(3):467-475

27. Goldstein SL. Continuous renal replacement therapy:mechanism of clearance,fluid removal,indications and outcomes. Curr Opin Pediatr,2011,23(2):181-185

28. Clark WR,Ronco C. CRRT efficiency and efficacy in relation to solute size. Kidney Int,1999,(72):S3-S7

29. Sigler MH,Teehan BP. Solute transport in continuous hemodialysis:a new treatment for acute renal failure. Kidney Int,1987,32(4):562-571

30. Bonnardeaux A,Pichette V,Ouimet D,et al. Solute clearances with high dialysate flow rates and glucose absorption from the dialysate in continuous arteriovenous hemodialysis. Am J Kidney Dis,1992,19(1):31-38

31. Joannes-Boyau O,Honoré PM,Perez P,et al. High-volume versus standard-volume haemofiltration for septic shock patients with acute kidney injury(IVOIREstudy):a multicentre randomized controlled trial. Intensive Care Med,2013,39(9):1535-1546

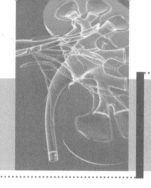

第四章

CRRT 的机器选择

血滤器 / 血浆分离器 / 吸附器的杂合使用,以及高容量血液滤过和高通量血液透析的逐渐开展,使 CRRT 机器功能日益强大。更友好的人机对话界面、屏幕中文显示带来了更方便的操作和监测,促进了 CRRT 技术的普及和提高。目前国内用于 CRRT 治疗的机器多为欧美日各国的医疗公司的产品,主要有 Prisma/Prismaflex、Diapact、BM25/Aquarius 和 Multifiltrate 等型号。均可精确地控制置换液和超滤液的流量,并具有完善的安全报警设施,充分满足了临床一线的要求。

第一节　CRRT 机的治疗模式

CRRT 是设计用于高流量连续肾脏替代治疗和急症透析抢救治疗,分为连续或间断治疗两种模式。主要治疗模式包括:缓慢连续超滤(slow continuous ultrafiltration,SCUF)、连续静脉 - 静脉血液滤过(CVVH)、连续静脉 - 静脉血液透析(CVVHD)、连续静脉 - 静脉高通量透析(CVVHFD)、间歇性静脉 - 静脉血液滤过(IVVH)/ 血液透析滤过(IVVHDF)、高容量血液滤过(high volume hemofiltration,HVHF)、血浆吸附 / 灌流(PAP)、治疗性血浆置换(therapeutic plasma exchange,TPE/Pex)、血浆分离(PSE)、单针方式血浆分离等。根据不同公司的不同机型,在功能的细节上略有不同,并有各自的优势。临床上针对不同的治疗模式,使用不同的过滤器,如血滤器、透析器、血浆过滤器或吸附器。

第二节　CRRT 机系统基本控制原理

机器自检和预冲后,患者的血液经过 CRRT 血管通路进入 CRRT 机体外管路系统。血泵驱动患者的血液在体外管路中循环。置换液经加热板加温至预定的温度后,在置换液泵作用下,以前置换或后置换的方式,在管路中和患者血液混合。超滤泵接在血滤器的上端,通过在滤膜外侧产生负压而透出血液中的各种无用成分。置换液袋和废液袋分别悬挂于电子秤的两端。微处理器通过感知传感器重量的变化以及各种相关压力检测来测量和控制患者的超滤量。CRRT 机的操作员根据医师处方指定的治疗方案设置机器、响应报警、排除机器故障和处理液袋等,达到脱水及(或)溶质清除的治疗目的。

机器的基本控制包括:超滤量的控制(血泵转速、置换泵转速和超滤泵转速的控制)、置换液温度的控制以及各项安全监测报警系统。

早期 CRRT 机器没有秤及驱动泵，CRRT 治疗中容量控制非常困难。之后容量控制泵开始用于 CRRT 机器中，以控制透析液及超滤液进出滤器，使容量控制达到一个新台阶，但其误差率仍达到 10%。如此高的误差率对于 24 小时连续性治疗而言是不安全的，特别是当滤器及管路凝血后误差率更高。新一代 CRRT 机器加入平衡秤控制容量，采用各种压力监测反映回路凝血，从而达到精确的容量控制。废液泵在 CRRT 中输送超滤液 / 透析液，根据操作员设置的患者脱水流速、PBP 溶液流速、透析液流速、置换溶液流速和注射器流速（如果适用），自动控制超滤率。

有很多旧型号的机器，泵的最大泵速不能满足临床需要，需要采用双泵（置换液泵＋透析液泵）才能完成治疗剂量。新机型中在线帮助和预先连接自动冲灌的管路系统使预冲更加简便快捷。新型机器可直接测量透析器两端的压力差，从而直接监测血室的顺应性，早期发现透析器凝血或透析器工作不良。个别新机型还有独立的在线温度平衡监测系统和血容量监测系统。一旦患者达到干体重，新型机器可以采用无菌的透析液，在不同的血流量下（50~200ml/min）自动进行零超滤。新型机器的软件中集成了详细的操作说明，可通过互动显示屏联机展示工作画面（供操作员在每次设置、实施、验证设定及结束患者治疗时遵循的分步操作说明）、报警画面（发生报警时的说明）和帮助画面（有关工作或报警画面的额外信息）。有些机器内置有打印机，可在每次治疗结束时自动打印本次治疗各项参数。

第三节　CRRT 机器的消毒

每次完成患者治疗后或根据要求在患者治疗期间，都应进行下列清洁程序（根据机器说明书选用相应的化学清洗剂，以下以 Prismaflex 为例）：①利用温和清洁剂清除机器表面溢出物。②使用 90% 乙醇溶液、70% 异丙醇溶液或 0.1% 次氯酸钠（漂白水）对机器表面进行消毒。更高浓度的漂白水可能会造成机器损坏或变色。③清洁触屏：触屏清洁也可在控制单元执行治疗期间进行。在 Prismaflex 机中从"系统工具"画面按"清洁屏幕"软键，10 秒后机器将显示空白屏幕。清洁触屏的化学品推荐异丙醇（70%）和用清水以 1∶50 的比率稀释的次氯酸钠溶液（活性氯含量 50 000~60 000mg/L）/ 漂白水。④必要时清洁漏血探测器的管路通道内的液体或其他碎片。可通过"轻柔动作"，使用无尘布及异丙醇清洁探测器内部。清洁后应彻底干燥。⑤特别禁止使用卤化芳香类、脂肪烃类溶剂和酮溶剂。⑥不可使用次氯酸钠（漂白水）清洁泵曲柄。次氯酸钠（漂白水）可能损坏泵曲柄。

第四节　CRRT 机器的维护保养

一、日常工作中需要工程师维修机器的情况

若开机即出现压力、平衡等报警，多系机器本身的参数漂移，需找工程师处理。血液从压力接头隔膜（输入或过滤器）漏出后，必须对机器进行隔离并将其标记为"不能使用"。由该设备的生物医学工作人员和（或）授权维修技术员对其进行其他检查。只有授权维修技术员可以进入维修模式。如护士操作中不慎进入维修模式，应关机然后开机，并进入工作模式。

二、预防性技术检修

预防性技术检修应在每操作额定小时(如 Prismaflex 是 6000 小时)后或每年进行一次。这些时间间隔可在维修模式下由授权维修技术员更改。只有授权维修技术员才可以执行预防性维护程序。当出现建议"已到期执行预防性维护"报警信号时,需要更换压力接头密封锥体。操作员可忽略该报警,直到方便时再进行维护。该建议性报警只能在维修模式下清除。

预防性维护期间应更换下列部件(不同的公司产品有所不同,以下以 Prismaflex 为例):压力接头密封锥体(6000 小时或 12 个月);自动复位系统(ARPS)过滤器和泵管(6000 小时或 12 个月);血泵转子(只在操作 20 000 小时后)。

预防性维护期间,授权维修技术员应在维修模式下,检查下列项目的正常运转及(或)校准情况:泵、秤、复位压力、回输压力传感器、指示灯及报警声音、气泡探测器、注射器泵、回输管夹、漏血探测器、压力接头复位、内部系统、安装/卸装功能、通信系统。

预防性维护期间,授权维修技术员还应清洁包括泵转子在内的机器内外表面上的任何灰尘、碎片及(或)已干燥液体、对所有的泵进行转子闭塞测试、检查血泵是否正常运转、完整无缺、检查秤的导电衬垫是否妥善安装、完整无缺以及为秤轴承涂抹适当数量的润滑油。

三、定期安全检查

如 Prismaflex 控制单元的安全性检查应每 12 个月进行一次或根据当地法规进行。只有授权维修技术员才可以执行安全检查程序。

第五节　主流 CRRT 机器的简介

一、瑞典金宝公司的经典机型 Prisma 和新机型 Prismaflex(图 4-1)

Prisma 可以完成 SCUF、CVVH、CVVHD 和 CVVHDF 治疗,是第一台专用于 CRRT 的经典机型,4 个泵和 3 个独立的控制模块使 CRRT 技术得以实现。血流量可从 0~180ml/min,置换液量从 0~40ml/min,可处理的总液体量为 5L。可完成前稀释、后稀释和前后稀释联合模式。缺点是泵的最大泵速可能不能满足临床高流量置换液的需要,故而不适用于败血症等需要高流量 CRRT 治疗的患者。置换液和透析液不能装得太重,最好不要超过 4.5L,绝对不能大于 5L。若超出额定范围的重量,在治疗过程中机器会频繁报警"提示秤过重",直到液体重量低于 5L 机器才会停止报警。液体过重会导致秤经常不准而需要校准,最终会损坏该秤,严重者还会致机器电脑板损坏。

2004 年,金宝公司发布了新一代 CRRT 系统 Prismaflex。Prismaflex® 系统整合的平台是为满足临床专家在治疗重症领域面对的挑战,以易用、安全和灵活为主要特点,设定了 CRRT 的新标准。其灵活性能够满足多种血液净化疗法的严格要求,提供了一种全面的持续体外血液疗法,采用高度通用平台,该平台可以自定义以满足特殊的患者需要。Prismaflex® 系统使用安全、方便,可为多种重症监护疗法提供全面的解决方案。此外,该系统还兼容多种膜材,更能够适应不同患者的特殊需要。Prismaflex® 系统具有以下特点:①该系统适用于所有

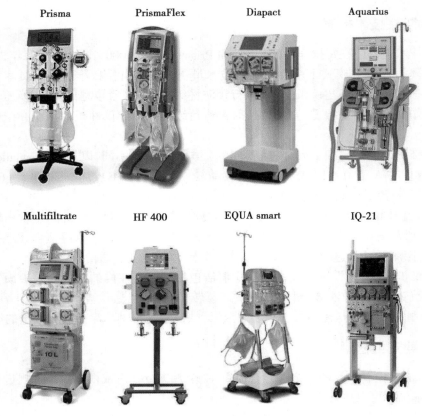

图 4-1　CRRT 常用机型介绍

CRRT 疗法（包括 SCUF、CVVH、CVVHD 和 CVVHDF）；②液体平衡精度控制在行业中保持领先；③一体化设计功能可实现有效的抗凝管理；④通过整合的夹管阀能简单方便地调整前稀释和后稀释的混合点；⑤通过一个高流速血泵和四个液体泵可实现多种液体治疗组合并优化治疗剂量；⑥通过增加 Prismaflex® 软件可以方便地更新 Prismaflex® 系统。

　　Prismaflex 是新一代 CRRT 机的代表机型，除了可以完成 SCUF、CVVH、CVVHD 和 CVVHDF 治疗外，还可以完成 TPE/PEx、HP、高容量血液滤过（high volume hemofiltration，HVHF）CRRT 治疗。Prismaflex 有 5 个泵［血泵、透析液 / 置换液 2 泵、置换泵、血泵前泵（pre blood infusion pump，PBP）、注射器泵组件和废液泵］。在"标准 - 注射器"抗凝血方式中，注射器泵将抗凝血剂注入血液流路。在局部枸橼酸盐抗凝血中，注射器泵通过独立的中心静脉将钙溶液注入患者体内。PBP 可作为将枸橼酸盐溶液注入血液输入管的泵。Prismaflex 包括 4 套模块（出液、透析液和 2 个置换液模块），以及一个一次性的与高流量血滤器和液体管路预先链接好的套装。有三种配套的血滤器可供选择（AN69、HF1000 和 HF1400），膜面积可根据患者体重不同进行选择（膜面积分别为 0.20、0.60、1.00 和 1.40m²）。AN69 膜材料使用的是聚丙烯腈，HF1000 和 HF1400 则使用的是聚醚砜。该机型流入管路在泵下方，有利于加快预冲速度和彻底排出气泡。创新性的双向压力阀可以实现治疗中随时调节前后稀释的比例，甚至在 CVVHDF 模式下也可任意选用前稀释或后稀释。较大的血泵可让血流量从 10~450ml/min。在血滤和 HDF 治疗中液体流量最高可达到 8000ml/h。总流出量从

0~10 000ml/h,可实现最大超滤量达 2000ml/h。这些优势是为 HVHF 量身定做的。如果压力报警在短时间恢复(如患者咳嗽和体位改变),机器可以自动重新启动,减少了护理工作量。

综合评价:各种监测具有数值 / 图形、触摸屏、数据记录 / 趋势(PCMCIA 卡可方便将数据下载到笔记本电脑中)、适配多种注射器、有条码识别、抗 ECG 干扰、流向阀支持、单套耗材、多种稀释模式等优势使操作简洁而灵活。始终无气血界面、内置大流量 PBP、PBP 专用电子秤使其提高了超滤和安全控制的准确性。专用于枸橼酸抗凝的 PBP 泵铸就的一体化抗凝模式、完善的加热系统、体外循环血量小(75ml+ 延长管 + 滤器所占血容量)、精确的容量控制(每个泵每小时液体误差小于 30g)、封闭式的滤器、废液袋总量达 9L 等使其成为新一代 CRRT 的代表机型。

Prismaflex 一次性套装是与 Prismaflex 控制单元配合使用的一次性装置。包含:固定管路、泵管和过滤器的吸附器,用于实现与机器安装器的连接,包括与血液流路、PBP、透析液、置换液和废液流路的预连接。通过条码标签来识别每个配套,因此机器可以自动识别已安装的配套。根据血泵和血液输送管的尺寸,可将一次性配套分为两个系列:①低流量配套(LF 配套):具有低体外血液量的种种好处,但血液流速范围和超滤容量受到限制;②高流量配套(HF 配套):可以提供大范围的血液流速和超滤率。传感器及压力接头可对血液输入管、过滤器和废液管路进行无创性压力监控,且无空气血液接触面。在将患者与 Prismaflex 配套连接前,请务必在配套的导杆上安装放电圈,最小化对心脏监护仪的干扰。

Prismaflex 系统还可提供:CRRT septeX- 可使用高截留分子量膜的持续性肾脏替代疗法(包括 CVVHD、CVVHD+ 后稀释),以及 CRRT MARS®- 支持分子吸附再循环系统的持续性肾脏替代疗法(包括 CVVHD 和 CVVHDF)。

二、德国贝朗公司的 Diapact

可用于 SCUF、CVVH、CVVHD、CHFD、PE 及血浆吸附等治疗模式。由三个驱动泵组成,血流量 10~500ml/min,置换液流量 5~400ml/min。优点在于治疗弹性大,除 CVVHDF 外,可完成大部分的血液净化治疗模式。操作界面较简单,行 CVVH 治疗过程中,可随时调整前稀释或后稀释的治疗模式。CRRT 机器故障报警时有画面及声音提示,便于尽快排除解决问题。体外循环血量为 92ml(未加滤器)。缺点是不能进行 CVVHDF 治疗;管路型号单一,不适用于血容量较小的患者(如新生儿)的治疗,且带多个气壶,易产生凝血;机器无肝素泵,需额外补充。

三、美国百特公司的 Aquarius

Aquarius 已替代 BM25,可用于 SCUF、CVVH、CVVHD、CVVHDF 和 HVHF 治疗模式。血流量 0~450ml/min,置换液量 0~165ml/min。优点:高容量:滤器表面积大,单秤称重量大(高至 20L),加温器效率较高。治疗中可变换模式,可做 TPE 和 HP。有枸橼酸模块(选配)。可用于儿童。有备用电池,再循环模式好。简易,自动预冲。屏幕可旋转。多肝素容量注射器可选择(30ml 和 50ml)。无自检,所以可能少报警。缺点:仅在 CVVH 模式里可做前后同时稀释。枸橼酸模块仅可使用高浓度枸橼酸液。操作时需要面对机器,安装配套耗时长,体外循环量偏大(血路 100ml)。

四、德国费森尤斯公司的 Fresenius Multifiltrate

可完成 SCUF、CVVH、CVVHD、CVVHDF 及 PE 等治疗模式。血流量 0~500ml/min，置换液流量固定可选 100、200、和 300ml/min。能满足成人和儿童。其优点：加温系统为置换和透析液内置。液体秤量大（24L）。有枸橼酸模块。配件为预连接管路，安装较快。废液达 20L，秤较精确。可做 TPE 和 HP。有备用电池。缺点：液体袋置于机顶。枸橼酸抗凝模式仅可用于 CVVHD 模式和高浓度枸橼酸模式。巨大除气壶，易造成凝血。CVVHDF 模式下不可做前后同稀释。不同治疗模式需要不同的专用管路。不包括滤器，体外循环量达 160ml（两个除气壶体积较大）。所有治疗变化均需要断开管路，更换液袋时需要转到机器背面。

五、瑞士 Informed 公司的 HF400 CRRT 机

HF400 是一款新型的 CRRT 机器，它的最大特点是具有中文界面，便于临床护理人员操作。它有四个蠕动泵及一个肝素推注泵，能满足目前临床各种 CRRT 治疗模式，如 CVVH、CVVHD、CVVHDF、血浆透析、血液灌流、血浆置换等。超滤流量范围为 0~12L/h，可满足高容量血液滤过的治疗要求。与其他 CRRT 机器相比，它还具有两个特点。其一是前、后稀释混合型血液滤过；其二是它具有两个智能夹，可以根据血液回路压力值选择夹闭或是开放，这样可适用于双重血浆置换模式。

六、意大利 Medica 公司的 EQUA smart CRRT 机

EQUA smart CRRT 机可完成 SCUF、CVVH、CVVHD、CVVHDF 及血浆置换、血液灌流等治疗模式。有血泵、透析液泵、置换液泵和抗凝剂泵共四个泵装置，和超滤控制系统。新型推轮设计，以及其他有利于 CRRT 和血浆置换功能的特点。血流量 0~450ml/min，最大置换液流量固定 150ml/min，最大透析液流量 100ml/min，最大脱水量 6kg/h。能满足成人和儿童。为了满足快速简单的治疗设置，EQUA smart CRRT 机使用成套一次性管路套件（包括所有管路和附件）。管路套件的血室容量很低，使医师可以任意选用前稀释或后稀释的模式进行治疗。血滤器不包括在管路套件中，可以让医师选择最适合患者的血滤器。机器配有能提供最佳治疗参数报告的热敏打印机，可以通过用户界面对打印操作及打印纸张进行控制。同时可以根据要求对即时的参数和治疗结果进行打印。每次治疗结束机器都会自动打印结果。加热袋可将置换液加热到并保持在 35~39℃的理想温度。RS232 接头可用于实现技术人员对机器的远程控制。电缆线可用于连接电子秤。

七、日本旭化成公司的 IQ-21 CRRT 机

日本旭化成公司 Plasauto iQ21 是双膜连续性血液净化机，是目前最先进的血液净化设备之一。可完成 SCUF、CVVH、CVVHD、CVVHDF、SCUF、PE、双重血浆置换（DFPP）、PA（PP）、DHP、LCAP 等治疗模式，并具有腹水滤过浓缩功能。Plasauto iQ21 是集血液净化中心、血液科、人工肝、ICU、传染科、移植科、风湿免疫等科室使用的多用途全功能血液净化设备，它集中了 21 世纪的多种先进技术。更难得的是它有所有治疗模式的儿童用的耗材。四个泵从低流量至高流量都可以随意调节，既能满足小儿患者的治疗，也可以完成高流量 CVVHDF。Plasauto iQ21 的平衡控制，直接测量液体总量，负反馈调整各个泵的转速，实现

液体精度的飞跃。误差仅为废液量的 0.2%。它采用多 CPU 系统设计,符合 EMC 安全标准(IEC60601-1-2),将电磁波引起的误差及周边仪器的影响控制在最小范围。它实现了控制系统和监视系统的双重控制,备用电池停电后可工作 15 分钟,提高了治疗的安全性。旭化成公司拥有型号齐全、生物相容性高的血浆分离器、各种类血浆成分分离器、各种血浆吸附器、小儿及成人持续血液滤过器、普通透析器、高效透析器、白细胞吸附器等产品供配套选用。

第六节　CRRT 机器监测系统、报警原因及处理

血液净化治疗安全性监测包括漏血监测、空气监测、压力监测、液体平衡监测。

一、漏血监测与报警

由漏血探测器传送和激发,持续监控废液管路中是否有红细胞,借以判断过滤膜是否泄漏。检出红细胞后将发出警告性报警。一般而言,漏血探测器不能探测是否有溶血。漏血报警的主要原因为滤器破膜、废液壶光洁度不够、探测器污染、壶内废液未装满或超滤液混浊(如患者黄疸或服用利福平)。

护理方法:更换滤器,用酒精擦拭壶表面及探测器,将废液壶内液体装满或更换管路。若确认非真正漏血,可临时采用假的废液壶。在安装配套管路时,不要戴有滑石粉的手术手套,尤其是安装漏血探测器上的管路时。因为手术手套上的滑石粉若粘在管路上会引起漏血探测器的误报警。同时注意一定要把管路安装到里面去。

二、空气监测与报警

由空气探测器传送和激发。空气探测器为持续监控回输管气泡的超声波发射/检测设备。检出气泡后将发出警告性报警。空气报警的可能原因有:管路安装不妥,接处不紧密;静脉壶液面过低,滤网漂浮;静脉壶内有气泡或杂质;血流量不足,空气从动脉管路进入;静脉壶表面不光洁;更换置换液时,没有排清残留的空气;置换液在加热时产生气体;中心静脉导管双腔管的管腔内空气未排净。

护理方法:检查管路安装及各连接处,调整液面或更换管路,用注射器抽去气泡或更换管,检查血管通路或监测血压,用酒精擦拭静脉壶表面或更换。按空气报警键,排除空气,调整液面水平。少量空气的处理:少量空气主要停留在滤器血液出口及动脉压监测壶,停血泵,夹住有空气的管路两端,以注射器连接 7 号以下针头抽吸管路中的空气。大量空气的处理:应马上按回血程序进行回血,回血结束后,将静脉管路与静脉穿刺导管分离,静脉管路连接生理盐水重新进行预冲,排除管路、滤器中的空气,按照上机程序重新连接患者。注意在安装漏血探测器和空气探测器的管路时,一定要把管路安装到里面去。若有一截露出在外亦会引起误报警。

三、压力监测与报警

CRRT 机器压力监测可以实时监测和记录动脉压(PA)、滤器压力降(PFD)、血液净化机压力跨膜压(TMP)、废液压、滤器前压(PBE)和静脉压(PV)。

1. 动脉压力（PA）报警　由动脉压力传感器传送和激发。动脉压力低报警的可能原因为患者血流量不足、动脉导管与管路分离、动脉管受压、扭曲、动脉导管紧贴血管壁等。护理方法：检查血管通路，连接管路和导管，解除动脉管受压和扭曲状态。监测患者血压，积极纠正患者低血容量状态。调整导管位置，必要时对换动静脉管路的位置。动脉压力高报警的可能原因为动脉管路受压扭曲／打结／夹住和患者体位改变。护理方法是理顺管路，松开管路夹，保持患者适当体位。

2. 静脉压力（PV）报警　由静脉压力传感器传送和激发。静脉压力高报警的可能原因有：患者体位改变、静脉压监测点与回路的管路之间的管路受压和扭曲；管路内有血凝块。护理方法为调整患者体位，解除管路受压和扭曲状态，清除血凝块，必要时更换新的管路。静脉压力低报警的可能原因有：管路断开或有裂缝、滤器与静脉压监测点之间的管道受压和扭曲，血流速度太低、血泵速度太慢或者压力报警限太高，压力传感器漏气、连接压力传感器的保护罩阻塞等。护理方法有更换管路、解除管路受压和扭曲状态，改变泵速，调节压力报警限，更换压力传感器，增加血流速度。

3. 滤器前压（PBE）报警　由滤器前压力传感器传送和激发。滤器前压力报警的可能原因有滤器阻力增大和滤器凝血。通常需要更换新滤器。

4. 废液压报警　由废液压力传感器传送和激发，提示需要更换废液。

5. 跨膜压报警　可能原因有滤器凝血、滤液管扭曲或处于夹闭状态、血流速度与超滤液体不平衡，设置的超滤量过大以及血流量过低等。护理方法为更换滤器、解除滤液管扭曲或夹闭状态、设置合适的超滤量和适当提高血流量。

6. 滤器压力降（PFD）　是新型机器具有的压力监测新功能，可直接测量透析器两端的压力差，从而直接监测血室的顺应性，早期发现透析器凝血或透析器工作不良。

四、高温报警

置换液温度超出了报警范围。处理方法：降低置换液温度／打开加热器阀门。同时，CRRT 治疗过程中应密切监控患者体温以避免低温症。在使用高液体置换率或治疗体重偏轻的患者时应特别注意。对于高热体温 38.5℃以上或心率较快的患者，可适当采取低温治疗，采用低温置换液（35℃）。

五、液体平衡监测

由废液秤和置换液秤组成。平衡报警的可能原因有：置换液／废液袋未正确悬挂、摇摆不定或破损引起漏液；袋子未接好突然跌落；夹子未打开；置换液／废液袋体积过大触及机器周围部位；插入滤液袋的针头根部打折、扭曲。

护理方法：正确悬挂置换液／废液袋、检查是否漏液、检查是否触及机器周围部位；解除连接滤液袋的管路打折和扭曲状态，打开夹子。

六、远程报警装置

新型 CRRT 可选择安装远程报警装置，与门诊、负责人或护士站相连接。使用远程报警装置时，操作员负责定期检查患者状况。

七、电池电压低报警

见于主电源仍然中断，且电池电能已耗尽。一般备用电池电量用尽后，在来电后需充电充满后才能正常工作。管理人员需注意询问厂家备用电池的使用年限。

八、自诊检测失败报警

如 Prisma 系统每 2 小时进行为时 2 分钟的自检。临床治疗后期常遇到自诊检测失败报警，尤其是采用无肝素或小剂量肝素、滤器存在部分凝血时，可按下"Reset"键重新自检，有时需多次方可通过自检。

第七节　临　床　实　践

CRRT 的整个操作需要每一个细节均要做到位。特别要注意管路的安装顺序：泵管→传感器→静脉壶→漏血壶→除气壶→加热管→滤器→置换液、滤过液袋。准确无误地设定各项参数。仔细检查、及早发现操作中存在的问题，是可以避免一些报警发生的。CRRT 治疗过程中，需密切观察患者病情，注意患者的生命体征，特别是血压、脉搏的变化，至少每 0.5~1 小时记录血压、脉搏、呼吸 1 次，以及各种治疗参数，尤其是患者脱水量。并随时观察滤器及管路的堵塞情况，评估抗凝剂的抗凝效果，定时冲洗透析器及管路，防止血栓的形成，从而减少报警。CRRT 护理小组应制订详细的血液净化机系统的培训计划，请医疗器械厂商的工程师和技术人员对护士分别进行系统的理论讲解和操作示范，培训手册人手一册，技术操作流程图随每台机器挂一份，便于护士操作使用。经过一周的培训后，由血液净化中心护士长和 CRRT 组负责医师联合进行考核。

CRRT 机操作的其他注意事项：

1. 在抽取血液或液体样本或复位压力接头隔膜时，应使用 21 号（或更小直径的）针头。使用大号针头可能会使取样口穿孔，从而导致失血或空气栓塞。

2. 移动机器前，检查是否释放制动器并确保所有的秤已牢固关闭。在机器搬运的过程中，运送人员应做好培训，避免震动，更不能撞倒以免影响机器平衡系统的稳定性。移动到位后，锁定轮上的制动器来限制控制单元移动，防止控制单元拉动与患者连接的吸管或明显更改液体平衡，导致患者受伤或死亡。

3. 在做无肝素时要把肝素泵的推板放到最底下，不能把肝素泵的推板放到顶上方。因为这样机器会提示肝素泵已空要求更换。另需把肝素管路的夹子夹死，否则在预充时空气排不净。建议预充时接肝素，以防治疗过程中由无肝素改变成有肝素的治疗。

4. 在预充时预充液收集袋的口子要向下挂，不能口子向上，否则可能会有空气回流。

5. 触摸屏的保护　在使用过程中要用指腹去点触摸屏。指甲、湿的手或利器（如血管钳）等会造成触摸屏的损坏。

6. 在治疗过程中发现压力不在正常范围内时，不要轻易把该位置上的压力探头卸下来，因为这样会导致压力传感器的损坏。首先得查明原因。若是患者的体位或血管通路问题引起，可调整患者的体位或调整双腔导管的位置来解决。若是压力膜偏移所致，则需按照正确的压力膜复位步骤来校正该压力。若压力膜复位后无效就需通知工程师进行维修。

7. 秤的保养　平常每 3 个月查看一下秤是否有偏移。平时置换液和透析液不能装得太重。如果该机型秤的最高额定范围是 5.2kg,置换液和透析液最好不要超过 4.5L,绝对不能大于 5L。若超出额定范围的重量,在治疗过程中机器就经常的会报警"提示秤过重",直到液体重量低于 5L 机器才会停止报警。过重会导致秤经常不准而需要校准,最终会损坏该秤,严重者还会致机器电脑板损坏。

8. 在使用加温器时首先将加温管预充满液体,避免在预充完成时还有一段空气没有预充干净。

9. 出现任何的报警时,不要轻易地按继续键。首先看清楚报警的内容,查明原因,排除故障后再按继续键继续治疗。

10. 从机器抽血做临床检验时,需在泵停止几分钟后再从取样口取血样。

11. 务必将回输管直接连接到血液输入装置。切勿在回输管与血液输入装置之间连接其他装置。使用其他装置(如三通阀、旋塞或延长管)可能不利于回输压力监控。使用这些装置可能会妨碍回输中断检测,从而可能导致严重的血液流失。

12. 切勿在控制单元下部的秤上悬挂液体袋以外的任何物品。悬挂液体袋时,应将液体袋置于 3 钩组件的中心,以便重量均匀分布。不要使用除提供的秤支撑杆以外的其他方式支撑液体袋。否则会严重影响液体平衡。

13. 在将回血管路连接到患者之前,需确保插入气泡探测器的管段和回输管的患者一端之间没有空气。如果回输管的这个部分存在空气,可将血液输入管连接到患者,然后启动血泵,同时让回输管仍然与收集袋连接。排出回输管末端部分中存在的空气,然后停止血泵。断开回输管与收集袋的连接,然后将它连接到患者。如果血液循环中的空气量过大,在连接患者前重新对整个循环进行预充。

14. CRRT 过程中血路管道受压、扭曲、血栓形成或动静脉夹子未打开,均会导致动静脉压力、跨膜压力异常,引起机器报警和血泵停止,影响治疗顺利进行。反复的报警停机,还容易导致血液在管道、滤器中凝血,影响滤器寿命,影响治疗效果,且易造成患者、家属恐慌和心理紧张。

15. 停泵通常的原因有置换液温度过高或过低,平衡秤不平衡等。一般通过调整置换液温度,调整置换液袋的位置大部分都可解决。需要注意的是停泵期间碳酸氢钠仍持续输入,可导致整个治疗过程累积的碳酸氢钠的总入量会超出预算量。当置换液用量大时,碳酸氢钠输入速度快、用量大、时间长,为了预防静脉炎的发生,减轻患者的痛苦,可将碳酸氢钠从血泵前输入,用输液泵控制滴速。液体输完后机器会报警,可防止液体滴空后空气进入血管的危险。

16. 短时断电,将管路静脉端从空气卡子取出,手工反时针转动血泵,等待来电。长时间断电,只能回血等待。

17. 血路中进入空气,存于空气捕获壶内,壶内的血气接触界面易形成血栓,是导致凝血的重要原因之一,熟练掌握更换置换液的技术是非常重要的预防措施。

18. 使患者保持舒适的体位,嘱患者透析过程勿乱动,以保证最佳血流状态。如血流量不足,可轻柔调整中央静脉导管的位置。

19. CRRT 因其需要特殊的设备和器材,在很多基层医院难以开展。有些基层医院将血液透析机进行改造,通过容量泵加血泵来实现超滤和置换液容量的控制,也能达到一定的治疗效果。但是容量控制是由两个互无关联的模块完成,安全性无法真正保证。

我国现行 CRRT 机器的医药行业标准为《YY0645—2008- 连续性血液净化设备 - 国家标准》,于 2008 年 12 月 25 日颁布,2009 年 12 月 1 日实施。该标准的全部技术内容为强制性,规定了连续性血液净化设备的术语和定义、分类与标记、要求、试验方法、标志、使用说明书和包装、运输、贮存。该标准适用于连续性血液净化设备,不包括置换液或透析液配制系统,可用于连续进行 24 小时以上的血液滤过等血液净化治疗。该标准规定了连续性血液净化设备的性能要求,并根据其安全要求在 GB9706.1 和 GB9706.2 的基础上对连续性血液净化设备的跨膜压防护系统、网电源中断和空气防护等做出了具体规定。

第八节　研究前沿

CRRT 技术的提高依赖于 CRRT 机和过滤器的研发和进展。越来越多的临床需求对 CRRT 机的功能提出更多的要求,并进一步提高 CRRT 的疗效和技术的发展,增加患者的安全性,减少了治疗实施的负担和费用。对急性肾衰竭机制新的理解将有助于拓展新的 CRRT 机功能的研发思路。新型生物材料和新装置将促进 CRRT 机的更新换代。

更大孔径的过滤器的研发以清除更多的炎性介质。如使用大孔径滤器持续血浆滤过,过滤的血浆通过碳肾或蜂胶过滤器,再回输入患者体内。目前研究尚在败血症患者清除炎性介质的前瞻性临床试验观察中。

各种 CRRT 治疗模式的杂合也对 CRRT 机功能的多样化提出要求。如血液灌流、血浆吸附等杂合治疗对 CRRT 一体化的功能和安全性提出更高的要求。“杂交肾”生物反应器用于肝脏支持治疗,将比目前单纯 CRRT 治疗肝衰竭更有效。组合式体外多器官功能支持系统,如组合式 CRRT- 胆红素吸附系统、组合式 CRRT- 体外肺功能支持系统、组合式 CRRT-ECMO 支持系统,也需要更简洁和紧凑的机器的临床应用。体外治疗的新兴技术,如以细胞为基础的治疗法,杂合到 CRRT 治疗,是生物治疗的研究热点。而尿素感应器、温度感应器、血容量感应器、电线透析(teledialysis)/ 生物反馈系统、在线监测技术和信息化技术的整合和应用将使 CRRT 治疗过程中的出错率更低。

微创型超滤系统适用于急慢性充血性心力衰竭、肾病综合征伴重度水钠潴留、肝肾综合征和危重症患者容量平衡的调控。可在普通病房的治疗车上完成治疗。技术特点包括低血流量(30~40ml/min),血管通路使用外周静脉穿刺,体外循环小(30~40ml),抗凝要求低,体外循环风险小,临床优势有可控的超滤、无利尿剂抵抗、护理强度小,避免了长期大量使用利尿剂相关的利尿剂抵抗、肾损伤、电解质紊乱等副作用。意大利甚至还开发出了可以戴在腰上的便携式超滤系统,仅重 1.135kg。整个系统包括一个中空纤维血滤器,一个 9V 电池驱动的蠕动泵,两个用于肝素和超滤控制的微泵。该临床试验招募的 6 位志愿者为普通血液透析的尿毒症患者,使用平时的肝素量抗凝和中心静脉导管。除一例患者因为导管凝血导致治疗时间仅为 4 小时外,其余患者均顺利完成 6 小时的治疗,达到超滤和清除少量钠和毒素的目的。该穿戴式便携超滤系统还需要更多的临床试验数据的支持。

一种可以在地震等紧急灾害情况下的非稳定现场使用的便携式 CRRT 机的临床应用已经显示其前景。这种 CRRT 基于容量测量的方式,一般环境和特殊环境的动物和临床测试均显示这种新型 CRRT 满足国家的行业标准,且体积只有百特 Aquarius 机器的一半,清除有害物质的能力与 Aquarius 相当,能满足临床应用的需要。

尽管目前亦有适用于儿童的 CRRT 机器模块和滤器 / 管路,但是适用于新生儿 / 婴儿的 CRRT 机和滤器 / 管路尚在临床研发中。适用于新生儿的 CRRT 机器需要具有更精确的超滤和血流量管理,血流量范围要求在 10~50ml/min,超滤的误差需要控制在 5g/h 之内。CARPEDIEM 机(心 - 肾 - 儿童透析急诊机,cardio-renal pediatric dialysis emergency machine机)由意大利 Ronco 等研发,适用于新生儿和婴儿,已获得欧盟的认证,并开始用于临床。适用于新生儿 / 婴儿的 CRRT 处方和规范尚在进一步摸索之中。CARPEDIEM 的国际多中心临床试验尚在进行之中。Rödl S 和 Santiago MJ 尝试将 Prismaflex HF20 应用于低龄儿童中(4~15kg 儿童和婴儿中),并初步取得成功。亦有将 mini-MARS 或 PRISMARS 应用于低体重肝衰竭儿童和婴儿的成功尝试。

（周　莉）

参 考 文 献

1. 王饶萍,叶晓青,黄卓燕,等. Aquarius 血液净化系统临床应用常见报警原因及处理. 透析与人工器官,2007,18(4):39-41

2. 路建饶,顾波,武立群,等. 挂袋的血液透析滤过机代替 CRRT 机器使用的对照研究. 临床荟萃,2008,23(4):255-258

3. 初继庆,梁莉,张静波. 连续性肾脏替代治疗机的应用与维护. 中国医学装备,2006,3(10):26-28

4. 龚德华,季大玺,陶静,等. 连续性肾脏替代治疗机器 HF400 临床应用的评价. 肾脏病与透析肾移植杂志,2004,13(4):326-329

5. 刘伟,朱海鹏,于天林. 连续性肾脏替代治疗机的工作原理及临床应用. 医疗设备信息,2005,20(5):25-28,84

6. 冯凯芬,冯晓玲,钟明思,等. 探讨 Baxter accura 型 CRRT 机治疗中值得注意的问题及对策. 现代医药卫生,2008,24(2):257-258

7. Dinna Cruz,Ilona Bobek,Paolo Lentini,et al. Machines for continuous renal replacement therapy. Semin Dial,2009,22(2):123-132

8. Gura V,Ronco C,Nalesso F,et al. A wearable hemofilter for continuous ambulatory ultrafiltration. Kidney Int,2008,73(4):497-502

9. He P,Zhou C,Li H,et al. A portable continuous blood purification machine for emergency rescue in disasters. Blood Purif,2012,33(4):227-237

10. Hothi DK,St George-Hyslop C,Geary D,et al. Continuous renal replacement therapy(CRRT)in children using the AQUARIUS. Nephrol Dial Transplant,2006,21(8):2296-2300

11. Rödl S,Marschitz I,Mache CJ,et al. First experience with the Prismaflex HF 20 set in four infants. Int J Artif Organs,2011,34(1):10-15

12. Rödl S,Marschitz I,Mache CJ,et al. Continuous renal replacement therapy with Prismaflex HF20 disposable set in children from 4 to 15 kg. ASAIO J,2011,57(5):451-455

13. Rödl S,Marschitz I,Mache CJ,et al. One-year safe use of the Prismaflex HF20(®)disposable set in infants in 220 renal replacement treatment sessions. Intensive Care Med,2011,37(5):884-885

14. Ronco C. First clinical trial for a new CRRT machine：the Prismaflex. Int J Artif Organs，2004，27（5）：404-409

15. Ronco C，Garzotto F，Ricci Z. CA. R. PE. DI. E. M.（Cardio-Renal Pediatric Dialysis Emergency Machine）：evolution of continuous renal replacement therapies in infants. A personal journey. Pediatr Nephrol，2012，27（8）：1203-1211

16. Salvatori G，Ricci Z，Bonello M，et al. Prismaflex HF20 for continuous renal replacement therapy in critically ill children. Artif Organs，2011，35（12）：1194

17. Shum HP，Chan KC，Yan WW. Regional citrate anticoagulation in predilution continuous venovenous hemofiltration using prismocitrate 10/2 solution. Ther Apher Dial，2012，16（1）：81-86

18. Szamosfalvi B，Frinak S，Yee J. Sensors and hybrid therapies：a new approach with automated citrate anticoagulation. Blood Purif，2012，34（2）：80-87

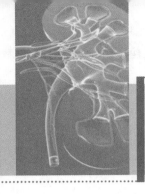

第五章

CRRT 的膜器应用

第一节 概 述

自从 1942 年 Georg Haas 首次将一种火棉胶制成的管状透析器用于人类,血液透析已经有 70 多年的历史。经过几十年的发展,血液透析的安全性和有效性都有了极大的提高,明显有效地改善了肾衰竭患者的生活质量和预后。连续性肾脏替代治疗(continuous renal replacement therapy,CRRT)的出现更是极大地拓宽了血液净化治疗的应用范围,目前 CRRT已经不仅仅是肾功能不全患者的替代治疗措施,更有了很多非肾应用指征,包括脓毒血症及全身炎症反应综合征、免疫性疾病、横纹肌溶解症、多发性骨髓瘤等,滤器作为实现其治疗效果的核心部件一直是研究的重点,临床也在渴求更高性能的 CRRT 滤器来提高 CRRT 的治疗效能。一般来说,对于普通血液透析,理想的透析器要求最大限度地模拟肾脏的功能并具有很好的生物相容性,而对于 CRRT 使用的滤器,因为其临床情景的复杂性所以对其提出了更高的要求。以下我们就对 CRRT 膜器的相关问题进行一个简要介绍。

第二节 滤器膜的分类

CRRT 使用的血液滤过器(hemofilter)是从维持性血液透析使用的血液透析器(dialyzer)发展而来的。早期的透析膜一般是基于纤维素的膜,如铜仿膜,它有制造价格便宜及膜壁极薄的优点。然而它易于激活补体、中性粒细胞超氧化物及细胞因子(如 IL-1、TNF),诱发炎症反应,被称为生物不相容性生物膜。透析膜发展的第二个阶段是改性纤维素膜,如醋酸纤维素膜,这类膜引起较轻的炎症反应并能制造出更大的膜孔径,然而其生物相容性仍有待改进。随后出现了合成膜,这些材料能够被制成具有不同的孔径,具有较大的截留分子量范围,既能制成能够有效清除 β_2 微球蛋白等大分子的高通量膜,也可制成低通量膜。合成膜具有更优异的生物相容性,对炎性介质的激活较小。

一、滤器膜的分类

尽管透析膜的超滤率和对大分子的清除率并不完全平行,但大孔径透析膜通常被称为高通量(high-flux)膜,小孔径的透析膜被称为低通量(low-flux)膜。目前对于高通量的定义还未统一,一般认为高通量要求膜超滤系数 Kuf>20ml/(h·mmHg),尿素清除率 >200ml/L,而 HEMO研究小组对高通量透析器的定义则为 Kuf>14ml/(h·mmHg),β_2 微球蛋白清除率 >20ml/min;另一种定义为根据膜孔径大小判定透析膜的通量,高通量透析膜平均孔径为 2.9nm,最大直径为 3.5nm,低通量透析膜平均孔径为 1.3nm,最大直径为 2.5nm。根据滤器膜材的不同可以分为以下三类:①未修饰的纤维素膜:铜仿膜、尼龙铜胺膜;②修饰性 / 再生纤维素膜:血仿膜、三醋酸纤维素膜;③合成膜:聚砜膜、聚酰胺膜、聚醚砜膜、聚碳酸酯膜、聚丙烯腈膜、聚甲基丙烯酸甲酯膜。

二、滤器的特点

CRRT 治疗所面临的患者一般病情危重,情况较为复杂,对溶质清除和血流动力学的稳定性有更高要求。为了适应 CRRT 临床需要,滤器一般具有以下特点:

1. 阻力低　血滤器多为低阻力型,尤其是在 CVVH 时,经过滤器压力下降几乎占了总压力的 30%~50%,通常纤维直径较粗(>200~250μm)、较短(<15cm)。

2. 超滤系数高　经典的 CVVH 超滤量需达到 1~3L/h,高容量血液滤过的超滤率更高达 4~6L/h,要求滤过膜对水的通透性高,超滤系数应 >30ml/(h·mmHg),才能达到足够的超滤率,对小分子的通透性高,尿素清除率 / 透析液流量比 >0.95。

3. 通透性高　与天然膜相比,合成膜孔径更大,对中大分子溶质的清除效率更高,可允许分子质量 30~50kD 的分子通过。CRRT 通常用于全身炎症反应综合征和多脏器功能障碍(MODS)等危重患者的救治,这些患者常存在炎症反应状态,体内有大量的促炎和抗炎介质,如 TNF-α 的分子质量为 17.5kD,IL-1β 为 17kD,IL-6 为 21kD,IL-8 为 8kD,IL-10 为 18.7kD,只有高通透性的滤过膜才能清除。

4. 容积小、面积大　以减少体外循环血容量,不影响血流动力学,但有足够的血膜接触,清除率高。

第三节　材料的生物相容性

生物相容性(biocompatibility)指仅引起轻微的生化反应和生物反应,既往专指生物膜对白细胞和补体系统的活化作用。广义的生物相容性指膜材料与生物体的接触不会带来任何不良反应,我们一般把不会对宿主引起明显的不良反应,即无毒性、无过敏或炎症反应、无血栓形成、无血细胞破坏、无血小板破坏和激活、不激活补体和凝血系统的材料称为生物相容性好的材料。一般体外循环通路的生物相容性包括以下几个方面:①蛋白 - 膜反应;②细胞吸附和活化;③有害成分的浸出和通路材料的散裂。另外,血液流经滤器的剪切力同样可能激活血细胞,严格地讲,这是独立于膜材料本身的一种机制。

一、蛋白 - 膜反应

尽管蛋白 - 膜反应并不常为人们所关注,但是膜材料和凝血蛋白之间的相互作用可能是生物不相容性(bioincompatibility)最常见的例子。血浆纤维蛋白原吸附于膜材料表面促进血小板吸附和活化,从而加速凝血过程。作为血小板活化的标志,血小板减少及血浆血小板因子 4 和 β 血小板球蛋白水平增加常常能够在透析过程中观察到。为了预防凝血,就不得不在透析过程中使用抗凝剂,增加了患者出血风险。研究发现肝素修饰的血仿膜和 AN69 ST 膜经证实可以减少全身肝素的用量。然而,目前还缺乏令人信服的数据显示某种膜材料在减少透析期间血栓形成有明显的优势。

内源性凝血途径通过凝血因子Ⅻ结合到带负电荷的异物表面（如 AN69 膜表面的甲基丙烯磺酸钠阴离子域）被激活而启动，伴随着凝血因子Ⅻ的激活激肽原（kininogen）被转化为缓激肽（bradykinin），缓激肽一旦生成便被血管紧张素转换酶（ACE）分解。因此，服用 ACEI 的患者用未修饰的 AN69 膜透析时，血浆缓激肽水平明显上升，可能导致低血压和肺血管充血。聚乙烯亚胺修饰的 AN69 膜（AN69 ST）明显减少了缓激肽的生成。

二、补体的激活

血 - 膜接触之后，血浆补体系统通过旁路途径激活而产生过敏毒素 C3a 和 C5a。C3a 和 C5a 一经产生便被 N- 羧基多肽酶去掉一个精氨酸变为 $C3a_{desArg}$ 和 $C5a_{desArg}$ 而失去过敏毒性，因此透析期间的补体激活很少引起急性的过敏反应，比如支气管痉挛、高血压以及低血压，而缺乏血浆 N- 羧基多肽酶的患者更容易出现这些过敏反应。理论上，这些患者应该有更高水平的血浆 C3a 和 C5a，但临床检查方法并不能区别 C3a、C5a 和 $C3a_{desArg}$、$C5a_{desArg}$，也没有有效的方法测定血浆 N- 羧基多肽酶的浓度。因此，对于透析期间发生过敏反应及可疑过敏反应的患者，应该避免使用易于激活补体系统的透析膜。

透析期间的补体激活更容易通过白细胞产生亚急性或慢性的效应。$C5a_{desArg}$ 依然有中性粒细胞趋化性和中性粒细胞脱颗粒活性。$C3a_{desArg}$ 和 $C5a_{desArg}$ 都可以导致单核细胞释放 IL-1。透析期间的白细胞激活可能导致透析后的白细胞失活及应答延迟，从而导致免疫缺陷。

不同膜材料的补体激活能力是不同的。在使用未修饰的纤维素膜透析后，血浆 $C3a_{desArg}$ 和 $C5a_{desArg}$ 水平分别升高了 10~20 倍和 3~5 倍。推测可能是纤维素膜表面的游离羟基与 C3 反应而激活了补体旁路激活途径，合成膜内表面没有游离羟基，相应的血浆 $C3a_{desArg}$ 和 $C5a_{desArg}$ 水平要比使用未修饰纤维素膜时低数倍，醋酸纤维素膜及其他修饰性纤维素膜的补体激活也明显更低。常把透后血浆 $C3a_{desArg}$ 水平更低的膜归为生物相容性更好的膜，这种分类其实是过分简单化了，因为它忽视了血浆 $C3a_{desArg}$ 水平还受清除到透析液中的量和吸附于透析膜上的影响。同时其他补体激活产物如 iC3b、膜攻击复合物（C5b-9）也不能通过血浆 $C3a_{desArg}$ 水平来精确反映。

三、白细胞的激活

透析对细胞功能的影响大体通过以下几种途径：①细胞与膜材料的直接接触；②被活化补体成分激活；③透析液中污染物（如内毒素）反渗入血液而导致细胞活化。活化的白细胞通过释放氧自由基、蛋白酶及细胞因子等促炎介质及促凝介质而引起急性的组织损伤（通常为亚临床性的）。活化的中性粒细胞聚集并吸附于肺毛细血管，导致透析中暂时性的白细胞减少，外周中性粒细胞计数通常在透析开始 15~30 分钟后达最低。透析期间中性粒细胞的减少程度通常作为评价透析膜生物相容性的参数之一。未修饰的纤维素膜造成的外周中性粒细胞计数减少近 75%，而合成透析膜几乎只造成轻微的中性粒细胞减少。氧自由基的产生和脱颗粒与中性粒细胞减少的程度相关，提示这些现象可能是被同一刺激（如 $C5a_{desArg}$）所致。然而，血浆弹性蛋白酶水平（标志着中性粒细胞颗粒蛋白的释放）在使用聚甲基丙烯酸甲酯膜透析时比使用未修饰的纤维素膜时更高，尽管只有很低程度的中性粒细胞减少，说明存在不同的中性粒细胞刺激因子。

透析液中的某些细菌产物如内毒素也是强烈的单核细胞刺激因子。完整的内毒素分子由于太大不能穿过透析膜孔，但是内毒素片段、肽聚糖、细菌 DNA 片段可以通过透析膜孔而激活单核细胞，这些物质被称为细胞因子诱导物质（cytokine-inducing substances）。活化的单核细胞释放 IL-1β、TNF-α 等促炎物质。当存在反超时，这些物质更容易进入血液，因此 EBPG 透析指南建议使用超纯透析液以减少细菌产物进入血液。值得提出的是，较大孔径的高通量透析膜并没有增加细菌产物进入血液，因为这些膜的疏水特性增强了膜对这些物质的吸附。

四、有害成分的浸出和通路材料的散裂

有害成分浸出的一个典型例子就是残留的环氧乙烷消毒剂从透析器两端的封口胶处浸出。有报道证实透析器生产时使用的环氧乙烷消毒剂容易残存于封口胶处，如果使用环氧乙烷消毒的透析器没有足够的时间让残余的消毒剂挥发掉或者使用前没有经过彻底的冲洗，残留的过氧乙酸进入血室可能引起透析期间的过敏样反应。透析器复用使用的消毒剂如甲醛，如果不能被彻底清除，同样会导致类似的结果，甚至导致长期透析患者形成抗体。

通路材料的散裂是指体外循环通路中一些不可溶成分从通路内壁上脱落进入血液的过程。最常见的例子就是在输血管路的血泵段，由于挤压和搅拌硅树脂颗粒可从管路内壁脱落进入血液。硅树脂颗粒在内脏器官的沉积可能导致炎症反应，并出现类似肝炎样的临床表现。由于技术的进步这些现象已经罕见，但作为专科医师仍不应忽视这些现象对整个体外循环通路生物相容性造成的不利影响。

第四节 滤器的溶质清除能力

肾脏替代治疗的主要目的是清除血液中的有害物质，维持细胞内外液体平衡及酸碱平衡。血液中的有害成分，按照其分子量大小可分为小分子（如尿素、肌酐、尿酸等）及中、大分子（如终末糖基化产物、细胞因子、聚二核苷磷酸盐等）。清除物质的方式主要有三种：弥散、对流及吸附。不同物质被清除的方式不同：小分子物质弥散清除效果好，中、大分子物质则以对流和吸附清除效果好。对于小分子而言，膜孔特性（膜孔径值分布范围及膜孔密度）、膜面积等参数是影响其清除能力的主要因素。然而，在常规 CRRT 应用条件下，流量仅为 2L/hr 或更少，这时流量就成为了决定小分子清除率的最重要因素。对于中、大分子的清除而言，除了流量因素之外，膜的亲水性和吸附能力是主要的决定因素。

一、中分子物质的清除

现在临床应用的大多数透析膜都能达到满意的小分子毒素清除率，然而其对中分子物质的清除能力还有待进一步提高，越来越多的证据表明这些成分在尿毒症的病理生理过程中发挥了重要作用，中分子物质清除不足和长期透析相关的并发症如微炎症反应、心血管病变、淀粉样变等密切相关。因此，对流清除方式更为人们所关注，它是清除中、大分子物质最主要的方式。对流清除率主要取决于超滤率及溶质筛选系数。透析器通过超滤清除血浆中水分及通过对流清除血浆中溶质的能力分别定义为超滤系数及筛选系数。超滤系数反映的

是膜整体通透性,而筛选系数反映的则是某个溶质的通透性。超滤系数主要取决于血滤器膜面积及膜的特性(亲水性、孔径大小及几何特性)。目前所知的一些溶质筛选系数数据,主要是在体外特定条件及没有弥散的情况下测得的超滤液与血浆中某种溶质浓度的比值,与溶质分子量成反比,反映了膜的特性。而实际情况下的筛选系数则存在很大变化,如血液透析滤过中 β_2 微球蛋白筛选系数即受血液浓缩程度及血滤器蛋白膜的形成影响。β_2 微球蛋白被认为与透析相关的淀粉样病变密切相关,许多研究者都希望以通过增加透析膜孔径来增加对包括 β_2 微球蛋白在内的低分子量蛋白质的清除。然而,增大透析膜孔径使透析过程中一些有益的蛋白成分(如白蛋白)丢失过多,这就要求锐化透析膜的截留分子量和改善膜孔径值分布范围以减少白蛋白丢失同时又保证高效的清除病原性小分子蛋白。这类既能高效清除病原性小分子蛋白又能防止白蛋白等过多丢失的透析膜一般被称为高性能透析膜。尽管这类高性能透析膜已经应用于临床,但还是不能完全避免一系列和长期透析相关的并发症,如发热、微炎症状态、疼痛、瘙痒等。因此有必要进一步提高透析膜对中分子病原性物质的清除效率,尤其是对小分子蛋白和蛋白结合类毒素的清除。

二、膜吸附在 CRRT 的应用

吸附是清除许多不能被弥散和对流有效清除的中、大分子物质的有效方式,尤其是对感染性休克及多器官功能障碍综合征(MODS)等危重患者,体内大量的促炎与抗炎介质(细胞因子、趋化因子、补体活化成分、血小板活化成分、白三烯和选择素等)生成,并通过复杂的相互作用最终造成机体的损害。理论上,非特异性的清除这些物质,避免其高峰浓度,可以减轻其对机体的损害,这也是高容量血液滤过(high volume hemofiltration,HVHF)治疗 MODS 的理论依据。在 HVHF 治疗中,通常选用高通透性甚至超高通透性的滤器,且要求滤器最好具有一定的吸附作用,常使用 AN69、PAN 膜或聚砜膜等人工合成膜制成的滤器。动物实验和临床研究均证实 HVHF 在感染性休克及 MODS 患者中能有效地改善血流动力学状态,降低患者死亡率。

然而,不适当的吸附同样会带来不利的影响。某些成分吸附到膜表面,可能激活补体系统,从而影响膜的生物相容性。一般认为如果一种膜仅引起较低程度的全身补体激活,那么其对有害物质的吸附应当认为是有益的。膜吸附带来的其他不利影响包括次级膜的形成所致的通量下降及对一些有益成分的吸附,如对促红素的吸附。吸附促红素能力最强的是AN69 膜,然而这种吸附并不影响血浆促红素浓度也不增加患者促红素的使用量。

第五节 当前的高性能膜材

一、三醋酸纤维素膜

三醋酸纤维素膜(cellulose triacetate,CTA)是通过天然纤维素高分子和醋酸反应而合成,较其他热塑性塑料具有更高的透明度和韧性。其纤维素单体上的三个羟基被羧基取代,因此 CTA 膜的亲水性下降,对补体的激活能力也下降,从而具有更好的生物相容性。透析膜的亲水性易造成其对凝血因子和补体的激活,而疏水性又加强其和血小板的相互作用,CTA膜的亲水性和疏水性具有较好的平衡,据报道其具有优异的抗血栓形成性能。

CTA 膜有均一的膜结构,并且可以通过不同的工艺控制膜孔径大小和分布密度,从而制成不同通量的透析膜,当透析面积为 1.5m² 时对 β₂ 微球蛋白的清除率约 10~70ml/min,若要进一步提高 β₂ 微球蛋白的清除且不引起明显的白蛋白丢失,就需要膜具有更高的筛选性能(sieving characteristic)。均一的横截面结构,使得这种膜几乎有相同的内外侧孔径值,相对于一般的不对称结构膜具有较小的外表面孔径,从而透析液中的内毒素及其他细菌产物就不易反超入血。CTA 膜还可通过吸附清除载脂蛋白 CⅢ(Apo-CⅢ),从而改善脂质代谢,数据显示长期透析患者血清甘油三酯下降和 HDL 升高。

二、聚砜膜

聚砜膜(polysulfone,PSF)是一种机械性能优良的膜品种,自从 1984 年聚砜类膜用于常规血液透析以来,其使用量稳步增长。目前使用的透析膜中 93% 为聚芳砜家族,其中聚砜膜(PSF)占 71%,聚醚砜占 22%。临床对于聚砜膜的偏好主要是因为聚砜膜能够满足各种透析模式(低通量透析、高通量透析、在线透析滤过等)下清除溶质和水的需求。聚砜中空纤维膜具有膜薄(<40μm)、内层孔隙率高、膜孔规则且无致密外层的特点,因而有较好的溶质传输性能,能够有效清除不同分子量的尿毒症毒素,尤其是对中分子毒素的清除显著改善了尿毒症相关并发症。

聚砜膜拥有纤维素类膜所不能及的良好血液相容性。聚砜膜的化学特性及微结构使其可有效阻止透析液中的内毒素反超,通过膜上的疏水部分和内毒素分子的疏水部分的相互作用,还可以以吸附的方式清除内毒素。聚砜膜具有良好的热稳定性,能够耐受蒸汽消毒,避免了其他消毒方式的弊端。

三、聚醚砜膜

聚醚砜(polyethersulfone,PES)和聚砜(PSF)材料属同一家族高分子材料,由于聚醚砜材料分子结构中的氧醚基团取代了聚砜分子中的异丙基,分子结构更简单,因此聚醚砜材料的性质更稳定,而且分子结构中不含双酚 A,使用更安全。聚醚砜的耐热性、机械耐力、亲水性都比聚砜膜好。新一代的聚醚砜采用表面活性处理技术(active surface management)通过调节膜疏水性和膜孔附近的电荷,使膜的内表面对血液中的蛋白形成一定程度的“点排斥”,明显减少了蛋白吸附及透析中毒素清除能力的下降。DIAPES® 聚醚砜膜厚仅 30μm,拥有一种不对称的三层式横截面结构,中间支撑层提供了较好的机械强度,内致密层提供分子筛选能力,能够有效的拦截透析液中的内毒素反渗。PUREMA® 聚醚砜膜采用筛分性能增强技术(sieving enhancing technology,SET),改善了膜孔状态,在 30~35μm 的壁厚上形成了三层海绵状结构,伴有无数孔径在 5~7.5nm 的透析孔,具有优异的选择清除能力。

四、聚甲基丙烯酸甲酯

1973 年东丽株式会社开始开发聚甲基丙烯酸甲酯(polymethylmethacrylate,PMMA)空心纤维透析器的工作,他们将两种 PMMA 溶于二甲基亚砜(DMSO),而后加热到 110℃,在溶胶状态下进行纺丝,冷却后溶胶恢复为凝胶状态,而后再浸渍在水中。由于 DMSO 与水可以任意比例混溶,凝胶中溶剂 DMSO 逐渐被水所置换,形成孔穴,得到透析性能良好的 PMMA 空心纤维。一般这类透析膜的渗水性能太高,不适宜血液透析,后来又发展了和纤维素共混的

PMMA 透析器。日本学者太田和夫成功将它们用于临床,这是在世界上第一个用于临床的合成高分子材料的空心纤维透析器。

通过使用不同的添加剂还可以制成带负电荷的膜,膜带上负电荷后,使得膜有吸附能力,尤其是吸附较大分子量的碱性蛋白。PMMA 膜对 β_2 微球蛋白及其他分子量超过 5000 的分子有较强的吸附清除能力,这是聚砜膜远不能及的。许多研究已经报道了 PMMA 膜具有优异的生物相容性,它引起较少的细胞因子(如 TNF-α 和 NO)的合成,亦有报道 PMMA 能够吸附清除因子 D(启动补体替代激活途径的重要因子)。

五、聚丙烯腈膜

由于聚丙烯腈与单体丙烯腈的互不相容性,使聚丙烯腈易于提纯。这个特点有利于它用于体外循环和血液净化。同再生纤维素膜相比,聚丙烯腈膜(polyacrylonitrile,PAN)对中等分子量物质的去除能力强,超滤速率是前者的几倍,同时有优良的耐有机溶剂的特性。日本的 Asahi 医学公司,首先将聚丙烯腈膜中空纤维化,并用于血液透析和血液透析滤过。该中空纤维膜为不对称膜,内径为 200μm、壁厚 50μm。虽然聚丙烯腈膜在血液净化应用上获得了成功,但仍存在着膜脆、机械强度差、不耐高温消毒等缺陷,制膜工作者正进一步对之进行改进。如日本东丽公司采用相对分子质量为 2×10^5 的 PAN 制备中空纤维膜,机械强度有明显的提高,可耐反复冲洗,从而提高膜组件的使用寿命。

六、聚丙烯腈 - 甲基丙烯磺酸钠膜(AN69®)

聚丙烯腈膜家族中需要特别介绍的是法国 1969 年开发出的高渗透性透析膜 AN69。AN69 膜是由丙烯腈与甲基丙烯磺酸钠共聚而制成。与大多数合成透析膜不同,AN69 膜是亲水性透析膜,因为大量的磺酸基团吸引水分子而创造了一个水凝胶结构从而提供了高弥散性和渗水性。AN69 膜的显微结构和化学组成使其能够大量的吸附低分子量蛋白质。对碱性中分子量蛋白较高的特异吸附能力,是 AN69 膜区别于其他合成高通量透析膜的一个重要特性。高亲水性和对广谱的尿毒症滞留物质的清除以及良好的生物相容性,尤其是其独特的吸附能力使其拥有进一步研究发展的价值。最近,在 AN69 基础上开发出来的新一代透析膜 HeprAN69,在其内表面嫁接有肝素并加强了其外表面对于细菌产物的吸附能力和一定的抗凝血能力。

七、聚乙烯 - 乙烯醇共聚物膜

聚乙烯 - 乙烯醇共聚物膜(ethylene vinyl alcohol,EVAL)是通过乙烯和醋酸乙烯共聚,然后通过酯交换脱醋酸而制得。由于聚乙烯链段和聚乙烯醇链段的亲疏水性不同,前者疏水而后者亲水,结晶形态亦不同,因此调节 EVAL 分子中聚乙烯和聚乙烯醇的比例以便控制醋酸乙烯醇的不同水解度,能制备出具有不同渗透性能的膜材。

EVAL 空心纤维膜有致密的外层和多孔的内层,孔径 10~70nm,能被应用于血液透析、血浆交换和双重过滤,对中等分子量的物质如 β_2 微球蛋白有很强的去除能力。透析膜与血液接触时血小板与补体被激活,从而加强了血小板 - 中性粒细胞复合物形成,血小板 - 中性粒细胞复合物又刺激中性粒细胞产生更多的氧自由基。因此这些白细胞和血小板的活动将影响血液流变学,并导致透析过程中的微循环紊乱。已有报道 EVAL 膜对白细胞和血小板的影响较聚砜膜和醋酸纤维素膜小。由于 EVAL 膜良好的血液相容性,透析过程中很少发生微循环紊乱。

第六节 滤器膜材料研究进展

一、高截留点滤器膜

随着透析机安全性与透析膜生物相容性的不断改进,终末期肾脏病(end stage renal disease,ESRD)患者的合并症与死亡率也在下降,血液透析患者的死亡率仍然很高,其中心血管疾病是首要死因。常规的血液透析治疗不能有效清除中分子毒素及蛋白结合毒素,越来越多的证据表明这些成分在尿毒症患者的心血管疾病发生发展过程中发挥了重要作用。因此,需要增大透析膜的通量以清除更多的中分子毒素及蛋白结合毒素。高通量透析膜的出现,使对尿毒症毒素的清除有所增加,然而仍不能完整的复制肾脏的毒素清除功能。健康的肾脏,肾小球最大滤过分子量接近 65kD,目前高通量透析膜的截留分子量一般在 10~20kD,对于分子量更大的中分子毒素(如炎性细胞因子)及蛋白结合毒素的清除仍非常有限,而这些毒素的滞留引起一系列不良的生物学效应,包括免疫应答功能受损,慢性炎症状态以及内皮细胞损伤。因此,有效截留分子量接近天然肾小球(65kD)的高截留点(high cut-off,HCO)透析膜受到关注。尽管高截留点透析膜还缺乏具体定义,一般其孔径值为 0.008~0.01μm,是一般高通量透析膜(0.003~0.006μm)的 2~3 倍,是血浆滤过膜的 1/20。孔径的增大使高截留点膜在体外的截留分子量达 100kD,在血液中大约为 50~60kD。目前市场上的 HCO 膜材料主要有 PES/PVP、PS、纤维素膜等,应用最广泛的是金宝公司 2007 年发布的 HCO 1100 膜,其膜孔径为 8nm,超滤系数 33ml/(h·mmHg·m²),筛选系数:β_2 微球蛋白 1.0,肌红蛋白 0.9,白蛋白 0.1。HCO 膜通透性的提高并没有影响膜材料原有的良好血液相容性,内毒素反渗也没有增加。

尽管大量动物实验显示了 HCO 膜的潜力,但其临床研究是从这项研究开始的,研究者将 30 例伴 AKI 的败毒血症患者随机分到 HCO 膜(60kD/P2SH Gambro)组和一个普通截留点膜(35kD/Polyflux 11S)组,研究发现 HCO 膜组,患者去甲肾上腺素的用量显著减少(P=0.0002),IL-6 清除增加了 10 倍(P=0.0001)。目前关于 HCO 膜最大规模的临床研究是 High Cut-Off Sepsis(HICOSS)研究,结果证实了 HCO 膜的安全性,但对其有效性的证据尚不充分。研究将 120 例伴 AKI 的败血症休克患者随机分到传统膜和 HCO 膜(分子量截止为 60kD)治疗组,两组患者都进行连续 5 天的 CVVHD 治疗,然而在纳入 81 例患者后研究提前终止,因为没能发现两者 28 天死亡率有差别(HCO 膜组 31%,传统膜组 33%),同样两组在血管加压药使用剂量、呼吸机使用时间、ICU 入住时间等方面均未发现差异;但两组患者白蛋白水平也无显著差异,证实了 HCO 膜临床应用的安全性。应该强调的是,该研究是在 CVVHD 模式下实施的,而在一项体外研究中,实验组及对照组均使用截留点 100kD 的 HCO 滤器别以 16.6ml/(kg·h)和 80ml/(kg·h)的超滤剂量透析,高超滤量组细胞因子的清除增加 10 倍,证明高容量血液滤过(high-volume hemofiltration,HVHF)和高渗透血液滤过(high permeability hemofiltration,HPHF)存在协同作用。因此尽管 HICOSS 研究的阴性结果,研究者依旧对 HCO 膜寄予了很高的期望,不同的杂合治疗模式可能成为今后新的研究思路。

HCO 膜起初主要用于清除急性脓毒血症患者体内的炎性细胞因子,现在临床还将其用于骨髓瘤肾病和横纹肌溶解综合征。研究证实 HCO 膜透析联合有效的化疗能使骨髓瘤肾病患者血清单克隆游离轻链浓度持续降低,这带来更好的肾功能恢复。在横纹肌溶解综合征患者中,快速升高的肌红蛋白是导致肾损伤的原因,虽然普通高通量透析膜可以清除一定量的肌红蛋白,但 Naka 及其同事证明 HCO 膜对肌红蛋白的清除是普通高通量膜的 5 倍。

二、滤器膜对内毒素的清除

内毒素是革兰阴性菌细胞壁表面的一种物质,化学成分为磷脂多糖 - 蛋白质复合物,其毒性成分主要为类脂质 A。进入血液的内毒素,引起白细胞的一系列活动,最终导致细胞因子的产生和慢性炎症。长期处于微炎症状态,是长期透析相关并发症发生原因之一,甚至在一些患者中引起脓毒血症。多项研究均证实高通量透析明显增加透析液中内毒素跨膜转运进入血液的风险。一个长期透析患者每年的血液透析治疗大约要暴露于 18 000~30 000L 透析液,欧洲和美国的多项研究显示目前 20% 的临床透析用水内毒素浓度超过推荐标准。生产超纯透析液不仅增加透析成本,更不能为许多小的透析中心设备和条件所接受。因此,滤器膜作为阻止内毒素进入血液的最后一道屏障,提高其对内毒素的清除就显得尤为重要。

滤器膜对透析液中内毒素的清除主要通过吸附和滤过两种形式实现,一般认为吸附是透析膜清除内毒素的主要方式。Michael Henrie 及其同事以 PS、PES 为膜材料研究了滤器膜壁厚、通量、多孔性等几何因素对滤器膜的内毒素清除能力的影响,发现厚壁和低通量滤器膜能更好地阻止内毒素进入血流侧,并认为其原因可能是厚壁滤器膜有长而弯曲的孔道和更大的吸附面积,而低流量滤器膜可以减少内毒素反向滤过。滤器膜的表面特性同样对其内毒素吸附能力有重要影响。内毒素分子中同时存在疏水的脂质 A 和亲水的多糖区域,使其既能吸附在疏水表面又能吸附在亲水表面,而疏水表面对内毒素表现出更强的亲和力。调节膜表面亲水基团和疏水基团的适当分布,可充分利用内毒素分子的两性特征,增强其对内毒素的吸附。Mares 等发现膜表面的负电荷同样可以增强滤器膜对内毒素的吸附能力。滤器膜的内毒素吸附能力很大程度决定于其膜材料,但是不同的制膜工艺及修饰处理对其内毒素吸附性能亦有显著影响。如何准确评估内毒素清除性能提高所带来的临床获益亦是有待解决的问题。

三、滤器膜在脓毒血症及全身炎症反应综合征方面的进展

近年来,几乎所有关于脓毒血症及全身炎症反应综合征(systemic inflammatory response syndrome,SIRS)治疗剂量的研究都得到了阴性结果,研究者更多地关注于开发新型的膜材以清除炎症介质。

膜材的吸附性能越来越受到重视,因为大部分促炎和抗炎介质的分子量介于 0.5~60kD 之间,甚至有些炎症介质的分子量达到 65kD 以上,很难以滤过的形式得到清除。膜材对于炎症介质的吸附性能成为研究的重点,主要包括非选择性吸附膜和半选择性吸附膜(特别是对内毒素的吸附)。目前在这个方面聚丙烯腈膜及聚甲基丙烯酸甲酯(PMMA)膜受到广泛的关注,并通过表面改性等方式合成了一系列高吸附性能的新型膜材。在一个犬的内毒素休克的模型中,研究者发现聚丙烯腈膜相对于聚砜膜取得了更好的血流动力学结果,研究者推测可能和聚丙烯腈膜通过吸附清除了更多炎性介质有关。最近,很多生产聚丙烯腈膜

的厂商都推出了新的吸附性能更强的聚丙烯腈膜如 AN69 ST（ST 意为 surface treatment），通过表面处理嫁接一层聚乙酰亚胺然后再包被一层肝素分子，调整了膜表面的极性，膜的吸附能力显著的加强。日本的一项研究显示这种新型 AN69 ST 膜的一个突出优点便是能够有效的吸附高迁移率族蛋白 -1（HMGB-1），HMGB-1 是一种非常上游的炎症介质，在其诱导下可生成大量的细胞因子，HMGB-1 的分子量接近 30kD，因此很难通过一般的滤过方式清除，甚至高截留点膜对其清除也很有限。这一发现似乎揭示了 CRRT 治疗脓毒血症及 SIRS 更为上游的机制，然而目前的数据主要还是来自体外实验，我们应该对其保持谨慎。AN69 Oxiris 是另一种新型的聚丙烯腈膜，它和 AN69 ST 相似同样通过聚乙酰亚胺及肝素修饰，与 AN69 ST 相比其第二层聚乙酰亚胺的浓度提高了 3 倍，第三层肝素分子的浓度提高了 10 倍（并且具有生物活性），通过多聚阳离子对其表面极性的调节，增强了其吸附能力并可以选择性地吸附内毒素（表面一般带负电荷）。在一个脓毒血症的猪的模型中，使用 AN69 Oxiris 膜进行 6 小时的 HVHF（高容量血液滤过），脓毒血症的临床表现及生物学指标都较使用传统 AN69 膜的对照组改善明显。不过，目前为止还缺乏 AN69 Oxiris 膜在人类脓毒血症患者中的数据。PMMA 膜是另一种高效吸附能力的膜材，很多研究显示 PMMA 在 CVVH 模式也能以吸附的方式高效的清除大量的细胞因子，甚至有研究显通过 PMMA 膜在 CVVH 模式治疗下血浆乳酸水平显著下降，并且 PMMA 膜能够通过吸附分子量达 65kD 的大分子炎症介质。另外，PMMA 膜对 HMGB-1 的吸附能力可以达到 AN69 ST 膜的一半。总之，随着这些新型膜材的不断问世，通过清除多余的炎症介质从而治疗感染性休克已经不仅仅是一个理论，更逐渐成为一种颇有前途的新疗法。

第七节　CRRT 使用的其他膜器

一、血浆分离器

血浆分离是开展血浆置换、血浆灌流、免疫吸附等治疗模式的基本技术。通过血浆分离器将患者的血细胞与血浆成分分离开来，去除掉致病性血浆，或者选择性去除掉血浆中的某些致病性物质，然后将血细胞、净化后的血浆或替代液混合输回患者体内，从而达到治疗的目的。通过血浆分离，血细胞不与其他血液净化设备直接接触，避免了不必要的细胞激活，生物相容性更好。常用的血浆分离器，主要有离心式血浆分离器和膜式血浆分离器。

1. 离心式血浆分离器　混悬溶液中不同质量的颗粒以不同的速率离心时，可有不同的沉降速率，从而达到使血液各种成分分离的目的。通过体外循环和抗凝，把血液引入特制的离心槽（罐）内。在离心过程中，基于血液各成分不同的密度，血细胞通过重力而分离。红细胞被移至旋转的容器的外周，而最轻的成分血浆仍留于内层，血小板和白细胞位于红细胞和血浆之间。

2. 膜式血浆分离器　1978 年 Millward 等提出膜式血浆分离法。这是一种滤过式血浆分离技术。膜式血浆分离系统的关键部件是分离器。此种分离器的膜是用高分子聚合物制成的中空纤维型或平板型槽式滤器。中空纤维膜直径为 270~370μm，膜厚度为 50μm，孔径为 0.2~0.6μm，纤维长 13.5~26cm。高分子膜材料性质稳定，生物相容性好，通透性好。影响膜血浆分离率的因素主要有：膜面积，膜的特性，血浆中溶质分子大小、立体结构、电荷等，滤过压、跨膜压力（TMP），血液流量，滤过时间，血细胞比容（Hct）等等。

3. 旋转膜滤过器血浆分离　旋转膜滤过器血浆分离是离心式和膜式相结合的血浆分离手段。其主要优点有：①高效、迅速的分离血浆；②低容量体外循环；③获得洁净的血浆，不丢失红、白细胞和血小板；④安全性好；⑤价格低。

4. 双滤过器分离　双滤过器分离第一次滤过时应用膜血浆分离器分离出细胞成分，然后将血浆通过第二次滤过器（称血浆成分分离器）。膜滤过法从一次滤过发展到二次滤过是一大进展。从第一个血浆分离器分离出的血浆进入第二个血浆成分分离器，分离后的血浆可进入第一次分离后血浆管路再循环，以保证病理成分的充分滤过，并使欲保留成分再循环入血液。通过二次滤过，血液中含有的中、小分子量物质可返回体内，而高分子量物质则被弃去。

5. 血浆分离器的膜材料　血浆分离器的膜材料主要分为天然高分子材料（纤维素）和合成高分子聚合物膜两大类，通常制成空心纤维型或平板型槽式滤器。膜材料应有如下特点：①弥散 - 对流特性：包括对中、小分子物质高度弥散性，还可以透过部分大分子物质如白蛋白等；②生物相容性：和血滤器的一样，分离器膜材料也要和血液大面积的接触，因此应选用不激活白细胞及补体、不促进凝血的生物相容性较好的膜材料；③低黏附特性；④良好的物理稳定性。目前使用的合成膜有聚砜膜、聚丙烯腈膜、双醋酸纤维素膜、聚甲基丙烯酸甲酯膜等。

影响膜式血浆分离率的因素包括：

（1）滤过膜面积：面积越大，分离血浆的速度越快，中空纤维型膜面积为 $0.12~0.6m^2$，临床通常应用的膜面积为 $0.5m^2$。平板型分离器膜面积为 $0.06~0.13m^2$。临床常用的分离速度为 1.0~1.5L/h。

（2）膜孔径：血浆分离膜的孔径在 0.2~0.6μm，这一孔径范围可以允许全部血浆成分通过，而留下所有的细胞成分。

（3）分离速度：血液速度与血浆分离速度呈正相关，在用中空纤维分离膜的情况下，血流速度一般为 100~150ml/min，以免发生中空纤维内凝血，但血流量也不宜过大，血流量过大可能造成血浆置换器破膜或溶血。血细胞比容（Hct）越大，血液黏滞度越高则分离速度越慢。接近空心纤维滤过器出口处，蛋白质浓度和血细胞比容均升高，故分离速度显著下降。此外血浆中溶质分子大小、立体结构、电荷性质与电荷量等均会影响分离速度。

（4）跨膜压（TMP）：在一定范围内，血浆分离速度与 TMP 呈直线正相关，有个平台区。临床中一般将 TMP 控制在 50mmHg，超过 100mmHg 分离能力下降，且红细胞将在膜表面沉积和损伤，引起溶血。

（5）溶质筛选系数：在膜滤过式血浆分离过程中，并非所有血浆成分都能透过滤过膜，大多数滤过膜能允许通过的最大相对分子质量为 3 000 000，而免疫复合物的相对分子质量一般在 1 000 000 左右，所以这一数值足以允许免疫复合物通过。

（6）不同膜的血浆滤过特性：不同膜的血浆滤过特性主要是由于它的孔径大小不同所决定的，一定的孔径大小使膜滤过的溶质具有一定的截断点，大于此点的相对分子质量的物质在滤出时受阻，而只有小于此点相对分子质量的物质才有机会和可能被滤出，即滤出的数量总是同它的筛选系数相联系的。

二、血液(浆)吸附器材

血液(浆)吸附的基本原理就是将患者的血液(浆)引出体外,与固相的吸附剂接触,以吸附的方式清除体内某些代谢产物以及外源性药物或毒物等,然后将净化后的血液(浆)回输给患者,从而达到治疗目的。制备血液相容性好、吸附性能强、高选择性或特异性的吸附材料是发展血液灌流技术的关键所在,医用吸附材料的研究已成为生物医学和材料学研究的热点课题。目前常用的血液灌流用吸附材料主要有活性炭、天然改性高分子、合成高分子及无机材料。

(一)吸附材料分类

1. 按吸附原理分类　吸附剂和吸附质之间的吸附作用主要有物理吸附、化学吸附、生物亲和吸附和物理化学亲和吸附四种方式。血液灌流用吸附剂在与血液中的致病物质发生吸附作用时,往往是以其中的一种作用方式为主导,结合其他几种作用方式共同参与来完成吸附作用。按吸附过程中占主导地位的吸附作用方式将吸附剂分为四类:

(1)活性炭和吸附树脂:活性炭具有发达的微孔结构,巨大的比表面积,可用于吸附血液中水溶性小分子毒物或药物;吸附树脂具有丰富的中、大孔,比表面积大,机械强度好,可相对特异性地吸附血液中脂溶性中、大分子毒物和与蛋白结合的药物。上述吸附剂主要靠物理吸附作用原理,由于极性和孔径分布的差异,所吸附物质的重点也有所不同。

(2)离子交换树脂类:这类吸附剂临床上主要用于吸附血液中带有正电或负电的物质,主要靠化学吸附作用原理。如日本可乐丽 BL-300 采用阴离子交换树脂,吸附血液中的胆红素和胆汁酸。

(3)生物亲和吸附剂:主要包括抗原 - 抗体结合型、补体结合型和 Fc 段结合型,这类吸附剂具有亲和特异性高,吸附容量大等特点。

(4)物理化学亲和吸附剂:主要包括静电结合型和疏水结合型等。这类吸附剂较生物亲和型吸附剂的吸附性和选择性相对较差。

2. 按载体类型分类

(1)活性炭吸附剂:活性炭具有发达的微孔结构和超大的比表面积,可以非特异性地吸附小分子水溶性物质,如肝脏代谢毒素、尿毒症毒素和药物等。可以从石油沥青、树脂、泥煤、木材等原料来制备活性炭,因石油沥青较容易制备成球形活性炭,所以常用石油沥青基活性炭作为吸附剂材料。但由于上述材质制备的活性炭以微孔居多,对中、大分子的吸附有限,而使用球形树脂制备活性炭因其孔径可调,引起人们广泛的兴趣,已有相应的产品上市。

(2)高分子吸附剂:高分子类吸附剂分为合成高分子和天然改性高分子两类。合成高分子是指通过均聚或共聚反应制备成球形吸附剂,常用合成高分子吸附剂主要有苯乙烯 - 二乙烯苯类共聚物,交联聚乙烯醇、聚丙烯等。这类吸附剂化学稳定性好,机械强度高,制备过程中可以人为地控制其化学和物理结构,但使用时一般也需要包膜来防止微粒脱落。天然改性高分子是近年发展较快的一种医用高分子吸附分离材料,用于血液灌流时,需要进行一定的修饰以提高其对目标物质的吸附选择性。这类吸附剂主要有琼脂糖、壳聚糖、纤维素、葡聚糖等。这类吸附剂血液相容性好,无毒性,化学修饰容易,但强度低,一般用于血浆灌流。

(3)无机材料吸附剂:无机材料作为吸附剂的较少,主要为硅胶球和玻璃珠,因其表面含有大量的硅醇基,可接支配基,可选择性吸附血液中的致病物质。

（二）吸附治疗的核心装置—灌流器

吸附装置主要由灌流器、吸附剂、管路以及动力系统组成。常用的灌流器外形呈圆柱形、腰鼓形、梭形等，不同形状在临床使用上差异并不大，直径与长度的比一般为 1∶（3~5）之间，内部阻力不超过 30mmHg。灌流器内壁材料一般经过硅化处理，以提高其生物相容性；这样的灌流器符合流体力学的特点，能使罐的无效腔最小、阻力最低，其容积一般在 100~300g 炭量体积。尽管灌流器形状差异很大，但都具备四部分：装吸附剂的罐体，截留炭粒和微粒的网子，与血路管相连接的血嘴以及清除毒物的吸附剂。

灌流器外壳可分为可弃式和复用式两大类。前者已装好吸附剂，并已消毒、密封，多为塑料外壳，只能一次性使用，其特点是操作简单方便、安全，但价格较昂贵，目前临床上多使用此类灌流器。后者材料为玻璃或不锈钢，两端装有 60~80 目的不锈钢丝网，使用前自行将吸附剂装入灌中，并留有约 1/5 的空隙（视灌流罐的大小不同，一般装活性炭 150~300g），然后用 121℃高温高压蒸汽消毒 30 分钟（亦可用 γ 射线消毒，但不能使用化学消毒剂及环氧乙烷气体消毒），此型操作较繁复，易漏血、漏气，但价廉，且可重复使用。目前后者灌流罐国内已停产。

灌流器的设计除要求无效腔小、血流阻力低外，还必须具有良好的血液相容性，预充血液容量小，两端密封性好，不漏血，容易消毒处理。活性炭灌流器（炭肾）应耐受 −15~+50℃温度、750mmHg 正压、70mmHg 负压以及 121℃ 20 分钟高温灭菌或射线灭菌。不变形、不变脆、不漏气、不漏血；连接方式为超声焊、涡流焊以及旋紧式。

第八节　滤器的选择

对于 CRRT 滤器的选择总是围绕着滤器的溶质清除能力和生物相容性两个最核心的参数进行的。然而，目前还没有证据显示某一款滤器在这两方面都能做到最好的表现，因此我们认为在 CRRT 滤器选择方面应该坚持两个基本原则：①结合患者临床情况，权衡滤器的溶质清除能力和生物相容性，以达到适合患者的最佳平衡；②尽量选择生物相容性的滤器：KDIGO 的 AKI 指南也提出"建议在 AKI 患者的 IHD 及 CRRT 治疗中选择生物相容性滤器"（推荐等级 2C）。

所有滤过膜都会引起一定程度的血液成分的激活，即生物不相容性。早期的铜仿膜或者未修饰纤维素膜生物相容性很差，容易引起补体激活、炎症因子释放、氧化应激等，临床上表现为急性低血压、血管舒张、白细胞下降、缺氧及发热等。近年来，修饰性纤维素膜及聚丙烯腈、聚砜等合成膜已经开放出来，这些生物相容性好的膜引起较少的补体和细胞因子激活，减少氧化应激。另一个可能对临床有所改善的因素是通量，滤过膜一般被分为高通量和低通量膜，高通量膜有更大的膜孔径因此能够清除分子量更大的物质。然而，膜的生物相容性和通量是否对 AKI 患者的预后有影响是许多临床试验想要解答的问题，包括最近一项涉及 1100 例患者 10 个 RCT 试验的 meta 分析仍没能证明生物相容性更好、通量更高的膜在 AKI 患者的优势。需要指出的是，这项研究中作者将修饰性的纤维素膜列入生物不相容性的膜一组，而另外一些研究者却将其视为生物相容性的膜。而且，很多研究还发现使用生物相容性好的合成膜比起铜仿膜等生物相容性差的膜有减少死亡率的趋势。所以，多数研究者还是认为滤过膜生物相容性可以影响 AKI 患者的预后，包括 KDOQI 及欧洲指南都推荐使用生物相容性好的膜滤器,而对于易于激活补体和白细胞的膜应避免使用。至于三醋酸纤维素膜等生物相容性较好的修饰性纤维素膜 KDIGO 指南认为是可以使用的。

关于生物相容性的另一个争论就是,白细胞和补体激活程度作为被广泛接受的衡量生物相容性的指标,主要的经验和数据都来源于对慢性肾病患者的 IHD 实践中,然而伴随 AKI 的危重患者的炎症状态可能不同于慢性肾病患者,因此尚不清楚从 IHD 中获得的生物相容性数据是否适用于 CRRT。针对 CRRT 治疗模式及患者人群的特殊性,血 - 膜反应的前者临床效应及相关炎症介质的生物学作用还有待进一步研究。

CRRT 患者临床情况更复杂,治疗模式也比较多样化,不同的临床情况可能对滤器的使用有具体的要求。比如连续性高容量血液滤过要求使用高水通透性的滤器,SLED 和 EDD 要求更大的膜面积以最大化小分子溶质的清除,而膜面积又将影响到预充血量和抗凝要求。通过吸附清除炎症介质的治疗方式要求更为频繁地更换滤器或者采用有特异性吸附作用的滤器。对于某些滤器可能发生超敏反应,如服用 ACEI 的患者使用未修饰的 AN69 膜透析时可能导致低血压和肺血管充血,某些患者可能对易于激活补体系统的膜特别敏感,这些情况都应该避免使用。

（苏白海）

参 考 文 献

1. Woffindin C,Hoenich NA. Blood-membrane interactions during haemodialysis with cellulose and synthetic membranes. Biomaterials,1988,9（1）:53-57

2. Henrich WL. Principles and practice of dialysis. 4th ed. Lippincott:Williams & Wilkins,2009

3. Lee KB,Kim B,Lee YH,et al. Hemodialysis using heparin-bound Hemophan in patients at risk of bleeding. Nephron Clinical Practice,2004,97（1）:c5-c10

4. Chanard J,Lavaud S,Maheut H,et al. The clinical evaluation of low-dose heparin in haemodialysis:a prospective study using the heparin-coated AN69 ST membrane. Nephrology Dialysis Transplantation,2008,23（6）:2003-2009

5. Krieter DH,Fink E,Bonner G,et al. Anaphylactoid reactions during haemodialysis in sheep are associated with bradykinin release. Nephrol Dial Transplant,1995,10（4）:509-513

6. Desormeaux A,Moreau ME,Lepage Y,et al. The effect of electronegativity and angiotensin-converting enzyme inhibition on the kinin-forming capacity of polyacrylonitrile dialysis membranes. Biomaterials,2008,29（9）:1139-1146

7. Chenoweth DE,Cheung AK,Henderson LW. Anaphylatoxin formation during hemodialysis:effects of different dialyzer membranes. Kidney Int,1983,24（6）:764-769

8. Horl WH,Schaefer RM,Heidland A. Effect of different dialyzers on proteinases and proteinase inhibitors during hemodialysis. Am J Nephrol,1985,5（5）:320-326

9. Ansorge W,Pelger M,Dietrich W,et al. Ethylene oxide in dialyzer rinsing fluid:effect of rinsing technique, dialyzer storage time,and potting compound. Artif Organs,1987,11（2）:118-122

10. Marshall CP,Pearson FC,Sagona MA,et al. Reactions during hemodialysis caused by allergy to ethylene oxide gas sterilization. J Allergy Clin Immunol,1985,75（5）:563-567

11. Leong AS, Disney AP, Gove DW. Spallation and migration of silicone from blood-pump tubing in patients on hemodialysis. N Engl J Med, 1982, 306(3): 135-140

12. Clark WR, Hamburger RJ, Lysaght MJ. Effect of membrane composition and structure on solute removal and biocompatibility in hemodialysis. Kidney Int, 1999, 56(6): 2005-2015

13. Bonnardeaux A, Pichette V, Ouimet D, et al. Solute clearances with high dialysate flow rates and glucose absorption from the dialysate in continuous arteriovenous hemodialysis. Am J Kidney Dis, 1992, 19(1): 31-38

14. Morabito S, Pierucci A, Marinelli R, et al. Efficiency of different hollow-fiber hemofilters in continuous arteriovenous hemodiafiltration. Am J Nephrol, 2000, 20(2): 116-121

15. Swinford RD, Baid S, Pascual M. Dialysis membrane adsorption during CRRT. Am J Kidney Dis, 1997, 30(5 Suppl 4): S32-S37

16. Clark WR, Macias WL, Molitoris BA, et al. Plasma protein adsorption to highly permeable hemodialysis membranes. Kidney Int, 1995, 48(2): 481-488

17. Vanholder R, Baurmeister U, Brunet P, et al. A bench to bedside view of uremic toxins. J Am Soc Nephrol, 2008, 19(5): 863-870

18. Gejyo F, Homma N, Suzuki Y, et al. Serum levels of beta 2-microglobulin as a new form of amyloid protein in patients undergoing long-term hemodialysis. N Engl J Med, 1986, 314(9): 585-586

19. Yavuz A, Tetta C, Ersoy FF, et al. Reviews: Uremic Toxins: a new focus on an old subject. Semin Dial, 2005, 18(3): 203-211

20. Locatelli F, Martin-Malo A, Hannedouche T, et al. Effect of membrane permeability on survival of hemodialysis patients. J Am Soc Nephrol, 2009, 20(3): 645-654

21. Gejyo F, Narita I. Current clinical and pathogenetic understanding of beta 2-m amyloidosis in long-term haemodialysis patients. Nephrology, 2003, 8: S45-S49

22. Ronco C, Ricci Z, Bellomo R. Importance of increased ultrafiltration volume and impact on mortality: sepsis and cytokine story and the role for CVVH. EDTNA ERCA J, 2002, Suppl 2: 13-18

23. Swinford RD, Baid S, Pascual M. Dialysis membrane adsorption during CRRT. Am J Kidney Dis, 1997, 30(5 Suppl 4): S32-S37

24. Chanard J, Lavaud S, Randoux C, et al. New insights in dialysis membrane biocompatibility: relevance of adsorption properties and heparin binding. Nephrol Dial Transplant, 2003, 18(2): 252-257

25. Hoenich NA, Woffindin C, Mathews JNS, et al. Biocompatibility of membranes used in the treatment of renal failure. Biomaterials, 1995, 16(8): 587-592

26. Sunohara T, Masuda T. Cellulose triacetate as a high-performance membrane. Contrib Nephrol, 2011, 173: 156-163

27. Streicher E, Schneider H. The development of a polysulfone membrane. A new perspective in dialysis. Contrib Nephrol, 1985, 46: 1-13

28. Bowry SK, Gatti E, Vienken J. Contribution of polysulfone membranes to the success of convective dialysis therapies. Contrib Nephrol, 2011, 173: 110-118

29. Bowry SK. Dialysis membranes today. Int J Artif Organs, 2002, 25(5): 447-460

30. Henrie M, Ford C, Andersen M, et al. In vitro assessment of dialysis membrane as an endotoxin transfer barrier: geometry, morphology, and permeability. Artif Organs, 2008, 32(9): 701-710

31. Yamasaki H, Nagake Y, Makino H. Determination of bisphenol a in effluents of hemodialyzers. Nephron, 2001, 88(4):376-378

32. Krieter DH, Canaud B, Lemke HD, et al. Bisphenol A in chronic kidney disease. Artif Organs, 2013, 37(3): 283-290

33. Krieter DH, Lemke HD. Polyethersulfone as a high-performance membrane. Contrib Nephrol, 2011, 173:130-136

34. Abe T, Kato K, Fujioka T, et al. The blood compatibilities of blood purification membranes and other materials developed in Japan. Int J Biomater, 2011, 2011:375390

35. Amore A, Bonaudo R, Ghigo D, et al. Enhanced production of nitric oxide by blood-dialysis membrane interaction. J Am Soc Nephrol, 1995, 6(4):1278-1283

36. Pascual M, Schifferli JA, Pannatier JG, et al. Removal of complement factor D by adsorption on polymethylmethacrylate dialysis membranes. Nephrol Dial Transplant, 1993, 8(11):1305-1306

37. Itoh S, Takeshita K, Susuki C, et al. Redistribution of P-selectin ligands on neutrophil cell membranes and the formation of platelet-neutrophil complex induced by hemodialysis membranes. Biomaterials, 2008, 29(21): 3084-3090

38. Sirolli V, Ballone E, Di Stante S, et al. Cell activation and cellular-cellular interactions during hemodialysis: effect of dialyzer membrane. Int J Artif Organs, 2002, 25(6):529-537

39. Sato M, Morita H, Ema H, et al. Effect of different dialyzer membranes on cutaneous microcirculation during hemodialysis. Clin Nephrol, 2006, 66(6):426-432

40. Haase M, Bellomo R, Morgera S, et al. High cut-off point membranes in septic acute renal failure: a systematic review. The International journal of artificial organs, 2007, 30(12):1031

41. Gondouin B, Hutchison CA. High cut-off dialysis membranes: current uses and future potential. Adv Chronic Kidney Dis, 2011, 18(3):180-187

42. Naka T, Haase M, Bellomo R. 'Super high-flux' or 'high cut-off' hemofiltration and hemodialysis. Contrib Nephrol, 2010, 166:181-189

43. Morgera S, Haase M, Kuss T, et al. Pilot study on the effects of high cutoff hemofiltration on the need for norepinephrine in septic patients with acute renal failure. Crit Care Med, 2006, 34(8):2099-2104

44. Naka T, Haase M, Bellomo R. 'Super high-flux' or 'high cut-off' hemofiltration and hemodialysis. Contrib Nephrol, 2010, 166:181-189

45. Lee WC, Uchino S, Fealy N, et al. Super high flux hemodialysis at high dialysate flows: an ex vivo assessment. Int J Artif Organs, 2004, 27(1):24-28

46. Hutchison CA, Bradwell AR, Cook M, et al. Treatment of acute renal failure secondary to multiple myeloma with chemotherapy and extended high cut-off hemodialysis. Clin J Am Soc Nephrol, 2009, 4(4):745-754

47. Naka T, Jones D, Baldwin I, et al. Myoglobin clearance by super high-flux hemofiltration in a case of severe rhabdomyolysis: a case report. Crit Care, 2005, 9(2):R90-R95

48. Nakatani T, Tsuchida K, Sugimura K, et al. Response of peripheral blood mononuclear cells in hemodialyzed patients against endotoxin and muramyldipeptide. Int J Mol Med, 2002, 10(4):469-472

49. Nath KA. Renal response to repeated exposure to endotoxin: implications for acute kidney injury. Kidney Int, 2007, 71(6):477-479

50. Lonnemann G. Chronic inflammation in hemodialysis: the role of contaminated dialysate. Blood Purif, 2000, 18 (3): 214-223

51. Czermak P, Ebrahimi M, Catapano G. New generation ceramic membranes have the potential of removing endotoxins from dialysis water and dialysate. Int J Artif Organs, 2005, 28 (7): 694-700

52. Jaber BL, Gonski JA, Cendoroglo M, et al. New polyether sulfone dialyzers attenuate passage of cytokine-inducing substances from pseudomonas aeruginosa contaminated dialysate. Blood Purif, 1998, 16 (4): 210-219

53. Takemoto Y, Nakatani T, Sugimura K, et al. Endotoxin adsorption of various dialysis membranes: in vitro study. Artificial organs, 2003, 27 (12): 1134-1137

54. Maitz MF, Teichmann J, Sperling C, et al. Surface endotoxin contamination and hemocompatibility evaluation of materials. J Biomed Mater Res B Appl Biomater, 2009, 90 (1): 18-25

55. Mares J, Thongboonkerd V, Tuma Z, et al. Specific adsorption of some complement activation proteins to polysulfone dialysis membranes during hemodialysis. Kidney Int, 2009, 76 (4): 404-413

56. Opatrny KJ, Krouzzecky A, Polanska K, et al. Does an alteration of dialyzer design and geometry affect biocompatibility parameters? Hemodial Int, 2006, 10 (2): 201-208

57. Boudville N, Horner M, McEwan E, et al. Effect of FX dialyzers on systemic inflammation and quality of life in chronic haemodialysis patients. Blood Purif, 2009, 27 (2): 187-193

58. Yumoto M, Nishida O, Moriyama K, et al. In vitro evaluation of high mobility group box 1 protein removal with various membranes for continuous hemofiltration. Ther Apher Dial, 2011, 15 (4): 385-393

59. Rimmele T, Assadi A, Cattenoz M, et al. High-volume haemofiltration with a new haemofiltration membrane having enhanced adsorption properties in septic pigs. Nephrol Dial Transplant, 2009, 24 (2): 421-427

60. Modi GK, Pereira BJ, Jaber BL. Hemodialysis in acute renal failure: does the membrane matter? Semin Dial, 2001, 14 (5): 318-321

61. Walker RJ, Sutherland WH, De Jong SA. Effect of changing from a cellulose acetate to a polysulphone dialysis membrane on protein oxidation and inflammation markers. Clin Nephrol, 2004, 61 (3): 198-206

62. Itoh S, Susuki C, Tsuji T. Platelet activation through interaction with hemodialysis membranes induces neutrophils to produce reactive oxygen species. J Biomed Mater Res A, 2006, 77 (2): 294-303

63. Alonso A, Lau J, Jaber BL. Biocompatible hemodialysis membranes for acute renal failure. Cochrane Database Syst Rev, 2008 (1): D5283

64. Gastaldello K, Melot C, Kahn RJ, et al. Comparison of cellulose diacetate and polysulfone membranes in the outcome of acute renal failure. A prospective randomized study. Nephrol Dial Transplant, 2000, 15 (2): 224-230

65. Honore PM, Jamez J, Wauthier M, et al. Prospective evaluation of short-term, high-volume isovolemic hemofiltration on the hemodynamic course and outcome in patients with intractable circulatory failure resulting from septic shock. Crit Care Med, 2000, 28 (11): 3581-3587

66. Kumar VA, Craig M, Depner TA, et al. Extended daily dialysis: A new approach to renal replacement for acute renal failure in the intensive care unit. Am J Kidney Dis, 2000, 36 (2): 294-300

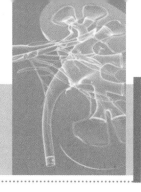

第六章

CRRT 的液体成分

第一节　概　　述

CRRT因其稳定的血流动力学,持续、稳定的清除毒素和炎症介质和水盐代谢、维持内环境稳定及保护内皮细胞、保证营养补充等作用而广泛应用于临床。水电解质平衡是 CRRT的一个重要治疗目标。以对流为基础的 CRRT 技术(如 CVVH、CVVHDF)中,每日总超滤量达 30~50L,同时也需要输入接近同等数量的置换液。要求这种置换液尽可能与正常机体细胞外液成分接近,根据个体化原则设定,并随着病情变化进行动态调整。

第二节　置换液的无菌原则

CRRT 使用的是高通透性的滤器,CRRT 的治疗液体无论作为置换液或者透析液使用,均要求无菌。透析液虽然不进入体内,但与血液存在直接接触;而置换液则是直接进入体内。CRRT 为持续的 24 小时治疗,每天需大量的治疗液体,因此无菌的高质量液体是保证治疗安全的关键。置换液的无菌主要包括三个方面:一是液体生产过程的无菌;二是置换液配制过程中的无菌;三是置换液使用过程中的无菌。

目前关于置换液中细菌学及内毒素的检测标准尚未明确,多参照大输液生产的标准。商品置换液在配制过程中多采用热消毒法进行处理,虽然临床上未对置换液的细菌学检测做出要求,但其细菌学质量应优于手工配制的置换液。手工配制置换液时应严格掌握无菌原则,而且必须在相对无菌的环境下进行操作。除此之外,置换液在使用过程中可能需要在置换液中添加药物,也需严格执行无菌操作。如果患者在 CRRT 治疗过程中突然出现原因未明的寒战、抽搐及高热等情况,在排除其他原因后,需考虑到置换液污染的可能,应立即更换置换液,并对疑似污染的置换液进行细菌学检测。

第三节　常用的置换液

国外主要使用商品化的碳酸氢盐置换液,常分为 A 液及 B 液(碳酸氢钠),具有使用安全、溶质成分稳定、保存时间长久、酸碱调节简便等多方面优势,但价格较为昂贵。目前国内使用的 CRRT 置换液主要包括以下三种:商品化的置换液、血液透析滤过机在线生产的online 置换液及手工配制的置换液,其特点见表 6-1。

表 6-1　不同置换液的比较

	商品化置换液	Online 置换液	手工配置置换液
生产方式	由生产线统一加工配制，并做无菌消毒处理	由血液透析滤过机在线生产并装袋	由手工将各种溶质成分配置在三升袋中
细菌学质量	优	较优	影响因素较多
保存时间	12~24 个月	24 小时内	24 小时内
溶质的稳定性	优	优	影响因素较多
酸碱电解质调节	方便	不易调节	方便
个体化配制	较易	较难	容易

一、置换液的基本成分

置换液的电解质成分是影响 CRRT 治疗患者内环境的主要因素。为改善患者的内环境，置换液的溶质配方原则上要求与生理浓度相符。置换液中的溶质成分主要包括钠、钾、氯、碱基、钙、镁、磷及葡萄糖。

1. 钠　置换液中钠离子浓度波动较小，一般要求与生理浓度相似，控制在 135~145mmol/L。然而，当患者合并严重高钠血症或者低钠血症的情况时，常需根据患者的血钠水平调整置换液中钠离子的浓度，避免血液中钠离子浓度快速波动对机体带来的损害。

2. 钾　置换液中的钾离子浓度常根据治疗需求进行调整，置换液中钾离子水平一般控制在 0~6mmol/L。但应注意的是，在使用较高或较低钾浓度置换液时，应严密监测钾离子水平，尽快使钾离子水平恢复到生理状态，建议控制在 4.0~4.2mmol/L。

3. 氯　氯离子在置换液中的浓度相对恒定，一般控制在 100~115mmol/L。

4. 碱基　目前临床常用的置换液碱基主要包括碳酸氢盐及乳酸盐两类，由于乳酸在肝衰竭、循环衰竭及严重低氧血症时代谢不充分会对患者带来治疗风险，目前临床推荐采用碳酸氢盐为置换液的基础碱基成分。当采用枸橼酸抗凝时，枸橼酸则成为置换液的主要碱基成分，在体内可代谢成为碳酸氢盐（详见第八章　CRRT 的抗凝技术）。

5. 钙　国内商品化置换液的钙离子浓度为 1.5mmol/L，手工配制的置换液的钙离子浓度波动在 1.25~1.75mmol/L。在使用枸橼酸抗凝时，置换液中通常不含钙离子，钙离子由单独的通道进行补充。

6. 镁　置换液中镁的浓度一般控制在 0.5~0.75mmol/L。

7. 磷　虽然目前国内使用的置换液中均不含磷，但 CRRT 治疗过程中出现的低磷血症问题越来越引起重视，并有研究发现低磷血症与预后呈负相关。血浆磷浓度为 1.0~1.5mmol/L，但由于部分磷和血浆蛋白结合形成复合物，可滤过的离子状态的磷浓度实际为 0.9~1.0mmol/L，因此推荐置换液的磷浓度为 0.7~1.0mmol/L。

8. 葡萄糖　早期手工配制的置换液含糖浓度较高，治疗患者常出现难以控制的高血糖。目前配方有所改进，推荐使用的商品化置换液或配制的置换液中葡萄糖的浓度应控制在 5~12mmol/L。

二、置换液的常见配方

1. 商品化置换液　总量 4250ml。

国内使用的商品化置换液（成都青山利康）为基础置换液（4000ml，A 液），离子浓度（含 NaHCO₃）：Na⁺ 113mmol/L，Cl⁻ 118mmol/L，Ca²⁺ 1.60mmol/L，Mg²⁺ 0.979mmol/L，葡萄糖 10.6mmol/L。根据需要加入 10%KCl，并配备相对应的 NaHCO₃（B 液）。

置换液的终浓度（4L 的 A 液 +250ml B 液）：pH 7.40，Na⁺ 141mmol/L，Cl⁻ 110mmol/L，Ca²⁺ 1.5mmol/L，Mg²⁺ 0.75mmol/L，葡萄糖 10mmol/L，HCO₃⁻ 35.0mmol/L。

2. 南京军区总医院配方　即改良的 Port 配方，总量为 4250ml。

A 液：0.9%NaCl 3000ml+5% 葡萄糖 170ml+ 注射用水 820ml+10%CaCl₂ 6.4ml+50%MgSO₄ 1.6ml

B 液：5%NaHCO₃ 250ml

终浓度：Na⁺ 143mmol/L，Cl⁻ 116mmol/L，Ca²⁺ 1.4mmol/L，Mg²⁺ 1.56mmol/L，葡萄糖 11.8mmol/L，HCO₃⁻ 34.9mmol/L。

上述两种配方为目前临床最常用的置换液配方，溶质的浓度接近于生理状态，但均未含磷，因此长时间的治疗易伴有低磷血症，需要从外周进行补充。

早期的置换液配方包括 Kaplan 配方、Golper 配方、Port 配方等，但由于置换液中钙离子或者葡萄糖浓度过高，常导致高钙血症及高血糖的并发症出现，不推荐临床使用。具体配方如下：

3. Kaplan 配方　总量 2370ml。

A 液：0.9% NaCl 1000ml+10% 葡萄糖酸钙 20ml

B 液：0.45% NaCl 1000ml+NaHCO₃ 350mmol/L

最终成分：Na⁺ 140.5mmol/L、Cl⁻ 115.5mmol/L、Ca²⁺ 4.0mmol/L、HCO₃⁻ 25mmol/L、葡萄糖 4mmol/L。

4. Port 配方　总量 4260ml

A 液：0.9% NaCl 1000ml+10% CaCl₂10ml（10mmol/L）

B 液：0.9% NaCl 1000ml+50%mgSO₄1.6ml（6mmol/L）

C 液：0.9% NaCl 1000ml

D 液：5% 葡萄糖 1000ml+5% NaHCO₃ 250ml，必要时加 10% KCl 1.5ml（2mmol/L）

最终的成分：Na⁺ 147mmol/L、K⁺ 2.0mmol/L、Cl⁻ 115mmol/L、Ca²⁺ 2.07mmol/L、HCO₃⁻ 36mmol/L、Mg²⁺ 1.4mmol/L、葡萄糖 65.2mmol/L，如将 D 液换成 0.45%NaCl 1000ml，则 Na⁺ 浓度为 128mmol/L。

5. 简易配方

A 液：0.9% 的生理盐水 2250ml+ 注射用水 750ml

B 液：5% NaHCO₃ 140ml/h

C 液：25% MgSO₄ 2.4ml+10% KCl 10ml+CaCl₂30ml。C 液可以根据需要调整。

三、置换液的碱基

在各种置换液配方中，碱基是一个关键的成分。目前常用的有碳酸盐、醋酸盐、乳酸盐和枸橼酸盐，其中后三种在正常机体的肝脏或肌肉中可转变为 HCO₃⁻，但在病理情况下，则需根据患者体内代谢的变化选择合适碱基的置换液。

1. 碳酸盐置换液　碳酸盐置换液中的碳酸氢根是最符合生理的碱基,也是 2012 年 KDIGO-AKI 指南推荐使用的,除商品化的碳酸氢盐置换液外,临床使用多根据上述配方各自中心配制,具体配制比例应结合患者的酸碱平衡情况及合并用药的影响。如重症酸中毒可提高 HCO_3^- 至 35mmol/L 或更高。传统观点认为碳酸氢盐置换液是肾衰竭情况下纠正酸中毒的最适合碱基,但也有不同的观点,其缺点为在心脏骤停所致的乳酸性酸中毒或通气功能障碍引起的高碳酸血症的情况下,输入碳酸氢盐可引起严重的二氧化碳潴留;另外碳酸氢盐置换液还可使血浆张力升高,容量负荷加重,细胞内或颅内酸中毒进一步恶化。代谢性及呼吸性碱中毒时,使用标准碳酸盐置换液有可能加重碱中毒,进而导致呼吸抑制、低氧血症和心律不齐。严重酸中毒患者若纠正过快则有引起脑脊液酸化、组织乳酸产成过多的危险。

2. 醋酸盐置换液　在 CRRT 中若使用醋酸盐置换液,由于输入速率很低,很少发生高醋酸盐血症,因而与碳酸盐置换液相比对血流动力学和心脏功能的影响类似。

3. 乳酸盐置换液　乳酸进入体内后,在肝脏转变成等分子的碳酸氢根。绝大部分患者都可耐受乳酸根的持续输入,包括部分肝功能损害的患者。就乳酸盐置换液和碳酸盐置换液在 CRRT 治疗急性肾损害中,哪一种更具优势是有争议的。有一个临床研究比较了 62 例患者,随机分为碳酸氢盐置换液和乳酸盐置换液组,观察最初 48 小时相关指标的变化。结果显示在 CRRT 过程中,碳酸氢盐组比乳酸盐的血乳酸盐水平更高,而乳酸盐置换液组能更好地改善基础碱剩余,但就完全纠正酸中毒而言,碳酸氢盐更具优势。对其中 19 例肝衰竭患者的治疗也取得了类似的效果。但在缺乏乳酸的氧化还原配体 - 丙酮酸的情况下,大量输入乳酸盐可导致蛋白质分解率的上升和心脏抑制。在某些严重缺氧、重度肝衰竭和原有乳酸性酸中毒情况下,会导致乳酸性酸中毒进一步恶化。故在这些情况下须密切随访患者的蛋白质分解率、血气、动脉血乳酸水平以及心脏功能等。合并乳酸酸中毒和肝功能障碍时不宜使用含乳酸盐的置换液。另外,目前使用的乳酸盐置换液是 L- 乳酸盐、D- 乳酸盐两种同型异构体的混合物,其中 D- 乳酸盐的蓄积可导致神经功能障碍,并引起颅内压的增高。

4. 枸橼酸盐置换液　早在 20 世纪 60 年代,就有报道枸橼酸盐作为血液透析的抗凝剂,到 20 世纪 90 年代作为 CRRT 治疗的局部抗凝剂被首次报道,近年来枸橼酸抗凝剂在临床的应用愈来愈广泛。局部枸橼酸抗凝者,需要选择无钙、无碱的低钠置换液。

枸橼酸盐置换液主要用于有明显出血倾向和重危患者,通过枸橼酸盐络合血液中的离子钙,生成枸橼酸钙,使离子钙浓度降低,阻止凝血酶原转变成凝血酶,从而抑制凝血过程,达到抗凝的目的。而在血液净化回血端补充适当的钙维持血钙浓度,也不至于加重出血。枸橼酸盐在肝脏代谢生成碳酸盐,有诱发代谢性碱中毒的风险、而枸橼酸盐自身蓄积可诱发酸中毒。因而特别强调使用枸橼酸盐置换液的适应证和适当的剂量。恰当地使用枸橼酸溶液作为置换液兼顾了 CRRT 治疗过程中补充碱基和抗凝双重作用,其枸橼酸根和钠浓度稳定,既避免了肝素(包括小分子肝素)抗凝延长体内凝血时间,加重出血的特点,也可以避免局部持续枸橼酸抗凝引起的内环境紊乱。枸橼酸盐置换液用于 CRRT 的浓度多为 4% 的枸橼酸钠,分子量为 294D。与标准置换液相比见表 6-1。

在 CRRT 治疗过程中,枸橼酸盐置换液应采用前稀释的方式补入,根据 CRRT 治疗剂量及血流量比例不同,约有 20%~40% 通过滤器滤出,剩下的枸橼酸与管路中血液的钙结合生成枸橼酸钙返回到体循环。钙离子浓度的调整可参照表 6-2。

表 6-2　钙离子浓度调整

滤器后 Ca^{2+} 浓度 （mmol/L）	枸橼酸盐剂量调整 （mmol/L）	循环 Ca^{2+} 浓度 （mmol/L）	Ca^{2+} 剂量调整（Ca/ 枸橼酸） mmol/L
>0.45	增加 0.3	>0.45	减少 0.6
0.41~0.45	增加 0.2	1.31~1.45	减少 0.4
0.35~0.40	增加 0.1	1.21~1.30	减少 0.2
0.25~0.34	不变	1.12~1.20	不变
0.20~0.24	减少 0.1	1.05~1.11	增加 0.2
0.15~0.19	减少 0.2	0.95~1.04	增加 0.4
<0.15	减少 0.3	<0.95	增加 0.6

第四节　特殊成分的置换液

在接受 CRRT 治疗中,超过 80% 的患者会发生低磷血症,低血磷非常危险,补磷治疗也非常耗时,应用含磷置换液可以有效预防低磷血症的发生。在 CRRT 治疗期间体内的磷来自于食物摄入和静脉补充,每天约需要 18mmol 的磷。当血磷 <0.8mmol/L 时,若用无磷置换液,则需要补充 10mmol/d,而使用含磷置换液,则不需要补磷。另外,补磷的量取决于引起低磷的原因和疾病的发展过程。危重患者的代谢紊乱发生率约 8.8%~80%,在 CRRT 治疗期间,尽管给予营养支持,多数患者还是需要补磷治疗。营养不良的患者,由于多种物质缺乏,极易发生负氮平衡。特别是 ICU 患者中有营养不良者,48 小时即可出现低磷血症,其中容量异常可能使血磷增高,但胰岛素治疗、碳水化合物摄入都可以使血磷浓度降低。综上,含磷置换液可使 CRRT 治疗中血清磷水平控制在生理水平,发生低磷血症的风险显著降低。

第五节　病 案 分 享

【病例介绍】

患者李某某,男,85kg,38 岁,因"重度烧伤 4 小时"收入烧伤科。既往否认高血压、糖尿病及慢性肾脏病史。体格检查:T 38.8℃,P 162 次 / 分,R 42 次 / 分,有创血压 110~130/50~60mmHg,急性病容,神清懒言,全身皮肤特重烧伤(>70% 的皮肤Ⅲ度烧伤),呼吸短促,双肺可闻及较多干湿啰音,腹部膨隆,全腹压痛及反跳痛明显,余无异常。辅助检查:查血气示:pH 7.28,PO_2 65mmHg,PCO_2 26mmHg,HCO_3^- 9.2mmol/L,BE −15mmol/L,Na^+ 175mmol/L,K^+ 6.8mmol/L,iCa^{2+} 1.02mmol/L。血生化提示:TB 35.6μmol/L,Alb 25g/L,Cr 312μmol/L。血常规 Hb 112g/L,PLT 35×10^9/L,WBC 15.5×10^9/L。凝血功能:PT 17.5 秒,APTT 51.5 秒。患者入院后立即给予气管插管呼吸机辅助通气、抗感染、补液及营养支持治疗,入院 4 小时尿量仅 50ml,并出现血压下降(85~90/50~60mmHg),给予小剂量去甲肾上腺素泵入,控制血压在100~120/60~70mmHg。入院诊断:①特重烧伤;②感染性休克;③急性肾损伤(3 期);④高钾血症;⑤高钠血症。

【临床问题】

1. 患者目前的紧急治疗措施包括哪些？

2. 肾脏替代治疗是否进行？如何实施？

【治疗经过】

患者目前合并严重的高钾血症及高钠血症，且合并少尿型的急性肾损伤（AKI），较难通过补液及利尿的方式对患者的电解质进行调整，而且大量补液有导致容量负荷过重、急性左心衰的风险。除此之外，患者还存在严重感染、低蛋白血症、凝血功能异常等并发症。因此，在给予人血白蛋白、新鲜冰冻血浆、补液（以 5% 的葡萄糖溶液为主，尽量减少生理盐水的补入）的基础上，立即实施了 CRRT 治疗。CRRT 采用 CVVHDF 的治疗模式，置换量采用 3L（透析液 50%），枸橼酸抗凝，血流量 150ml/min，采用 0 钾置换液，我们使用的是商品化的置换液（青山利康，每袋 4L），置换液的钠离子终浓度为 141mmol/L，开始治疗时每袋置换液中加入 10% 的氯化钠溶液 35ml，使置换液中的钠浓度为 155.7mmol/L，要求每小时患者的血钠水平的下降速度控制在 0.5~0.7mmol/L 以内，24 小时内血钠水平下降幅度控制在 10% 左右（目标值为 157mmol/L）。血气监测为每小时一次，血钾水平下降幅度达到预期后，置换量减为 2L/h，血气监测改为 2~4 小时一次，血钾、血钠水平完全正常后，血气监测改为 6~8 小时一次。患者在 CRRT 治疗 12 小时后血钾恢复至正常水平（4.0mmol/L），血钠在治疗 48 小时后恢复至正常水平（143mmol/L）。患者 CRRT 治疗 5 天后进入多尿期，14 天后肾功能完全恢复至正常水平。33 天后转入康复科继续治疗。

【经验总结】

患者同时存在高钠血症、高钾血症及少尿，内科治疗存在矛盾，很难通过内科补液、利尿等治疗方式改善患者的电解质紊乱。因此目前肾替代治疗十分关键，除了能清除水分、排除毒素外，还能改善患者的电解质紊乱。此时我们应注意，当患者存在严重高钠血症时，钠浓度的下降速度必须缓慢。因为体内细胞内外溶质是相对平衡的，而血钠是维持体内晶体渗透压的重要因素。当体内血钠水平（细胞外）下降速度过快，会导致细胞内溶质来不及向细胞外转移，会出现细胞内外渗透压的梯度差，水分会向渗透压较高的细胞内转移，出现细胞水肿，特别是脑水肿，严重者会直接导致脑疝形成。由此可见，短时的血液透析（如间歇性血液透析）由于会导致短时间内电解质波动太大，是不适合高钠血症的治疗的。而持续的 CRRT 治疗能缓慢降低体内的血钠水平，最大程度上保证了治疗的安全性。同时我们应注意的是，目前适用的置换液的钠离子浓度均在生理浓度范围内，但如果血钠与置换液中钠浓度的梯度过大（>20mmol/L），也会导致血钠水平的下降速度过快。因此，我们一般将血钠及置换液中钠浓度的梯度控制在 15~20mmol/L。目前常用的方法是在置换液中加入 10% 的氯化钠溶液，经笔者计算，对于每袋 4.25L 的常用置换液（商品化或者手工配制），每加 10ml 相当于钠浓度上升 4.2mmol/L。

在 CRRT 治疗高钠血症的过程中，我们有多种方式可以调整血钠水平的下降速度。其一，可以通过直接调整置换液中血钠水平，改变血钠及置换液中钠浓度梯度，从而调整血钠的下降速度；其二，可以通过改变血流量的速度，调整 CRRT 的治疗效率，也可调整血钠的下降速度；其三，可以通过调整置换液的剂量，调整 CRRT 的治疗效率，从而调整血钠的下降速度。但需注意的是，采用第二及第三种方法时，同时也会导致整个 CRRT 治疗效率的改变（下降），影响其他溶质的清除效果。对于该患者，由于同时存在高钠血症及高钾血症，需要在缓慢降低血钠浓度的同时尽可能快速的降低血钾水平,所以不宜通过降低 CRRT 治疗效率来调整血钠的下降速度,通过调整置换液的血钠水平最为合适。而当患者高钾血症被纠正后,上述三种方式均可灵活用来调整血钠水平的下降幅度。

小结

　　电解质紊乱在 CRRT 治疗的重症患者中是较为常见的并发症,尤其是高钠血症,如果不及时处理,常会导致不良后果。临床上常需要根据临床需求个体化的调整置换液的溶质浓度,而且连续动态的血气监测尤为关键,常需要根据血气值的变化对置换液的溶质浓度进行动态的调整。

（尹爱萍　张　凌）

参 考 文 献

1. Godden J, Spexarth F, Dahlgren M. Standardization of continuous renal-replacement therapy fluids using a commercial product. Am J Health Syst Pharm, 2012, 69 (9) : 786-793

2. Agarwal B, Kovari F, Saha R, et al. Do bicarbonate-based solutions for continuous renal replacement therapy offer better control of metabolic acidosis than lactate-containing fluids? Nephron Clin Pract, 2011, 118 (4) : c392-c398

3. Broman M, Carlsson O, Friberg H, et al. Phosphate-containing dialysis solution prevents hypophosphatemia during continuous renal replacement therapy. Acta Anaesthesiol Scand, 2011, 55 (1) : 39-45

4. Park HS, Hong YA, Kim HG, et al. Usefulness of continuous renal replacement therapy for correcting hypernatremia in a patient with severe congestive heart failure. Hemodial Int, 2012, 16 (4) : 559-563

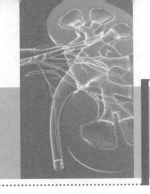

第七章

危重患者的血管通路的建立及维护

第一节 概 述

血管通路的建立是进行连续性肾脏替代治疗(CRRT)的前提条件,快速、准确、顺利地建立起血管通路并在 CRRT 治疗期间维持其正常的通路功能则为我们 CRRT 的实施奠定下坚实的基石。需行 CRRT 的患者多为危重症患者,其血管通路建立、维护与维持性血液透析的血管通路的建立和维护有明显的不同,具有明显的独特性,但实质上又同属一家。本章即围绕如何建立和维护 CRRT 所需的血管通路为读者进行详细介绍。

第二节 导管类型和选择

针对危重症患者,理想的血管通路应该能够在床旁快速、准确、安全的建立,易于使用和维护,并且能够提供充分的流量(150~400ml/min)和较低的再循环率。符合上述要求并且已在临床广泛使用的便是透析导管(hemodialysis catheter)。本节将就导管类型、插管位置和方法以及导管相关并发症的诊断和处理进行阐述。

多数危重症患者行 CRRT 治疗时间在 2 周以内,临时管透析导管(temporary hemodialysis catheter)往往作为我们的首选。少于 3 周的 CRRT 应当使用无袖套,或有袖套、双腔、经皮肤插入的导管,插管后可以立即使用,所以仅在决定 CRRT 后再行插管。无袖套的导管放置可在床旁实施,可以插入股静脉、颈内静脉或锁骨下静脉。临时管因生产公司和型号的差别其制作材料也往往不同,其材料通常为塑料聚酯类(聚氨酯或者硅脂居多),这种材料通常具有恰当的刚性并兼顾柔软性,同时具有良好的血液相容性。目前另有新型聚酯材料的硬度可以随温度改变,该材料在血管外具有一定的刚性便于置管,而在体温下则会变软从而减少对血管的机械创伤。目前所使用的导管均为双腔导管,较单腔导管无须做周围静脉穿刺。双腔导管外径不同品牌、型号之间有所不同,多在 11~14F(1F=1/3mm),动脉腔和静脉腔可以并列或者呈同心圆组合。动静脉两个腔血管内开口间距至少大于 2cm 以减少再循环。大多数公司制作的同一型号导管具有三种长度,以适应右颈内静脉(12~16cm)、锁骨下静脉(19~20cm)、股静脉(20~24cm)这三个最常使用的穿刺静脉以使导管末端达到恰当位置减少再循环和机械损伤。

如果预估患者行 CRRT 时间 >4 周,带 Cuff 的长期深静脉留置导管(下文简称 Cuff 管)可以作为我们置管的选择。Cuff 管由硅脂或者其他较柔软的聚酯塑料制成,相较临时管其远期通畅率更高,感染率更低。Cuff管可以由两个独立的单腔管或者单根双腔管构成,可以提供更大的血流和更低的再循环。

第三节　血管通路的建立

置管方法和位置的选择并无固定模式,而是根据置管医师技术熟练程度和患者自身条件和病情做出相应选择。置管通常在床旁经超声引导或者通过解剖定位的方法由 Seldinger 法将导管置入颈内静脉、股静脉或者锁骨下静脉。

超声引导下的穿刺置管其优势显而易见,包括:①确定穿刺静脉的位置、直径、走行以及是否通畅,提高穿刺成功率,减少试穿;②确定动脉位置以及动静脉的解剖层次和关系,避免误穿动脉;③总体降低穿刺过程中并发症(血肿、血气胸等);④近期有研究发现超声引导下的穿刺可以降低导管相关感染的发生率。同时 KDOQI 指南也建议使用超声引导下进行穿刺置管。然而在我国因条件所限,绝大多数情况下我们仍采用体表标志定位穿刺。

一、穿刺位置的选择

穿刺位置并无严格规定的首选、次选位置,这需要根据患者的情况做出选择。总体来说,如果患者情况允许,我们首选颈内静脉,次选股静脉,最次选择锁骨下静脉。颈内静脉相较锁骨下静脉和股静脉导管留置时间长,血栓、感染等并发症少,然而行 CRRT 患者多为危重患者,很有可能存在不配合(昏迷、烦躁等)、心力衰竭、使用呼吸机、呼吸困难、凝血功能异常等相较普通透析患者的特殊情况,故其首选置管位置我们建议选择股静脉。锁骨下静脉在以往因解剖位置恒定,穿刺成功率高而使用较多,但因国内外多项研究发现其导致锁骨下静脉血栓形成率高并能影响相关上腔属支(颈内静脉、头静脉)的通畅率,故目前已较少使用。

1. 颈内静脉　颈内静脉是颈部最粗大的静脉干,收集颅脑及面部回流血液,自颅底的颈静脉孔处由乙状窦延续而来,在颈动脉鞘内伴随颈总动脉下降,位于颈总动脉外侧,在胸锁关节后与锁骨下静脉汇合成头臂静脉。以乳突尖和下颌角连线中点至胸锁关节锁骨上切记中点的连线为颈内静脉的体表投影。右侧颈内静脉较粗,与头臂静脉、上腔静脉几乎成一直线,插管较易成功,故首选右侧颈内静脉置管。由甲状软骨可将颈内静脉分为上段、中、下段,颈内静脉全程均可穿刺,但是上段与动脉重叠较多容易误穿,下段位置较深且穿刺、拔管、误穿后均不易压迫,而中段位置表浅,体表标志清晰,暴露充分,操作安全,我们通常选择中段穿刺。穿刺入路根据穿刺点与胸锁乳突肌的关系可分为前、中、后三位入路法,在颈内静脉中段的穿刺中,常常采用中位入路法。患者仰卧位头偏向对侧,进针点位于胸锁乳突肌的三角顶点,进针角度 30°~45°,进针方向朝向同侧乳头,穿刺深度在 1.0~2.5cm 左右,如未穿到静脉即朝向脚端再次穿刺,如仍未穿刺成功需再次确认穿刺点后可朝向对侧胸锁关节穿刺,往往可穿刺成功。如穿刺仍不成功建议更换置管位置或者行彩超引导下穿刺。

2. 股静脉　股静脉是下肢的静脉主干,位于由缝匠肌内侧缘(外侧界)、长收肌内侧缘(内侧界)组成的股三角内。股三角内由内向外分别是股静脉、股动脉和股神经,以股动脉为标志可定位股静脉。股静脉周围无重要毗邻器官,误穿后少有严重并发症(穿刺点过高可致致命性腹膜后大出血),故在危重症患者无法耐受平卧位、使用呼吸机、烦躁、昏迷、凝血功能异常而又必须接受置管 CRRT 治疗时首选股静脉置管。穿刺点通常选择腹股沟韧带下 2~3cm，穿刺点高可能误穿动静脉后穿透至腹膜，压迫困难，可能引起致命性的腹膜后大出血，而穿刺点过低可能误穿大隐静脉而至导丝无法顺利置入。置管时患者体位常选择仰卧髋关节外展外旋位，膝关节微屈。此时股静脉扩张良好，与动脉基本平行并列行走，易于穿刺。在腹股沟韧带下方 2~3cm 处扪及股动脉搏动最强点外 0.5~1.0cm 处穿刺针与皮肤 30°~60° 刺入，首针与股长轴平行，如未穿刺成功可朝向动脉搏动方向再行试穿往往可穿刺成功，注意扪及动脉搏动并注意穿刺深度勿伤及动脉。需注意部分患者体型肥胖，进针深度较深但需注意进针角度，角度过大往往组织扩张器不易插入并可能压弯导丝，故如小针长度不足可直接换用穿刺针直接穿刺。股静脉插管最少要达到 19cm 长以减少再循环，不带袖套的导管保留时间不要长于 5 天。

3. 锁骨下静脉　锁骨下静脉是腋静脉的延续，位于锁骨内侧 1/3 的后方，呈轻度向上弓形，与锁骨下缘约 38° 角。锁骨下静脉直径 1.2cm 左右，由第一肋外缘行至胸锁关节的后方，在此处与颈内静脉汇合形成头臂静脉。锁骨下静脉的前上方为锁骨和锁骨下肌，后方为锁骨下动脉，动静脉之间由前斜角肌(厚度 0.5cm)隔开，下方为第一肋，内后方为胸膜顶，下后方与胸膜仅相距 5mm。锁骨下静脉的管壁与颈深筋膜、第一肋、前斜角肌及锁骨下筋膜等结构关系紧密，位置相对固定，穿刺相对容易。锁骨下静脉穿刺有锁骨上入路法和锁骨下入路法。锁骨下入路法进针点在锁骨内中 1/3 段交界处，锁骨外下方 0.5cm 处进针，进针角度不超过 15°，稍向后向上，进入锁骨中断下方，穿刺深度约 2~4cm 即可进入锁骨下静脉。锁骨上入路法进针点为胸锁乳突肌锁骨头的外侧缘与锁骨上缘的交界点，进针角度 15° 左右，进针深度约 1.5~3.0cm 即可进入。锁骨下静脉穿刺置管在以往较多使用，近些年多项研究发现锁骨下静脉入路相较颈内静脉入路血栓和狭窄的发生率高，并且气胸和血气胸发生率也相对较高，相较股静脉入路也无明显优势，故而近年较少采用。

需要注意的是，临床上患者特别是行 CRRT 的危重症患者个体化差异明显，通路类型和位置的选择均应根据患者不同情况进行个体化选择，绝不仅限于上述几种方式，事实上无论采取何种置管方式只要能够实现有效、快速、安全以及对患者最有利的方式建立满足 CRRT 需要的导管通路就是最佳的置管方式。

二、导管末端位置

导管末端位置对于保证透析时充分的血流量和减少透析再循环有着重要意义。锁骨下静脉置管和颈内静脉置管导管后应常规复查 X 线胸片以确定导管末端位置，然而对于行 CRRT 治疗的危重症患者我们建议如条件允许应行床旁 X 线检查。国内外通常认为上腔静脉系所置临时管末端应在上腔静脉下 1/3 段，或者是上腔静脉与右心房交汇处远心端 1~2cm 处。如果置管位置过深，末端进入右心房，甚至导管末端抵在心内膜上或者进入心室，对于半刚性的临时管来说，随着患者体位变化则可能出现导管末端对心室的机械损伤，可能引起心脏瓣膜损伤、心脏破裂、心脏压塞、纵隔血肿、血气胸以及心律失常等严重致命性并发症。2012 年 David 等人发表文章认为对于软硅脂为材料的临时管来说，导管末端位置位于心房内相较置于上腔静脉内不仅是安全的而且可以延长透析器寿命、提高 CRRT 效率以及降低通路功能障碍的发生率。这也是不难理解的，因为在 Cuff 管的使用中(Cuff 管通常由硅脂材料制成)，导管末端通常位于心房内以提高血流量，而并无明显并发症发生。所以，对于上腔静脉系置管来说,导管末端位置应根据具体情况以具体确定,而非一成不变。

股静脉所置临时管末端应位于下腔静脉内,如位于髂外静脉或者髂总静脉则再循环率升高,目前国内使用股静脉临时管长度多在 20~25cm,对于国人身长往往可以达到下腔静脉,而西方资料认为使用 25~30cm 长度股静脉临时管才能将管路置于下腔静脉内,这应与欧美人种身材高大有关。

第四节 血管通路建立相关的急性并发症及其处理

一、血肿形成

血肿形成多是由于在穿刺过程中误穿动脉而压迫不充分造成,血肿一旦形成需密切观察血肿大小变化,一般穿刺针穿刺导致的血肿可自然吸收,但是部分患者可能出现血肿持续增大的情况,此时需急请外科医师会诊并酌情处理。如果导管不慎安置于动脉内,则不应急于将导管拔出,将导管拔出可能导致难以控制的动脉破口持续出血,此时应急请外科会诊,一般切开皮肤并找到动脉破口后绕管路做荷包缝合后拔管即可。如穿刺中伤及动脉,则应避免在随后的透析中使用肝素或低分子肝素抗凝。

二、气胸

锁骨下静脉置管及颈内静脉置管均有可能发生气胸,前者发生的概率更大。目前锁骨下静脉置管较少使用,故目前气胸的发生率已经非常低。在颈内静脉穿刺过程中,如果患者颈部粗短而穿刺位置不当有可能穿刺损伤胸膜顶甚至损伤肺脏从而引发气胸。如气胸量大患者会出现明显的呼吸症状,通常需进行胸腔闭式引流。此时可进行股静脉穿刺置管,禁忌对侧颈内静脉穿刺,因为有可能发生致命性的双侧气胸。

三、腹膜后血肿

这是在股静脉穿刺相关的最危险的严重并发症。如果穿刺点在腹股沟韧带上方则有可能出现此并发症。腹膜后可容纳血量极大,而无相邻近组织压迫,患者可能出现低血压乃至失血性休克,如怀疑出现此并发症应立即行彩超检查明确诊断并请外科急会诊协同处理。

血胸、喉返神经损伤、空气栓塞等并发症较为少见,故本章不做赘述。

第五节 血管通路(导管)的维护

CRRT 所用通路也为导管通路,故其失去功能(失功)原因及处理方法与普通透析导管通路失功的原因及处理办法类似。导管失功的原因包括导管内血栓形成、血管内血栓形成及狭窄、导管周纤维蛋白鞘形成及导管扭曲移位。导管失功与置管时间明显相关,如置管时间超过 2 周,导管内血栓、血管血栓、纤维蛋白鞘及导管感染的概率明显升高。导管失功主要表现为血流量不足和通路压力升高。需要提醒的是,普通透析导管血流量不足往往指血流量 <200ml/min,而在 CRRT 时,通常血流量不低于 150ml 即可完成治疗。

一、导管内血栓形成

导管内血栓形成时,动脉端血栓形成表现为动脉负压增大,静脉端血栓形成表现为静脉压增大,导管无论推注或者抽吸压力均明显增加。此时可尝试使用尿激酶等溶栓药物溶栓,成功率可达 70%~90%。给药方式包括尿激酶滴注、泵入和封管,对于行 CRRT 治疗的危重症患者,我们建议采用封管的方式。尿激酶封管液的浓度目前并无统一标准,从 5000IU/ml 到 50 000IU/ml 均有,但有研究认为高浓度的尿激酶封管液可以减少封管时间提高通畅率,并且风险无相应增高。我中心目前一般采用 250 000IU 溶入 5ml 生理盐水中(50 000IU/ml)中 A、V 端按照管腔容积分别注入并保留 30 分钟,如未恢复通畅可再重复 2 次,一般 90% 以上导管均可恢复通畅,因仅导管内局部用药,在行 CRRT 治疗的危重症患者中使用并未观察到出血等并发症。国外有采用 rtPA 2mg/ml 进行封管溶栓治疗,通畅率与尿激酶相似,但因其费用昂贵,国内极少使用。如经上述治疗导管血流量仍未达到目标流量,不应长时间中断患者的 CRRT 治疗,特别是对于危重症患者,应及时使用导丝更换导管或者更换位置重新置管以继续 CRRT。在 CRRT 相关的临时管形成的导管内血栓,因置管时间短,导管内血栓的形成多是由于管腔内血液凝固造成,所以肝素封管可以有效避免导管内血栓的形成。在 CRRT 治疗结束时,生理盐水彻底冲管后,向导管的 A、V 端分别注入相应管腔容积的肝素盐水即可有效预防血栓形成。肝素盐水浓度一般为 5000IU/ml,但在危重症高出血倾向的患者,可以使用 4%~66.7% 浓度的枸橼酸封管。

二、置管相关静脉血栓形成

置管静脉血栓形成与置管时间、高凝状态、导管位置、导管类型密切相关。置管相关静脉血栓的发生率很高,因诊断方式不同各家报道其发生率在 20%~70%,部分患者因血栓造成静脉狭窄程度较轻,CRRT 流量未受影响故未能发现。置管相关静脉血栓的诊断往往需要通过血管彩超、CT 血管重建及 PTA 等方能明确,而对于正在进行 CRRT 的危重症患者来说,能够维持进行 CRRT 为首要治疗目标,故当置管时间较长(>2 周),考虑为静脉血栓形成时可通过原位调整导管、更换较长导管或者更换位置重新置管的方式维持 CRRT 治疗,待患者病情稳定后视治疗需要选择对静脉血栓的处理方式。无明显症状者且未转归为尿毒症的患者可不予处理,如出现栓塞狭窄静脉属系的水肿、静脉曲张等严重回流障碍往往需要介入血管成形术或者外科血管旁路移植等。置管相关静脉血栓形成并无特殊预防办法,CRRT 治疗期间相对较短,及时稳定患者病情停止 CRRT 治疗后拔出导管是预防静脉血栓形成的有效办法。

三、导管周围纤维蛋白鞘形成

纤维蛋白鞘包绕导管尖端周围,造成引血困难,但回血时无阻力。一般认为纤维蛋白鞘的形成是在置管时由于导管在静脉入口处对静脉的损伤同时作为异物激活凝血系统,造成纤维蛋白鞘由此形成,并随着时间沿着管壁生长变厚延长,可以一直延伸至导管开口端并继续延长,从而对导管功能产生影响。对纤维蛋白鞘诊断的辅助检查包括超声、造影等方法。但对于行 CRRT 的危重症患者导管周围纤维蛋白鞘的诊断较为困难,因常常需要血管造影显像方能明确。当使用纤维蛋白溶解药物通管不成功并排除了导管扭折、异位以及静脉狭窄时,应当考虑有纤维蛋白鞘的形成。通常 CRRT 治疗时间普遍不超过 3 周,故在 CRRT 治疗时纤维蛋白鞘的形成并不多见。对于行 CRRT 治疗的危重症患者,明确为纤维蛋白鞘形成后可以尿激酶封管或采取原位、异位更换导管的方法,这样操作简单、风险低并且治疗效果好,以达到维持进行 CRRT 的治疗策略。

四、导管相关性感染

导管感染是导管相关并发症中常见的并发症之一,其包括导管皮肤入口处感染、导管腔内感染、导管相关败血症和隧道感染(Cuff 管),以及导管相关的转移性感染,常常导致导管拔除。而有研究指出,危重症患者机体免疫力低下,导管相关感染的发生率高达 10%。没有经验的穿刺者的操作会增加感染机会。因此,所有工作人员应当接受感染控制的培训。没有经过训练的人员给导管换药和接通透析同样会增加导管感染的概率。导管出口处感染与不良卫生习惯及导管维护意识薄弱有关。导管出口处感染与局部环境不洁有关,如用不洁的手抓挠置管处皮肤,置管局部皮肤有毛囊炎,有上呼吸道感染未戴口罩在血液透析过程中与周围的人频繁交谈,导管出口处感染还与导管的消毒处置有关,如在封管操作时,导管外口与肝素帽接口处消毒不严,导管接口周围血迹、渗液未清除,局部敷料潮湿,导管维护不妥。导管周局部皮肤感染可通过局部应用抗生素及加强消毒换药而治愈无须拔管。应用碘伏和干纱布换药可以减少患者导管处的感染。皮肤表面的微生物是导致导管相关导管腔内感染和导管相关败血症(菌血症)往往引起患者在 CRRT 治疗过程中或者治疗间期的寒战、发热,血培养、导管血培养阳性,引起感染的细菌多为皮肤表面的微生物,以革兰阳性菌为主,主要包括表皮葡萄球菌、金黄色葡萄球菌、溶血链球菌等,国内报道革兰阴性菌也较多。在普通透析治疗情况下,导管腔内感染和导管相关败血症常需采取全身应用抗生素及抗生素封管的联合治疗方法,然而在 CRRT 治疗的危重症患者情况下,此种方法并不适用。在 CRRT 治疗期间,一旦发现有导管相关感染可能,即应拔出导管,更换位置后重新置管维持 CRRT 治疗,并抽取血液培养后全身应用抗生素治疗。CRRT 治疗时间常常较短,如果患者 CRRT 治疗结束并拔出导管,感染往往容易治愈。对于导管感染来说,预防显得尤为重要,特别应加强对直接操作 CRRT 机器的医护人员的培训。重视原发病,对低蛋白血症、免疫功能低下者施行保护性隔离。对体表存在感染灶或处于慢性带菌状态(鼻腔、皮肤)的潜在感染应充分认识,及时治疗。每日做好口腔、鼻腔清洁,减少细菌定植。置管时,应严格皮肤消毒及无菌操作规范。每次 CRRT 治疗前后均应使用聚维碘酮消毒导管皮外段,使用干燥无菌纱布或者透气透明敷贴覆盖包扎导管外端,并注意治疗期间的无菌操作。透析环境保持通风、清洁、恒温,每日紫外线消毒、每月作空气培养。工作人员操作前双手用洗手液及流动自来水清洗 3 次,戴好帽子、口罩、无菌手套。在血液透析操作过程中,特别是在打开透析导管时要求患者戴上口罩,且不能与周围的人交谈,防止病菌进入导管造成感染。透析中每次打开接口必须及时消毒,导管不作输液等其他用途。导管出口部位的皮肤应常规隔日或者每三日使用聚维碘酮消毒并更换无菌纱布或者透气的透明敷贴,如果纱布浸渍血液或者其他原因导致潮湿则应立即更换。值得注意的是,部分透明敷贴不具透气功能,致使皮肤水汽无法蒸发,从而在敷贴下凝结导致皮肤潮湿,此时细菌极易滋生并迁移致使感染发生。已有研究证明使用聚维碘酮消毒导管周皮肤可以使得导管相关感染明显减少。其他预防导管感染的措施包括定期抗生素封管、使用抗生素覆膜导管等均被认为可以降低导管感染的发生率,但是因为对于是否会导致细菌耐药性的不确定性以及对经济效益比的考虑,目前并未广泛使用。

　　总之,在通路类型的选择和建立上根据患者和医疗实际情况,以为患者建立一个有效、有利的 CRRT 通路为根本目的;在血管通路的维护上采取预防为主,根据通路障碍类型以及患者全身具体情况进行综合治疗,以能够不间断 CRRT 治疗计划为根本方向。随着连续性肾脏替代治疗在危重症患者的救治中体现出越来越重要的作用,我们在临床工作中遇到的血管通路建立及维护问题也将越来越复杂,但是随着新技术、新材料的发展革新,CRRT 的血管通路也将展现出新的天地。

第六节　病案分享

【病案介绍】

　　患者男,47 岁,63kg,因"发现血肌酐升高 5 年,双下肢水肿 10 天,呼吸困难 1 天"入院。查体:端坐位,心率快(110 次 / 分),血压 150/93mmHg,双肺满布湿啰音,腹部膨隆,双下肢重度水肿,股动脉搏动不能扪及。辅助检查:血肌酐 1200μmol/L,BNP 1500pg/ml,血气分析示:pH 7.20,PO$_2$ 55mmHg,PCO$_2$ 35mmHg,K$^+$ 6.7mmol/L,HCO$_3^-$ 12.5mmol/L,Hb 75g/L。入院诊断:①慢性肾功能不全(尿毒症期),肾性贫血,肾性高血压;②急性左心衰。入院后立即给予床旁无创呼吸机辅助通气,拟行 CRRT 治疗。

【临床问题】

　　患者的血管通路该如何建立?

【治疗经过】

　　患者就诊时存在急诊透析指征,急需建立透析通路。而患者存在严重心力衰竭不能平卧位甚至不可小角度斜坡卧位,故排除经颈内静脉置管可能,选择股静脉置管。该患者存在双下肢重度水肿、重度肥胖、严重心力衰竭、腹部膨隆下坠等置管困难因素,针对患者个体情况及以上置管复杂因素,我们可采取以下措施进行置管(图 7-1)。首先摆好穿刺体位,根据股动脉解剖位置进行深部按压触探股动脉搏动,由于患者双下肢水肿、肥胖严重,股动脉位置较深,未能触及;其次针对股动脉解剖位置进行按压(5 分钟),将该部位皮下水肿赶至周边区域,再次进行触探股动脉搏动,成功定位并标记;消毒穿刺区域,根据股静脉的穿刺方法在腹股沟韧带下方 3cm 处股动脉外侧旁开 0.5~1.0cm 处进针麻醉并指向韧带方向试穿股静脉,改换角度后仍未触及股静脉,考虑麻醉针长度短不能到达股静脉深度;换用穿刺针在原麻醉部位进行穿刺后成功穿刺股静脉并置管。CRRT 治疗采用枸橼酸抗凝,每次治疗 10~12 小时,治疗结束后50% 肝素封管。患者 1 周后转为普通透析,导管留置时间为 2 周。期间未发生感染及导管功能障碍。

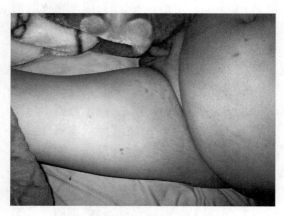

图 7-1　肥胖合并水肿患者通路建立

【经验分享】

对于有急诊透析指征的患者,快速安全的建立血管通路十分重要。从该患者的置管过程中我们可以总结如下:①患者存在严重心衰,使用呼吸机等无法配合插管的体位时,应根据患者实际情况灵活选择置管部位,股静脉可以作为首选;②患者如存在双下肢重度水肿,同时存在肥胖,股动脉往往难以触及,可以试用深压的方法赶走皮下水分再次触探,如仍未扪及可采取解剖位置试穿;③患者如存在腿围较粗情况,股静脉往往位置较深,麻醉针因长度限制往往不能触及,定位后可以换用穿刺针直接穿刺;④如股静脉位置较深,需要特别注意穿刺角度,如角度过大存在扩张器进入困难可能,甚至压弯导丝从而组织扩张器进入困难甚至无法进入;⑤必要时采用 B 超引导下的置管术,以缩短置管时间及避免损伤周围组织;⑥透析治疗过程中及治疗间期的导管护理十分重要。

第七节　研究前沿

一、KDIGO 指南关于 CRRT 治疗 AKI 的血管通路推荐

2012 年美国改善全球肾脏病预后组织(Kidney Disease:Improving Global Outcomes, KDIGO)制定了 AKI 的诊治指南。对于 AKI 患者进行肾脏替代治疗(RRT)的血管通路建立和维护做出了推荐,指出临时的导管通路的重要作用,其内容具体如下:

1. 在 AKI 患者开始进行 RRT 时,应当使用无袖套的透析导管,不建议最初使用有袖套的皮下隧道导管(2D)。虽然带袖套的透析导管有较低的感染率和较长的导管通畅时间,但带袖套的透析导管置管操作较不带套袖导管复杂,手术时间长,出血多,产生血肿的概率大。对于需进行 CRRT 治疗的危重患者,快速,安全的通路十分重要。

2. 在对 AKI 患者进行透析导管置入操作时,深静脉的选择顺序如下(无推荐等级):

首选位置:右侧颈内静脉;

次选位置:股静脉;

第三选择位置:左侧颈内静脉;

第四选择位置:锁骨下静脉。

从中心静脉置管的血流量、感染率及使用寿命等来看,颈内静脉置管具有更明显的优势。右侧颈内静脉走行直,而左侧颈内静脉走行弯曲,左侧较右侧导管功能障碍发生率高,故右侧颈静脉作为首选。股静脉置管是最简单、迅速、安全的中心静脉置管途径,较左侧颈内静脉更安全,故为第二选择。但对于日后拟行肾移植的患者应避免。锁骨下静脉静脉置管技术上有一定难度,并发症如血气胸、损伤动脉后止血困难发生率高,易引起中心静脉狭窄,对日后建立同侧肢体的内瘘产生直接影响,因此作为最后的选择。

3. 推荐用超声引导置管手术,以减少插管并发症(1A)。相较解剖定位的盲插而言,超声引导的置管手术可以缩短操作时间,获得较好的穿刺位置及角度,减少并发症的发生。

4. 在颈内静脉或锁骨下静脉插管后及首次使用前,应当进行 X 线检查(1B)。

5. 在使用无皮下隧道的透析导管进行 RRT 治疗的 AKI 患者,不应在置管部位皮肤局部应用抗生素(2C)。

6. 在使用无皮下隧道的透析导管进行 RRT 治疗的 AKI 患者,不应使用抗生素封管来

预防导管相关性感染（2C）。

二、CRRT血管通路的特殊性

CRRT作为新兴的治疗方式,其发展趋势方兴未艾,而血管通路的建立和维护作为其重要的"先行军",必然随着CRRT的发展凸现无数新方法、新问题等待读者去解决。本节仅就影响通路寿命的新研究、新趋势做简要概述,以抛砖引玉。

1. 导管相关感染　导管相关感染是血液透析患者最常见的并发症之一,严重影响透析质量、威胁患者生命,因此关于导管感染的预防及治疗成为研究热点。1项纳入了786例患者的系统评价表明在导管出口局部使用莫匹罗星可以降低导管相关菌血症（RR 0.17）。已有研究发现在普通间隔透析情况下,常规抗生素＋肝素封闭导管可以有效降低导管感染率,其他的封管液如枸橼酸钠、乙醇也在进行临床研究,而这些方法在CRRT治疗中预防导管相关感染的有效性和安全性需更深入的研究。新型材料导管的应用是针对导管感染的另一种策略,如覆有聚合物膜的导管,已有研究认为这种导管在72小时内不仅降低导管感染率,而且降低导管血栓发生率,延长导管使用寿命。在整个CRRT治疗周期内是否持续有效有待进一步研究。

2. 导管相关血栓　导管相关血栓的发生极为常见,可发生于导管置入第1天到导管拔出后1周,多与血管内皮细胞损伤、纤维蛋白鞘形成、置管时间、导管材料、导管型号、局部感染、高凝状态、长期卧床、年老等相关。CRRT患者多为危重症患者,通常存在多种导致导管相关血栓的危险因素,且因血栓的发生导致患者病情急剧变化的可能性较大。目前大多数导管相关血栓的研究集中在维持性血液透析的人群中,在行CRRT治疗的患者中的导管相关血栓的形成因素是否完全一样,能否通过控制其危险因素降低导管血栓的发生率具有重要的研究意义。通过低分子肝素、尿激酶、华法林,正确的冲管、封管方法以及使用新型复合材料的导管、被覆聚合物膜的导管已被证实可以减少导管腔内血栓的形成。

（崔天蕾）

参 考 文 献

1. 叶朝阳.血液透析血管通路技术与临床应用.上海:复旦大学出版社,2010

2. 王玉柱.血液净化通路.北京:人民军医出版社,2008

3. National Kidney Foundation:NKF-K/DOQI clinical practice guidelines for vascular access. Am J Kidney Dis,2006

4. Meier P,Meier R,Turini P,et al. Prolonged catheter survival in patients with acute kidney injury on continuous renal replacement therapy using a less thrombogenic micropatterned polymer modification. Nephrol Dial Transplant,2011,26(2):628-635

5. Morgan D,Ho K,Murray C,et al. A randomized trial of catheters of different lengths to achieve right atrium versus superior vena cava placement for continuous renal replacement therapy. Am J Kidney Dis. 2012,60(2):272-279

6. Canaud B,Leray-Moragues H,Leblanc M,et al. Temporary vascular access for extracorporeal renal replacement therapies in acute renal failure patients. Kidney Int Suppl,1998,66:S142-S150

7. Vijayan A. Vascular access for continuous renal replacement therapy. Semi Dial,2009,22（2）:133-136

8. Uldall,R. Vascular access for continuous renal replacement therapy. Semin Dial. 1996,9（2）:93-97

9. Zarbock A,Singbartl K. Vascular access for continuous renal replacement therapy. Continuous Renal Replacement Therapy,2009,11

10. Kim IB,Fealy N,Baldwin I,et al. Insertion side,body position and circuit life during continuous renal replacement therapy with femoral vein access. Blood Purif,2011,31（1-3）:42-46

11. Schetz M. Vascular access for HD and CRRT. Contrib Nephrol,2007,156:275-286

12. 姜云杰,邢海云. 髂外静脉及其属支的解剖和临床意义. 温州医学院学报,1993,2:81-83

13. Davenport A,Mehta S. The Acute Dialysis Quality Initiative—part Ⅵ:Access and anticoagulation in CRRT. Adv Renal Replace Ther,2002,9（4）:273-281

14. Monchi M,Berghmans D,Ledoux D,er al. Citrate vs. heparin for anticoagulation in continuous venovenous hemofiltration:a prospective randomized study. Intensive Care Med,2004,30（2）:260-265

15. Kutsogiannis DJ,Gibney RT,Stollery D,et al. Regional citrate versus systemic heparin anticoagulation for continuous renal replacement in critically ill patients. Kidney Int,2005,67（6）:2361-2367

16. Oliver MJ. Acute dialysis catheters. Semin Dial,2001,14（6）:432-435

17. Saxena AK,Panhotra BR. Haemodialysis catheter-related infections:current treatment options and strategies for prevention. Swiss Med Wkly,2005,135（9-10）:127-138

18. Klouche K,Amigues L,Deleuze S,et al. Complications,effects on dialysis dose,and survival of tunneled femoral dialysis catheters in acute renal failure. Am J Kidney Dis,2007,49（1）:99-108

19. Oliver MJ,Edwards LJ,Treleaven DJ,et al. Randomized study of temporary hemodialysis catheters. Int J Artif Organs,2002,25（1）:40-44

20. McCann M,Moore ZE. Interventions for preventing infectious complications in haemodialysis patients with central venous catheters. Cochrane Database Syst Rev,2010,（1）:CD006894

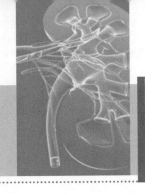

第八章

CRRT 的抗凝技术

第一节　概　　述

连续性肾脏替代治疗（continuous renal replacement therapy，CRRT）是指所有缓慢、连续地清除水分和溶质的治疗方式，具有血流动力学稳定，溶质清除率高，利于营养支持及清除炎症介质等优势，被广泛应用于临床危重症的救治中。体外循环的凝血是 CRRT 所面临的一个主要问题，它不仅与生物不相容性所致的患者凝血系统的激活有关，还与治疗过程中可能发生的血流停滞、血液浓缩以及动静脉壶中的气液接触等因素有关，同时血液制品的输入和患者的血液高黏滞状态等也会增加循环凝血的可能性。频繁的凝血不仅会缩短有效治疗时间，增加治疗成本和医护人员的工作量，同时也会造成患者较多的血液丢失和需要更多的输血。因而减少体外循环的凝血，延长滤器及管路的寿命具有重要的临床意义。

抗凝剂通过抑制人体的凝血和（或）血小板活化而发挥作用，能很好地预防体外循环凝血的发生，但过度抗凝又会导致出血，危重症患者常常因为内皮细胞功能和凝血的紊乱而具有更高的出血风险，因此需要在循环抗凝和患者的出血之间找到一个平衡点。理想的抗凝措施应该易于实施和监测，且具有较少的副作用和较高的成本效益。根据抗凝机制的不同可以将抗凝剂分为依赖抗凝血酶Ⅲ（antithrombin-Ⅲ）的抗凝剂、凝血酶的直接抑制剂、血小板抑制剂、蛋白酶抑制剂、局部抗凝法和无抗凝剂法。

第二节　依赖抗凝血酶Ⅲ的抗凝剂

一、肝素

肝素仍是目前全球 CRRT 最为常用的抗凝剂，其通过增强抗凝血酶Ⅲ的活性而抑制凝血酶（Ⅱa 因子）和Ⅹa 因子。它是一种分子量介于 5k~30kD 的长链糖胺聚糖，其中较大的片段主要是抑制Ⅱa 因子的活性，表现为活化部分凝血活酶时间（APTT）的延长，而较小的片段主要抑制Ⅹa 因子活性。因为体内肝素小片段的清除较大片段缓慢，所以会表现出在 APTT 值正常时肝素持续的抗凝活性，在这种情况下增加肝素剂量延长 APTT 便会增加患者的出血风险。肝素不被透析或血液滤过清除，主要在肝脏代谢，代谢产物由肾脏排出，其半衰期约为 90 分钟，但在肾功能不全的患者半衰期可延长至 3 小时。各地 CRRT 治疗中肝素用量的报道差异很大，通常将 1000~10 000U 的肝素加入 1~2L 的生理盐水作为预冲溶液灌满体外循环回路,开始治疗前放掉预充溶液,给予 30U/kg 的首剂,治疗过程中从循环的动脉端给予 5~10U/(kg·h) 的维持剂量。肝素抗凝效果的监测可采用活化凝血时间(ACT)和 APTT,但 ACT 结果易受干扰,需定期进行质控,且与患者的凝血因子、血小板和血细胞比容等因素有关。APTT 是反映肝素抗凝效果及安全性的一个可靠指标,通常认为将体内 APTT 值维持在 34~45 秒或者正常值的 1.5~2 倍能够取得较好的抗凝效果且减少出血的发生。

虽然肝素具有价格低廉、使用方便、易于监测抗凝效果及可被鱼精蛋白中和等多项优势,但仍存在药代动力学复杂并个体差异大、全身抗凝增加的出血风险、肝素相关血小板减少症(HIT)及当患者体内抗凝血酶Ⅲ水平低下时产生肝素抵抗等缺点。有研究发现在 CRRT 治疗过程中使用肝素抗凝,APTT 每延长 10 秒可导致颅内出血及腹膜后出血的发生率增加 50%。除此之外,笔者总结了既往研究使用多种不同方式肝素抗凝的患者出血并发症的发生率可达 10%~50%,因出血的死亡率高达 15%。

二、低分子量肝素

低分子量肝素为普通肝素的解聚产物,分子量在 5kD 左右,由于分子量小,不能同时与抗凝血酶Ⅲ和凝血酶结合,主要通过抑制Ⅹa 因子活性而发挥抗凝作用,降低了出血风险,但只能被鱼精蛋白部分中和。它与普通肝素相比对血小板的功能影响较小,HIT 的发生率较低,但在 HIT 患者中仍禁止使用,同时因为和血浆蛋白的结合率低,因而具有更加稳定的药代动力学和抗凝反应。低分子量肝素主要通过肾脏清除,平均半衰期约为 2.5~6 小时,在肾衰竭患者中其半衰期明显延长,它不被透析或血液滤过清除,但 McMahon LP 等报道高通量膜比低通量膜需要更多的依诺肝素。

目前临床上常用的低分子量肝素包括达替肝素、依诺肝素和那屈肝素等,它们在分子大小、半衰期和生物活性方面均有较大差别,因此在 CRRT 中需要根据不同的药物种类来给予最适的治疗剂量。有关低分子量肝素在 CRRT 中应用的对照试验或采用固定剂量抗凝或根据体内的抗Ⅹa 水平来调整,但在长时间使用的情况下,通过监测抗Ⅹa 因子水平,将其控制在 0.25~0.35U/ml 之间更为安全。Jeffrey RF 等报道当抗Ⅹa 因子水平在 0.45~0.8U/ml 之间时有更多的出血并发症。但体内的抗Ⅹa 水平和循环寿命之间的相关性并未得出一致结论。三个小样本的临床随机对照试验提示固定剂量的低分子量肝素较普通肝素在延长循环寿命方面同样有效,但并不优于普通肝素。而 Joannidis M 等报道依诺肝素与普通肝素相比表现出与抗Ⅹa 因子水平相关的循环寿命的延长,且有更少的出血。因此,与普通肝素相比,低分子肝素在抗凝的有效性及安全性上并没有显示出独特的优势,而且存在抗凝效果不易监测及价格昂贵等问题,限制了其在临床的进一步应用。

三、类肝素

达那肝素是一种由 84% 硫酸乙酰肝素、12% 硫酸皮肤素和 4% 硫酸软骨素所构成的糖胺聚糖的混合物,分子量为 5.5kD,它同样通过与抗凝血酶Ⅲ结合而发挥抗凝作用,主要表现为抑制Ⅹa 因子活性。达那肝素对血小板的影响微弱,可用于 HIT 患者的抗凝治疗,但在约 5%~10% 的 HIT 患者中会出现达那肝素与 HIT 抗体的交叉反应,因此在将达那肝素用于 HIT 患者前,需进行实验室检测以排除交叉反应。达那肝素的半衰期长,约为 24 小时,主要通过肾脏清除,在肾衰竭患者中其半衰期可延长至 48 小时,它不能被透析清除且没有简单的拮抗剂,因此在长时间使用下需要监测抗 Xa 水平以防止出血的发生。一个纳入 13 例样本的观察性研究提示达那肝素在 CRRT 中使用时伴有较高的出血发生率(46%),尽管患者体内的平均抗 Xa 因子水平较低[(0.4±0.2)U/ml]。当出血发生时,因缺乏简单有效的拮抗剂,可采用新鲜冰冻血浆或Ⅶa 的对症支持治疗。达那肝素在 CRRT 中使用时,推荐给予 750~2500U 的首剂,之后以 1~2U/(kg·h)的维持剂量使抗 Xa 因子水平控制在 0.25~0.35U/ml。

四、戊多糖

磺达肝素为戊多糖的甲氧基衍生物,分子量为 1.728kD,它通过与抗凝血酶Ⅲ结合而仅表现出抗 Xa 因子活性,对 ACT 和 APTT 值无影响,需监测患者的抗 Xa 水平。磺达肝素的半衰期为 17 小时,主要通过肾脏清除,无特定的拮抗剂,但重组Ⅶa 可逆转其效应。它不与 HIT 抗体产生交叉反应,有望用作 HIT 患者的抗凝治疗,但其在 CRRT 中应用的经验有限。

第三节 凝血酶的直接抑制剂

一、水蛭素

水蛭素的分子量为 6.98kD,它能不依赖于辅助因子而直接抑制凝血酶的活性,且不与 HIT 抗体发生交叉反应,是作为 HIT 患者抗凝治疗的一线选择,但当患者再次暴露于水蛭素时可能发生过敏反应。其正常半衰期为 1~3 小时,不能通过透析膜,但能被血液滤过清除,清除率与滤过膜的筛选系数有关。水蛭素的使用存在以下一些问题:①超过 90% 的水蛭素是从肾脏清除,在肾衰竭患者中其半衰期可延长至 36~75 小时;② APTT 值与体内水蛭素水平的线性关系只存在于水蛭素低浓度时,因此需要检测更为可靠的 Ecarin 凝血时间(ECT),但 ECT 检测在临床上并未常规开展;③在长时间使用时会产生抗水蛭素抗体,抗体通过阻碍水蛭素的肾脏清除而延长其血浆半衰期;④缺乏简单有效的拮抗剂。上述因素增加了水蛭素使用过程中的出血风险,其作为抗凝剂在 CRRT 中使用时出血率可达 38%。在 CRRT 中水蛭素被连续或间断输入,尚需进一步试验来探讨水蛭素使用的最佳剂量和安全性问题。

二、阿加曲班

阿加曲班为精氨酸的衍生物,是第二代的凝血酶直接抑制剂。它与凝血酶可逆性地结合,且半衰期较短,约 40~50 分钟,因而机体能在停药后较快地恢复正常的凝血功能。阿加曲班通过肝脏代谢和胆汁排泄,不与 HIT 抗体产生交叉反应,是急性肾损伤患者和 HIT 患者接受 CRRT 治疗时较好的抗凝选择,同时也可用于因抗凝血酶Ⅲ缺乏而致肝素抵抗的患者。与水蛭素相似,阿加曲班没有特效的拮抗剂,但是 APTT 值与其血浆浓度具有很好的相关性。其在 CRRT 中的推荐用法为:首剂 250μg/kg,维持剂量 2μg/(kg·min)[对于肝衰竭患者减量至 0.5μg/(kg·min)]以维持 APTT 在正常值的 1~1.4 倍。

三、硫酸皮肤素

硫酸皮肤素通过增强内源性肝素辅因子 - Ⅱ 的作用而选择性抑制凝血酶,它不与血小板发生相互作用,在肾衰竭患者中半衰期延长 2.5~3 倍。硫酸皮肤素已被成功用于普通透析的抗凝治疗,但在 CRRT 中的使用经验较少。Vitale C 等报道将硫酸皮肤素用于急性肾衰竭患者的 CRRT 治疗,平均滤器寿命达 58 小时,显著高于肝素抗凝组的 47 小时,且无出血事件的发生。其在 CRRT 中的推荐使用剂量为首剂 150mg,维持剂量 15mg/h,控制 APTT 在正常值的 1~1.4 倍。

第四节 血小板抑制剂——前列环素

前列环素是花生四烯酸的代谢产物,主要产生于血管内皮细胞,具有明显的舒张血管和抑制血小板聚集的作用,并可抑制血小板与非生物表面的黏附,其血管舒张作用的半衰期为 2 分钟,而抗血小板的效应能持续 2 小时。前列环素常见的副作用是因血管扩张所致的低血压和颅内压的升高。低血压的发生率与其使用剂量有关,与低剂量[5ng/(kg·min)]相比,20ng/(kg·min)的剂量将导致低血压的发生。副作用的产生同时也与前列环素的输入途径有关,Davenport A 等报道将前列环素由静脉直接输入改为由体外循环输入可减少低血压的发生和颅内压的升高。前列环素的另一缺点是价格昂贵,其 24 小时的治疗费用明显高于普通肝素。Kozek-Langenecker SA 和 Davenport A 的临床对照试验提示前列环素与普通肝素相比在减少滤器凝血和出血风险方面更加有效。Langenecker SA 等报道前列环素和肝素在 CVVH 中联合应用较两种药物单独使用能明显延长滤器寿命且具有稳定的血流动力学,而前列环素的单独使用会显著降低患者的平均动脉压。

第五节 蛋白酶抑制剂——甲磺酸萘莫司他

甲磺酸萘莫司他是一种人工合成的丝氨酸蛋白酶抑制剂,它通过抑制凝血因子(Ⅱa、Ⅹa、ⅩⅡa)、激肽释放酶、血小板和补体系统而发挥抗凝作用。分子量为 540D,能被 CRRT 部分清除,且半衰期短(5~8 分钟),这使它的抗凝作用被很好地局限于体外循环。在 CRRT 中的推荐使用剂量为 0.1~0.5mg/(kg·h),维持滤器前的 APTT 值大于正常值的 2~2.5 倍,血液透析滤过模式的使用剂量大于血液滤过模式[0.3 vs 0.1mg/(kg·h)]。甲磺酸萘莫司他因带有正电荷,易被吸附于带负电荷的透析膜上,因此不被推荐用于使用聚丙烯腈膜(AN69 膜)的血液透析治疗。它常见的副作用包括粒细胞缺乏症、高钾血症以及过敏反应。

第六节 局部抗凝法

一、局部肝素化

在临床上对存在活动性出血或有高出血风险的患者进行 CRRT 治疗时可采用局部肝素化抗凝。它的作用机制是将肝素从体外循环的动脉端持续输入,同时在循环的静脉端加入鱼精蛋白来中和肝素,从而保证滤器和管路的良好抗凝,并避免肝素的全身抗凝效果,减少出血的发生。通常起始比例为 100IU 肝素:1mg 鱼精蛋白,并根据体外循环和患者体内的 APTT 值来调整肝素和鱼精蛋白的用量,以维持体内的 APTT 值在正常范围,体外循环的 APTT 值为正常值的 2 倍。虽然一些小样本的临床试验证明了局部肝素化抗凝在 CRRT 中的可行性和安全性,但在滤器寿命的延长上却结论不一。由于局部肝素化抗凝操作复杂,需要不断监测体内和循环的 APTT 值来调整药物用量,以及可能出现的反跳现象和鱼精蛋白的一些副作用,如过敏反应、低血压、心脏抑制和白细胞减少等,限制了其在临床的应用。另外一些局部肝素化的方法如采用固定有鱼精蛋白或肝素酶 -I 的滤器,或者在静脉回路中使用肝素去除装置等,其临床使用的有效性和安全性有待进一步研究。

二、局部枸橼酸抗凝

枸橼酸即柠檬酸,天然存在于人体骨骼、肌肉、血液等中,可与钙离子络合为枸橼酸钙,主要经肝脏、骨骼肌、肾脏皮质等部位细胞的线粒体中通过三羧酸循环代谢为碳酸氢根和离子钙。枸橼酸在血液中正常浓度为 0.07~0.14mmol/L,抗凝的理想浓度通常为 3~4mmol/L。枸橼酸随静脉端回输后血液浓度会增加。枸橼酸蓄积可导致低钙血症、代谢性酸中毒,大量代谢后亦可继发碱中毒。由于临床上尚未常规开展枸橼酸浓度测定,实际操作中常通过检测滤器前后血清离子钙浓度间接指导枸橼酸的用量。滤器后离子钙浓度反映抗凝的充分性,应综合协调枸橼酸及血流量,使滤器后离子钙浓度在 0.25~0.35mmol/L 之间。外周血离子钙浓度反映抗凝的安全性,用于评估低钙血症和枸橼酸蓄积,故最好应维持于生理浓度(1.0~1.2mmol/L)。需要认识到,外周血离子钙的减少不仅可由枸橼酸钙蓄积引起,还可继发于静脉端补钙不足。这两种情况需加以鉴别:补钙不足常表现为单纯的低钙血症,而枸橼酸蓄积会同时伴有代谢性酸中毒。另据报道,血清总钙 - 离子钙比值(total calcium-ionized calcium ratio)是反映枸橼酸浓度的有效指标,当比值 >2.5 应警惕枸橼酸中毒。枸橼酸代谢属需氧过程,当患者存在肝功能异常、组织低灌注、乳酸中毒等时,枸橼酸代谢能力下降而易于蓄积,此时应慎用枸橼酸抗凝。

CRRT 干预的患者往往病情危重、出血风险大,常不宜采取系统抗凝,因此肝素和低分子肝素的应用受到一定限制。枸橼酸作为一种局部抗凝剂,出血风险低,无过敏及肝素相关性血小板减少症等反应,并可降低氧化应激水平、延长滤器管路寿命。总体而言,现有研究认为枸橼酸在滤器 / 回路寿命、出血风险、维持滤器功能等方面优于肝素、低分子肝素以及肝素透析膜。在一项多中心、随机对照实验中,Hetzel 等人将 174 例患者随机分为枸橼酸及肝素抗凝组,在 3 天的持续性静脉 - 静脉血液滤过(CVVH)治疗中,枸橼酸组平均滤器寿命长于肝素组(37.5 vs.26.1 小时,$P<0.001$),14.5% 的肝素组患者、5.7% 的枸橼酸组患者有出血并发症($P=0.06$),Kaplan-Meier 生存分析显示两组 30 天生存曲线无明显差异($P=0.67$)。在另一项单中心、前瞻性随机对照实验中,200 名接受 CVVH 治疗的患者随机分为枸橼酸组(97 例)和低分子肝素组(103 例),结果显示枸橼酸抗凝可显著降低患者死亡率($P=0.02$)和代谢性碱中毒发生率($P=0.001$),两组间出血事件、输血量、滤器寿命等指标均类似($P=0.08$、0.31、0.68)。Tiranathanagul 等最近的一项小样本量($n=20$)随机对照研究认为,枸橼酸抗凝除可增加管路寿命外($P<0.05$),还可抑制多形核细胞脱颗粒,降低回路中髓过氧化物酶、白介素 -8 的水平,使滤器显示出相对肝素更佳的生物相容性。

使用枸橼酸的最大风险在于枸橼酸蓄积后的电解质及酸碱失衡。枸橼酸过量合并低钙血症、代谢性酸中毒可导致严重后果,其代谢产物碳酸氢根过多,又能引起代谢性碱中毒、高钠血症。早在 1999 年,Palsson 和 Niles 报道在 15 例使用枸橼酸抗凝的 CVVH 患者中,有 2 例因枸橼酸蓄积造成难治性低钙血症。2010 年 Hetzel 等一项研究提示枸橼酸组需要输入更多的碳酸氢根以维持酸碱平衡。低钙血症、高钠血症、代谢性碱中毒、代谢性酸中毒等并发症使枸橼酸的应用受到限制。近年来,实时血气分析、微泵等技术发展迅速,即时反馈、精确调节的个体化治疗成为可能。医师通过监控 pH、钙离子浓度、钠离子浓度、血清总钙 - 离子钙比值等参数,评估体内酸碱状况、监测钙离子水平,并动态调整治疗方案、适时输注碳酸氢根等缓冲剂,电解质及酸碱失衡得到及时地发现并加以纠正,使枸橼酸抗凝更加安全可靠。多篇研究肯定了枸橼酸的安全性。在一项纳入 200 例患者的随机对照研究中,使用枸橼酸的患者代谢性碱中毒的发生率为 50%,显著高于肝素组($P=0.001$),增加透析液流量后全部得到缓解。Brophy 等则报道在 37 名采用枸橼酸抗凝的患者中,有 4 人出现代谢性碱中毒,2 名肝功能不全者出现枸橼酸蓄积,但均通过调整碳酸氢盐或枸橼酸输注速率而纠正。总体而言,患者对枸橼酸耐受良好,极少出现因电解质及酸碱失衡而中止治疗的情况。2012 年 Zhang 等在一篇纳入 6 项随机对照实验的系统评价中指出,枸橼酸抗凝的管路寿命比其他模式长 23.03 小时(95%CI 0.45~45.61 小时),而出血的风险更小(risk ratio=0.28,95%CI 0.15~0.50)),差异均具有统计学意义;代谢稳定性方面,枸橼酸和其他抗凝方式类似,高钠血症、低钙血症、代谢性碱中毒等并发症可得到迅速控制且并不引发严重后果;而枸橼酸抗凝能否改善患者生存率尚不确定,有待进一步研究证实。另一篇专门比较枸橼酸与肝素的系统评价亦得出类似结论,但认为两组管路寿命并无显著差异。

由于枸橼酸抗凝操作繁琐、需使用无钙置换液且需要监测钙的稳态,限制了其在临床上的广泛应用。近期为打破操作繁琐的瓶颈,预冲配方、自动控制成为枸橼酸抗凝领域新兴的研究热点。有学者尝试将枸橼酸或钙剂预先冲入置换液、化繁为简,已经在临床上得到一定应用。多篇研究报道将枸橼酸钠预冲入置换液或透析液,体外局部抗凝效果确切、无明显不良反应,缺点是不能灵活调节枸橼酸浓度,更换置换液时管路实际上处于无抗凝状态而易凝血。另有研究直接使用含钙置换液或透析液,以省略静脉端补充钙剂的步骤,减少血浆钙离子波动,但抗凝效果却存在争议。Gupta 及同事的研究显示使用含钙置换液并不增加滤器及管路凝血风险。笔者单位使用含钙置换液进行 CVVH 的枸橼酸抗凝已获得成功经验,认为该法安全可靠、管路寿命满意。如图 8-1 所示,4% 枸橼酸钠溶液的初始速度 200ml/h,由动脉端泵入体外循环;根据钙离子浓度,以 10ml/h 为单位调整枸橼酸速度,使滤器后钙离子水平维持在 0.25~0.5mmol/L。初始血流速度为 150ml/min。所用含钙置换液包括 A 液(葡萄糖 10.6mmol/L,118mmol/L Cl^-,Mg^{2+} 0.797mmol/L,Ca^{2+} 1.60mmol/L 和 Na^+ 113mmol/L)和 B 液(5% $NaHCO_3$)。4L A 液和 250ml B 液混合后 pH 即为 7.40,含葡萄糖 10.0mmol/L,Cl^- 110mmol/L,Mg^{2+} 0.75mmol/L,Ca^{2+} 1.50mmol/L,Na^+ 141mmol/L 和 HCO_3^- 35mmol/L,按 35ml/(kg·h)的速度由滤器前分别输入。上述研究样本量小,且随机对照实验较少,尚待高强度证据的研究进一步揭示之。自动化是血液净化的发展趋势。2010 年 Szamosfalvi 及同事报告了可自动调整枸橼酸剂量的 SLED 装置。该套设备通过在枸橼酸、钙剂加入前后的 4 个采样点以及实时血细胞比容(Hct)监控器,通过在线计算,自动调整钙剂和透析液的输注量。研究中无管路凝血及电解质紊乱,患者循环离子钙浓度均正常。程

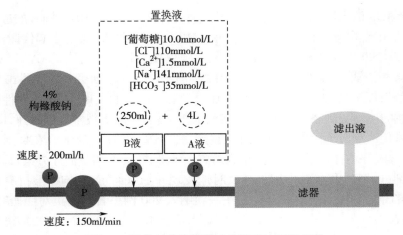

图 8-1 简化的含钙置换液枸橼酸抗凝模式图

序化运算及自动控制,可极大减轻 SLED 乃至其他肾脏替代治疗的人工操作负担,亦增加枸橼酸抗凝的易行性。

枸橼酸在血液净化领域的应用日臻广泛。与传统肝素抗凝相比,枸橼酸具有出血风险低、生物相容性好、代谢相对安全、无过敏及肝素相关性血小板减少症等反应的优点。目前研究显示,枸橼酸可有效应用于 CRRT、持续低效血液透析(SLED)、间歇性血液透析(IHD)等模式,其电解质、酸碱失衡等并发症可以通过严格的血气、电解质监控加以规避。应该认识到,不同个体间枸橼酸代谢差异较大,临床工作中需要根据患者实际情况进行个体化的调整,不应拘泥于固定的剂量和方案。严重的肝功能失代偿、乳酸中毒、组织灌注不足等应视作应用枸橼酸的相对禁忌。含枸橼酸置换液、含钙置换液、自动调节式枸橼酸抗凝等新方案的出现,为简化和普及枸橼酸的使用提供了新的契机,但尚需严格的随机对照实验进一步阐明安全性和有效性。综上所述,枸橼酸抗凝安全有效,可能替代肝素成为血液净化的主要抗凝药物,对于具有出血风险的人群,更应作为首选方式。

第七节 无抗凝剂法

对于存在高出血风险、有活动性出血或新近发生过出血的患者可采用无抗凝剂法进行 CRRT 治疗。它的操作方法为用含有 5000U 肝素的生理盐水 1000ml 预充管路和滤器,治疗过程中每 0.5~1 小时用生理盐水 100~200ml 冲洗滤器一次。一些临床试验已经证明在高出血风险患者中无抗凝剂法使用的可行性和安全性。Uchino S 等报道在高出血风险患者中无抗凝剂组的滤器寿命与肝素组和肝素 / 鱼精蛋白组相比无显著性差异(无抗凝剂组 19.3 小时,肝素组 20.9 小时,肝素 / 鱼精蛋白组 21.2 小时)。置换液采用前稀释法输入,保持血管通路的通畅和相对高的血流量等措施有助于减少无抗凝剂时滤器的凝血。

第八节 KDIGO 指南关于 CRRT 治疗 AKI 的抗凝推荐

2012 年美国改善全球肾脏病预后组织(Kidney Disease:Improving Global Outcomes,

KDIGO)制定了 AKI 的诊治指南(关于证据推荐等级详见附录),对于 AKI 进行肾脏替代治疗(RRT)的抗凝流程做出了推荐(图 8-2),再次肯定了枸橼酸抗凝在 CRRT 抗凝实施中的重要地位,关于 CRRT 治疗 AKI 的抗凝方式选择内容具体如下:

1. 在 AKI 患者进行 RRT 之前,需评估使用抗凝剂给患者带来的益处及风险。(无推荐等级)

2. 如果 AKI 患者未合并出血风险及凝血功能障碍,并且未接受系统性抗凝药物治疗,推荐在 RRT 时使用抗凝药物(1B),选择如下:

(1)进行间歇性血液透析治疗时,推荐选择普通肝素或者低分子肝素,而不是其他抗凝药物。(1C)

(2)进行 CRRT 治疗时,只要患者无使用枸橼酸禁忌,建议使用枸橼酸抗凝,而不是肝素。(2B)

(3)进行 CRRT 治疗时,如果患者存在使用枸橼酸禁忌,建议使用普通肝素或者低分子肝素抗凝,而不是其他药物。(2C)

3. 如果 AKI 患者合并出血风险且未接受抗凝药物的治疗,推荐在 RRT 时使用抗凝药物,选择如下:

(1)进行 CRRT 治疗时,只要患者无使用枸橼酸禁忌,建议使用枸橼酸抗凝,而不是无肝素抗凝。(2C)

(2)进行 CRRT 治疗时,建议不使用局部肝素化(鱼精蛋白中和)的方式抗凝。(2C)

4. 对于合并肝素相关性血小板减少症(HIT)的患者,推荐停用所有的肝素类药物,并推荐使用直接的血栓抑制剂(如阿加曲班)或 X a 因子抑制剂(如低分子肝素),而不是其他抗凝药物或无肝素抗凝方式。(1A)

5. 对于合并 HIT 且未出现严重肝衰竭的患者,推荐使用阿加曲班作为抗凝剂,而不是其他血栓抑制剂或 X a 因子抑制剂。(2C)

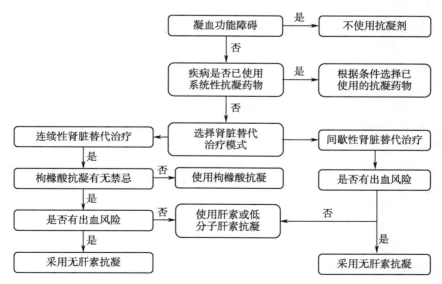

图 8-2 KDIGO 关于 AKI 行肾脏替代治疗的抗凝推荐流程图

第九节　病 案 分 享

病案 1

【病案介绍】

患者男,78 岁,60kg,糖尿病肾病,终末期肾脏疾病患者,采用右颈内带 cuff 双腔导管为长期血管通路,规律性血液透析 2 年余,无尿。常规使用普通肝素抗凝(4000IU),每周透析 3 次,采用 66.7% 的普通肝素盐水封管。血压控制良好,血红蛋白 104g/L。昨日进行血液透析顺利,血压波动于 130~150/85~95mmHg。患者透析 24 小时后无明显诱因出现呼之不应,失语,遂入我院急诊科。入院后查 PT>120 秒,APTT>180 秒,头颅 CT 提示颅内出血,由急诊转入神经 ICU 进一步治疗,有创呼吸机辅助通气,AC 模式,吸氧浓度 40%,氧饱和度 >99%。查血气:PO_2 145mmHg,pH 7.23,HCO_3^- 13.2mmol/L,BE −11mmol/L,K^+ 6.4mmol/L,Ca^{2+} 0.73mmol/L。血生化:TB 15μmol/L,AST 243IU/L,Cr 924μmol/L。血压波动于 110~200/45~130mmHg,静脉使用硝酸甘油调整血压。入院当天 12 小时补液量 2100ml,尿量 30ml。神经外科医师会诊后暂不考虑手术治疗。

【临床问题】

1. 患者颅内出血的原因考虑哪些因素?

2. 患者是否需要立即血液透析治疗?采用何种透析方式?

3. 患者采用何种抗凝方式?

【治疗经过】

由于患者为终末期肾脏疾病患者,目前合并严重高钾血症、代谢性酸中毒等并发症,且患者需要通过超滤减轻脑水肿,因此,患者需进行透析治疗。入院当天我们立即对患者进行了床旁连续性静脉 - 静脉血液滤过(CVVH)治疗,采用无肝素抗凝方式。考虑滤器使用寿命偏短(6~12 小时)及患者的经济因素,每天治疗时间为 10~14 小时,治疗结束后采用 50% 的普通肝素盐水封管。患者在 CVVH 治疗 3 天后复查颅内 CT 发现出血灶较前有所扩大,复查 PT 62 秒,APTT>180 秒。由于患者颅内出血发生于透析结束 24 小时之后,考虑患者颅内出血原因及凝血功能异常与肝素盐水封管液溢出有关,遂停用肝素盐水封管,改为枸橼酸抗凝联合枸橼酸封管的方式进行治疗。由于滤器使用寿命明显延长(>24 小时),每天治疗时间为 18~24 小时。患者病情逐渐改善,颅内病灶吸收,5 天后意识恢复,12 天后脱离呼吸机,2 周后转入康复科继续治疗。

【经验总结】

患者为规律性血液透析患者,是颅内出血的高发人群,其可能的危险因素包括高血压危象、抗凝剂的使用及脑血管畸形等。结合该患者长期使用肝素,且出血事件发生时凝血功能明显异常,其出血的原因考虑与使用肝素抗凝剂有关。普通肝素主要在肝脏代谢,代谢产物由肾脏排出,其半衰期约为 90 分钟,但在肾功能不全的患者半衰期可延长至 3 小时。该患者发生颅内出血的时间是透析后 24 小时发生,显然作为抗凝剂使用的普通肝素已完全代谢。但患者同时使用的 66.7% 肝素盐水封管液,管腔内的普通肝素可达到 12 000~15 000IU 以上,远远超出作为抗凝剂使用的肝素剂量。由于透析结束后推送封管液的操作误差、患者活动导致的肝素封管液的溢出及肝素封管液不断弥散入体内均可能导致全身肝素化,以

APTT 延长为主要表现的凝血功能障碍,均会导致患者发生出血事件的概率大大增加。患者早期进行 CVVH 治疗时虽然使用的无肝素抗凝,但由于采用了肝素盐水的封管液,也会导致患者发生全身肝素化的风险增加。特别对于 ICU 的患者,由于需要频繁的翻身护理,管腔内肝素溢出的可能性会大大增加。因此,患者反复发生凝血功能障碍及颅内出血的原因应考虑与肝素封管液溢出进入体内导致全身肝素化密切相关。另外,对于合并颅内出血的患者,常常伴有血流动力学不稳定,因此采用 CRRT 的治疗方式优于 IHD。但采用无肝素抗凝方式会导致 CRRT 的实施效率大大降低,频繁的管路及滤器凝血不仅会导致治疗费用下降,而且还会导致患者血红蛋白及血小板的大量消耗,因此,无肝素抗凝不是该患者的最佳选择。评估该患者并无局部枸橼酸抗凝的使用禁忌,因此在其后采用了局部枸橼酸抗凝联合 4% 枸橼酸封管的方式实施 CRRT,不仅避免了全身抗凝的风险,而且少量的枸橼酸封管液溢出也不会对全身的凝血功能造成影响,是一种安全有效的抗凝方式。

小结

临床上需警惕肝素等系统抗凝剂对患者带来的出血风险。特别对于国内许多医疗单位采用日间 CRRT 方式需要每日进行封管的患者,还需警惕肝素封管液溢出导致的潜在出血风险。因此对于活动性出血及出血高危人群的患者,推荐采用枸橼酸抗凝联合枸橼酸封管的方式进行抗凝干预。

病案 2
【病案介绍】

患者男,40 岁,65kg,因"重症肺炎,感染性休克"行气管插管转入 ICU 进行治疗。经机械通气、积极补液、抗感染治疗尿量仍不能恢复,血肌酐进行性升高,给予前稀释 CVVH 治疗。采用枸橼酸抗凝,治疗剂量为 30ml/(kg·h)。行 CVVH 治疗进入第 5 天,尿量仍未恢复,虽然仍间断吸出血性痰液,但呼吸状态明显改善,经呼吸治疗师评估后,于当日 16:00 停用所有镇静药物,由有创呼吸机过度为无创呼吸机,呼吸频率 30~40 次/分,HR134 次/分,氧饱和度 93%~98%,血压 155/75mmHg,血气分析如表 8-1 所示。当日 19:00 患者突感呼吸困难,烦躁,氧饱和度波动于 80%~85%,血压下降至 82/40mmHg,血气分析提示严重呼吸性酸中毒合并代谢性酸中毒。20:40 进行气管插管有创呼吸机辅助通气,吸出大量血性痰液,血压恢复至 128/72mmHg,氧饱和度恢复至 98%~99%。

表 8-1　血气分析变化

血气	PO_2(mmHg)	PCO_2(mmHg)	pH	HCO_3^-	BE(mmol/L)	iCa^{2+}(mmol/L)	K^+(mmol/L)
17:00	72	22	7.42	14.5	−9	1.02	4.3
19:10	54	62	7.15	13.4	−14	0.75	5.2
21:10	145	35	7.36	20.4	−4	0.98	3.2

【临床问题】

1. 患者 19:10 血气指标突然恶化的主要原因是什么?

2. CVVH 的治疗处方该如何调整？

3. 枸橼酸抗凝如何判断是否发生枸橼酸中毒？

【治疗经过】

CRRT 主管医师发现患者 19：10 分血气指标突然恶化，考虑为患者呼吸状态不稳定所致，立即调整 CVVH 治疗处方：将 5% 碳酸氢钠上调 15ml/h 输入（25ml/h 调至 40ml/h），10% 的氯化钾下调 8ml/4L（12ml/4L 调至 4ml/4L），并给予 10% 葡萄糖酸钙 20ml 静脉缓慢推注，并汇报给 CRRT 主治医师。10 分钟后主治医师查看患者情况及血气指标后，指出患者出现不明原因的代谢性酸中毒及低钙血症，且临床有低血压及低氧血症表现，需考虑存在枸橼酸中毒可能。立即调整 CVVH 处方为无肝素抗凝，5% 碳酸氢钠调整至 140ml/h 输入，并加测 2 小时后动脉血气，密切观察病情变化。20：40 患者再次进行气管插管有创呼吸机辅助通气后，21：10 复查血气明显好转，酸中毒、低钙血症均得到纠正，血压及氧分压均达到稳态，再次调整 CVVH 处方为枸橼酸抗凝，200ml/h 动脉段泵入；5% 碳酸氢钠下调至 25ml/h 泵入；并上调 10% 氯化钾至 14ml/4L。

【经验总结】

该患者由于存在呼吸道出血，所以应避免采用系统性抗凝药物。针对该患者，局部枸橼酸抗凝是其首选的抗凝方式。枸橼酸主要经肝脏、骨骼肌、肾脏皮质等部位细胞的线粒体中通过三羧酸循环的有氧代谢途径。由于 CRRT 大多数面临的患者均是肾衰竭的患者，因此肝素及骨骼肌在枸橼酸的代谢中起着尤为关键的作用。因此，当患者存在失代偿的肝衰竭或者出现骨骼肌供血、供氧障碍（例如难以纠正的低氧血症、低血压或乳酸酸中毒等）时，需警惕枸橼酸中毒的可能。枸橼酸中毒即枸橼酸以枸橼酸钙的形式在体内大量蓄积，同时由于枸橼酸在体内不能转换成碳酸氢根，临床常表现为代谢性酸中毒及低（游离）钙血症，由于临床常常复杂多变，枸橼酸蓄积的表现有时并不突出，有研究发现当体内总钙水平与游离钙的比值超过 2.5 时也需考虑枸橼酸中毒。枸橼酸中毒判断的金标准是直接测定血清中枸橼酸的浓度，我院通过高效液相色谱法（HPLC）可稳定的测定血清中及废液中的枸橼酸浓度。但由于 HPLC 技术较难在临床中开展，临床上还是通过临床表现及血气变化等综合判断是否存在枸橼酸中毒。该患者由于呼吸道存在出血及较多痰液，导致肺通气障碍，引起严重低氧血症从而影响到枸橼酸代谢；同时由于枸橼酸代谢障碍导致严重的代谢性酸中毒及低钙血症，导致低血压的发生，进一步影响到枸橼酸的代谢。因此，在这种情况下调整 CRRT 的补碱速度是错误的，应迅速调整抗凝方式为无肝素才是最为重要的。当患者再次进行有创呼吸机辅助通气，气道通畅后，患者低氧血症及低血压均得到纠正，这个时候枸橼酸中毒的风险解除，我们就可以再次选择枸橼酸抗凝了。

小结

目前尚没有一种抗凝药物可以满足所有临床患者的需要。虽然局部枸橼酸抗凝具有诸多优势并作为首选，但临床应用中应时刻警惕枸橼酸中毒的发生，如果发现不及时将会对患者带来非常严重的后果。枸橼酸抗凝需监测外周及滤器后的游离钙水平，前者反映其安全性，后者反映其有效性。另外，枸橼酸抗凝改为其他抗凝方式时，需调整体外碳酸氢钠的输注速度，这里是许多临床医师容易忽视的地方，反之亦然。

第十节　总　结

　　抗凝是 CRRT 得以顺利进行的关键保证,理想的抗凝剂应该具有抗凝效果稳定、对体内凝血功能影响小、体内不易蓄积、有特异的拮抗剂、价格低廉等特征。常见抗凝技术见表8-2,目前尚没有一种理想的抗凝剂可以满足所有患者 CRRT 抗凝实施的需要。肝素仍然是全球 CRRT 应用最为广泛的抗凝剂,但它会增加患者的出血风险并可能导致 HIT 的发生。目前较多的研究及荟萃分析均提示局部枸橼酸抗凝的安全性优于肝素,而抗凝效果不亚于肝素,且可能存在组织相容性佳、提高患者生存率等额外的益处。在最新的 KDIGO 指南中也将局部枸橼酸抗凝作为 CRRT 抗凝的首选推荐。但因可能发生的代谢并发症以及操作复杂,缺乏标准统一的治疗模式等因素限制了其广泛应用,笔者提出的简化的含钙置换液的枸橼酸抗凝方式值得期待。对于高出血风险患者也应该首选局部枸橼酸抗凝,若存在枸橼酸使用禁忌才考虑使用无抗凝剂法。HIT 患者的抗凝治疗选择阿加曲班或者低分子肝素,笔者认为选择枸橼酸抗凝也是安全的。对于高凝状态的患者可选用前列环素联合肝素或低分子肝素治疗,也可采用局部枸橼酸抗凝与全身抗凝的结合。总之,连续性肾脏替代治疗抗凝方式的选择不应拘泥于一种方式,应根据患者体内的不同抗凝状态进行个体化及动态的调整,从而最大限度地保证抗凝的有效性及安全性。

表 8-2　CRRT 常用抗凝技术

方法	滤器预处理	起始剂量	维持剂量	监测指标	优点	缺点
普通肝素	2L 生理盐水 + 2500~10 000U 普通肝素	30U/kg	5~10U/(kg·h)	ACT/APTT 延长 1.5~2.0 倍	使用简便,价格便宜	出血风险加大,血栓性血小板减少
局部肝素抗凝	2L 生理盐水 + 2500U 普通肝素	30U/kg	1000~1500U/h 10~12mg/h	ACT/APTT 延长	出血风险降低	操作复杂、可能出现低血压、过敏反应、心脏抑制
低分子肝素	2L 生理盐水	30~60U/kg	5~10U/(kg·h)	抗 Xa 因子浓度 250~350U/L	操作简便,出血风险降低	监测指标价格昂贵,临床不常用
局部枸橼酸抗凝	2L 生理盐水	无	4% 枸橼酸钠 150~200ml/h	ACT 延长 1.5~2.0 倍,滤器后游离钙 0.25~0.35mmol/L	出血危险降低,不影响患者体内凝血状态	操作复杂,可能出现高钠血症、代谢性碱中毒/酸中毒
阿加曲班	2L 生理盐水	0.05~0.1mg/kg	0.02~0.05mg/(kg·h)	APTT 延长 1.5~2.0 倍	出血危险降低	临床经验欠缺

（张　凌　钟　慧）

参 考 文 献

1. Ronco C,Bellomo R. Acute renal failure and multiple organ dysfunction in the ICU:from renal replacement therapy(RRT)to multiple organ support therapy(MOST). Int J Artif Organs,2002,25(8):733-747

2. Oudemans-van Straaten HM,Wester JP,de Pont AC,et al. Anticoagulation strategies in continuous renal replacement therapy:can the choice be evidence based? Intensive Care Med,2006,32(2):188-202

3. Uchino S,Fealy N,Baldwin I,et al. Continuous is not continuous:the incidence and impact of circuit "down-time" on uraemic control during continuous veno-venous haemofiltration. Intensive Care Med,2003,29(4):575-578

4. Cutts MW,Thomas AN,Kishen R. Transfusion requirements during continuous veno-venous haemofiltration:the importance of filter life. Intensive Care Med,2000,26(11):1694-1697

5. van de Wetering J,Westendorp RG,van der Hoeven JG,et al. Heparin use in continuous renal replacement procedures:the struggle between filter coagulation and patient hemorrhage. J Am Soc Nephrol,1996,7(1):145-150

6. Brophy PD,Somers MJ,Baum MA,et al. Multi-centre evaluation of anticoagulation in patients receiving continuous renal replacement therapy(CRRT). Nephrol Dial Transplant,2005,20(7):1416-1421

7. Hirsh J,Warkentin TE,Shaughnessy SG,et al. Heparin and low molecular weight heparin:mechanisms of action,pharmacokinetics,dosing,monitoring,efficacy,and safety. Chest,2001,119(1 Suppl):S64-S94

8. Davenport A. Anticoagulation for continuous renal replacement therapy. Contrib Nephrol,2004,144:228-238

9. Tolwani AJ,Wille KM. Anticoagulation for continuous renal replacement therapy. Semin Dial,2009,22(2):141-145

10. Davies H,Leslie G. Anticoagulation in CRRT:Agents and strategies in Australian ICUs. Aust Crit Care,2007,20(1):15-26

11. Warkentin TE,Levine MN,Hirsh J,et al. Heparin-induced thrombocytopenia in patients treated with low-molecular-weight heparin or unfractionated heparin. N Engl J Med,1995,332(20):1330-1335

12. Amanzadeh J,Reilly RF Jr. Anticoagulation and continuous renal replacement therapy. Semin Dial,2006,19(4):311-316

13. Joannidis M,Kountchew J,Grote A,et al. Unfractionated versus low-molecular-weight heparin(enoxaparin)for anticoagulation in CVVH. Intensive Care Med,2004,30:S155

14. McMahon LP,Chester K,Walker RG. Effects of different dialysis membranes on serum concentrations of epoetin alfa,darbepoetin alfa,enoxaparin,and iron sucrose during dialysis. Am J Kidney Dis,2004,44(3):509-516

15. Jeffrey RF,Khan AA,Douglas JT,et al. Anticoagulation with low molecular weight heparin(Fragmin)during continuous hemodialysis in the intensive care unit. Artif Organs,1993,17(8):717-720

16. Joannidis M,Kountchev J,Rauchenzauner M,et al. Exonaparin versus unfractionated heparin for anticoagulation during continuous veno-venous hemofiltration-a randomized controlled cross-over study. Intensive Care Med,2007,33(9):1571-1579

17. Lindhoff-Last E,Betz C,Bauersachs R. Use of a low-molecular-weight heparinoid(danaparoid sodium)for continuous renal replacement therapy in intensive care patients. Clin Appl Thromb Hemost,2001,7(4):300-304

18. Davenport A. Anticoagulation in patients with acute renal failure treated with continuous renal replacement therapies. Home Hemodial Int, 1998, 2:41-60

19. Bijsterveld NR, Moons AH, Boekholdt SM, et al. Ability of recombinant factor VIIa to reverse the anticoagulant effect of the pentasaccharide fondaparinux in healthy volunteers. Circulation, 2002, 106 (20):2550-2554

20. Savi P, Chong BH, Greinacher A, et al. Effect of fondaparinux on platelet activation in the presence of heparin-dependent antibodies: a blinded comparative multicenter study with unfractionated heparin. Blood, 2005, 105 (1):139-144

21. Greinacher A, Lubenow N, Eichler P. Anaphylactic and anaphylactoid reactions associated with lepirudin in patients with heparin induced thrombocytopenia. Circulation, 2003, 108 (7):2062-2065

22. Frank RD, Farber H, Stefanidis I, et al. Hirudin elimination by hemofiltration: A comparative in vitro study of different membranes. Kidney Int, 1999, 56 (suppl 72):41-45

23. Ota K, Akizawa T, Hirasawa Y, et al. Effects of argatroban as an anticoagulant for haemodialysis in patients with antithrombin III deficiency. Nephrol Dial Transplant, 2003, 18 (8):1623-1630

24. Hursting MJ, Alford KL, Becker JC, et al. Novostatin (brand of argatroban): A small molecule, direct thrombin inhibitor. Semin Thromb Hemostat, 1997, 23 (6):503-516

25. Vitale C, Verdecchia C, Bagnis C, et al. Effects of dermatan sulfate for anticoagulation in continuous renal replacement therapy. J Nephrol, 2008, 21 (2):205-212

26. Kozek-Langenecker SA, Spiss CK, Gamsjager T, et al. Anticoagulation with prostaglandins and unfractionated heparin during continuous venovenous haemofiltration: a randomized controlled trial. Wien Klin Wochenschr, 2002, 114 (3):96-101

27. Davenport A, Will EJ, Davison AM. Comparison of the use of standard heparin and prostacyclin anticoagulation in spontaneous and pump-driven extracorporeal circuits in patients with combined acute renal and hepatic failure. Nephron, 1994, 66 (4):431-437

28. Langenecker SA, Felfernig M, Werba A, et al. Anticoagulation with prostacyclin and heparin during continuous venovenous hemofiltration. Crit Care Med, 1994, 22 (11):1774-1781

29. Nakae H, Tajimi K. Pharmacokinetics of nafamostat mesilate during continuous hemodiafiltration with a polyacrylonitrile membrane. Ther Apher Dial, 2003, 7 (5):483-485

30. Inagaki O, Nishian Y, Iwaki R, et al. Adsorption of nafamostat mesilate by hemodialysis membranes. Artificial Organs, 1992, 16 (6):553-558

31. Morabito S, Guzzo I, Solazzo A, et al. Continuous renal replacement therapies, anticoagulation in the critically ill at high risk of bleeding. J Nephrol, 2003, 16 (4):566-571

32. Biancofiore G, Esposito M, Bindi L, et al. Regional filter heparinization for continuous veno-venous hemofiltration in liver transplant recipients. Minerva Anestesiol, 2003, 69 (6):527-538

33. Van der Voort PH, Gerritsen RT, Kuiper MA, et al. Filter run time in CVVH: pre-versus post-dilution and nadroparin versus regional heparin-protamine anticoagulation. Blood Purif, 2005, 23 (3):175-180

34. Schetz M. Anticoagulation for continuous renal replacement therapy. Curr Opin Anaesthesiol, 2001, 14 (2):143-149

35. Monchi M, Berghmans D, Ledoux D, et al. Citrate vs Heparin for anticoagulation in continuous venovenous hemofiltration: a prospective randomized study. Intensive Care Med, 2004, 30 (2):260-265

36. Kutsogiannis DJ, Gibney RT, Stollery D, et al. Regional citrate versus systemic heparin anticoagulation for continuous renal replacement in critically ill patients. Kidney Int, 2005, 67(6):2361-2367

37. Betjes MG, van Oosterom D, van Agteren M, et al. Regional citrate versus heparin anticoagulation during venovenous hemofiltration in patients at low risk for bleeding: Similar hemofilter survival but significantly less bleeding. J Nephrol, 2007, 20(5):602-608

38. Oudemans-van Straaten HM, Bosman RJ, Koopmans M, et al. Citrate anticoagulation for continuous venovenous hemofiltration. Crit Care Med, 2009, 37(2):545-552

39. Morgera S, Scholle C, Voss G, et al. Metabolic complications during regional citrate anticoagulation in continuous venovenous hemodialysis: single-center experience. Nephron Clin Pract, 2004, 97(4):c131-c136

40. Uchino S, Fealy N, Baldwin I, et al. Continuous venovenous hemofiltration without anticoagulation. ASAIO J, 2004, 50(1):76-80

41. Zhang L, Liao Y, Xiang J, et al. Simplified regional citrate anticoagulation using a calcium-containing replacement solution for continuous venovenous hemofiltration. J Artif Organs, 2013, 16(2):185-192

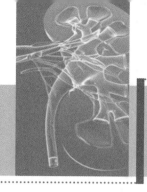

第九章

CRRT 的容量管理

第一节 概 述

1995 年第一届国际连续肾脏替代治疗（continuous renal replacement therapy，CRRT）会议将 CRRT 定义为：每天连续 24 小时或接近 24 小时的一种连续性血液净化技术，因为其具有血流动力学稳定、清除率高、能够及时纠正酸碱紊乱，并且能够为重症患者营养支持提供保障等优点，极大程度模仿了肾小球滤过功能，有利于血浆再充盈，改善机体对血管活性物质的适应，其临床应用不再局限于"肾脏替代"，目前已经拓展至严重败血症、肝衰竭、充血性心力衰竭、药物中毒等非肾脏病领域。血容量管理和控制是 CRRT 过程中最重要也是最基础的环节。

为了清除体内的代谢废物和过多水分，并大量清除对组织细胞有害的炎症因子，CRRT 在治疗过程中机体血液会与体外循环交换大量液体，最高可达 100~144L/d，因此 CRRT 治疗过程中存在诸多容量相关问题：如容量不足，引起低血压，可造成组织低灌注，导致全身器官功能的损害，可延迟肾功能恢复，甚至加重肾功能损害；如液体超负荷，可引起心力衰竭、肺水肿，还可加重胃肠道水肿、阻碍组织利用氧等。在透析处方的制订及治疗过程中的细微偏差，也可导致容量极大波动。因此，对于 CRRT 治疗的患者来说，精确的体液平衡管理至关重要。本章就 CRRT 容量管理的目标、处方的制订、治疗过程中有效监测以及避免不良反应发生展开论述。

第二节 容量的概念及 CRRT 的治疗优势

广义的容量即指体液容量。成人的体液总量约占体重 60%，其中细胞内液约占体重的 40%，细胞外液占体重的 20%，细胞外液中血浆约占体重 5%，其余为组织间液。狭义的容量即是通常所说的容量负荷（volume load），也称心脏前负荷，是指心脏收缩前所能承受的负荷，相当于心室舒张末期的容量。容量负荷与广义的体液容量密切相关。通常情况下，水与电解质通过机体精确调节，使得摄入与排出保持动态平衡，但当患者存在重症感染、手术、入量过多、液体丢失等因素时，就会出现容量失衡，可表现为容量超负荷（fluid overload）或低血容量（hypoventilation）。临床研究结果已证实，维持有效的容量平衡可以确保循环功能的稳定和有效组织灌注，维持机体内环境的稳定。有效循环血量不足，会导致交感神经系统兴奋、活化肾素 - 血管紧张素 - 醛固酮系统，使肾脏血管收缩，肾小球灌注压下降，导致 AKI

的发生,形成水钠潴留。同样,越来越多的证据表明,危重症患者液体超负荷与预后不良相关。Foland 等首次报道液体超负荷增加危重患儿死亡率,并在成人危重患者中得到证实。Vincent 等的大型多中心前瞻观察性研究同样证实容量超负荷是最强的死亡预测因素之一,这可能与此类患者全身炎症性反应(SIRS)状态所导致的多种炎症介质释放有关。炎症介质可以使毛细血管通透性增高,静脉补充的液体离开血液循环系统进入组织间隙形成组织间液,而大量组织间液的积聚可造成各种组织器官水肿、静脉压增高、血流灌注下降和功能受损,形成恶性循环,进一步加重 AKI 的发生。综上所述,维持容量平衡及内环境的稳定,进行有效的容量管理是维持机体新陈代谢的重要保证。

对于低血容量,严密血流动力学监测下有效的扩容是治疗的主要手段。但对于容量超负荷,目前主要有利尿和肾脏替代治疗(renal replacement therapy,RRT)两种策略。由于存在"利尿剂抵抗"的现象,加之许多利尿剂具有潜在的肾毒性,使得其在严重容量超负荷及少尿型 AKI 中的治疗作用已逐渐受到质疑,目前正在被 RRT 所取代。RRT 可分为间断性血液透析(IHD)和 CRRT 两种治疗模式。相对于 IHD 而言,CRRT 能稳定缓慢的清除溶质,可以避免溶质和体液的快速波动,渗透压变化小,能有效维持血流动力学状态稳定,避免使用静脉营养带来的液体负荷波动,溶质清除满意,更接近人体生理状况下的肾脏功能,故有利于肾功能的恢复。J Boucha 等进行的队列研究(PICARD 研究)显示 CRRT 在纠正容量负荷上较 IHD 有显著优势,且研究表明早期开始 CRRT 能够改善治疗结局、缩短 ICU 住院时间。故此,尽管亦有研究表明其两者在危重患者治疗的死亡率上并无显著差异,笔者认为 CRRT 在重症患者的容量控制中仍具有不可比拟的优势。

第三节　CRRT 容量管理的目标

在实际临床工作中,治疗目标是指导医师建立有效治疗方案的基础,在 CRRT 治疗中这一点尤为重要,只有在正确评估者容量状态的基础上建立适当的容量管理目标,才能对患者进行有效的容量管理。

液体平衡的目标是指单位时间内实现液体平衡的计划。由于危重患者心输出量下降、低血压和神经内分泌调节失衡,导致肾小球滤过率下降、水钠潴留及肾脏功能损害,并发急性肾损伤的危重症患者中常常发生体液超负荷(FO)。一项关于危重症患者的调查显示,伴有中度、重度急性肾损伤的患者中,体液超负荷的发生率是 36.7%,而有 70.2% 的患者出现少尿或无尿。故此,在 CRRT 治疗中,通常要求出超,但也有少部分患者要求"0"平衡甚至入超,对于这一部分患者,内毒素、炎症因子及免疫调节因子的清除意义可能大于对液体的清除。在 CRRT 治疗过程中,如果液体清除速度大于组织间隙及细胞外液向血管的充盈速度,将导致患者血压迅速下降,甚至出现低血容量休克;反之,液体清除过低或过慢,容量负荷过多,会致低氧血症、急性肺水肿及急性心力衰竭。故此制订液体管理目标首先应对患者的容量状态进行正确评估,这就需要全面了解机体有效循环状态、细胞外液及总水量。目前大部分医院仅仅依靠液体入量及液体排泄量来计算、评估患者容量状态,往往忽略了非显性失水,这种不恰当的 CRRT 治疗会使治疗不良反应凸显。故此,我们建议通过中心静脉压、肺动脉楔压及心排血量来确定循环容量。我们注意到最近一些研究利用脉波轮廓温度稀释连续心排量测量技术(PICCO)来对重症患者容量状态进行评估,取得较好效果,国内也有类似报道,这为我们精细化管理患者容量状态提供了另一条有效途径。

第四节 CRRT 液体管理分级

在充分评估患者容量状态的基础上制订超滤处方是保证 CRRT 治疗效果的重要环节。为了能更好地制订危重症患者超滤处方并提供正确的超滤量,我们必须清楚认识到以下几个问题:①因为 CRRT 对容量的管理是由血液透析机来完成的,所以必须掌握超滤过程的准确性和 CRRT 的独特性,并且具有能够依据指令准确从体内清除水分与输入置换液的透析机;②准确掌握患者容量及血流动力学状态;③密切监测超滤后患者的心血管反应。目前,依据 CRRT 液体管理频度和管理强度,液体管理水平可分为 3 级。

一、一级水平

基本的液体管理水平,以一定治疗时间段作为一时间单元,一般为 8~24 小时,估计在这一时间单元内应超滤的液体总量,然后依据其作为目标设定超滤率及超滤量。该方法与间歇性血液透析通常使用的方法相似,唯一的不同是 CRRT 需要 24 小时来超滤液体,而间歇性血液透析需要 2~4 小时。例如,如果估计在 24 小时期间需要清除 4L 液体,那么超滤率大约定为 170ml/h。此级管理水平的特点是从整个治疗时间单元来宏观管理液体水平,其每小时清除固定的超滤量,没有针对临时液体摄入及体液排出而进行调节。因此,在治疗时间单元内的某一时间段或时间点,其超滤量可能存在过多或过少现象,即患者的容量状态存在波动,对液体的控制精度偏低,如果患者液体输入发生变化,也将会导致整个容量控制脱靶。因此,一级水平适用于血流动力学相对稳定、液体输入计划变化小、能耐受暂时性容量波动的患者。其优点是治疗方案制订简单,液体平衡管理的具体操作亦相对简单、易行。但是,对于危重症患者来说,其临床情况及容量状态会随时发生改变,需要对体液平衡及时地进行调整,一级水平管理显然满足不了患者实际需求。因此,一级水平不能被当做液体管理的最优方法及 CRRT 治疗机的固有模式。

二、二级水平

是较高级液体管理水平,在此管理水平,不仅要求整个时间单元容量控制目标达标,并且要求每一个时间段都要达到控制目标。其核心思维是先将总体容量控制目标平均分到每一时间段(一般以 1 小时作为一个时间段),以此作为原定超滤率,在实际治疗中,依据容量状态的变化对超滤率做进一步调整,以达到每小时的液体平衡,从而来实现 24 小时的体液平衡。其容量控制目标是根据患者的生命体征变化、容量状态指标的变化而调整,比如依据患者的心率、血压、体重、液体入量及出量等指标的变化,以及有无水肿、颈静脉是否充盈、是否存在肺部啰音等来判断容量状态,进而对原有超滤率进行调整,以保证每小时都能达到液体平衡,避免在某一时间段出现容量波动。其适用于治疗变化大、不能耐受明显血容量波动的患者。这种方法的优点在于每小时末都能达到液体平衡,是预期效果的体现。缺点是操作繁琐,每小时都要对上述指标及临床变化进行统计、评估并进行计算和调整。

三、三级水平

最高级的液体管理水平,其实是二级管理水平的拓展。与二级管理水平不同,三级管理水平是将患者血流动力学指标作为管理液体的依据及目标,以此来调整超滤率,使患者达到符合生理要求的最佳容量状态。此级水平管理监测的血流动力学指标主要有中心静脉压(CVP)、肺动脉楔压(PAWP)、平均动脉压等。如将患者中心静脉压(CVP)8~12mmHg作为管理目标,则可依据此计算出对每小时液体处理的比例,使纯液体平衡维持在 0,即当 CVP>12 时,液体则被清除;当 CVP<8 时,就补充液体。与二级管理相比较,此级管理水平更有科学依据,也更安全。缺点是此级水平管理需要的血流动力学指标需要进行有创监测,实际工作中比较繁琐,加重护理负担,故此,临床上一、二级水平液体管理仍较常用。目前,脉波轮廓温度稀释连续心排量测量技术(PICCO)在重症患者容量状态进行评估中的应用逐渐得到认可,我院 ICU 利用此技术成功为多例重症患者提供技术支持,但是其仍然比较繁琐。Mailloux PT 等利用心排血量监测器测得每搏输出量(SVV)和心搏量指数(SVI)来评估患者容量状态,取得良好效果;Michard 等在对感染性休克患者的研究中发现,胸腔内血容积(ITBV)与全心舒张末期容积(GEDV)较 CVP 更能反映心脏前负荷的实际变化。这些微创或无创血流动力学技术为准确评估患者容量状态提供了一些新的途径,值得我们去借鉴和验证。

第五节 CRRT 体液平衡管理的方法及处方制订

一、确定客观的体液平衡目标

有关容量管理目标已有论述,在此不再赘述,简而言之,即在正确评估患者容量状态的基础上所制订的单位时间内要求实现的体液平衡要求,包括出超、平超和入超 3 种状态。

二、准确评估单位时间内患者体液的出入量

对于行 CRRT 治疗的患者,患者的出入量,包括外周输液量、口入量、肠内营养、尿量、粪便、引流量和非显性失水,以及在治疗过程中的置换液输入量,碳酸氢钠输入量,抗凝剂、钙制剂的输入量,冲洗管路及滤器的生理盐水量等,都需要严格掌握并在处方制订的过程中加以计算,因为所有的“净水量”都需要净超滤,在这里尤其需要引起我们注意的是引流量及非显性失水量,应根据治疗及患者体内容量的最终变化结果评估体液平衡。因此,目前提出“CRRT 出超”概念,即机器净超滤量(机器显示脱水量)减去 CRRT 相关液体入量(循环冲水量、分开输入的碳酸氢钠量、钙剂补充量)及在此过程中的液体输入量。将机器出超与以上所有这些液体入量进行计算,即为患者最终的净出超。理想状态下,我们应该追求净出超后体内液体容量与我们靶目标一致。

三、准确计算单位治疗时间内的体液平衡

在 CRRT 治疗过程中,在对患者容量状态准确评估的基础上,需要确定患者需要哪一级液体管理,对于危重症患者,尤其需要实施二级甚至三级液体管理水平的患者来说,需要频

繁、动态地进行液体评估,在至少每小时甚至每小时需要多次进行评估。因此一份设计合理、简明完整、便于计算并能满足观察、记录、评估 CRRT 治疗效果的记录单非常必要。目前,一些单位利用护理单来记录,有些单位利用 ICU、CCU 等的特殊护理记录单计算单位时间的体液平衡状态。实际上,一份合格的容量管理记录单包括以下几部分内容:CRRT 部分、治疗及营养代谢部分和全天平衡。CRRT 部分包括全天置换液量、废液量、无肝素透析中冲洗血管通路液体量,并计算出超量;治疗及营养代谢部分包括:外周静脉治疗量、胃肠营养量及尿液、粪便、胃肠引流液、非显性脱水量等,并计算总出超量或入超量;全天平衡:根据上述数据计算每一小时及全天实际液体平衡量(即出超量或入超量)。各单位可根据上述方法,依据自身特点绘制自己的容量统计单。Roberts M 利用电子表格来记录并计算容量状态值得我们学习,因为电子表格只要输入监测数据,容量统计结果会自行计算,一方面避免人为误差,另一方面可以提醒操作者及时进行超滤率的调整。值得注意的是,CRRT 治疗中,上述所有记录及容量计算,都要依赖护士的监测和准确记录,因此,应当对透析中心护士进行培训,让其准确掌握容量控制方案的原理、具体操作,才能保证容量方案的准确执行。

四、准确制订 CRRT 处方,并依据容量状态变化及时调整

CRRT 处方应包括以下内容:总超滤量、总置换液量、CRRT 滤过分数、净超滤量等。故此,需要明确以下概念:

1. 总超滤量 即所谓剂量,是指从血浆中清除的水分总量的总和,也就是机器废液端流出量,包括置换液交换量、透析液量及净超滤量。

2. 总置换液量 因超滤而输给患者的液体总量,不包括给药及静脉营养等输入的液体量。有前稀释法和后稀释法两种输入方法。

3. CRRT 超滤分数 是指从血浆中超滤出的液体占总血浆量的百分比,滤过分数越高,血液浓缩越明显。血液浓缩程度与凝血相关,并影响滤器寿命。CRRT 滤过分数的计算分为前稀释法和后稀释法。比如一位体重为 75kg,HCT 为 30% 的患者,其在 CRRT 治疗中血流速度为 150ml/min,置换液流量为 2000ml/h,每小时需超滤 100ml 液体,前稀释法计算公式如下:FF= 每小时负平衡 /［血流速度 ×(1-HCT)× 60］,即 FF=100/［150 ×(1-HCT)× 60］=1.6%。后稀释法为:FF=(置换液量 – 每小时平衡量)/［血流速度 ×(1-HCT)× 60］,即 FF=［2000-(-100)］/［150 ×(1-0.3)× 60］=33.3%。一般来说,FF 值不应超过 30%。

4. 纯超量 为总超滤量与总置换液量之差。在 CRRT 中,总超滤量即所谓剂量,与 CRRT 总体疗效有关,纯超量与液体平衡相关。

目前,根据透析机工作原理,CRRT 净超滤设置有两种方式:一种是设置透析中总超滤液量(机器废液端流出量,包括置换液交换量、透析液量及净超滤量),而置换液交换量及透析液量由机器自动依据以上参数调整。在这种模式下,如果需要提高或降低净超滤量,机器自动调整置换液交换量或透析液量,一般以调整置换液交换量为主。比如在 CVVH 中,依据患者容量状态,设定总超滤量为 2000ml/L,而超滤率为 200ml/h,则机器自动调整置换液交换量为 1800ml/h;如在治疗过程中需要调整超滤率为 300ml/h,则置换液交换量自动调整为 1700ml/h。这种模式的优点是保证总治疗剂量的相对稳定,不因补液量及净超滤量的变化而变化,缺点是在 CVVH 中可能导致毒素清除不充分,因为其总治疗剂量的平衡是以牺牲置换液量作为代价,而置换液量在 CVVH 中具有重要作用。目前 Medica 公司生产的部分机型

采用此类设置。第二种方法是将置换液交换量、透析液量及超滤率分开设置,设置及调整互不影响,而总超滤量是由机器根据以上设置自动计算。比如在 CVVH 中,依据患者容量状态,设定置换液交换量为 2000ml/L,而超滤率为 200ml/h,则机器自动计算总超滤量为 2200ml/h;如在治疗过程中需要调整超滤率为 300ml/h,而置换液交换量不变,则机器自动调整总超流量为 2300ml/h。此类方法优点保证了透析剂量即置换液交换剂量的稳定,目前大部分透析中心使用的机器采用此类设定方法。

容量平衡的维持与保证来自于对透析机的准确设置,而准确设置的前提是准确收集并输入数据,并需要在透析过程中依据容量统计单所反映的容量状态及时调整参数,尽可能把由于治疗的持续时间、患者病情的变化、治疗实施护士的交接以及系统平衡误差等对影响体液平衡的因素减至最少。同时,应建立有效的定时检查记录准确性、观察及时性、调整科学性的检查制度。

第六节 液体管理的监测

良好的液体管理来源于对患者准确的评估、正确的处方制订、精确的监测以及及时的调整。理想的监测系统不仅能够对容量状态、透析相关的液体管路进行监测,亦应能够对液体的配方进行监测。

毋庸置疑,CRRT 在维持血流动力学稳定方面明显优于间歇性血液透析,但由于 CRRT 技术容易迅速改变患者容量状态,仍然有较多的容量超负荷或清除水分过多、过快所导致的低血压发生。因此,在 CRRT 的整个治疗过程中,应定期对患者进行评估,尤其在最初的 6 个小时内应严密观察患者容量状态相关指标变化,以便第一时间加以调整。

CRRT 应有经过专门培训的护理人员,能够正确理解 CRRT 技术内涵,以便在实际工作中能够从源头开始对整个 CRRT 过程进行"实时监测",包括对液体配制、管路连接、参数设定及机器操作整个步骤的系统监测,确保操作环节的准确性。值得注意的是 CRRT 不同于间歇性血液透析,一般来说,其透析液和置换液是依据患者病情不同而个体化配制的,护理人员应具备较强责任心,确保液体悬挂在正确位置,透析液、置换液及其他静脉液体不相互混淆。因此,不同患者的不同液体应正确标识,以区分用途、容量及用药途径。

维持患者水电解质平衡是 CRRT 的主要任务之一,因此,应依据患者水电解质及酸碱平衡状态制订正确的液体配方,同时对配制过程也必须进行严密监控。在透析过程中,对于重症患者必须定期监测其电解质、血糖浓度变化,一般 4~6 小时监测一次,平稳后可 12 小时监测一次,依据监测结果及时对透析液或置换液离子浓度加以调整,保证患者机体内环境稳定。

总的来说,明确的液体管理目标、准确的操作、监测所有环节可能出现的错误、及时调整液体平衡方案(包括容量平衡、水电解质及酸碱平衡)是 CRRT 治疗成功的关键。

第七节 液体管理的不良反应和预防

液体管理的常见不良反应按原因分类可分为容量失衡、水电解质及酸碱失衡、透析液温度过高或过低及感染等四大类。比较常见的是容量失衡问题,包括低容量和容量负荷过重。

容量负荷过重会导致急性心力衰竭、急性肺水肿及低氧血症;而单位时间内超滤量过快,则会导致容量过低,引起低血压、血流动力学不稳定等并发症。容量问题是由于制订透析处方中不恰当设定超滤目标以及在 CRRT 治疗过程中,对病情变化的认识和对临时变化的出入量监测、计算不准造成的,因此,在制订 CRRT 治疗方案中,不但要求正确设定超滤处方,还应准确及时识别血容量减少或增加的迹象,以便根据实际情况及时调整超滤率。对于危重患者,尽可能使用二级或三级体液管理水平策略,以便及时调整与患者临床状态相称的容量水平。值得注意的是尽管目前血液透析机对于超滤的准确执行度越来越好,我们还是应该定期对所用仪器进行检查与校准,减少泵误差所带来的容量失衡。近年来,有关透析过程中水电解质及酸碱平衡失衡问题越来越少,但我们仍应保证置换液及透析液配制过程中的及时、准确、无菌。临床工作中,除了应保证处方制订中的准确外,在实际操作中也应注意一定技巧:①超滤要在患者上机并稳定以后才开始;②血滤管路在上机前要进行充分的预冲;③对于血流动力学不稳定的患者,可试用胶体(血浆或白蛋白)预充;④持续缓慢超滤比短时间段超滤血流动力学更稳定;⑤密切监测患者对净超滤率的反应,并适当调整;⑥避免使用扩血管药物。总的来说,标准化处方制订,准确、及时容量状态的监测,CRRT 专业医护人才的培养都是减少 CRRT 不良反应的保证。

第八节　病案分享

病案 1

【病案介绍】

患者男,50 岁,80kg,有高血压病史 10 余年,平素血压控制欠佳。3 天前无明显原因出现心前区疼痛,含服"硝酸甘油"未见明显缓解,遂就诊我院急诊科。入院查血压 185/90mmHg,心电图提示 ST-T 非特异性压低,心肌酶谱基本正常,主动脉 CTA 提示:主动脉夹层 Debakey Ⅰ 型。考虑患者病情危重,予以急症行"升主动脉 + 主动脉弓人工血管置换术 + 改良支架象鼻手术"。术后第二日患者出现无尿,予以托拉塞米利尿效果不佳,24 小时尿量不足 100ml,血压波动于 150/100mmHg。遂请我科会诊。实验室检查结果:入院查生化示尿素 6.3mmol/L,肌酐 79μmol/L;无尿后复查生化示尿素 11.2mmol/L,肌酐 187.6μmol/L,钠 130mmol/L,氯 90.2mmol/L,渗透压正常范围是 284mOsm/L;查血气:PO_2 110mmHg,pH 7.30,HCO_3^- 16.7mmol/L,BE −6mmol/L。

【临床问题】

1. 患者急性肾损伤原因是什么? 是否有肾前性因素?

2. 患者是否需要立即血液透析治疗? 采用何种透析方式?

3. 患者容量如何管理?

【治疗经过】

患者明确诊断为主动脉夹层 Debakey Ⅰ 型,术后出现急性肾损伤,24 小时尿量不足 100ml,同时血肌酐较前明显升高,急性肾损伤诊断明确,考虑与患者心功能较差所致肾脏灌注不足有关。鉴于患者存在无尿,经利尿剂治疗后尿量无明显增加,且患者不能进食,术后需要静脉营养支持,因此,需要行 CRRT 治疗。考虑患者毒素水平不高,依据目前血电解质、渗透压及 HCT 变化,初步判断容量负荷较重,决定行三级容量管理,建立中心静脉压监测,透析前中心静脉压 21cmH$_2$O，支持经验性判断，遂立即对患者进行了床旁连续性静脉 - 静脉血液滤过（CVVH）治疗。治疗处方设定：①治疗目标：净超滤量 2000ml/12h，即 12 小时脱水 2000ml；②采取前稀释法，置换液流量 35ml/（kg·h），即每小时 2800ml；③治疗考虑滤器使用寿命偏短（6~12 小时）及患者的经济因素，每天治疗时间为 10~12 小时，治疗结束后采用 50% 的普通肝素盐水封管；④采用无肝素透析；⑤每小时计算患者液体出入量，保持每小时净超滤 200ml，使中心静脉压缓慢下降。患者经过 5 小时 CRRT 治疗后中心静脉压保持在 12~14cmH$_2$O，生命体征平稳，复查血气代谢性酸中毒纠正。3 天后患者病情逐渐平稳，并尿量逐渐恢复，一周后尿量达 1000ml，可逐渐进食，遂停 CRRT 治疗，2 周后转入普通病房治疗。

【经验总结】

患者为主动脉夹层术后，其发生急性肾损伤概率较其他手术患者明显升高，一般认为与肾动脉供血不足、肾脏缺血有关。患者术后出现少尿，伴有血肌酐升高，故少尿型急性肾损伤诊断明确。有关治疗时机，笔者更倾向于 Bellomo 所建议的指征，即存在以下两项以上：少尿、无尿、严重的代谢性酸中毒、氮质血症、高钾血症、存在与尿毒症相关的疾病、严重的钠离子紊乱或肺水肿。患者 24 小时尿量不足 100ml，无尿，且血肌酐较前升高大于基础值一倍以上，具有 CRRT 指征。在容量判断上，结合患者存在低钠、低氯及渗透压降低，考虑患者存在容量超负荷，中心静脉压进一步证实上述判断，故在容量管理目标上设置净脱水量 2000ml/24h。鉴于患者毒素水平不高，容量负荷较重，以少尿为突出临床表现，且术后需要静脉营养支持，因此，采用 CVVH 模式治疗。考虑患者经济水平及透析器使用寿命，初步设定每次治疗 12 小时，即每小时净超滤 200ml，并监测患者出入量，及时调整超滤量。患者毒素水平不甚高，SIRS 证据不足，治疗目标以减轻容量负荷、维持水电解质平衡及维持血流动力学稳定为主要治疗目标，故采取前稀释法、中等剂量置换液，即 35ml/（kg·h）。因其为术后患者，且原发病为主动脉夹层，若治疗中使用肝素，不利于主动脉撕裂的内膜愈合及附壁血栓形成，故采用无肝素透析。

小结

2012 年 KDOQI 指南不推荐将利尿剂使用作为以尿量减少为主要临床表现的急性肾损伤预防或治疗，故对于少尿型肾损伤利尿剂应慎用，防止加重肾损害，应及早进行 CRRT 治疗，并应正确设定治疗处方，实时进行监测并准确计算，及时依据治疗目标进行超滤调整。

病案 2

【病案介绍】

患者男，64 岁，55kg，糖尿病史 20 余年，血糖控制欠佳，平时未规律监测血糖、肾功能及尿常规。3 年前因间断双下肢水肿伴视物模糊来医院就诊，发现血肌酐 170μmol/L，尿常规蛋白质（+++），行相关检查后诊断为"糖尿病肾病　慢性肾衰竭"，予以口服肠道透析剂治疗，监测肾功能血肌酐波动在 220mmol/L 左右。本次患者 1 周前突然出现右上腹疼痛，呈持续性胀痛，伴有发热、寒战，体温最高 40℃。入院查血压 120/70mmHg，全腹压痛、反跳痛阳性；腹部彩超提示胆结石、胆囊炎，胆囊周围可见液性暗区；生化示尿素 28.4mmol/L，肌酐 346.3μmol/L，丙氨酸氨基转移酶 196.4U/L，天冬氨酸氨基转移酶 120.7U/L，总胆红素 46.3μmol/L（30mg/dl），结合胆红素 32.0μmol/L；血常规白细胞 21.2×10⁹/L，中性粒细胞比值 92%。患者"胆结石、急性胆囊炎"诊断明确，应行手术治疗，但家属考虑肾衰竭，风险较大，要求保守治疗。次日患者出现血压下降，出现感染性休克表现，液体复苏后行"胆囊切除＋胆总管探查并 T 管引流术"治疗。术后仍持续高热，血压在多巴胺泵入下波动于 110/700mmHg，心率 110 次/分左右；查血气：PO_2 110mmHg，pH 7.39，HCO_3^- 19.2mmol/L，BE −7mmol/L。多次复查肌酐呈进行性升高，术后第二日肌酐 646.3μmol/L。24 小时尿量 800ml。

【临床问题】

1. 患者需要急诊血液透析吗？

2. 患者采用何种透析方式？IHD、CVVHD 或是 CVVHDF？

3. 患者容量如何管理？

【治疗经过】

患者为慢性肾衰竭急性加重，尿量尚可，存在主要问题是感染较重，有 SIRS 表现，血流动力学不稳定，血肌酐较基础值明显升高，因此，降低毒素水平，减少炎症介质，以降低其对机体的损伤是 CRRT 治疗的首要目标。综合以上，行 CVVHDF，二级容量管理。治疗处方设定：①治疗目标：净超滤量 0ml，即不脱水；②采取前稀释法，置换液流量 45ml/（kg·h），即每小时 2500ml；③目前研究显示，每天 12 小时高容量透析可有效清除炎症介质，故治疗时间初步设定 12 小时，治疗结束后采用 50% 的普通肝素盐水封管；④低分子肝素钙抗凝；⑤监测患者血压、心率及尿量变化，依据监测结果每小时进行微调。一周后患者病情逐渐平稳，发热得到有效控制，遂停 CRRT 治疗，2 周后转入普通病房治疗。

【经验总结】

这位患者属于重症感染患者，目前推荐对于这类患者，及早进行血液净化治疗，有助于及时清除炎性介质，维持机体内环境及血流动力学稳定。治疗方式应选择 CVVHDF 或 HVHF，对于存在急性肾衰竭的患者首选 CVVHDF，但透析剂量需加大，一般选择 45ml/（kg·h），小剂量［25ml/（kg·h）］CVVH 治疗组病情反而恶化（Ⅱ级证据）。这位患者感染较重，持续存在感染性休克表现，在常规治疗中，积极抗感染治疗加上液体复苏仍是首选策略，故对于容量管理，可以适当降级，以生命体征为主要监测对象，以维持有效血液循环、保证肾脏等重要器官有效灌注为主要治疗目标，以等容 CRRT 为主要治疗手段。

小结

目前对于重症感染的 CRRT 治疗剂量及容量管理仍存在争议，但有证据表明，适当液体正平衡、高治疗剂量对全身感染、感染性休克有一定的疗效，但还需要更强的循证医学依据。毋庸置疑的是维持血流动力学稳定、保证有效循环血量及重要脏器的有效灌注是减少重要脏器不可逆损害的有效手段。

第九节　总　　结

容量控制是 CRRT 成功治疗的关键所在，对接受 CRRT 治疗的危重症患者进行有效的容量管理具有挑战性。需要进行 CRRT 治疗的患者一般为危重患者,其整体的体液平衡复杂,不仅包括 CRRT 治疗机的液体平衡,而且包括和患者及治疗相关的因素,如尿量、静脉输液量、不显性失水量等,这些都为 CRRT 容量管理带来挑战。因此,仔细的临床观察、准确的监测和在对体液失衡的原因进行全面的分析基础上的精确调整是液体管理的基础,三级管理水平的准确应用和优化,建立科学、系统的体液平衡管理评价体系是保证 CRRT 治疗有效性的根本保证。

(叶建华　陈孟华)

参 考 文 献

1. Ronco C,Bellomo R. Continuous renal replacement therapies:the need for a standard nomenclature. Contrib Nephrol,1995,116:28-33

2. Tan HK,Bellomo R,M'Pis DA,et al. Phosphatemic control during acute renal failure:intermittent hemodialysis versus continuous hemodiafiltration. Int J Artif Organs,2001,24(4):186-191

3. 刘志红. 迈进 21 世纪的中国肾脏病临床. 肾脏病与透析肾移植杂志,2001,(01):1-2

4. Mirhosseini SM,Fakhri M,Asadollahi S,et al. Continuous renal replacement therapy versus furosemide for management of kidney impairment in heart transplant recipients with volume overload. Interact Cardiovasc Thorac Surg,2013,16(3):314-320

5. Mailloux PT,Friderici J,Freda B,et al. Establishing goals of volume management in critically ill patients with renal failure. J Nephrol,2012,25(6):962-968

6. Murakami R,Kumita S,Hayashi H,et al. Anemia and the risk of contrast-induced nephropathy in patients with renal insufficiency undergoing contrast-enhanced MDCT. Eur J Radiol,2013,82(10):e521-e524

7. Sutton TA,Fisher CJ,Molitoris BA. Microvascular endothelial injury and dysfunction during ischemic acute renal failure. Kidney Int,2002,62(5):1539-1549

8. Foland JA,Fortenberry JD,Warshaw BL,et al. Fluid overload before continuous hemofiltration and survival in critically ill children:a retrospective analysis. Crit Care Med,2004,32(8):1771-1776

9. Macedo E,Bouchard J,Soroko SH,et al. Fluid accumulation,recognition and staging of acute kidney injury in critically-ill patients. Crit Care,2010,14(3):R82

10. Vincent JL,Sakr Y,Sprung CL,et al. Sepsis in European intensive care units:results of the SOAP study. Crit Care Med,2006,34(2):344-353

11. Sakr Y,Vincent JL,Reinhart K,et al. High tidal volume and positive fluid balance are associated with worse outcome in acute lung injury. Chest,2005,128(5):3098-3108

12. 杨莹莹,张凌,付平. 容量负荷与急性肾损伤. 中华肾脏病杂志,2011,27(1):63-66

13. Mehta RL,Pascual MT,Soroko S,et al. Diuretics,mortality,and nonrecovery of renal function in acute renal failure. JAMA,2002,288(20):2547-2553

14. Bagshaw SM,Delaney A,Jones D,et al. Diuretics in the management of acute kidney injury:a multinational survey. Contrib Nephrol,2007,156:236-249

15. Bell M,Granath F,Schon S,et al. Continuous renal replacement therapy is associated with less chronic renal failure than intermittent haemodialysis after acute renal failure. Intensive Care Med,2007,33(5):773-780

16. Martin A, Acierno MJ. Continuous renal replacement therapy in the treatment of acute kidney injury and electrolyte disturbances associated with acute tumor lysis syndrome. J Vet Intern Med, 2010, 24 (4): 986-989

17. Bouchard J, Soroko SB, Chertow GM, et al. Fluid accumulation, survival and recovery of kidney function in critically ill patients with acute kidney injury. Kidney Int, 2009, 76 (4): 422-427

18. Ranieri VM, Moreno RP, Rhodes A. The European Society of Intensive Care Medicine (ESICM) and the Surviving Sepsis Campaign (SSC). Intensive Care Med, 2007, 33 (3): 423-425

19. Nadeau-Fredette AC, Bouchard J. Fluid management and use of diuretics in acute kidney injury. Adv Chronic Kidney Dis, 2013, 20 (1): 45-55

20. Rabindranath K, Adams J, Macleod AM, et al. Intermittent versus continuous renal replacement therapy for acute renal failure in adults. Cochrane Database Syst Rev, 2007, (3): CD003773

21. Zamboli P, De Nicola L, Scigliano R, et al. [Clinical management of the patient affected with acute renal failure (ARF) secondary to volume depletion]. G Ital Nefrol, 2003, 20 (4): 368-375

22. Uchino S, Bellomo R, Morimatsu H, et al. Continuous renal replacement therapy: a worldwide practice survey. The beginning and ending supportive therapy for the kidney (B. E. S. T. kidney) investigators. Intensive Care Med, 2007, 33 (9): 1563-1570

23. Heise D, Faulstich M, Morer O, et al. Influence of continuous renal replacement therapy on cardiac output measurement using thermodilution techniques. Minerva Anestesiol, 2012, 78 (3): 315-321

24. 傅丽琴, 韩芳, 姚惠萍. PICCO 监测在重症感染患者 CRRT 容量管理中的应用与护理措施. 中华医院感染学杂志, 2012, 22 (12): 2528-2530

25. Bouchard J, Mehta RL. Volume management in continuous renal replacement therapy. Semin Dial, 2009, 22 (2): 146-150

26. Lai YC, Huang HP, Tsai IJ, et al. High-volume continuous venovenous hemofiltration as an effective therapy for acute management of inborn errors of metabolism in young children. Blood Purif, 2007, 25 (4): 303-308

27. Mirhosseini SM, Fakhri M, Asadollahi S, et al. Continuous renal replacement therapy versus furosemide for management of kidney impairment in heart transplant recipients with volume overload. Interact Cardiovasc Thorac Surg, 2013, 16 (3): 314-320

28. Mailloux PT, Friderici J, Freda B, et al. Establishing goals of volume management in critically ill patients with renal failure. J Nephrol, 2012, 25 (6): 962-968

29. Michard F, Alaya S, Zarka V, et al. Global end-diastolic volume as an indicator of cardiac preload in patients with septic shock. Chest, 2003, 124 (5): 1900-1908

30. Roberts M, Winney RJ. Errors in fluid balance with pump control of continuous hemodialysis. Int J Artif Organs, 1992, 15 (2): 99-102

31. Schetz M, Leblanc M, Murray PT. The Acute Dialysis Quality Initiative—part Ⅶ: fluid composition and management in CRRT. Adv Ren Replace Ther, 2002, 9 (4): 282-289

32. Ronco C, Ricci Z, Bellomo R, et al. Management of fluid balance in CRRT: a technical approach. Int J Artif Organs, 2005, 28 (8): 765-776

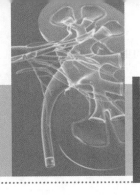

第十章

CRRT 治疗指征和时机

第一节 概 述

近年来 CRRT（肾）、ECMO（肺）、MARS（肝）等人工替代治疗技术在临床危重症患者的急救中获得了广泛应用，有效地提高了危重症治疗的成功率，其中 CRRT 技术较 ECMO 和 MARS 技术更为广泛的在临床一线获得应用。随着 CRRT 技术的发展其临床应用的适应证不断得到拓展，特别是其在临床应用过程中所展现的稳定的血流动力学、高效的溶质清除率、易于调控的水电平衡、保障充分的营养支持、清除体内的炎性介质等特点，受到临床医师更多的青睐。在 CRRT 临床应用的过程中，受临床循证的限制，其最佳的治疗指征和治疗的时机一直存在不同的观点。本章根据相关指南和文献资料，结合临床常见的问题，概括介绍 CRRT 临床应用的基本指征和时机。

第二节 指 征

CRRT 包含有多种治疗的模式，目前临床应用最广的模式为 CVVH、CVVHD、CVVHDF、HVHF、SCUF，这些模式的共同特点都是通过对流或弥散或两者结合的方式持续性对血液进行溶质和液体的交换，其临床治疗指征均比较明确。以物理吸附或以免疫吸附的方式对血浆进行各种致病物质清除的 CRRT 的治疗模式，其临床治疗指征尚不明确，不在本节阐述的范围内。

CRRT 临床应用指征主要为两个方面：一是肾脏暂时丧失排泄功能（AKI），引起体内代谢产物的蓄积和失去对内环境（水、电解质、酸碱）的调控功能，此时需要用 CRRT 替代肾脏功能；二是器官的支持功能，主要是在心、肺、肝、脑等重要器官功能发生障碍时或感染等因素导致全身处于炎性状态时，应用 CRRT 确保机体和器官内环境的平衡、血流动力学的改善、体外营养的支持、炎性介质和内毒素物质的清除。在治疗指征上 CRRT 和 IRRT 相互间有重叠，临床上采用哪种治疗方式，不仅要考虑患者的临床病情，也要考虑医护人员的经验和所具备的医疗条件。

一、肾脏替代治疗指征

1. AKI 诊断标准和分期 依据 KDIGO（2012）AKI 的定义，并非所有 AKI 患者都需肾脏病替代（RRT）治疗。在危重患者中 AKI 发生率在 30%~60%，接受肾脏替代治疗的 AKI

仅为 6%。对 AKI 患者应依据血肌酐（μmol/L）上升的速度和尿量［ml/（kg·h）］按 RIFLE 或 AKIN 标准对 AKI 进行分期，按 APACHE Ⅱ 和 SOFA 对全身综合情况给予评分，在此基础上结合临床可较好地判定患者是否应该接受 CRRT。

2. CRRT 治疗 AKI 的指征　CRRT 治疗 AKI 的指征包括：① AKI 患者伴有血流动力学不稳定（2B，KDIGO AKI 2012）；② AKI 患者伴有颅内压增高或脑水肿（2B，KDIGO AKI 2012）；③ AKI 患者伴有心功能不全；④ AKI 患者伴有高分解代谢；⑤ AKI 患者伴有严重水、电解质和酸碱紊乱；⑥ AKI 伴有肺水肿；⑦ AKI 伴有心力衰竭；⑧老年人的 AKI；⑨复杂性 AKI。

二、CRRT 对器官支持的指征

CRRT 对器官支持的指征包括：①严重的酸碱和电解质紊乱（代谢性酸中毒、代谢性碱中毒、低钠血症、高钠血症、高钾血症、低钾血症）；②全身性炎症反应综合征（SIRS）；③脓毒血症；④重症急性坏死性胰腺炎；⑤多器官功能障碍；⑥急性呼吸窘迫综合征；⑦挤压综合征；⑧严重烧伤；⑨乳酸酸中毒；⑩慢性心衰；⑪药物或毒物中毒；⑫肿瘤溶解综合征；⑬热射病。

第三节　治　疗　时　机

治疗时机是影响预后的重要因素，也是临床医师优先考虑的问题。但对于 CRRT 而言，最佳治疗的时机因缺乏循证，尚无定论。目前倾向依据患者的临床病情，体内容量超负荷，器官受损的程度，特别是各类重症监护室的 AKI 或需器官支持的治疗的患者，应早期开展 CRRT 治疗。

理论上早期开展 CRRT 治疗有助于调节内环境稳定和体温，改善容量平衡，清除毒素改善尿毒症症状；同时 CRRT 可导致出血、血栓、管路感染等相关并发症均可加重患者病情或死亡，两者间的效益/风险比临床上并没有循证的依据，过早进行 CRRT 可能会在没有给患者带来益处的同时增加额外的风险和造成医疗资源的浪费。目前有关 CRRT 早期的治疗时机回顾性研究、前瞻随机研究和荟萃分析以及临床经验均表明，因缺乏行之有效的界定"早期治疗时机"的指标，加上 AKI 的病因和临床病情的差异，不同研究间会对 CRRT 治疗时机产生各自不同的结论，相关指南对 CRRT 治疗时机也没给出具体的建议。因此本节所提出的治疗时机仅供临床参考。

一、AKI 开始治疗的时机

1. 指南指标　KDIGO（2012）指出 AKI 伴有威胁生命的体液、电解质和酸碱紊乱时即可行肾脏替代治疗。欧洲和中国 ICU 均采用意大利肾脏病学者 Ronco 所建议指标：非梗阻性少尿（UO<200ml/12h）、无尿（UO<50ml/12h），重度酸中毒（pH<7.1），高钾血症（K^+>6.5mmol/L），氮质血症（BUN>30mmol/L），药物应用过量且可被透析清除，严重的钠离子紊乱（血 Na^+>160mmol/L 或血 Na^+<115mmol/L），临床上对利尿剂无反应的水肿（尤其是肺水肿），无法控制高热（直肠温 >39.5℃），怀疑与尿毒症有关的心内膜炎、脑病、神经系统病变或肌病，病理性凝血障碍需要大量血制品。符合上述 1 项即可开始 CRRT 治疗，符合 2 项必须开始 CRRT 治疗。英国肾脏病协会 AKI 指南对开始肾脏病替代治疗（RRT）的推荐指征为：① AKI 患者开始 RRT 的时机是基于每个患者的水、电解质和代谢紊乱的状况作出的临床选择（1C）；②一旦确立 AKI，应在那些不可避免的并发症发展演变成临床并发症之前开始 RRT

治疗（1B）；③多器官功能衰竭出现 AKI 时应放宽 RRT 进入时机（1C）；④如原发疾病临床状况改善和肾脏功能有早期恢复的指征，可延缓 RTT 治疗。

2. AKIN 推荐开始治疗指标　急性肾损伤网络专家组（acute kidney injury network，AKIN）推荐开始治疗指标见表 10-1。

表 10-1　AKIN 推荐开始治疗指标

指征	具体指标	替代治疗
代谢异常	BUN>27mmol/L（76mg/L）	相对指征
	BUN>35.7mmol/L（100mg/L）	绝对指征
	血钾 >6mmol/L	相对指征
	血钾 >6mmol/L 伴心电图异常	绝对指征
	钠代谢异常	相对指征
	高镁血症 >4mmol/L	相对指征
	高镁血症 >4mmol/L 伴无尿和腱反射消失	绝对指征
酸中毒	pH>7.15	相对指征
	pH<7.15	绝对指征
无尿 / 少尿	RIFLE class R	相对指征
	RIFLE class I	相对指征
	RIFLE class F	相对指征
容量超负荷	利尿剂敏感	相对指征
	利尿剂抵抗	绝对指征

3. AKI 伴有高分解状态（经典指标）　①每日 BUN 升高 >10.1mmol/L；②每日肌酐升高 >176.8mmol/L；③每日血钾升高 >1.0mmol/L（按 RIFLE 或 AKIN 标准对 AKI 进行分期）；④每日 HCO_3^- 下降 >2.0mmol/L（按 APACHE Ⅱ 和 SOFA）。

4. 大样本临床研究开始 CRRT 治疗的指标

（1）Renal 研究开始 CRRT 的治疗指标：①液体复苏后仍少尿（UO<100ml/6h）；②血钾 >6.5mmol/L；③严重酸中毒（pH<7.2）；④ BUN>25mmol/L；⑤血肌酐 >300μmol/L；⑥临床有明显器官水肿（肺水肿）。

（2）ATN 研究开始 CRRT 治疗指标：①血流动力学不稳定（SOFA 评分 3~4）；②少尿（UO<20ml/h，持续 6 小时）。

（3）Kidney（BEST Kidney）Investigators 开始 CRRT 治疗的指标：以转入 ICU 时间做治疗分期的指标：①早期治疗：转入 ICU 到开始 CRRT 时间 <2 天；②延迟治疗：转入 ICU 到开始 CRRT 时间 2~5 天；③晚期治疗：转入 ICU 到开始 CRRT 时间 >5 天。

以生化指标做治疗分期的指标：①早期：SCr<309μmol/L；尿素（urea）≤24.2mmol/L；②晚期：SCr≥309μmol/L；尿素（urea）>24.2mmol/L。

（4）PICARD 研究开始 CRRT 的治疗指标：①低 BUN 组：BUN≤76mg/dl（BUN≤27mmol/L）；

②高 BUN 组：BUN>76mg/dl（BUN>7mmol/L）。

（5）中国香港（HP Shun）和中国台湾（Shi Chi Wu）界定 CRRT 治疗时机指标：①早期：RIFLE class R；②晚期：RIFLE class I 或 F。

（6）其他 CRRT 开始治疗的指标：①尿量（UO）<100ml/h，持续 8 小时，对利尿剂抵抗；②诊断脓毒血症休克 12~48 小时内开始 CRRT 治疗；③ SCr<513mol/L。

上述指标可分为两类：一类是以临床生化指标或评分系统做分期的标准，另一类是以进入 ICU 开始 CRRT 的天数做分类的标准。在大样本多中心回顾性调查中（美国、英国、欧洲），以天数作为开始早期治疗的指标，均表明在进入 ICU 的 AKI 患者在 2~3 天内开始 CRRT 治疗的存活率优于晚期开始（3~5 天）CRRT 治疗的患者，晚期开始 CRRT 治疗的死亡风险是早期的 2 倍。以 RIFLE 标准作为 AKI 早期和晚期开始 CRRT 治疗的研究（中国台湾、巴西、中国大陆）表明，在 RIFLE class R 期开始 CRRT 治疗其存活率优于晚期（晚期：RIFLE class I 或 F），但中国香港研究则提出 RIFLE class R 期开始 CRRT 治疗其存活率与晚期（晚期：RIFLE class I 或 F）相同。比较中国台湾和中国香港研究可发现，中国台湾研究的对象是胃肠外科疾病导致的 AKI，其早期和晚期 SOFA 评分为 9.5 和 10；中国香港研究的对象是脓毒血症休克所致 AKI，其早期和晚期 SOFA 评分为 12 和 13，两个研究的入组患者病情有差异，导致其对 CRRT 早期疗效的差异。从这两个研究也提示临床，尽管 AKI 处于同一分期，但患者其他脏器的功能会有较大差异，单以肾脏损害程度（RIFLE 或 AKIN 标准）作为 CRRT 治疗时机的指标，会导致疗效判定的差异。同时引发 AKI 原发疾病不同也会导致 CRRT 疗效的差异，特别是以存活率作为硬指标时对于扩展型心肌病，大面积心肌坏死导致泵功能衰竭等脏器功能难以逆转的疾病，会误导对 CRRT 疗效的判定。Bellomo 提出 CRRT 优势体现在 2~4 个脏器衰竭或 APACH II 评分在 24~29 之间的患者中，而对于极危重或轻症患者，CRRT 不能体现其治疗优势。相对于 RIFLE 或 AKIN 标准，单一的 SCr、BUN、尿素、尿量来作为 CRRT 治疗时机分期的指标，其受影响因素多，KDIGO 指南（2012 AKI）不建议采用单一生化指标作为开始肾脏替代治疗的指征。综合上述研究和文献的荟萃分析，对于危重症患者伴有的 AKI 应早期开始 CRRT 治疗，死亡的风险可下降 25%。如何界定"早期治疗的时机"，目前尚无一致性指标。建议临床医师可将危重患者入院或入住 ICU 的天数、AKI 的标准（RIFLE 或 AKIN 标准）和器官（MODS、SOFA）及全身病情（APACE II 和 APACE III、SAPS II）评判的标准结合，根据所拥有的医疗资源和医护人员的经验，制订早期开始 CRRT 治疗的指标。对于非 AKI 患者所需器官支持治疗在有治疗指征的前提下，尽早开始 CRRT 治疗，如心力衰竭伴血流动力学不稳定、脓毒血症、重症胰腺炎、ARDS、老年患者、MODS 等疾病。危重患者应当把体液的负荷作为开始 CRRT 治疗的一个重要指标，研究表明体液过负荷可导致 AKI 死亡率增加，是 AKI 不良预后的指标。体液负荷计算 $=\sum$ ［每日入夜总量（L）－每日出量（L）］/ 入院时重（kg）× 100，当累积的体液超过体重 10% 时定义为体液负荷过重。

二、中止治疗的时机

何时终止 CRRT 治疗的指征目前无一致性标准，临床多以肾功能指标恢复正常（BUN，SCr）或尿量恢复正常，在不用升压药条件下血流动力学稳定，或 CRRT 治疗中持续病情恶化或死亡。英国肾脏病协会在 AKI 指南中建议推荐患者临床病情好转和肾功能恢复（尿量增加）可暂停肾脏替代治疗（D 级）。

第四节　病案分享

病案 1

【病案介绍】

患者男,56岁。以"上腹部疼痛,腹胀伴呕吐,皮肤黏膜黄染5天"为主诉入院。患者自诉5天前无明显诱因出现上腹部疼痛,为持续性刀割样疼痛,疼痛剧烈,腹部明显饱胀感,伴恶心、呕吐,呕吐物为内容物,伴发热,体温38℃,同时家人发现其皮肤黏膜、巩膜黄染。急诊就诊于当地医院,查血常规示:WBC 15.99×10^9/L,N 0.3%,血清淀粉酶1300U/L,腹部超声示:脂肪肝,胆囊炎并胆囊多发结石,胰腺增大,左肾结晶,腹腔积液。上腹CT平扫示:胰腺肿大并周围渗出。左肾多发低密度,双侧肾周筋膜增厚,少量腹水,双侧胸膜增厚。给予胃肠减压及输液治疗3天(具体不详),无明显好转。2013年6月22日急诊就诊于我院。查体:腹部膨隆,中上腹部压痛,腹肌紧张,无反跳痛。于我院行血常规示:WBC: 10.60×10^9/L,N 92.00%,尿淀粉酶测定454.00U/L;生化示:K^+ 6.6mmol/L,Na^+ 147.2mmol/L,甘油三酯4.56mmol/L,总胆红素221.14μmol/L,结合胆红素154.65μmol/L,白蛋白21.36g/L,丙氨酸氨基转移酶50.96U/L。初步诊断为"急性胰腺炎,慢性胆囊炎并胆囊结石"急诊收入胰腺外科。

【临床问题】

1. 行床旁连续性血液净化(CRRT)的意义是什么?

2. CRRT治疗时机?

3. 抗凝剂的选择?

【治疗经过】

患者急诊收住胰腺外科,CT检查显示胰腺肿大并周围渗出和积液,部分胰腺坏死(CT评分D),RANSON评分4,APACHE Ⅱ评分12。尿量780ml/24h,SCr 279μmol/L;血糖22mmol/L,尿酮体(+++);诊断为"急性重症胰腺炎,AKI,糖尿病酮症酸中毒,电解质紊乱,胆囊结石并慢性胆囊炎,梗阻性黄疸"。报病危,给予心电监测、指脉氧监测、面罩吸氧。给予胃肠减压,抗炎、降糖、抑酸、抑酶、补液、支持、营养,对症治疗。请肾病科大夫会诊后决定行急诊床旁连续性血液净化治疗。治疗模式采用CVVH,抗凝剂选用低分子肝素钠针。于2013年6月22日、23日、25日、26日行CVVH治疗,治疗时间均为20小时/日。表10-2为CVVH治疗前后各项实验室指标对比。后改为间断性HDF治疗一周,患者尿量恢复正常,电解质保持正常范围,血气分析正常,空腹血糖控制在7mmol/L,尿酮体(-)。于8月6日行"腹腔脓肿引流术",9月11日行"胰腺周围脓肿引流术+肾周粘连松解术+开腹腹腔脓肿外引流术",术后给予抗炎、补液、抑酸、纠正电解质紊乱及对症支持治疗。患者肠内营养已建立,血糖控制可,于9月13日出院。患者后就诊于我院内分泌科调整血糖,胰腺功能基本恢复。

【经验总结】

该患者明确诊断为急性重症胰腺炎,急性重症胰腺炎是外科常见急腹症,病情凶险,多伴有明显腹膜炎、腹胀等体征和器官功能衰竭,胰腺及胰周多有坏死,死亡率高达22.4%～53.3%。对于该患者行CRRT治疗,从以下几个方面改善患者全身状况:①重建机体内稳态;②调控炎症介质;③改善内皮细胞功能;④维持内环境稳定;⑤减轻全身症状;⑥缓解并发症。该患者及时进行CRRT治疗通过有效清除组织水肿,特别是肺间质和肺泡等组织的水肿改善气体交换和微循环,有助于组织氧供和有氧代谢。由于SAP患者常合并腹腔内出血及应激性溃疡,因此抗凝剂宜选用枸橼酸抗凝和低分子肝素抗凝,必要时不用抗凝剂。选择低分子肝素作为近年来连续性血液净化技术因其血流动力学稳定,可有效纠正酸碱、电解质紊乱,营养支持,清除炎性介质及重建机体免疫内稳状态的作用而越来越多的应用于各种危重症患者的抢救治疗中。

表10-2　CVVH治疗前后各项实验室指标对比

时间点	WBC ($\times 10^9$/L)	CO_2CP (mmol/L)	K^+ (mmol/L)	Na^+ (mmol/L)	Ca^{2+} (mmol/L)	丙氨酸氨基转移酶 (U/L)
22/6 治疗前	10.60	19.24	6.61	147.22	1.72	50.28
22/6 治疗后	8.57	29.83	4.07	153.54	1.96	
23/6 治疗后	6.24	24.99	3.36	143.66	1.88	45.02
25/6 治疗后		28.09	3.71	138.45	1.72	81.18
26/6 治疗后		22.18	3.8	137.94	1.92	51.74
4/9 病情稳定时	5.87	30.82	4.44	144.13	2.39	17.42

小结

　　该患者为急性重症胰腺炎,并发AKI。患者急诊就诊于我院后,及时行CVVH治疗,及时有效的阻断了全身炎症反应,重新建立了机体内稳态。为择期行手术和后续创造良好条件。

病案2

【病案介绍】

　　患者男,27岁。高血压病史2年,血压最高230/110mmHg,口服降压药控制(具体不详)。以"突发意识不清伴右侧肢体无力17天"为主诉入院。患者家属代诉:患者于17天前无明显诱因出现头晕、双下肢无力,坐于地上,无摔倒,伴口角流涎、口角偏左,四肢抽搐,小便失禁,呼之不应。立即前往当地医院,行头颅CT检查示:脑出血。给予对症治疗(具体不详)。患者症状无明显改善,故急诊转我院治疗(2013年6月15日)。查体:体温36.5℃,脉搏133次/分,呼吸31次/分,血压102/76mmHg。神志昏迷,查体不合作。行头颅CT示:左侧基底节脑出血。腹部超声提示:双肾肿大,弥漫性病变。血常规示:白细胞20×10^9/L,血红蛋白106g/L。血生化示:Na^+ 168mmol/L,$CPCO_2$ 21mmol/L,BUN 26.13mmol/L,SCr 320μmol/L,UA(尿酸)1069μmol/L。血栓及纤溶检测+术前凝血功能监测示:纤维蛋白原4.39g/L,D-2聚体1112.0ng/ml。经神经内科、神经外科、肾病科会诊后,因患者病情危重,转往EICU治疗。

【临床问题】

1. 患者颅内出血的原因考虑哪些因素?
2. 患者需要血液净化治疗的时机?采用何种透析方式?
3. 患者采用何种抗凝方式?

【治疗经过】

　　患者为脑出血亚急性期患者,合并肾功能不全、电解质紊乱、高钠血症、高血压3级,很高危。血常规提示有感染征象,入 EICU 后给予降低渗透压,脱水降颅压,营养脑细胞、抗炎、持续床旁血液透析滤过(CVVH)调节电解质治疗。患者于 2013 年 6 月 16 日、6 月 17日两次行 CRRT 治疗,共 48 小时。考虑到患者为脑出血亚急性状态,刚开始透析时采用无肝素,治疗进行至 3 小时发现滤器凝血现象,故将抗凝方式改为体外肝素化。6 月 17 日复查血生化示:Na^+ 154.19mmol/L,Cl^- 113.9mmol/L,$CPCO_2$ 23.14mmol/L,BUN 26.27mmol/L,SCr 431μmol/L。6 月 18 日复查生化示:Na^+ 151.78mmol/L,Cl^- 117.4mmol/L,$CPCO_2$ 18.39mmol/L,BUN 38.37mmol/L,SCr 377.22μmol/L。经治疗后患者意识状态明显好转,由昏迷状态(2013年 6 月 15 日)转变为嗜睡,呼之可应。尿量增至 1300ml/L。后因经济原因患者家属放弃治疗带患者出院。两周后随访,患者电解质正常,尿量 1500~2000ml/d。

【经验总结】

患者明确诊断为脑出血亚急性期,肾功能不全,电解质紊乱,高钠血症,高血压 3 级很高危,且血常规提示肺部感染。对该患者治疗中除给予常规降低渗透压,营养脑细胞,抗炎等对症支持治疗,及时转入重症监护室监测密切观察病情变化外,在入院第 2 天及时给予 CVVHT 治疗,有效调节电解质紊乱,纠正高钠血症,重建机体内环境稳态。该患者血液净化治疗首选无肝素抗凝,但及时观察到滤器凝血现象,及时更改抗凝方式为体外肝素化。透析效果良好。同时,患者高钠血症,考虑与当地医院在脑出血后用高渗糖溶液、甘露醇等脱水疗法导致溶质性利尿有关,从而导致患者脑细胞失水而昏迷。入院后给予及时有效地 CVVH 治疗 48 小时后患者意识障碍、电解质紊乱、酸碱失衡等很快得到缓解。由此可见,连续性床旁 CRRT 在超滤脱水同时,在控制水电解质平衡,维持内环境稳态方面的优势。

小结

对于脑出血合并严重电解质紊乱的患者可及时行 CRRT 治疗快速改善意识,调节酸碱平衡、电解质紊乱、纠正机体内环境,对颅内出血患者早期恢复有重要意义。血液净化治疗的抗凝方案可选择无肝素透析或者体外肝素化治疗获得比较充足的血流量,在保证血液净化治疗效果同时,降低抗凝剂可能引发的出血风险。

第五节　总　　结

CRRT 是临床上危重患者救治中最常用的一项技术,也是一项在不断发展和完善中的技术。其治疗的指征和时机取决于患者的病情、救治医院的条件、医护人员的专业水平,是否实施还要征得患者及家人的同意。因此本章节所述的治疗时机和指征是临床医师的参考建议,特别是在有争议的情况下,这些建议可帮助临床医师决定是否开始 CRRT 的治疗。目前,在临床上对 CRRT 治疗时机存在不同意见,但这并不妨碍其在危重症患者中的应用。在具体的临床实践中最佳时机和指征是相对的,关键是患者病情的需要。我国每年有众多的患者接受 CRRT 治疗,随着多中心 CRRT 临床研究开展,将会对目前 CRRT 治疗时机存在的诸多疑问给出循证的解答。

（刘　健　李　静）

附表:

AKIN

分期	肌酐标准	尿量标准
1 期	血肌酐增长 ×1.5 或血肌酐增长 ≥0.3mg/dl（26.5μmol/L）	尿量 <0.5ml/（kg·h） 时间 >6 小时
2 期	血肌酐增长 ×2	尿量 <0.5ml/（kg·h） 时间 >12 小时
3 期	血肌酐增长 ×3 或血肌酐 ≥4mg/dl 时，血肌酐急性增高 ≥0.5mg/dl	尿量 <0.3ml/（kg·h） 时间 >12 小时 或无尿，时间 >12 小时

注：无论患者处于第 3 期的什么阶段，都要开始接受肾脏替代治疗

RIFLE 诊断标准

分期	肌酐 /GFR 标准	尿量标准
肾功能障碍风险期	血肌酐增长 ×1.5 或 GFR 下降 >25%	尿量 <0.5ml/（kg·h） 时间 >6 小时
肾功能损伤期	血肌酐增长 ×2 或 GFR 下降 >50%	尿量 <0.5ml/（kg·h） 时间 >12 小时
肾衰竭期	血肌酐增长 ×3 或 GFR 下降 >75% 或血肌酐 ≥4mg/dl 时，血肌酐急性增高 ≥0.5mg/dl	尿量 <0.5ml/（kg·h） 时间 >12 小时
肾功能丧失期	持续的急性肾衰竭 = 肾功能完全丧失 >4 周	
终末期肾病期	终末期肾病 >3 个月	

Sequential Organ Failure Assesment（SOFA）

系统	检测项目	0	1	2	3	4
呼吸	PaO_2/FiO_2（kPa）	>53.33	40~53.33	26.67~40	13.33~26.67 且	<13.33 且
	呼吸支持（是 / 否）				是	是
凝血	血小板（ ×10⁹/L）	>150	101~150	51~100	21~50	<21
肝	胆红素（μmol/L）	<20	20~32	33~101	102~204	>204
循环	平均动脉压（mmHg）	≥70	<70			
	多巴胺剂量 ［μg/（kg·min）］			≤5 或	>5 或	>15 或
	肾上腺素剂量 ［μg/（kg·min）］				≤0.1 或	>0.1 或
	去甲肾上腺素剂量 ［μg/（kg·min）］				≤0.1 或	>0.1 或
	多巴酚丁胺（是 / 否）			是		

续表

系统	检测项目	0	1	2	3	4
神经	GCS 评分	15	13~14	10~12	6~9	<6
肾脏	肌酐（μmol/L）	<110	110~170	171~299	300~440	>440
	24 小时尿量（ml/24h）				201~500	<200

注：1. 每日评估时应采取每日最差值；2. 分数越高，预后越差

格拉斯哥昏迷评分（GCS）

运动

状态	得分
按吩咐动作	6
对疼痛刺激定位反应	5
对疼痛刺激屈曲反应	4
异常屈曲（去皮层状态）	3
异常伸展（去脑状态）	2
无反应	1

语言

状态	得分
正常交谈	5
言语错乱	4
只能说出（不适当）单词	3
只能发音	2
无发音	1

睁眼

状态	得分
自发睁眼	4
言语吩咐睁眼	3
疼痛刺激睁眼	2
无睁眼	1

注：将三类得分相加，即得到 GCS 评分。选评判时的最好反应计分

APACHE Ⅲ系统包括四部分评分，第一部分 APS 评分，第二部分为年龄和慢性健康状况的评分，第三部分为酸碱紊乱评分，第四部分为神经系统评分。

APACHE Ⅲ系统

APS　急性生理参数评分

项目及单位	得分及项目值								
心率（评分）	8	8	8	0	5	1	7	17	17
次/分	≤39	40~49	50~99	100~109	110~119	120~139	140~154	≥155	
平均动脉压（评分）	23	15	7	6	0	4	7	9	10
mmHg	≤39	40~59	60~69	70~79	80~99	100~119	120~129	130~139	≥140
体温（评分）	20	16	13	8	2	0	4		
℃	≤32.9	33~33.4	33.5~33.9	34~34.9	35~35.9	36~39.9	≥40		
呼吸（评分）	17	8	7	0	6	9	11	18	
次/分	≤5	6~11	12~13	14~24	25~34	35~39	40~49	≥50	
动脉血氧分压（评分）	15	5	2	0					
mmHg	≤49	50~69	70~79	≥80					
动脉血 - 肺泡气氧分压差（评分）	0	7	9	11	14				
mmHg	<100	100~249	250~349	350~499	≥500				
血细胞比容（评分）	3	0	3						
%	≤40.9	41~49	≥50						
白细胞计数（评分）	19	5	1	5					

119

续表

项目及单位	得分及项目值						
（×10⁹/L）	<1.0	1.0~2.9	3~19.9	20~24.9	≥25		
肌酐/急性肾衰竭（评分）μmol/L	≤43（3）	44~132（0）	133~171（4）	≥172（7）			
尿量（评分）ml/L	≤399（15）	400~599（8）	600~899（7）	900~1499（5）	1500~1999（4）	2000~3999（1）	≥4000（0）
尿素氮（评分）mmol/L	≤6.1（0）	6.2~7.1（2）	7.2~14.3（7）	14.4~28.5（11）	≥28.3（12）		
血清钠（评分）mmol/L	≤119（3）	120~134（2）	135~154（0）	≥155（4）			
白蛋白（评分）g/L	≤19（11）	20~24（6）	25~44（0）	≥45（4）			
胆红素（评分）μmol/L	≤34（0）	35~51（5）	52~85（6）	86~135（8）	≥136（16）		
葡萄糖（评分）mmol/L	≤2.1（8）	2.2~3.3（9）	3.4~11.1（0）	11.2~19.3（3）	≥19.4（5）		

年龄评分表

年龄（岁）	得分
<16	不评分
≤44	0
45~59	5
60~64	11
65~69	13
70~74	16
75~84	17
≥85	24

慢性健康状况评分

慢性健康状况	慢性健康分值
艾滋病	23
肝衰竭	16
淋巴瘤	13
免疫抑制状态	10
转移性肿瘤	11
白血病 / 多发性骨髓瘤	10
肝硬化	4

酸碱紊乱评分

pH	PCO_2 <25	PCO_2 25~<30	PCO_2 30~<35	PCO_2 35~<40	PCO_2 40~<45	PCO_2 45~<50	PCO_2 50~<55	PCO_2 55~<60	PCO_2 ≥60
<7.15	12	12	12	12	12	12	4	4	4
7.15~<7.20	12	12	12	12	12	12	4	4	4
7.20~<7.25	9	9	6	6	3	3	2	2	2
7.25~<7.30	9	9	6	6	3	3	2	2	2
7.30~<7.35	9	9	0	0	0	1	1	1	1
7.35~<7.40	5	5	0	0	0	1	1	1	1
7.40~<7.45	5	5	0	0	0	1	1	1	1
7.45~<7.50	5	5	0	2	2	2	12	12	12
7.50~<7.55	3	3	3	3	12	12	12	12	12
7.55~<7.60	3	3	3	3	12	12	12	12	12
7.60~<7.65	0				12	12	12	12	12
≥7.65	0				12	12	12	12	12

神经系统评分
有自主睁眼或痛觉/语言能力

口齿动作	自主交谈	言语混乱	用词不当与言语含糊不清	无反应
依从性好	0	3	10	15
局部 痛觉	3	8	13	15
屈曲/僵直	3	13	24	24
去大脑僵直/无反应	3	13	19	29

无自主睁眼或痛觉/语言能力

口齿动作	自主交谈	言语混乱	用词不当与言语含糊不清	无反应
依从性好				16
局部 痛觉				16
屈曲/僵直			24	33
去大脑僵直/无反应			29	48

参 考 文 献

1. Palevsky PM, Zhang JH, O'Connor TZ, et al. Intensity of renal support in critically ill patients with acute kidney injury. N Engl J Med, 2008, 359 (1): 7-20

2. RENAL Replacement Therapy Study Investigators, Bellomo R, Cass A, et al. Intensity of continuous renal-replacement therapy in critically ill patients. N Engl J Med, 2009, 361 (17): 1627-1638

3. Bagshaw SM, Uchino S, Bellomo R, et al. Timing of renal replacement therapy and clinical outcomes in critically ill patients with severe acute kidney injury. J Crit Care, 2009, 24 (1), 129-140

4. Gibney N, Hoste E, Burdmann EA, et al. Timing of initiation and discontinuation of renal replacement therapy in AKI: unanswered key questions. Clin J Am Soc Nephrol, 2008, 3 (3): 876-880

5. Maccariello E, Soares M, Valente C, et al. RIFLE classification in patients with acute kidney injury in need of renal replacement therapy. Intensive Care Med, 2007, 33 (4): 597-605

6. Bellomo R, Honoré PM, Matson J, et al. Extracorporeal blood treatment (EBT) methods in SIRS/Sepsis. Int J Artif Organs, 2005, 28 (5): 450-458

7. Payen D, de Pont AC, Sakr Y, et al. A positive fluid balance is associated with a worse outcome in patients with acute renal failure. Crit Care, 2008, 12 (3): R74

8. Bouchard J, Soroko SB, Chertow Gm, et al. Fluid accumulation, survival and recovery of kidney function in critically ill patients with acute kidney injury. Kidney Int, 2009, 76 (4): 422-427

9. Wu SC, Fu CY, Lin HH, et al. Late initiation of CVVH therapy is associated with a lower survival rate in surgical critically ill patients with postoperative acute kidney injury. Am Surg, 2012, 78 (2): 235-242

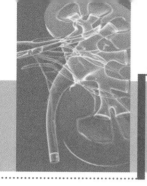

第十一章

CRRT 的治疗剂量

第一节　概　　述

连续性肾脏替代治疗（continuous renal replacement therapy，CRRT）已广泛用于急性肾损伤（acute kidney injury，AKI），特别是危重患者的救治，提高了患者生存率及肾功能恢复率。治疗方式已从最初的连续性动脉 - 静脉血液滤过（continuous arteriovenous hemofiltration，CAVH）衍生出如连续性静脉 - 静脉血液滤过（CVVH）、连续性静脉 - 静脉血液透析（CVVHD）、连续性静脉 - 静脉血液透析滤过（CVVHDF）等模式。

CRRT 剂量是指单位时间内（24 小时）溶质清除的容积量，通常以 ml/（kg·h）× 24h 表示。目前对于 CRRT 剂量的确定仍无统一的方法，因为不同患者需清除的溶质类型是不一样的。CRF 患者行 CRRT 还沿用尿素动力学模型来确定剂量，但 AKI 患者的病理生理、营养及代谢状况完全不同于 CRF 患者，高分解代谢而摄入不足是其主要特征。尿素作为标志性溶质并不能够代表急性肾损伤（AKI）期间累积的所有溶质，因为不同溶质的动力学和容积分布不同，且在治疗的过程中，标志溶质的清除也并不能完全代表其他溶质的清除。故基于标志溶质的方式来确定剂量显得比较有局限性。针对不同的治疗目的，应有不同的剂量要求。内环境紊乱的纠正可能需要治疗剂量小，重症患者以清除炎症介质为主要目的，则需要高容量血液滤过治疗。临床医师应根据每位患者病因和病情进行具体分析及综合考虑，进行个体化治疗，以促进患者肾功能的恢复及改善患者预后。

第二节　CRRT 溶质清除的计算

必须有一项指标来判断 CRRT 对溶质的清除效果。IHD 常用指标为 Kt/V 及尿素下降百分率（URR）。除了动态监测 BUN 水平外，临床也常使用 Kt/V 来判断 CRRT 总清除量。CRRT 的剂量应该涉及多个方面：包括替代治疗的效率、时间、频率等。

K 代表肾脏替代治疗的效率，也就是在特定时间内清除血液中特定溶质的血液量（一般用容积时间比来表示：ml/min、ml/h、L/h、L/24h 等）。在持续低剂量治疗时，尿素 K 值能够作为超滤率 Q_F 和透析液流量 Q_D 的直接体现（简化为 K=Q_F 或 Q_D），通常可以用作比较治疗剂量，但是不能够作为一个完全的剂量指标来比较不同时间及模式的治疗。例如，K 值在间歇性血液透析（IHD）时显著高于连续性肾脏替代治疗（CRRT）和持续低效每日透析（SLEDD），因为 K 值只是代表瞬时效率。

肾脏替代治疗的强度可以用"清除率 × 时间"来描述（Kt:ml/min × 24h,L/h × 4h 等）。Kt 在比较不同肾脏替代治疗时比 K 有用。但是,Kt 没有将需要被清除的溶质池的大小考虑进去。

Kt/V 为溶质的清除容积（Kt）除以该溶质分布容积（V）,反映治疗的剂量（如 35ml/min × 24h/42L=2.1L/h × 24h/42L=50.4L/42L=1.2）。

第三节　AKI 患者尿素动力学的变化

影响 AKI 患者尿素动力学的因素有很多种,主要包括蛋白质分解率,体重及水负荷情况,血管通路状况等。因为 AKI 患者处于急性期,为非稳定状态,很多临床指标如尿素分布容积（V）、蛋白质分解率（PCR）完全不同于正常人及 CRF 患者。

一、尿素产生速率（G）及蛋白质分解率（PCR）

尿素作为尿毒症毒素的一个代表,它的产生速率与 PCR 直接相关,因此它在临床作为蛋白质分解代谢的一个指标。PCR 与患者体重有很大关系,一般要用体重标准化,即 nPCR。如果患者处于代谢稳定状态,PCR 可以认为准确反映了饮食中蛋白质的摄入量,并作为营养状态的指标。CRF 患者 nPCR 一般为 0.8~1.4g/（kg·d）,而 AKI 患者处于高分解代谢状态,PCR 常为 CRF 患者的 2~3 倍,有报道,最高达 4.0g/（kg·d）。nPCR 是决定 CRRT 剂量的主要指标,也是 AKI 患者进行营养支持治疗的一个重要参考指标,同时也是反映疾病严重程度的指标。

二、尿素分布容积（V）

尿素是非带电荷的小分子,可在体内各个分布容室之间自由移动,被认为是均匀分布。如果在每个分布容室内对尿素清除或产生速率无明显差异,各个容室内尿素浓度（C）可被认为相等,此为单室模型。而实际上尿素在各分布容积中分布是不均的,特别在高效透析中,尿素分布不均现象很明显。两种模型可解释这种现象。最经典的为两室模型。细胞膜对尿素从细胞内向细胞外转移有一定阻力,因此透析中存在细胞内外的尿素浓度差。有人在 10 例 CRF 维持性血液透析患者血液透析滤过治疗过程中,动态监测血尿素水平及治疗结束后 30 分钟时尿素水平。结果显示,治疗开始 30 分钟后,细胞内尿素浓度即比细胞外高 12% 左右,直到治疗结束。治疗结束后,细胞内尿素向细胞外转移,出现反跳现象。Schneditz 等提出了第二种模型,即局部血流模型。他认为,皮肤、静止的肌肉这些组织含体内大部分水分,但相对其他组织器官来说,血供很少。这样,在不同的组织器官中,尿素分布容积与血供不成比例,导致透析中尿素被清除的速率不一致,及尿素浓度的差异,在治疗结束后各部分尿素再平衡,从而出现反跳现象。

一般认为尿素分布容积占干体重的 58%~60%,而 AKI 患者通常存在容量负荷过多,V 占体重的比例大为增加,有人报道 11 例接受 IHD 的 AKI 患者尿素分布容积可达体重的 65%。V 越大,患者体内尿素总量越大,需要清除的量也越大。目前还没有准确的计算公式来确定这部分患者的 V,必须根据临床状况初步估计。而患者在进行 CRRT 治疗几天后,过量的水负荷被清除,体重下降,同时 V 占体重的比例也下降。

三、再循环

临床经常会发现,测定的溶质清除率总比滤器所能提供的清除率小,因此实际达到的 Kt/V 总比设定的 Kt/V 值小。血管通路及心肺再循环的存在及尿素在各分布容积之间存在的浓度差异,是造成这种实际值与计算值出入的主要原因。再循环是指从滤器流出的血液,有部分未经体循环到达组织而是直接再回到滤器中,它降低了血液到达滤器溶质的浓度,从而降低清除率。心肺再循环量在使用动静脉内瘘为血管通路时明显,因为动脉血经过滤器后尿素被清除,浓度降低,这部分血直接通过静脉回到心脏,可能再回到滤器中而不经过全身循环。再循环量 R 一般在 4%~9%。AKI 患者一般使用深静脉置管作为血管通路,心肺再循环就不存在,再循环量一般较小,除非管路连接时将动静脉端反接。有人报道使用短的股静脉双腔导管,在血流量大时,再循环量高达 38%。而 Leblanc 报道锁骨下置管再循环量低于 5%,而股静脉置管高达 22%,说明不同的置管部位对再循环量影响很明显。

第四节　CRRT 剂量的确定

一、基于 Kt/V 的剂量确定方法

对于 CRF 患者而言,根据对死亡率及发病率的大宗临床研究已确定了其要求的 Kt/V 值,对于每周三次透析患者,Kt/V 每次要求达到 1.2~1.4。对于 AKI 患者而言,Kt/V 的应用还没有被证实完全适用,原因在于 V 评价的许多不确定性。V 一般为体重的 58%~60%,如果患者存在容量负荷过多,水肿等情况,这个比例可能高达 65%。因此临床在处理一个 AKI 患者时,可根据患者基本状况,粗略估计出各项指标,定出初步的 CRRT 剂量,以后再根据治疗变化进行调整。

一段时间治疗结束后可根据尿素平衡原理公式计算实际 Kt/V,

$$Kt/V = -\ln(Cpost/Cpre - 0.008t) + (4 - 3.5 \times Cpost/Cpre) \times \Delta BW/BW$$

Cpre、Cpost 为治疗前及治疗后尿素浓度,ΔBW 为治疗期间体重变化,BW 为治疗结束后体重(kg),t 为治疗时间(小时)。根据以上公式,如果临床在已知时间段内欲将患者 BUN 从 Cpre 降到 Cpost 理想水平,可以计算出需达到的 Kt/V 值。

由于再循环及尿素分布不均匀的存在,治疗结束后实际 Kt/V 值总是小于设定值。因此必须测定治疗实际 Kt/V 值。通过以上公式计算必须测定 Cpost,但 Cpost 必须能真实反映尿素平衡分布后的浓度。一般认为,在血泵停止 2 分钟后,由于血管通路及心肺再循环所致尿素分布不均匀可重新达到平衡。在临床上,等到治疗结束 30~60 分钟后测定血尿素水平,可完全避免分布不均匀,真实反映体尿素浓度。

二、基于体重的剂量确定方法

部分专家建议根据患者体重设置 K 值来确定每日 CRRT 剂量。一般 CRRT 剂量不少于 20ml/(kg·h) × 24h,那么对于一个 70kg 患者大约为 1500ml/h 或者 36L/d 的治疗剂量。20ml/(kg·h) × 24h 的剂量与 Kt/V 在 0.8 相当。但是通常有必要给予一个较高剂量[如:25~30ml/

(kg·h)］来保证治疗剂量不会少于 20ml/(kg·h) 的底线。许多研究证实了高剂量肾脏替代治疗的潜在益处。在脓毒症的危重患者中一旦 K<2L/h 将会导致剂量不足。

目前认为 CRRT 剂量应分为"替代肾脏治疗的剂量（传统剂量）［1400~2400ml/h，20~35ml/(kg·h)］"和"治疗脓毒症的剂量（大剂量）［>3000ml/h，42.8ml/(kg·h)］"。传统的中、小剂量主要适用于纠正氮质血症及水、电解质、酸碱失衡，而采用治疗脓毒症、重症胰腺炎、ARDS、重症创伤、急性中毒等的大剂量时，CRRT 还能通过对流及吸附等方式，清除在脓毒症和多器官功能障碍综合征中起重要致病作用的炎症介质，并且已证实能提高患者的存活率，该作用显然与清除尿毒症毒素无关。

三、急性透析质量指南关于 CRRT 置换剂量的推荐

急性透析质量指南（acute dialysis quality initiative，ADQI）建议 CRRT 置换剂量应至少为 35ml/(kg·h)，IHD 与之相当的治疗剂量为单室模型 Kt/V 值 1.4/d，最好采用每日血液透析模式。

在临床实际工作中，多种原因可致 CRRT 在实际过程中被中断，造成剂量不足及疗效下降。因此，临床医师在设定处方剂量时应考虑到可能的影响因素，应更加重视临床实际完成剂量。

第五节　CRRT 的剂量对预后的影响

Ronco 等率先提出了 CRRT 治疗剂量对预后的影响，将 425 例重症 AKI 患者随机分为 20、35、45ml/(kg·h)3 个不同 CRRT 治疗剂量组，发现 35ml/(kg·h) 以上治疗剂量组存活率明显提高，并发现 45ml/(kg·h) 的治疗剂量更加有利于脓毒血症合并 AKI 患者的恢复。

2008 年《新英格兰医学杂志》发表美国退伍军人事务部和国立卫生研究院急性肾衰竭试验网络（United States Department of Veterans Affairs/National Institutes of Health acute renal failure trial net work，ATN）研究，共纳入 1124 例 AKI 患者，将合并一个以上肾外器官衰竭或脓毒症的重症急性肾衰竭患者分为强化治疗组 63 例，平均 5.4 次 / 周的 IHD 或持续缓慢低效血液透析（sustained low-efficiency dialysis，SLED），Kt/V 为 1.2~1.4 或剂量为 36.2ml/(kg·h) 的 CVVH 与非强化治疗组 561 例，3 次 / 周的 IHD 或 SLED，Kt/V 为 1.2~1.4 或剂量为 21.5ml/(kg·h) 的 CVVH，各组内按照患者血流动力学稳定情况在 3 种模式间进行转换，结果显示，强化治疗较非强化治疗组在 60 天全因死亡率、肾功能恢复以及减少其他脏器功能衰竭上无显著的优势，且强化组低血压、低磷血症及低钾血症发生更多。这项研究用的是前置换模式（可能使清除效能下降 8%~14%），此外，在非加强透析组的 IHD 模式中所用的肾脏替代治疗剂量高于常规剂量，而且入组患者均入住重症监护病房达 7 天以上或住院 10 天以上，显示出与以往研究相比治疗延搁时间过长的缺点。同时随机入组前 65% 以上的患者接受过 IHD 或 SLED 治疗。因此，仍不能得出高剂量与低剂量疗效无差异的结论。

2009 年《新英格兰医学杂志》发表的大型多中心前瞻随机对照试验 RENAL 研究，纳入了 1508 例 AKI 行 CRRT 患者，结果显示高剂量［40ml/(kg·h)］与低剂量［25ml/(kg·h)］比较并不能改善患者 90 天存活率。此结果与一年前 ATN 研究类似。Palevsky 发表的述评指出，这些结果并非意味着 CRRT 剂量不重要（已有众多研究显示剂量与预后的关系），而是意味

着存在一个阈值剂量,当达到这一阈值后再提高剂量意义不大。不幸的是目前如何评价剂量及如何确定阈值剂量还并不清楚。

第六节　高容量血液滤过的新理论依据

Ronco 等峰浓度假说重点强调,CRRT 通过对流方式在脓毒症促炎期清除血液中的炎性介质及细胞因子,清除速度越快、清除量越大则作用越明显,调控促炎性反应介质和抗炎性反应介质生成失控,减少循环中游离炎性介质及细胞因子对远端相关脏器的损害。免疫调节阈值学说及介质传递学说,将人们注意力从血管内炎性反应转移到组织内炎性反应。脓毒症不是血管内炎性反应,而是组织或器官内炎性反应,循环内炎性介质水平增高是组织内炎性介质溢出所致,应重视的是间质和组织中的炎性介质水平,而不仅仅停留在血液中这个层面。加强对流超滤才能更好从组织中清除足够量的炎症介质,炎性反应瀑布才能终止,从而减轻对器官的损害。这些新理论为 HVHF 在危重症合并 AKI 中的应用提供了重要的理论依据。2010 年 4 月重症监护高容量血液滤过(high volume in intensive care,IVOIRE)多中心前瞻随机对照研究已经完成,共纳入 140 例脓毒症伴 AKI 患者,遗憾的是试验结果发现高剂量[70ml/(kg·h)]与标准剂量[35ml/(kg·h)]的血液滤过比较,并不能改善脓毒症伴 AKI 患者的存活率,HVHF 在脓毒症伴 AKI 患者的治疗中仍不被推荐。

第七节　KDIGO 指南关于 RRT 治疗 AKI 的剂量推荐

1. 在每次开始 RRT 治疗前,要确定每次透析的剂量(not graded)。建议经常评估患者实际的超滤量而调整透析处方。(1B)

2. 行 RRT 使患者达到电解质、酸碱、溶质和液体的平衡。(not graded)

3. 使用间断或长期 RRT 治疗 AKI 患者时,推荐每周 Kt/V 为 3.9。(1A)

4. 推荐对于 AKI 患者 CRRT 期间,超滤量为 20~25ml/(kg·h)(1A)。这通常需要较高透析量的处方。(not graded)

第八节　病　案　分　享

病案 1

【病案介绍】

患者男,42 岁,70kg,2 天前骑行摩托车时,与货车相撞,左大腿受到直接撞击,左小腿及左足受到碾压。受伤后当即被送往当地县级医院,诊断为"车祸伤、左下肢毁损伤、失血性休克"。给予输血、静脉补液,转诊 ICU。辅助检查:血常规:白细胞 15.07×10^9/L、中性粒细胞百分数 93.2%、红蛋白 58g/L、血小板计数 36×10^9/L;肝功能:白蛋白 11.6g/L、天门冬氨酸氨基转移酶 56.1U/L、丙氨酸氨基转移酶 18.4U/L;心肌损伤标志物:肌酸激酶同工酶质量 95.47ng/ml、肌红蛋白 >3000.0ng/ml、超敏肌钙蛋白 0.023ng/ml;生化肾功能:肌酐 576.10μmol/L、尿素 42.49mmol/L、钾 6.14mmol/L、钠 149.8mmol/L、氯 116.1mmol/L、钙 1.42mmol/L、HCO_3^- 14.2mmol/L;凝血象:国际标准比率 1.42、活化部分凝血活酶时间 >240.00 秒、纤维蛋白原检测 0.71g/L、凝血酶时间测定 23.3 秒、凝血酶原时间 118.2 秒、D- 二聚体测定 817.00μg/L；降钙素原 2.93ng/ml。APACHE Ⅱ 评分：33 分。转入当天补液量 3200ml，尿量 250ml。

【临床问题】

1. 患者目前少尿、肾衰竭考虑什么原因？

2. 患者是否需要立即行肾脏替代治疗，采用何种治疗模式及治疗剂量？

【治疗经过】

目前患者少尿情况考虑"挤压综合征　急性肾损伤"，且合并代谢性酸中毒、高钾血症，应立即给予肾脏替代治疗。转入后立即进行了床旁静脉 - 静脉血液滤过（CVVH）治疗，前稀释模式，置换液流量为 1500ml/h，血流量 200ml/min，采用无肝素抗凝。当天实际治疗 18 小时。治疗第二天复查肾功能肌酐 424.80μmol/L、尿素 25.74mmol/L。患者氮质血症控制不佳，考虑治疗剂量及时间不够，根据处方剂量（简化 K=QF）计算单次 Kt/V=1.5L/h × 18h/70 × 0.6L=20L/42L=0.64。根据实际检测尿素公式计算 Kt/V=−In（Cpost/Cpre−0.008t）+（4−3.5 × Cpost/Cpre）× ΔBW/BW，Kt/V 值在 0.77 左右，治疗剂量及时间明显不够。故调整治疗剂量为 3000ml/h［42.8ml/（kg·h）］，实际治疗时间为 20 小时，根据处方剂量（简化 K=QF）计算单次 Kt/V=3L/h × 20h/70 × 0.6L=60L/42L=1.43，调整治疗剂量后单次 Kt/V 值在 1.4 左右，已经达到指南建议的治疗剂量。治疗第三天复查肾功能肌酐 318.67μmol/L、尿素 10.52mmol/L，根据实际检测尿素公式计算 Kt/V=−In（Cpost/Cpre−0.008t）+（4−3.5 × Cpost/Cpre）× ΔBW/BW，Kt/V 值在 1.39 左右。

【经验总结】

患者为创伤合并严重感染的 AKI 患者，白蛋白 11.6g/L，尿素 42.49mmol/L，处于高分解代谢状态，PCR 常为一般 CRF 患者的 2~3 倍，最高可达 4.0g/（kg·d）。尿素产生速率与 PCR 直接相关，故患者有严重的氮质血症。给予患者的初始治疗处方为前稀释模式，置换液流量为 1500ml/h［约 20ml/（kg·h）］，治疗 18 小时，初始处方的治疗剂量及时间就不够，且采用无肝素抗凝，滤器有效滤过面积可能随着时间延长而减少进一步导致治疗效果下降。治疗后复查肾功能，患者氮质血症控制不佳，结果事实证明治疗剂量不足，经调整剂量后第三天氮质血症得到有效控制。但如果要更好清除血液中的炎性介质及细胞因子，改善患者血流动力学状态和生存获益，则需要治疗剂量 >60L/d 的高容量血液滤过（HVHF）。

小结

临床上对于未合并感染、创伤或其他器官功能障碍的普通 AKI 患者，给予 20~35ml/（kg·h）的传统治疗剂量就可以维持电解质、酸碱、溶质和液体的平衡，但像这样创伤合并严重感染，处于高分解代谢状态的患者，则需要大剂量［>42.8ml/（kg·h）］或者更大剂量来达到满意的治疗效果及改善患者预后。

病案 2

【病案介绍】

患者男，53 岁，体重 76kg，5 天前无明显诱因出现中上腹持续性疼痛，疼痛进行性加重，伴腹胀，无恶心、呕吐等症状，至当地诊所就诊，予输液治疗 3 天后，患者疼痛有所减轻，2 天前患者感中上腹疼痛加重并伴呼吸困难，遂至当地人民医院就诊，诊断为"急性胰腺炎",予禁食水、持续胃肠减压等对症支持治疗。患者病情无明显缓解,进行性加重转入ICU。体温 38.8℃,心率 125 次 / 分,血压 95/55mmHg。腹部膨隆,张力增高,肠鸣音消失。尿量 800ml/d。辅助检查:淀粉酶 771.60U/L,血脂肪酶 221.80U/L;尿淀粉酶 2764.90U/L;总胆固醇 12.78mmol/L,甘油三酯不能测出。血常规:白细胞 12.77×10⁹/L,血红蛋白 83g/L、血小板计数 106×10⁹/L、中性粒细胞百分数 91.8%。凝血:国际标准化比率 1.32、活化部分凝血活酶时间 240.00 秒、纤维蛋白原检测 6.34g/L、凝血酶原时间 116.7 秒、凝血酶时间测定 11.0 秒、D- 二聚体测定 2485.00μg/L,降钙素原 11.66ng/ml,B 钠尿肽 728.00pg/ml。生化肾功能:肌酐 483.20μmol/L、尿素 26.81mmol/L、钾 5.54mmol/L、钠 141.4mmol/L、氯 112.8mmol/L、钙 1.51mmol/L,血气分析示:pH 7.21,PCO_2 38mmHg,PO_2 52mmHg,HCO_3^- 8.0mmol/L;乳酸 2.5mmol/L,氧合指数:160。CT 诊断急性重症胰腺炎。

【临床问题】

1. 患者目前有无行肾脏替代治疗指征?

2. 患者行肾脏替代治疗采用何种治疗模式及治疗剂量?

【治疗经过】

转入后给予无创呼吸机辅助通气,安置鼻空肠管,纠正凝血功能紊乱、抑酸、抑酶、抗炎、营养心肌等对症治疗。患者目前急性重症胰腺炎合并 ARDS、代谢性酸中毒,有行肾脏替代治疗指征。立即进行股静脉置管及床旁静脉 - 静脉血液滤过(CVVH)治疗,前稀释模式,置换液流量为 3000ml/h,血流量 250ml/min,采用无肝素抗凝,实际治疗时间为 18 小时。治疗第二天复查肾功能肌酐 286.52μmol/L,尿素 18.67mmol/L。根据处方剂量(简化 K=QF)计算 Kt/V=3L/h×18h/76×0.6L=54L/45.6L=1.18。根据实际检测尿素计算公式计算 Kt/V=−In(Cpost/Cpre−0.008t)+(4−3.5×Cpost/Cpre)×ΔBW/BW,Kt/V 值仅 0.59 左右,与治疗处方剂量不相符,询问护士后得知因为股静脉置管欠通畅,反复调整位置后无改善,将动静脉端反接。考虑为再循环量过大导致溶质清除率下降所致。遂更换股静脉置管继续治疗,治疗第三天复查肾功能肌酐 196.51μmol/L、尿素 10.65mmol/L。

【经验总结】

患者通过股静脉置管通路行 CRRT 治疗,一般血流量较小(<200ml/min)时,再循环率<10%,当血流量增大时,再循环率在 10%~25%。当动静脉端反接时,再循环率明显增加,显著降低 CRRT 效率。

小结

当治疗效果与处方剂量不相符时,除了患者疾病严重程度、蛋白质分解率、体重、水负荷情况以外,不要忽视血管通路状况对治疗效果的影响。

第九节　总　结

综上所述,AKI 患者 CRRT 的合适剂量目前尚未得出一致的结论,近年来多个多中心随机对照临床实验也没有证实高剂量治疗能改善预后。但不同患者 CRRT 清除溶质类型不一样,治疗剂量应因人而异。对于单纯 AKI 患者而言,清除 BUN 及 SCr 为主要目的,采用 Kt/V

或患者 BUN 及 SCr 水平来评价 CRRT 剂量是可以的。而对于 SIRS 患者而言,清除促炎细胞因子及炎症介质才是主要目的,因此目前提出了"肾脏替代治疗剂量"及"脓毒症治疗剂量"的观点。在以后的研究中,有必要对研究对象和方法、实际剂量等进行更严格的控制,扩大样本量,以得出更有说服力的结论。

(何娅妮)

参 考 文 献

1. Venkataraman R, Kellum JA, Palevsky P. Dosing patterns for continuous renal replacement therapy at a large academic medical center in the United States. J Crit Care, 2002, 17(4):246-250

2. Lameire N, van Biesen W, Van Holder R, et al. The place of intermittent hemodialysis in the treatment of acute renal failure in the ICU patient. Kidney Int Suppl, 1998, 66:S110-S119

3. Garred L, Leblanc M, Canaud B. Urea kinetic modeling for CRRT. Am J Kidney Dis, 1997, 30(5 Suppl 4):2-9

4. Ricci Z, Bellomo R, Ronco C. Dose of dialysis in acute renal failure. Clin J Am Soc Nephrol, 2006, 1(3):380-388

5. Ronco C, Bellomo R, Homel P, et al. Effects of different doses in continuous veno-venous haemofiltration on outcomes of acute renal failure: a prospective randomised trial. Lancet, 2000, 355(9223):26-30

6. Evanson JA, Ikizler TA, Wingard R, et al. Measurement of the delivery of dialysis in acute renal failure. Kidney Int, 1999, 55(4):1501-1508

7. Saudan P, Niederberger M, De Seigneux S, et al. Adding a dialysis dose to continuous hemofiltration increases survival in patients with acute renal failure. Kidney Int, 2006, 70(7):1312-1317

8. Palevsky PM. Clinical review: Timing and dose of continuous renal replacement therapy in acute kidney injury. Crit Care, 2007, 11(6):232-237

9. Tolwani AJ, Campbell RC, Stofan BS, et al. Standard versus High-Dose CVVHDF for ICU-Related Acute Renal Failure. J Am Soc Nephrol, 2008, 19(6):1233-1238

10. Vesconi S, Cruz DN, Fumagalli R, et al: Delivered dose of renal replacement therapy and mortality in critically ill patients with acute kidney injury. Crit Care, 2009, 13(2):R57

11. Prowle JR, Bellomo R. Continuous renal replacement therapy: recent advances and future research. Nat Rev Nephrol, 2010, 6(9):521-529

12. Uchino S, Bellomo R, Kellum JA, et al, Patient and kidney survival by dialysis modality in critically ill patients with acute kidney injury. Int J Artif Organs, 2007, 30(4):281-292

13. Uchino S, Kellum JA, Bellomo R, et al. Acute renal failure in critically ill patients a multinational, multicenter study. JAMA, 2005, 294(7):813-818

14. Davenport A, Bouman C, Kirpalani A, et al. Delivery of renal replacement therapy in acute kidney injury: what are the key issues? Clin J Am Soc Nephrol, 2008, 3(3):869-875

15. Faulhaber-Walter R, Hafer C, Jahr N, et al. The Hannover Dialysis Outcome study: comparison of standard versus intensified extended dialysis for treatment of patients with acute kidney injury in the intensive care unit. Nephrol Dial Transplant, 2009, 24(7):2179-2186

16. Schiffl H, Lang SM, Fischer R. Daily hemodialysis and the outcome of acute renal failure. N Engl J Med, 2002,

346（5）：305-310

17. Paganini EP，Tapolyai M，Goormastic M，et al. Establishing a dialysis therapy patient outcome link in intensive care unit acute dialysis for patients with acute renal failure. Am J Kidney Dis，1996，28（Suppl 3）：S81-S89

18. Ricci Z，Ronco C，D'Amico G，et al. Practice patterns in the management of acute renal failure in the critically ill patient：an international survey. Nephrol Dial Transplant，2006，21（3）：690-696

19. Evanson JA，Ikizler TA，Wingard R，et al. Measurement of the delivery of dialysis in acute renal failure. Kidney Int，1999，55（4）：1501-1508

20. Garred L，Leblanc M，Canaud B. Urea kinetic modeling for CRRT. Am J Kidney Dis，1997，30（5 Suppl 4）：2-9

21. Gotch FA，Panlilio FM，Buyaki RA，et al. Mechanisms determining the ratio of conductivity clearance to urea clearance. Kidney Int Suppl，2004，（89）：S3-S24

22. Cooper BA，Aslani A，Ryan M，et al. Comparing different methods of assessing body composition in endstage renal failure. Kidney Int，2000，58（1）：408-416

23. Chertow GM，Lowrie EG，Wilmore DW，et al. Nutritional assessment with bioelectrical impedance analysis in maintenance hemodialysis patients. J Am Soc Nephrol，1995，6（1）：75-81

24. Teruel JL，Merino JL，Fernandez Lucas M，et al. Urea distribution volume calculated by ionic dialysance. Nefrologia，2006，26（1）：121-127

25. Daugirdas JT. Second generation logarithmic estimates of singlepool variable volume Kt/V：An analysis of error. J Am Soc Nephrol，1993，4（5）：1205-1213

26. Daugirdas JT，Schneditz D. Overestimation of hemodialysis dose depends on dialysis efficiency by regional blood flow but not by conventional two pool urea kinetic analysis. ASAIO J，1995，41（3）：719-724

27. Ikizler TA，Sezer MT，Flakoll PJ，et al. Urea space and total body water measurements by stable isotopes in patients with acute renal failure. Kidney Int，2004，65（2）：725-732

28. Kloppenburg WD，Stegemann CA，de Jong PE，et al. Anthropometry based equations overestimate the urea distribution volume in hemodialysis patients. Kidney Int，2001，59（3）：1165-1174

29. Koubaa A，Potier J，de Preneuf H，et al. Estimation of urea distribution volume in hemodialysis patients. Néphrol Thér，2010，6（6）：532-536

30. Watson PE，Watson ID，Batt RD. Total body water volumes for adult males and females estimated from simple anthropometric measurements. Am J Clin Nutr，1980，33（1）：27-39

31. Lindsay RM，Burbank J，Brugger J，et al. A device and a method for rapid and accurate measurement of access recirculation during hemodialysis. Kidney Int，1996，49（4）：1152-1160

32. Carson RC，Kiaii M，MacRae JM. Urea clearance in dysfunctional catheters is improved by reversing the line position despite increased access recirculation. Am J Kidney Dis，2005，45（5）：883-890

33. Atherikul K，Schwab SJ，Conlon PJ. Adequacy of haemodialysis with cuffed central-vein catheters. Nephrol Dial Transplant，1998，13（3）：745-749

34. Senecal L，Saint-Sauveur E，Leblanc M. Blood flow and recirculation rates in tunneled hemodialysis catheters. ASAIO J，2004，50（1）：94-97

35. Berkoben M，Blankestijn PJ. Arterovenous fistula recirculaton in hemodialysis. 2011，19（2）：1312-1338

36. Wuepper A，Tattersall J，Kraemer M，et al. Determination of urea distribution volume for Kt/V assessed by conductivity monitoring. Kidney Int，2003，64（6）：2262-2271

37. Moret K, Beerenhout CH, van den Wall Bake AW, et al. Ionic dialysance and the assessment of Kt/V: The influence of different estimates of V on method agreement. Nephrol Dial Transplant, 2007, 22(8):2276-2282

38. Hauk M, Kuhlmann MK, Riegel W. et al. In vivo effects of dialysate flow rate on Kt/V in maintenance hemodialysis patients. Am J Kidney Dis, 2000, 35(1):105-111

39. Evanson JA, Himmelfarb J, Wingard R, et al. Prescribed versus delivered dialysis in acute renal failure patients. Am J Kidney Dis, 1998, 32(5):731-738

40. Schiffl H. Disease severity adversely affects delivery of dialysis in acute renal failure. Nephron Clin Pract, 2007, 107(4):c163-c169

41. Gotch FA, Sargent JA. A mechanistic analysis of the National Cooperative Dialysis Study(NCDS). Kidney Int, 1985, 28(3):526-534

42. Held PJ, Port FK, Wolfe RA, et al. The dose of hemodialysis and patient mortality. Kidney Int, 1996, 50(2): 550-556

43. Eknoyan G, Beck GJ, Cheung AK, et al. Effect of dialysis dose and membrane flux in maintenance hemodialysis. N Engl J Med, 2002, 347(25):2010-2019

44. Boussekey N, Chiche A, Faure K, et al. A pilot randomized study comparing high and low volume hemofiltration on vasopressor use in septic shock. Intensive Care Med, 2008, 34(9):1646-1653

45. Bellomo R, Ronco C, Kellum JA, et al. Acute renal failure definition, outcome measures, animal models, fluid therapy and information technology needs: the Second International Consensus Conference of the Acute Dialysis Quality Initiative(ADQI)Group. Crit Care, 2004, 8(4):R204-R212

46. Ronco C, Bellomo R, Homel P, et al. Effects of different doses in continuous venovenous haemofiltration on outcomes of acute renal failure: a prospective randomised trial. Lancet, 2000, 356(9223):26-30

47. Palewsky PM, Zhang JH, O'Connor TZ, et al. Intensity of renal support in critically ill patients with acute kidney injury. N Engl J Med, 2008, 359(1):7-20

48. Bellomo R, Cass A, Cole L, et al. Intensity of continuous renal-replacement therapy in critically ill patients. N Engl J Med, 2009, 361(17):1627-1638

49. Honore PM, Matson JR. Extracorporeal removal for sepsis: Acting at the tissue level—the beginning of a new era for this treatment modality in septic shock. Crit Care Med, 2004, 32(3):896-897

50. Di Carlo JV, Alexander SR. Hemofiltration for cytokine-driven illnesses: the mediator delivery hypothesis. Int J Artif Organs, 2005, 28(8):777-786

51. Gong D, Zhang P, Ji D, et al. Improvement of immune dysfunction in patients with severe acute pancreactitisby high-volume hemofiltration: a preliminary report. Int J Artif Organs, 2010, 33(1):22-29

52. Bouman CS, Oudemans-Van Straaten HM, Tijssen JG, et al. Effects of early high-volume continuous venovenous hemofiltration on survival and recovery of renal function in intensive care patients with acute renal failure: a prospective, randomized trial. Crit Care Med, 2002, 30(10):2205-2211

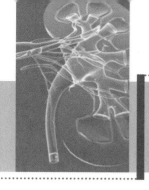

第十二章

CRRT 的并发症及处理

第一节 概　　述

重症患者常合并急性肾损伤。随着连续性肾脏替代治疗（CRRT）在重症患者中的推广，CRRT 并发症的发生报道亦增多。CRRT 常见并发症分为技术及临床两大类。技术并发症涉及血管通路、体外管路及滤器、抗凝技术、液体管理等。患者临床并发症常见为低血压、心律失常、电解质紊乱、酸碱失衡、营养成分丢失等。

第二节　中心静脉置管相关并发症

KIDGO 指南推荐采用非 Cuff 临时导管作为急性肾损伤（AKI）患者行 CRRT 的血管通路。中心静脉置管穿刺部位首选右侧颈内静脉，其次为股静脉。然而，AKI 重症患者中颈内静脉置管较股静脉并未显现出优势。鉴于对于 ICU 中合并呼吸衰竭等 AKI 患者常气管插管或气管切开呼吸机辅助呼吸支持，笔者所在中心的经验为首选股静脉置管。按导管留置时间，中心静脉置管并发症可分为置管 24 小时内早期，以及置管 24 小时后迟发两大类。早期多为机械性因素。后者为导管功能障碍的主要原因，包括血栓、导管相关感染。导管先关并发症的发生率与穿刺部位选择有关：锁骨下静脉置管时中心静脉狭窄发生率最高，股静脉置管导管相关感染较多。

一、中心静脉穿刺置管早期并发症

中心静脉穿刺置管操作常见并发症有出血或血肿，动脉损伤，动静脉瘘，假性动脉瘤，神经损伤，穿刺失败。穿刺并发症的发生受操作者技能经验、是否盲穿、穿刺部位等影响。颈内或锁骨下颈内静脉置管可能发生气胸、血胸、空气栓塞、胸导管损伤、心律失常、心脏压塞等危及生命的并发症。股静脉置管操作不当可能导致腹膜后血肿。

1. 出血或血肿　中心静脉穿刺损伤血管若不及时准确按压将导致局部出血或血肿，表现为穿刺部位渗血、瘀斑、肿胀疼痛、局部运动障碍等。置管相关局部出血发生率为 4%~6%。患者凝血功能延长、局部血管变异、体位不到位、局部反复穿刺以及盲穿经验不足均为出血的危险因素。长期服用激素或恶病质所致穿刺部位皮肤菲薄、肌肉萎缩易发生皮肤切口出血。术前应严格评估患者的全身凝血情况，穿刺部位，充分告知相关风险。彩超引导下血管定位穿刺有助于预防降低出血率。一旦出现出血或血肿应及时按压止血。损伤动脉应加压按压止血。按压部位应为穿刺点近心端,沿血管走行加压止血,而非仅仅压迫穿刺进针点。按压时间通常静脉为 15 分钟,动脉为 20 分钟。若患者凝血功能较差或血小板减少,应该相应延长按压时间。确认无出血后再行穿刺,建议改换其他穿刺部位。避免短时间内同侧再置管。血肿应标记范围,24 小时内冰敷,以备术后随访观察比较。封管可采用 4% 枸橼酸钠,透析应避免使用肝素或低分子肝素等抗凝剂。若无禁忌可采用枸橼酸局部抗凝,并在透析过程中密切观察局部出血或血肿变化。若非紧急透析,可次日再联系血液透析,避免出血加重或血肿扩大。

2. **动脉损伤**　中心静脉留置导管动脉损伤发生率 0%~4.4%。颈内静脉位于颈总动脉前外侧,穿刺过深或向内容易误入动脉。肥胖、高度水肿、低血压、容量不足血管充盈欠佳会增加穿刺难度,多次试穿,可能增加损伤动脉的风险。监护室内循环衰竭、氧合欠佳的患者往往难以凭借肉眼或局部血管压力鉴别动静脉,此时我们可以依据血气分析结果对比判断是否为静脉血。误伤动脉将出现局部出血、血肿、疼痛、血胸。若穿刺针误入动脉,应立即拔出穿刺针,沿动脉方向指压穿刺点近心端 20 分钟,避免发生血肿。个别患者在按压过程中可能出现迷走反射,表现为心率、血压下降、意识障碍等,视情况可使用阿托品、多巴胺、补液等处理。经局部指压穿刺点止血后,应继续采用局部加压包扎,避免再次出血。股动脉穿刺伴皮下血肿形成应采用局部加压 8 字包扎或弹力绷带加压包扎,局部冰敷,沙袋加压 8~12 小时,然后逐步松解压力。误入颈内动脉或锁骨下静脉应注意观察有无气管移位和压迫、气胸、血胸。颈部血肿进行性增大可压迫气管,造成窒息甚至死亡。如患者已出现严重的窒息症状,应及时做气管插管,必要时立即行气管切开。常用血液透析股静脉临时导管 11~13.5F,颈内静脉 11~12F,扩皮器 11~14F。对误入颈内静脉或锁骨内动脉的导管,应请胸外科或血管外科协助评估是否立即拔管、如何拔除、拔除后是否需要及时行血管修补。若不慎将导管置入股动脉,可以拔除导管后按上述流程加压压迫止血。术后应注意观察局部血肿、肢体疼痛及运动功能变化。损伤动脉者应避免当日透析。如确实需要,应采用无肝素透析和枸橼酸封管。

3. **假性动脉瘤**　假性动脉瘤是动脉穿刺后常见的并发症之一。医源性股动脉假性动脉瘤发生率约为 0.05%~2%;颈内静脉穿刺后假性动脉瘤仅见个案报道。肥胖、动脉硬化、糖尿病、高血压、凝血功能异常、粗针穿刺是假性动脉瘤的危险因素。反复穿刺置管以及抗凝剂的使用增加了透析人群假性动脉瘤风险。与穿刺后立即发生的血肿相比,假性动脉瘤出现时间略晚,表现为局部包块伴压痛,可伴有搏动感和收缩期杂音,随时间推移包块范围逐渐扩大甚至压迫附近的神经、静脉或气管,导致疼痛、静脉血栓、或进行性呼吸困难。超声检查有助于其与穿刺后早期立即发生的血肿相鉴别。血管造影可以明确病变起始部位、源头。根据穿刺部位不同,股动脉假性动脉瘤较常见,颈内静脉穿刺并发的颈动脉或甲状颈干动脉假性动脉瘤罕见。并发假性动脉瘤的患者,透析时应避免全身肝素化,采用 4% 枸橼酸封管。尽管极少数假性动脉瘤或动静脉瘘自发缓解,但鉴于透析患者使用抗凝需要积极干预。股动脉假性动脉瘤直径 <2cm 者可通过徒手压迫或超声引导下压迫消失;直径 2~8cm 者采用经皮超声引导下凝血酶注射封堵缺损;>8cm 者或颈部较宽者需要外科手术治疗。颈动脉假性动脉瘤由于局部解剖位置通常不便于压迫,需要采用外科手术治疗。亦有文献报道经血管腔内弹簧圈栓塞成功封堵缺损。干预后应观察局部包块变化,行超声复查。

4. **动静脉瘘**　动静脉瘘是由于同时损伤动脉及邻近的静脉所致,导致血流由动脉直接向静脉短路分流,为中心静脉穿刺少见的并发症。穿刺点过于靠近动脉或进针方向指向动脉会增加动静脉瘘的风险。置管后以下情况应考虑动静脉内瘘可能:穿刺部位持续渗血,局部肿胀伴震颤或杂音,透析时动脉端压力较高。少数患者置管透析时不易发现,可表现为拔管后穿刺部位疑似动脉渗血。颈内静脉置管时损伤邻近颈总动脉并发动静脉内瘘,表现为颈部、锁骨下肿块,严重时因左向右分流增加回心血流量导致充血性心力衰竭。股静脉置管并发动静脉瘘会影响下肢血供,导致下肢肿胀疼痛、运动障碍。部分动静脉瘘合并同时存在假性动脉瘤。超声检查、超声造影、血管造影或 CT 血管三维成像技术有助于明确诊断。置管后并发动静脉内瘘者 24 小时内应避免肝素化。动静脉内瘘的瘘口可以采用血管腔内植入腹膜支架或弹簧圈栓塞、球囊压迫、超声引导下注射凝血酶封堵,或直视下手术修补。

5. 神经损伤 中心静脉置管时穿刺点过于靠近内侧容易损伤邻近神经。喉返神经损伤见于颈内静脉穿刺。臂丛神经损伤见于颈内静脉或锁骨下中心静脉穿刺。膈神经损伤较为罕见。喉返神经损伤患者常表现为穿刺后 10~30 分钟出现声音嘶哑。臂丛神经损伤表现为上肢放射痛或麻木感。膈神经损伤出现穿刺侧呼吸减弱,X 线片显示置管侧膈肌上抬。出现神经损伤时应立即退针或尽早拔出导管,进行理疗。此外,麻醉剂过量阻滞、假性动脉瘤或血肿压迫亦可影响邻近神经功能。

6. 气胸 锁骨下静脉穿刺气胸发生率为 1%~12.4%,高于颈内静脉穿刺。胸膜粘连、胸廓畸形、穿刺位点过低、扩皮器进入太深容易导致气胸。气胸肺压缩面积 <20% 者通常无临床表现,可吸氧下密切观察。若穿刺后出现胸闷、呼吸困难、同侧呼吸音减弱,X 线片提示气胸肺组织受压面积较多,应立即行胸腔穿刺闭式引流。穿刺时穿刺位点应避免过低以免并发气胸。穿刺后应常规行 X 线片检查以便及时发现气胸等问题。此外,左侧肺尖和胸膜顶较右侧高。右侧颈内静脉或锁骨下静脉多次穿刺失败后,在未排查血气胸时,最好不要急于进行左侧颈内静脉或锁骨下穿刺,以便牵拉加剧右侧气胸面积或导致双侧气胸。

7. 血胸 血胸由于中心静脉穿刺损伤血管并刺入胸膜造成,多见于锁骨下静脉穿刺。合并急性肾损伤的重症患者常伴有凝血功能障碍、血小板数目或功能障碍。穿刺角度过大、扩皮操作粗暴损伤动脉可增加血胸风险。若穿刺时回抽血流不畅伴有气体,应立即拔针,并行 X 线排查是否存在血胸或气胸。血胸通常表现呼吸困难、发绀、胸痛,严重时引起休克。应注意与心律失常、大面积肺栓塞、急性心梗和心脏压塞鉴别。血胸的处理首选患侧安置胸腔闭式引流。同时积极纠正凝血功能障碍,输注新鲜冰冻血浆或凝血因子。若活动性出血持续,应输血支持,并行外科手术止血。

8. 空气栓塞 空气栓塞常发生于移去注射器更换导丝的瞬间。当心房舒张时颈内静脉或锁骨下静脉压力较低,空气容易进入形成气栓。患者静脉充盈欠佳、头颈部体位过高、深呼吸、操作不熟练会增加空气栓塞的风险。颈内静脉或锁骨下静脉置管首选 Trendelenburg 体位,拔除针管后手指按住接头或快速插入导丝,更换导丝时嘱患者屏气,置管后立即夹闭导管,防止空气进入上腔静脉系统。若置管过程中患者突发发绀、咳嗽、呼吸困难、低血压,应警惕空气栓塞。心尖部可闻及水轮样杂音,超声波检查有助于诊断。患者应立即予左侧卧取头低脚高位高浓度氧疗,必要时经皮右心房、右心室穿刺抽气。

9. 胸导管损伤 胸导管损伤较少见,出现于左侧颈内静脉或左侧锁骨下中心静脉置管。因胸导管经左颈内静脉后及前斜角肌间通过汇入静脉角处,所以穿刺针进针方向过于偏外容易损伤胸导管。若穿刺时空针回抽为清凉液体,提示误入胸导管可能,应立即拔针压迫。若术后 X 线片提示胸腔积液,且诊断性胸腔穿刺液体送检提示乳糜胸,应予胸腔闭式引流。

10. 心律失常　颈内静脉或锁骨下静脉置管时若导丝插入过深或导管过长超过 15cm,进入右心房或右心室,容易导致心律失常,多为一过性窦性心动过速或房颤,严重时可以发生致死性心律失常。除患者本身心脏疾病、抗心律失常药物使用、低氧血症、酸碱或电解质失衡、操作时导丝植入过深外,急性肾损伤会增加中心静脉置管时心律失常风险。一项前瞻性观察研究发现急性肾功能不全患者中心静脉置管时新发心律失常发生率高达 42%,突出表现为室性心律失常如室性心动过速。一项回顾性研究发现 580 例中心静脉穿刺置管相关并发症中心律失常最常见,发生率达 5.51%,表现为室上性期前收缩、短阵室上性或室性心动过速。将导管或导引钢丝退回到上腔静脉内后,自动消失。术前应评估患者心脏功能、身高,选择适当长度的导管。对于严重心脏疾病的患者,应避免颈内或锁骨下静脉置管。操作时应在心电监护下进行,颈内静脉导丝送入深度不宜过深。

11. 心脏压塞　心脏压塞为颈内静脉或锁骨下静脉置管的罕见危急并发症之一,常由于导丝、扩张器或导管过硬且插入深度过深造成上腔静脉或心肌穿孔所致,少数迟发穿孔是由于导管尖端压迫血管或心脏壁,造成局部组织坏死继发穿孔。中心静脉置管心脏压塞的发生率为 0.25%~1.4%。常见的穿孔部位为上腔静脉、右心房、右心室。患者凝血功能障碍、血小板减少或功能障碍、连续性血液净化时持续抗凝会加剧血性心包积液增多速度导致心脏压塞。心脏压塞临床症状出现时间数分钟至数天不等,取决于心包内血液聚集增多的速度。置管后出现无法解释的低血压、呼吸困难、胸部压迫感或胸痛应高度警惕急性心脏压塞。患者可表现为面色苍白、发绀、出汗、颈静脉怒张、心率增快、心音遥远、静脉压升高、动脉压下降、脉压减小、奇脉,乃至休克。心脏压塞患者仅 30%~40% 表现为 Beck 三联征,死亡率高达 65% 以上。一旦怀疑心脏压塞,应立即行常规心脏超声或经食管超声检查协助诊断。中心静脉置管时应从多个环节预防心脏压塞。首先,根据患者身高选择适合长度的导管,右侧颈内静脉导管长度不超过 15cm,左侧不超过 12.5cm;硅橡胶管材质软于聚氨基甲酸酯类或聚乙烯导管。操作时尽量在超声引导下穿刺,导丝及血管扩张器置入勿过深。导管植入后回抽血流通畅以确保导管尖端置于血管内,或检测压力以确保置于静脉内。置管后应行 X 线检查确定导管尖端位置。若导管弯曲提示导管植入过深或贴壁,应撤减置管深度。一旦确诊心脏压塞,应吸氧,避免机械通气,建立静脉通道缓慢补液观察,尽早于超声引导下行心包穿刺引流。心脏压塞的患者应避免立即透析。即便穿刺引流后也应在后续透析中注意观察,警惕再次发生心脏压塞。若出血不稳定或再次出现心脏压塞者,应开胸手术治疗。

12. 腹膜后血肿　腹膜后血肿是股静脉置管最严重的并发症,发生率约 0.6%。以下因素容易导致穿刺针刺破血管进入腹膜后间隙:患者腹腔内压力过高如大量腹水、腹部肿瘤,穿刺位点过高,穿刺针进入与冠状面角度过小。一般穿刺时选取腹股沟韧带下方 2~3cm 及远处进针,避免穿刺过深。若股静脉置管过程中或置管后出现无法解释的心动过缓或低血压,应高度警惕腹膜后血肿,及时行超声检查明确。一旦发生腹膜后血肿,应该延缓透析治疗至少 24 小时。若必须透析,应当避免肝素化。密切观察患者心率、血压变化,监测患者血常规、凝血功能,积极纠正患者凝血功能障碍,输注红细胞悬液、新鲜冰冻血浆等支持。若持续出血,应行外科手术止血。

二、中心静脉导管迟发并发症

1. 导管功能障碍　导管功能障碍是指 CRRT 过程中体外循环血流量不足,或动脉端压力过低或静脉端压力过高。根据导管留置时间长短,导管功能障碍的原因构成有所不同:置管后 2 周内导管移位、机械性扭折、导管裂缝或患者体位不当为导管功能障碍的常见原因;置管 2 周后的导管功能障碍源于导管血栓、感染或纤维鞘形成。后者为透析患者拔管的主要原因。CRRT 过程中当出现以下情况提示可能存在导管功能障碍:血流泵速 <300ml/min,动脉端压力 >-250mmHg,静脉端压力 >250mmHg,泵血流与泵前压绝对值比值 <1.2,频繁的压力报警,血引流不畅(改变体位或冲洗导管无改善),透析开始时导管血流抽吸困难或透析结束前管路血液回流受阻。导管功能障碍的处理应根据原因采取相应措施:改变患者体位(Trendelenburg 体位)或冲洗导管;调整导管位置;管腔内或透析中溶栓封管,或静脉管腔内注射溶栓;破处纤维鞘原位换管。导管相关血栓或感染的防治措施详见第七章第四节及第五节。17%~33% 导管功能障碍中的患者经以上处理仍无效,将被拔管。

2. 中心静脉导管相关血栓　中心静脉导管相关血栓是指置管后或拔管后 24 小时内发生的中心静脉血栓,包括导管血栓形成、导管相关的深静脉血栓、右心血栓及肺栓塞。根据导管受累的部位将导管血栓进一步分为管腔内、管尖、管周血栓以及环纤维蛋白鞘、纤维蛋白瓣。血栓不仅导致透析患者导管功能障碍或失功,而且导管侧孔、尖端、管腔或静脉内血栓脱落可导致右心血栓栓塞、肺栓塞等危及生命的并发症。右心血栓分为起源于右心房内导管尖端并附着于心房或心室壁的固定血栓,及由深静脉血栓脱落而至形成的游离活动性血栓。后者更常见,导致肺栓塞和死亡的概率分别为 98% 和 40%。重症患者中心静脉导管相关血栓发生率高达 35%~67%。美国一项多中心回顾研究发现血液透析患者导管血栓并发症发生率为 0.8/1000 导管日,仅次于导管相关感染,为导管相关的第二大并发症。血栓形成可以发生于留置导管期间任意时间段。Hasan Yardim 等利用超声检查前瞻性观察发现右侧颈内静脉置管后 10 天 25% 的导管即有血栓形成。临床表现与血栓部位以及血管受累程度相关,分为无症状或有症状两大类。透析过程中静脉端压力升高、导管功能障碍、不对称的肢体肿胀、疼痛、胸闷、心悸、突发呼吸困难、低血压、胸痛等应考虑到血栓或栓塞。血管彩超有助于确诊,血管增强 CT 或核磁共振、造影有助于进一步分析导管功能障碍的原因及毗邻的静脉系统。胸部高分辨 CT 及通气灌注显像有助于排查肺栓塞。中心静脉导管相关血栓发生的危险因素涉及患者基础病情、导管材质、置管部位、留置时间、ICU 其他治疗措施等(表 12-1)。目前多采用硅化橡胶或聚氨基甲酸酯类导管,或腔内结合肝素、包被抗生素,以降低血栓发生。股静脉置管血栓发生率高达 23.3%~35%,颈内静脉导管血栓发生率为 4%~41.7%,锁骨下静脉置管血栓发生率为 10.5%~15.6%。

表 12-1　临时透析导管血栓危险因素

患者	导管	插管部位	ICU 治疗相关
年龄 >64 岁	聚乙烯材料	股静脉 > 颈内静脉 > 锁骨下静脉	有创机械通气
肥胖			外伤、手术或瘫痪等长期卧床
男性			

患者	导管	插管部位	ICU 治疗相关
高凝状态	同时多个中心静脉置管	导管感染	导管内输液（两性霉素 B、肠外营养液、血液制品）
嗜血栓状态	暴力插管	置管超过 6 天	
肿瘤	远端置管		
脱水	静脉临时起搏器		
组织灌注不足	PICC 导管		
原发疾病预防或治疗不足			

对于上述高危患者，我们应该积极采取预防血栓的措施。持续监测体外循环静脉端压有助于早期发现血栓。透析后使用肝素或枸橼酸封管均能有效减少透析间期导管血栓形成。赵宇亮等荟萃分析发现枸橼酸或肝素封管两组间的导管相关血栓发生率无统计学差异。高浓度（5000U/ml 以上）肝素封管出血并发症较多，目前临床上常采用中低浓度肝素（1000~3125U/ml）或 4% 的枸橼酸封管。与传统的肝素封管相比，每周采用重组组织纤溶酶原激活剂联合两次肝素能更有效保持导管通畅性并降低导管相关感染。而尽管肝素包被的导管降低了导管相关感染，但未能减少 cuff 导管相关血栓或功能障碍的发生率。另外，口服抗凝剂或抗血小板药物亦被尝试用于预防导管相关血栓。目前研究发现口服小剂量（1mg/d）华法林全身抗凝（目标 INR1.5~2）预防血液透析患者导管功能障碍未见获益，反而增加出血等不良事件。Hiremath 等分析发现抗血小板药物有效预防血液透析患者中心静脉导管血栓形成，但随剂量增加或同类药物联用会增加出血风险。

一旦确诊中心静脉导管相关血栓，根据导管种类、血栓的部位、特点，选择纤溶酶原激活剂封管、原位换管或拔管换位置管等不同的处理方式。临时导管血栓形成首先考虑纤溶酶原激活剂封管。现常用的纤溶酶原激活物有尿激酶、组织纤溶酶原激活物（tPA），使用方法可以分为透析过程中封管、透析间期封管、管腔内输注溶栓。组织纤溶酶剂量 1~2mg/ 管腔封管留置 30~60 分钟，导管再通率达 50%~90%。Hilleman 等的系统评价将瑞替普酶、阿替普酶、替奈普酶三种组织纤溶酶原激活物封管的疗效进行了比较，发现瑞替普酶封管后导管再通率最高，达 88%，且费用最低。纤溶酶激活剂封管失败者，应考虑管腔外因素所致。其中纤维蛋白鞘形成建议原位换管。CRRT 的重症患者常伴有出血风险，若临时导管功能障碍伴静脉血栓形成时，建议直接拔除导管，换位重新置管。长期 cuff 导管血栓堵塞处理同规律血液透析患者。纤溶酶原激活剂封管仍为首选。纤维蛋白鞘的处理措施包括滴注组织纤溶酶原激活剂、剥离纤维鞘、导丝引导下原位换管联合球囊扩张血管成形术。若影像学提示导管血栓合并深静脉血栓狭窄，应造影介入下行血管成形术。重症患者紧急情况下换为临时置管先行 CRRT 治疗。

3. 导管相关感染　导管相关感染分为导管相关菌血症、出口和隧道感染。导管相关菌血症（catheter-related blood stream infection，CRBSI）：血培养阳性，伴或不伴发热。根据培养结果和临床表现，进一步将导管相关菌血症分为确诊、极可能、可能三种情况。外周或导管血培养的病原菌与导管尖端培养病原菌一致（>15CFU/ 导管节段）即确诊。若血培养与导管尖端培养中有一种为阳性或均为阴性,使用抗生素后热退,拔或未拔除导管,无其他明显的感染灶,应考虑极可能是 CRBSI。若抗感染或拔除导管后热退,而无实验室病原学证据,考虑可能为导管相关菌血症。出口感染指炎症仅仅局限于导管出口部位,且局部渗出物培养阳性。隧道感染指长期留置的导管 Cuff 以上的导管隧道部位炎症、疼痛,伴出口处引流物培养阳性。

　　导管相关感染容易引发导管失功、脓毒症,是透析患者拔管或死亡的主要原因之一。细菌随血液播散导致心包炎、化脓性关节炎、大动脉栓塞、血栓性静脉炎、硬膜外脓肿等并发症。导管感染来源于三种途径:管腔外污染(皮肤表面细菌沿导管外表面移行入血)、血源性污染(其他感染灶播散而来)、管腔内污染(连接输注被污染的液体)。重症患者 CRBSI 与患者卫生习惯、基础疾病的严重程度、导管材质或种类、择期或紧急插管、置管部位、留置时间、操作频次、输注孔的数目、操作者经验密切相关。临时血液透析导管感染率较长期导管高,每千日 3.8~6.6 人次。股静脉置管的感染率较其他部位高,约 7.6 次 /1000 天,且一周内感染率高达 10%。CRBSI 的危险因素包括高龄、糖尿病、免疫力低下、低蛋白血症、外周动脉硬化、血栓、既往菌血症史、金黄色葡萄球菌鼻腔定植、长时间留置导管、局部感染、使用血液透析导管输液。

　　临床怀疑导管相关感染时应尽早完善病原学检查,采集渗出物、外周和导管内血液进行培养。穿刺部位旁感染、长期导管隧道感染或 CRBSI 伴脓毒症临床表现时,应立即拔除导管,并送导管尖端培养。导管 CRBSI 感染病原常以革兰阳性细菌为主,如金黄色葡萄球菌、凝固酶阴性的葡萄球菌。重症患者中肠球菌、革兰阴性细菌和酵母菌也常见。其中耐甲氧西林的金黄色葡萄球菌所占比例高达 12%~38%。导管留置 24 小时内将会有细菌定植。肝素刺激加速导管生物膜形成,在细菌定植中起着重要作用。为减少高危者的导管相关感染,常用的预防措施包括:枸橼酸封管、抗生素封管、预防性外用抗生素、组织纤溶酶原激活剂封管等。与肝素相比,枸橼酸封管可能预防导管相关感染。赵玉亮等荟萃分析证实中低浓度的枸橼酸(1.04%~7%)联合抗生素(庆大霉素、牛磺利定或亚甲蓝 + 羟苯甲酯 + 羟苯丙酯)较肝素封管显著降低导管相关菌血症,而单用枸橼酸封管未见此优势。抗生素封管及出口处局部外用莫匹罗星软膏能有效降低规律间歇血液透析患者长期导管相关菌血症。而围术期预防性全身使用抗生素或抗生素覆盖的导管未能有效降低导管相关感染。与普通血液透析不同,外用抗生素软膏或预防使用抗生素封管可能带来潜在的过敏反应或细菌耐药,因此不被推荐使用于预防 ICU 中 AKI 患者的临时导管 CRBSI。此外,常规肝素封管一周两次的基础上,每周一次重组组织纤溶酶原激活剂或尿激酶封管显著降低导管相关菌血症。血液透析患者导管相关感染应根据导管类型、感染的类型及范围选择治疗措施。治疗措施涉及抗生素使用及导管处理两方面。除出口感染外,其他的导管相关感染应在采集标本培养后尽早静脉抗感染,必要时拔除拔管或换管。

　　若存在出口感染,可局部外用或口服抗生素,如莫匹罗星软膏、多链丝霉素。通常无须拔管。除出口感染外,其他的导管相关感染均应在采集标本培养后,根据可疑的病原学尽早经验性静脉使用抗生素。经验性的抗生素应覆盖革兰阳性和阴性细菌、MRSA,如万古霉素、替考拉宁。根据培养及药敏结果调整抗生素。若培养为甲氧西林敏感的金黄色葡萄球菌,应调整为头孢唑林等。如果病原菌对多种药物均敏感,应考虑患者残余肾功能结合药代动力学,尽可能选用肾毒性小的药物在透析后输注使用。抗生素使用疗程应考虑导管类型、病原菌、是否伴有并发症。临时导管相关菌血症静脉抗感染疗程至少 3 周。无并发症的长期导管相关菌血症治疗疗程:金黄色葡萄球菌 4~6 周,革兰阴性细菌 7~14 天,白念珠菌至少 14 天。伴心包炎、血栓性静脉炎或败血症的 CRBSI 需治疗 4~6 周,骨髓炎应治疗至少 6~8 周。待疗程结束后,停用抗生素后一周应再次复查血培养。

长期导管 CRBSI 静脉抗感染 48 小时内未再发热且临床病情稳定,可以考虑保留导管联合抗生素封管,或原位换管,或延迟拔管。透析间期抗凝剂和抗生素(枸橼酸联合牛磺利定或庆大霉素)封管,有效率为 65%~70%,与换管的疗效相当。封管的抗生素浓度通常为血浆有效浓度的 100 倍。疗程至少 3 周,停药后一周复查血培养。抗生素可能无法穿透生物膜根治细菌,保留导管存在导致治疗失败或停药后复发的风险。复查血培养仍阳性,应考虑拔管。若患者血管条件有限,可以再次使用敏感的抗生素封管或原位换管。

拔管、换管有助于根除导管生物膜中的细菌。以下情况建议立即、尽早拔除导管或换管,无须等待血培养结果:临时导管相关菌血症、CRBSI 伴脓毒症临床表现(生命体征不稳定)、长期导管隧道感染、静脉抗感染患者持续发热超过 48 小时(立即拔管)、穿刺部位旁感染。临床稳定暂时保留长期导管的患者导管内采样培养阳性,或静脉抗感染联合抗生素封管治疗 3 周血培养仍阳性者应拔管。长期导管拔除后改置临时导管。停用抗生素至少 48 小时后复查血培养阴性,才能考虑新置长期导管。

第三节　体外回路并发症

一、管路滤器凝血

管路或滤器凝血会缩短滤器寿命,减少透析时间和充分性,消耗凝血因子,引起失血。因此,应积极预防、尽早识别管路或滤器凝血。透析过程中跨膜压短时间内急剧升高或滤器入口与静脉端压力差迅速升高、滤器中纤维非均一的暗色条纹提示滤器部分凝血。静脉壶内血液过缓留滞或与空气接触是血凝块形成的主要原因。为了防止管路凝血,应避免血流量过缓(<100ml/L)、采用前稀释方式、及时生理盐水冲管、调整增加肝素维持剂量或追加推注肝素。

二、空气栓塞

体外回路静脉端负压容易导致气体进入静脉系统形成空气栓塞,表现为胸痛、呼吸困难、咳嗽、发绀、低氧血症或心搏骤停。现行的 CRRT 机器配备检测和报警系统,可以及时发现管路中的空气而停泵,防止空气栓塞。回路出现空气的原因可能有:滤过置换液中碳酸氢钠 - 二氧化碳形成的小气泡、动脉端管路脱落、或空气检测器紊乱故障。此时应停止治疗,根据操作说明进行排气,对机器进行维检。

三、低体温

体外循环管路辐射热交换导致患者体温下降。5%~50% 患者 CRRT 治疗出现低体温,可能掩盖患者发热,导致抗感染治疗延迟。加热置换液可以防止并发症。另一方面,研究发现体温每下降 3℃ 将减少 26% 的氧耗、750kcal/d 的能耗。对于高热、颅脑损伤、心肺复苏术后,CRRT 治疗相关的低体温有助于患者康复。

四、生物相容性与过敏反应

血液长时间暴露于滤器膜或循环管路,可能激活血液中补体、蛋白酶、缓激肽、细胞因子等免疫炎症介质,导致过敏反应、蛋白降解、能量消耗增加。使用 ACEI 导致缓激肽的蓄积,异体血浆、血液灌流或吸附柱表面抗原刺激,会增加过敏反应风险。严重时可能出现呼吸困难、心悸、发绀、血氧饱和度下降、休克、心搏骤停。应立即停止治疗,静脉使用地塞米松,必要时给予抢救支持治疗。

第四节　抗凝相关并发症

一、出血

ICU 中重症患者常合并凝血功能障碍,预防性使用抗凝剂、外科或介入手术、有创操作等容易导致出血。CRRT 全身抗凝增加重症 AKI 患者的出血风险,并发腹膜后、颅内出血或心脏压塞等。颅内出血或手术等情况下禁用全身抗凝。另一方面无抗凝情况下滤器凝血会丢失血液、消耗凝血物质或血小板,继发增加出血。因此,对于 AKI 合并出血风险的患者,若无禁忌,推荐使用局部枸橼酸抗凝。出血的高危因素包括术后患者、有创性操作所致的局部损伤、患者凝血功能障碍等。

二、肝素相关血小板减少

肝素仍然是使用最为广泛的抗凝剂,肝素诱导的血小板减少症(heparin induced thrombocytopenia,HIT)在临床上并不少见。HIT 为血液透析中使用肝素类药物(肝素、低分子肝素、磺达肝癸钠)引起的一种并不少见但严重的并发症,分为 Ⅰ 型和 Ⅱ 型。HIT-Ⅰ 型为非免疫介导的无症状性血小板减少,与肝素诱导的血小板聚集相关,表现为肝素使用早期(2 天内)血小板计数轻度下降,持续时间短暂,无须停用肝素即能恢复。HIT-Ⅱ 型为免疫介导型,为肝素与血小板因子 4 结合后发生构象改变刺激机体产生抗肝素 - 血小板因子 4 抗体(即 HIT 抗体);后者 IgG 型结合血小板膜上的 FcγⅡa 受体从而激活血小板,消耗血小板,导致血小板减少,并发血栓形成或原有血栓加重的一组临床病理综合征。其常发生于肝素使用 5~14 天后。我们临床所述的 HIT 通常指的是 Ⅱ 型 HIT。

ICU 患者血小板减少的发生率约为 30%~50%,但使用普通肝素 HIT 的发生率为 1%~5%,使用低分子肝素为 0.1%~1%。Yamamoto 等报道间歇性规律血液透析患者 HIT 的发生率为 3.9%。随着低分子肝素代替普通肝素在血液透析中的推广,血液透析患者 HIT 的发病率呈下降趋势。2007 年一项英国的多中心调查研究发现血液透析患者 HIT 抗体阳性为 1.6%,HIT 的发病率更低为 0.26%,患病率 0.32%;其中仅 17% 的患者并发血栓栓塞等。重症患者肝素预防性使用率高,且 CRRT 抗凝时间较间歇性规律透析延长,随之肝素累积时间和剂量增加,理论上推测 ICU 中 CVVH 患者 HIT 的发生率较 IHD 高。不过,关于采用 CVVH 治疗的重症患者中 HIT 的发病率或患病率目前尚无大样本报道。

HIT 的主要临床表现为血小板计数减少和血栓栓塞。AKI 血液透析患者 HIT 血栓形成最常表现为体外回路凝血和导管相关血栓形成、下肢深静脉血栓、肺栓塞，动脉栓塞少见。ICU 中透析前 6 小时内体外滤器反复凝血者中 HIT 抗体阳性检出率为 25%。Hutchison CA 的研究中发现血液透析的 HIT 患者并发症发生率分别为深静脉血栓 <10%、肺栓塞 4%、腹膜后出血 4%。据报道，心肌梗死、多发性血栓、假性肺栓塞综合征在血液透析 HIT 患者中的发生率不足 1%。按开始使用肝素至发作的时间，我们将 HIT 分为速发型（24 小时内）、经典型（5~14 天）、和迟发型（停用肝素后 3 周）。速发型患者常有近期内肝素接触史。迟发型常表现为血栓形成伴血小板减少，肝素或低分子肝素抗凝后血小板急剧下降伴血栓加重。HIT 并发血栓形成的死亡率高达 30%。

　　HIT 的发生与患者及肝素种类相关。中年或高龄、女性、手术患者发生 HIT 风险较高。使用普通肝素发生 HIT 的风险较低分子肝素高 5~10 倍。HIT 患者中伴有获得性抗凝缺陷或停用肝素后血小板进行性减少者容易并发血栓。对于以上 HIT 高危患者，CRRT 时应避免使用肝素抗凝，采用低分子肝素或枸橼酸抗凝。若使用肝素抗凝应进行动态临床评估并监测血小板计数。关于 HIT 患者透析时抗凝剂的选择，2012 年美国胸科医师协会关于 HIT 的防治指南中推荐采用局部枸橼酸抗凝或封管。2012 年 KIDGO 关于 AKI 的诊治指南中推荐若患者无严重肝衰竭，抗凝首选直接凝血酶原抑制剂静脉阿曲加班，其次为直接 X a 因子抑制剂如达那肝素（danaparoid）或磺达肝素（fondaparinux）。HIT 患者导管封管液首选枸橼酸钠。有学者将重组组织纤溶酶原激活剂或水蛭素用于 HIT 患者血液透析导管封管。HIT 的血液透析患者能否再次尝试肝素类药物抗凝尚无定论。HIT 抗体的产生是短暂一过性，持续时间约 50~80 天。有学者对这部分患者持续监测 3 个月以上，尝试对 HIT 抗体转阴持续 2 周以上血液透析患者采用低分子肝素抗凝并严密监测血小板计数，未发现并发症。

三、枸橼酸中毒

　　枸橼酸通过可逆性地螯合、络合血清游离钙离子，阻断凝血。其在体内主要经肝脏、肌肉、肾皮质三羧酸循环代谢为碳酸氢根（1 分子枸橼酸 -3 分子碳酸氢根）。停止输注枸橼酸后 10~30 分钟，血清游离钙恢复至原有水平。枸橼酸同螯合血液中的镁离子。重症患者 CVVH 局部枸橼酸三钠抗凝剂量过量或体内代谢减慢时，可诱发低钙血症、低镁血症、高钠血症、代谢性碱中毒、代谢性酸中毒等并发症。症状性枸橼酸中毒常源于低钙或低镁血症。临床表现为神经肌肉兴奋性增加、心血管系统抑制。早期轻者表现为口唇、面部、指尖麻木，心电图提示 Q-T 间期延长；重者表现为手足抽搐、精神症状，心率减慢、心肌收缩力下降、血压下降、脉搏细弱、中心静脉压升高，乃至室颤心脏停搏。随着 CVVH 局部枸橼酸抗凝技术的不断改进和个体化实时监测，重症枸橼酸中毒的发生率显著减少。Cubattoli 等观察发现 CVVH 中无症状低钙血症发生率为 6.9%，高钠血症发生率为 9.3%，代谢性碱中毒发生率为 9.4%，未见症状性枸橼酸中毒。枸橼酸相关的低钙血症应及时静脉补充钙剂。低镁血症应及时静脉补充硫酸镁。代谢性酸中毒应增加碳酸氢根补给量，改善组织微循环。

　　严重的肝功能异常、乳酸中毒、组织灌注不足、低氧血症时枸橼酸代谢减慢被视为枸橼酸抗凝的相对禁忌。CVVH 过程中动态实时血气、电解质监测有助于尽早发现酸碱代谢或电解质紊乱。根据滤器前后游离钙离子浓度 pH、碳酸氢根及离子钙浓度可以及时发现和预防枸橼酸中毒。滤前血清游离钙降低且酸碱良好，考虑钙离子不足，应增加补钙量。滤前血清游离钙降低伴进行性代谢性碱中毒，考虑枸橼酸蓄积，应减量或停用枸橼酸抗凝。此外，

Hetzel 等报道血清总钙 / 游离钙比值 >2.5 时应警惕枸橼酸中毒。

第五节　心血管系统并发症

一、心律失常

心律失常为 CRRT 过程中的常见并发症之一。其与患者固有心脏基础疾病密切相关，如急性心肌梗死、心力衰竭、心包炎等。钾、镁等电解质紊乱、酸碱紊乱、严重贫血、低氧血症及治疗药物等均可能诱发心律失常，导致低血压，乃至猝死。CRRT 过程中对于心房纤颤、频发性室性期前收缩、室性心动过速、传导阻滞等心律失常应积极去除诱因，采用药物干预，适当调整透析处方，必要时停止透析。对于心律失常的高危患者，建议透析前积极纠正贫血、低氧血症、乳酸酸中毒，透析过程中超滤速度适当。

二、低血压

尽管 CRRT 缓慢清除液体，较间歇性血液透析对血流动力学影响小，但仍有 8.7%~9.8% 的危重患者因发生低血压而终止 CRRT 治疗。血流动力学的稳定性取决于患者的有效血容量、心泵功能、外周血管张力；受患者基础疾病、CRRT 干预及其他治疗措施影响。高龄、重度贫血、低蛋白血症、糖尿病的患者容易发生低血压。重症患者常因液体向第三（组织）间隙转移或失血等导致有效容量不足。心肌梗死、心律失常或瓣膜病相关心泵衰竭所致低血压，引发脏器血流灌注不足、代谢性酸中毒、少尿，容量负荷增加，反而加重心力衰竭。随血流向体外引出，患者体内有效血容量减少，CRRT 的启动阶段常出现血压降低。超滤速度过快或量过多也是低血压的常见原因。罕见的滤器过敏也可以导致 RRT 过程中低血压。此外，重症患者镇静剂及降压药物的使用增加了低血压的可能性。因此，对于 ICU 或 CCU 中的重症患者，低血压并非行 CRRT 的绝对禁忌。监测中心静脉压下，必要时联合应用血管活性或强心药物等措施维持血压，积极进行 CRRT 治疗。中心静脉压及有创血压监测有助于评估循环容量、心输出量和全身灌注情况，调整治疗方案，维持最佳容量及血流动力学稳定。

第六节　代谢相关并发症

一、酸碱紊乱

CRRT 应用于纠正重症患者的酸碱紊乱，但若置换液运用不当可能加重酸碱紊乱。随着碳酸氢根置换液的推广，代谢性酸中毒的并发症较乳酸置换液显著减少。值得注意的是，持续透析时，酸中毒的纠正仅依赖于透析液与血清中的碱基的缓冲浓度差。而持续性血液滤过时碳酸氢根的筛选系数 >1，置换液碱基的浓度应高于血清浓度。若透析液的碳酸氢根浓度高于置换液时可能出现碱中毒。此外，枸橼酸抗凝过程中，枸橼酸过量时可能发生代谢性碱中毒。而严重肝功能不全患者枸橼酸中毒时可出现低钙血症伴阴离子间隙增高的代谢性酸中毒。

二、电解质紊乱

CRRT 相关的电解质紊乱以低磷血症和低镁血症最常见,其次为低钙血症、低钾血症。磷虽为小分子,但其清除主要依赖于对流而非弥散。与普通血液透析患者不同,CVVH 中磷的清除较多,反而需要补充磷。而商品化的置换液中通常不含磷或镁。因此,ICU 中行 CRRT 的患者容易发生低磷血症或低镁血症,与透析剂量密切相关。据报道高透析剂量组的低磷血症发生率为 65.1%,显著较低剂量组的 54%。CVVH 治疗过程中发生低磷血症的天数占 CVVH 总疗程的比例为重症患者 28 天全因死亡率的独立危险因素。枸橼酸抗凝过程中枸橼酸过量可能导致低钙血症、高钠血症。CRRT 过程中每隔 6~8 小时监测血气及电解质。

三、营养成分丢失

营养不良为 AKI 患者预后不佳的独立危险因素。重症患者伴 AKI 处于高分解代谢,需要增加营养供给。但 CRRT 过程中,机体需求的一些重要营养成分包括葡萄糖、氨基酸、蛋白质、维生素及微量元素,会以弥散、对流或吸附的方式被清除或消耗。因此,对于行 CRRT 的 AKI 患者,应在 AKI 营养支持的基础上,个体化适当补充以上营养物质。

血糖调控为重症患者诊治的重要组成之一。患者进行 CRRT 时葡萄糖的丢失量与CRRT 中置换液或透析液的葡萄糖浓度相关。其中后稀释方式导致的葡萄糖丢失比前稀释更严重。血清葡萄糖的丢失可以导致严重的低血糖相关并发症。另一方面,血糖降低可促进肝脏糖异生作用,进而导致血糖反应性升高,所以预防高血糖也被纳入 CRRT 目标。有研究报道透析液葡萄糖浓度 100~180mg/dl 能有效防治血糖丢失(40~80g/d),而不导致高血糖。CRRT 透析过程中应对重症患者进行严密的血糖监测。

CRRT 过程中氨基酸及蛋白质的丢失与血流量及滤过系数相关。根据超滤量的不同,每天约 10~20g 氨基酸通过弥散方式被清除。肠外营养输注的氨基酸约 10% 经血液滤过丢失。大分子蛋白质如白蛋白主要通过对流被清除,其丢失量与透析器膜孔径及超滤量相关。CRRT 过程中每天大约 1.2~7.5g 白蛋白经对流丢失。

水溶性维生素或微量元素在 CRRT 过程中被滤过清除,如抗氧化类物质如锌、硒、铜、镁、铬、维生素 C 和 E。因此,CRRT 患者需要及时补充维生素或微量元素,具体剂量见表12-2。关于脂溶性维生素,值得注意的是长期 CRRT 治疗可以消耗活化型维生素 D_3,应注意及时补充维生素 D。鉴于维生素 A 蓄积容易引起中毒,不推荐对 CRRT 患者进行常规补充。

表 12-2　AKI 患者进行 CRRT 时营养物质补充建议

营养物质	补充剂量	单位
能量物质		
总热卡	25~35	kcal/(kg·d)
非蛋白质热卡	20~30	kcal/(kg·d)
碳水化合物与脂肪热卡比	60~70/30~40	%
蛋白质	1.5~1.8	g/(kg·d)

续表

营养物质	补充剂量	单位
微量元素		
维生素 B_1	100	mg/d
维生素 C	100~150	mg/d
维生素 D		
硒	100	μg/d

第七节　指南更新

就 RRT 相关并发症的防治,2012 年美国改善全球肾脏病预后组织(Kidney Disease: Improving Global Outcomes,KDIGO)的 AKI 诊治指南及美国胸科医师学会的 HIT 防治指南分别做了以下更新:

一、血管通路的建立

1. AKI 患者行 RRT 推荐使用无 cuff 的临时导管。(2D)
2. 推荐超声引导下插管。(1A)
3. 推荐首次颈内静脉或锁骨下静脉置管前后进行胸片检查。(1B)

二、导管相关感染

1. 对 ICU 中行 RRT 的患者不推荐在置管皮肤处局部使用抗生素。(2C)
2. 对 ICU 中行 RRT 的患者不推荐使用抗生素封管预防导管相关感染。(2C)

三、HIT 患者的抗凝选择

1. 对于肝素诱导血小板减少症患者,避免使用各类肝素,推荐使用凝血酶抑制剂如阿加曲班,或 Xa 因子抑制剂如达那肝素或磺达肝素。(1A)
2. 对于肝素诱导血小板减少症患者,如无严重肝衰竭,推荐使用阿曲加班抗凝而非达那肝素或磺达肝素。(2C)

第八节　病案分享

【病案介绍】

患者男,50 岁,农民,因"畏寒、发热半个月,咳嗽 1 周,少尿 2 天"急诊入我院。入院前半个月患者无明显诱因出现畏寒、发热,最高体温 40℃,伴全身疼痛、乏力,右侧胸部隐痛,头昏、头痛、复视,无盗汗,无咯血、胸闷、胸痛,无腹痛、腹泻,无恶心、呕吐,无尿频、尿急、尿痛,无视物旋转及意识丧失。1 周前患者出现咳嗽、咳少许黄痰,活动后气紧,伴右侧胸部隐痛,腹泻,每日解黄色稀便 6~7 次,仍有畏寒、发热,于当地住院期间查血常规:WBC:24.56×10^9/L,

中性粒细胞比率 88.7%，痰及血培养（－），痰抗酸染色（－），先后给予左氧氟沙星，注射用亚胺培南西司他丁钠（泰能）等抗感染治疗无好转。2 天前出现少尿（约 200ml/d）、呼吸困难加重伴嗜睡，急诊于我院查血常规 WBC 18.59×10^9/L，N 84.9%，Hb 126g/L，PLT 201×10^9/L；血生化 Alb 21.3g/L、BUN 28.3mmol/L、SCr 693μmol/L、K^+ 6.9mmol/L；面罩吸氧 5L/min 下血气示 pH 7.465，PO_2 44mmHg，PCO_2 37.1mmHg，BE 3mmol/L，HCO_3^- 26.6mmHg；胸部 CT 提示双肺散在磨玻璃样影、斑片、实变及条索影；双肺小叶间隔增厚，间质性肺水肿。初步诊断考虑重症双肺肺炎、Ⅰ型呼吸衰竭、急性肾损伤 3 期。予气管插管呼吸机辅助呼吸、右侧股静脉置管床旁 CVVH、右侧锁骨下静脉营养输液等支持；先后分别给以盐酸莫西沙星（拜复乐）、注射用帕尼培南倍他米隆（克倍宁）抗感染各 3 天，患者仍反复发热（图 12-1），白细胞计数及中性粒细胞比例未见下降（表 12-3），血及痰培养均阴性。

表 12-3　住院期间患者血常规变化

住院天数	Hb（g/L）	WBC（$\times 10^9$/L）	N（%）	E（%）
1	126	18.59	84.9	0.2
3	122	17.98	82.7	0.3
6	106	18.7	84.4	0.1
10	109	17.56	86.7	0.2
15	109	17.94	85	－
18	112	18.3	84	－

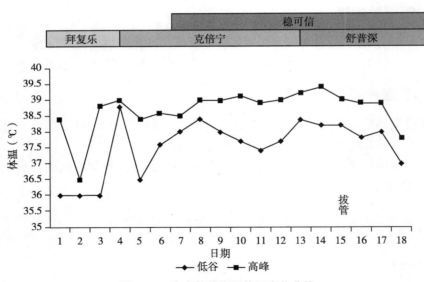

图 12-1　患者住院期间体温变化曲线

【临床问题】

1. 患者反复发热可能有哪些原因？

2. 应选用哪种抗生素？抗生素剂量是否需要调整？

3. 是否需要立即拔除血液透析用中心静脉置管？

【治疗经过】

患者重症双肺肺炎诊断明确,发热的感染灶首先考虑肺部。入院后予盐酸莫西沙星(拜复乐)治疗 3 天,体温高峰于第二天下降后又于第三日再次高热,应考虑:①原发病灶病情未控制:肺部多重细菌感染、如耐药菌、肺结核等特殊病原菌;②新发感染病灶:患者气管插管、右侧锁骨下静脉及右侧股静脉置管,导管相关感染不能排除。由于患者新置股静脉导管行 CRRT 治疗时间较短,暂未考虑拔管。入院后第 4 天升级抗生素为帕尼培南 - 倍他米隆(克倍宁)治疗 3 天患者体温无下降,改为帕尼培南 - 倍他米隆联合万古霉素(稳可信)抗感染共 6 天体温仍无好转趋势。期间三次痰液培养、两次静脉血培养、两次右侧股静脉导管静脉端血培养均阴性。调整为头孢哌酮钠舒巴坦钠(舒普深)联合万古霉素(稳可信)治疗 3 天体温无下降。遂拔出右侧锁骨下静脉及股静脉置管,并分别将导管尖端送检,次日行左侧股静脉置管继续 CRRT 治疗。拔出导管后第 3 天体温高峰较前下降,右侧股静脉导管尖端培养回示耐甲氧西林金黄色葡萄球菌。继续头孢哌酮钠舒巴坦钠(舒普深)联合万古霉素抗感染,拔管后第 10 天体温降至正常,脱离呼吸机,转回普通病房继续治疗。

【经验总结】

ICU 中发热的重症患者常患有肺部、腹腔、皮肤软组织等基础感染。临床医师容易因原发病灶引起的发热或血培养阴性而忽略后续诊疗操作引起的医源性感染。患者多次外周静脉及导管内血液培养均阴性,但拔管后导管尖端培养出耐甲氧西林葡萄球菌。这与导管周围生物膜的形成密切相关。置管 24 小时内导管内将会有细菌定植。患者体内的纤维蛋白、纤维蛋白连接素、细胞外基质多糖与细菌产生的糖萼相互作用在导管内外侧形成生物膜。CRRT 患者肝素封管会加速导管生物膜形成。生物膜形成后进一步促进细菌定植以及对抗生素产生抵抗。静脉用抗生素抑制或杀灭血液循环中的细菌,但不能渗透导管生物膜根治残留于导管表面的细菌。因此,发热并接受 CRRT 治疗的重症患者,抗生素使用后的 72 小时内疗效不佳,即使生命体征相对稳定,也应考虑到导管相关感染,尽早拔除临时导管或换管,无须等待阴性的血培养结果。

第九节　总　　结

CRRT 并发症大多与普通血液透析滤过相似。但由于 CRRT 治疗对象为危重患者,且治疗时间较长,该部分患者常伴有血流动力学不稳定,凝血功能异常或低氧血症。故低血压、心律失常、肝素抗凝出血等并发症的发病率略高。局部枸橼酸抗凝可能并发枸橼酸过量或中毒,表现为低钙血症、低镁血症、高钠血症、代谢性酸中毒或碱中毒。与普通血液透析不同,CRRT 治疗容易并发低磷血症,导致蛋白质、氨基酸、水溶性维生素及微量元素等营养成分丢失较多。临床实践中应不断提高医护团队技术水平,及时防治 CRRT 相关并发症。

（汤　曦　冯宇颖）

参 考 文 献

1. Finkel KW,Podoll AS. Complications of continuous renal replacement therapy. Semin Dial,2009,22(2):155-159

2. Parienti JJ,Megarbane B,Fischer MO,et al. Catheter dysfunction and dialysis performance according to vascular access among 736 critically ill adults requiring renal replacement therapy:a randomized controlled study. Crit Care Med,2010,38(4):1118-1125

3. Cimochowski GE,Worley E,Rutherford WE,et al. Superiority of the internal jugular over the subclavian access for temporary dialysis. Nephron,1990,54(2):154-161

4. Schillinger F,Schillinger D,Montagnac R,et al. Post catheterisation vein stenosis in haemodialysis:comparative angiographic study of 50 subclavian and 50 internal jugular accesses. Nephrol Dial Transplant,1991,6(10):722-724

5. Vascular Access Work Group. Clinical practice guidelines for vascular access. Am J Kidney Dis,2006,48 Suppl 1:S248-S273

6. Oliver MJ. Acute dialysis catheters. Semin Dial,2001,14(6):432-435

7. Luedde M,Krumsdorf U,Zehelein J,et al. Treatment of iatrogenic femoral pseudoaneurysm by ultrasound-guided compression therapy and thrombin injection. Angiology,2007,58(4):435-439

8. Cuhaci B,Khoury P,Chvala R. Transverse cervical artery pseudoaneurysm:a rare complication of internal jugular vein cannulation. Am J Nephrol,2000,20(6):476-482

9. Siu YP,Tong M,Poon WL,et al. Haemodialysis catheter-related right transverse cervical artery pseudoaneurysm and treatment by coil embolization. Nephrology(Carlton),2005,10(1):37-39

10. Cina G,De Rosa MG,Viola G,et al. Arterial injuries following diagnostic,therapeutic,and accidental arterial cannulation in haemodialysis patients. Nephrol Dial Transplant,1997,12(7):1448-1452

11. Kent KC,McArdle CR,Kennedy B,et al. A prospective study of the clinical outcome of femoral pseudoaneurysms and arteriovenous fistulas induced by arterial puncture. J Vasc Surg,1993,17(1):125-131; discussion 131-123

12. Parry W,Dhillon R,Salahudeen A. Carotid pseudoaneurysm from inadvertent carotid artery catheterization for haemodialysis. Nephrol Dial Transplant,1996,11(9):1853-1855

13. Vera M,Quintana L,Blasco J,et al.[Treatment with the placement of carotid stent of jugular-carotid fistula after the insertion of hemodialysis catheter]. Nefrologia,2005,25(5):568-571

14. Tong Y,Zhao D,Wu Q,et al. Femoral arteriovenous fistula 3 months after removal of catheter for hemodialysis. Hemodial Int,2011,15(1):112-114

15. el-Shahawy MA,Khilnani H. Carotid-jugular arteriovenous fistula:a complication of temporary hemodialysis catheter. Am J Nephrol,1995,15(4):332-336

16. Kuo KL,Chou YH,Tarng DC. Mechanical hemolysis in a hemodialysis patient with carotid-jugular arteriovenous fistula. Clin Nephrol,2004,61(1):74-77

17. Xiong J,Liu M,Guo W,et al. A retrospective study on endovascular management of iatrogenic vascular injuries. Vascular,2012,20(2):65-71

18. Mir S,Serdaroglu E. An elevated hemidiaphragm 3 months after internal jugular vein hemodialysis catheter placement. Semin Dial,2003,16(3):281-283

19. Aggarwal S,Hari P,Bagga A,et al. Phrenic nerve palsy:a rare complication of indwelling subclavian vein catheter. Pediatr Nephrol,2000,14(3):203-204

20. Fiaccadori E,Gonzi G,Zambrelli P,et al. Cardiac arrhythmias during central venous catheter procedures in

acute renal failure：a prospective study. J Am Soc Nephrol，1996，7（7）：1079-1084

21. 赵锋，汤照峰，刘旭辉，等．580 例中心静脉穿刺置管术并发症．中山大学学报（医学科学版），2004，25：260-262

22. Wang JY，Chu P，Ko CT，et al. Pericardial tamponade in chronic dialysis patients：transesophageal echocardiogram during pericardial drainage. Clin Nephrol，1999，52（6）：390-392

23. Hiraide A，Tazaki O，Fujii N，et al. Cardiac tamponade secondary to hemorrhagic pericarditis during continuous hemofiltration for renal failure. The role of the anticoagulent. Ren Fail，1994，16（2）：299-301

24. Collier PE，Blocker SH，Graff DM，et al. Cardiac tamponade from central venous catheters. Am J Surg，1998，176（2）：212-214

25. Shamir MY，Bruce LJ. Central venous catheter-induced cardiac tamponade：a preventable complication. Anesth Analg，2011，112（6）：1280-1282

26. Forauer AR. Pericardial tamponade in patients with central venous catheters. J Infus Nurs，2007，30（3）：161-167

27. Timsit JF，Farkas JC，Boyer JM，et al. Central vein catheter-related thrombosis in intensive care patients：incidence，risks factors，and relationship with catheter-related sepsis. Chest，1998，114（1）：207-213

28. Burns KE，McLaren A. A critical review of thromboembolic complications associated with central venous catheters. Can J Anaesth，2008，55（8）：532-541

29. Napalkov P，Felici DM，Chu LK，et al. Incidence of catheter-related complications in patients with central venous or hemodialysis catheters：a health care claims database analysis. BMC Cardiovasc Disord，2013，13：86

30. Kearon C，Akl EA，Comerota AJ，et al. Antithrombotic therapy for VTE disease：Antithrombotic Therapy and Prevention of Thrombosis，9th ed：American College of Chest Physicians Evidence-Based Clinical Practice Guidelines. Chest，2012，141（2 Suppl）：e419S-494S

31. Zhao Y，Li Z，Zhang L，et al. Citrate Versus Heparin Lock for Hemodialysis Catheters：A Systematic Review and Meta-analysis of Randomized Controlled Trials. Am J Kidney Dis，2014，63（3）：479-490

32. Ivan DM，Smith T，Allon M. Does the heparin lock concentration affect hemodialysis catheter patency？ Clin J Am Soc Nephrol，2010，5（8）：1458-1462

33. Moran J，Sun S，Khababa I，et al. A randomized trial comparing gentamicin/citrate and heparin locks for central venous catheters in maintenance hemodialysis patients. Am J Kidney Dis，2012，59（1）：102-107

34. Hemmelgarn BR，Moist LM，Lok CE，et al. Prevention of dialysis catheter malfunction with recombinant tissue plasminogen activator. N Engl J Med，2011，364（4）：303-312

35. Jain G，Allon M，Saddekni S，et al. Does heparin coating improve patency or reduce infection of tunneled dialysis catheters？ Clin J Am Soc Nephrol，2009，4（11）：1787-1790

36. Rawson KM，Newburn-Cook CV. The use of low-dose warfarin as prophylaxis for central venous catheter thrombosis in patients with cancer：a meta-analysis. Oncol Nurs Forum，2007，34（5）：1037-1043

37. Hiremath S，Holden RM，Fergusson D，et al. Antiplatelet medications in hemodialysis patients：a systematic review of bleeding rates. Clin J Am Soc Nephrol，2009，4（8）：1347-1355

38. Mermel LA，Allon M，Bouza E，et al. Clinical practice guidelines for the diagnosis and management of intravascular catheter-related infection：2009 Update by the Infectious Diseases Society of America. Clin Infect Dis，2009，49（1）：1-45

39. Lok CE, Mokrzycki MH. Prevention and management of catheter-related infection in hemodialysis patients. Kidney Int, 2011, 79(6): 587-598

40. Yon CK, Low CL. Sodium citrate 4% versus heparin as a lock solution in hemodialysis patients with central venous catheters. Am J Health Syst Pharm, 2013, 70(2): 131-136

41. Jaffer Y, Selby NM, Taal MW, et al. A meta-analysis of hemodialysis catheter locking solutions in the prevention of catheter-related infection. Am J Kidney Dis, 2008, 51(2): 233-241

42. Warkentin TE. Heparin-induced thrombocytopenia in the ICU: a transatlantic perspective. Chest, 2012, 142(4): 815-816

43. Yamamoto S, Koide M, Matsuo M, et al. Heparin-induced thrombocytopenia in hemodialysis patients. Am J Kidney Dis, 1996, 28(1): 82-85

44. Hutchison CA, Dasgupta I. National survey of heparin-induced thrombocytopenia in the haemodialysis population of the UK population. Nephrol Dial Transplant, 2007, 22(6): 1680-1684

45. Davenport A. Management of heparin-induced thrombocytopenia during continuous renal replacement therapy. Am J Kidney Dis, 1998, 32(4): E3

46. Davenport A. Antibodies to heparin-platelet factor 4 complex: pathogenesis, epidemiology, and management of heparin-induced thrombocytopenia in hemodialysis. Am J Kidney Dis, 2009, 54(2): 361-374

47. Linkins LA, Dans AL, Moores LK, et al. Treatment and prevention of heparin-induced thrombocytopenia: Antithrombotic Therapy and Prevention of Thrombosis, 9th ed: American College of Chest Physicians Evidence-Based Clinical Practice Guidelines. Chest, 2012, 141(2 Suppl): e495S-530S

48. Cubattoli L, Teruzzi M, Cormio M, et al. Citrate anticoagulation during CVVH in high risk bleeding patients. Int J Artif Organs, 2007, 30(3): 244-252

49. Kramer L, Bauer E, Joukhadar C, et al. Citrate pharmacokinetics and metabolism in cirrhotic and noncirrhotic critically ill patients. Crit Care Med, 2003, 31(10): 2450-2455

50. Hetzel GR, Taskaya G, Sucker C, et al. Citrate plasma levels in patients under regional anticoagulation in continuous venovenous hemofiltration. Am J Kidney Dis, 2006, 48(5): 806-811

51. Bellomo R, Cass A, Cole L, et al. Intensity of continuous renal-replacement therapy in critically ill patients. N Engl J Med, 2009, 361(17): 1627-1638

52. Palevsky PM, Zhang JH, O'Connor TZ, et al. Intensity of renal support in critically ill patients with acute kidney injury. N Engl J Med, 2008, 359(1): 7-20

53. Yang Y, Zhang P, Cui Y, et al. Hypophosphatemia during continuous veno-venous hemofiltration is associated with mortality in critically ill patients with acute kidney injury. Crit Care, 2013, 17(5): R205

54. Druml W. Metabolic aspects of continuous renal replacement therapies. Kidney Int Suppl, 1999, (72): S56-S61

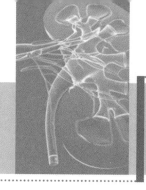

第十三章

CRRT 的药物剂量调整

第一节 概　述

目前,连续性肾脏替代治疗(CRRT)因其更稳定的血流动力学特点而广泛用于急性肾损伤(acute renal injury,AKI)及各种危重症患者的治疗和抢救。这类患者由于病情本身的因素常常需要复杂的药物治疗,而 CRRT 同所有的血液净化技术一样,会对药物的代谢产生不同程度的影响,尤其是主要通过肾脏清除的药物。由于 CRRT 采用更大孔径的膜,在持续超滤的同时还有溶质的对流转运,因此不论是连续性静脉 - 静脉血液滤过、血液透析还是血液透析滤过,CRRT 对于药物的影响相较于普通的间断血液透析而言仍是有差异的,它能允许更大分子量的物质通过。除此以外,还应考虑到其他多种因素对于接受 CRRT 治疗的重症患者药物剂量的影响。这些因素包括不同的 CRRT 治疗技术、重症疾病时药代动力学和药效动力学的变化以及影响某患者群给药剂量和药物清除的生化特点等。因此,应综合分析多种因素来调整接受 CRRT 治疗的患者的用药剂量及给药时间。

一般情况下,某一药物的清除等于在同等的肾小球滤过率(glomerular filtration rate,GFR)时肾脏的清除。CRRT 药物剂量调整的基本原则是:①当 CRRT 清除的药物量占机体药物总清除量的比例 <25%~30% 时,可忽略体外药物清除的影响。药物可通过 CRRT、残余肾功能及肾外途径(主要是肝脏)三条途径清除,上述情况主要见于药物以肾外途径排泄为主或肾脏尚有相当数量的残余肾功能。常规 HD 时单位时间的药物清除量往往远远大于CRRT,故常规 HD 清除的药物占总清除率的比例不能应用于 CRRT。②由于只有游离的药物才能被 CRRT 清除,故某些蛋白结合率高的药物被 CRRT 清除量极低微,可予忽略。③膜通透性、膜结合力等因素也会影响药物清除。④CRRT 所采用的溶质清除原理(对流或弥散)对药物的清除起着十分重要的作用。

第二节 影响药物代谢的因素

不同的 CRRT 技术之间在溶质和药物清除方面的差异主要来源于以下几方面:溶质清除机制、血管通路、滤过膜的特点、血液流速、超滤率和透析液流速。

一、CRRT 技术

目前常用的三种清除技术是血液透析、血液滤过和血液透析滤过。每种技术在溶质清除机制（如对流或弥散）以及对置换液的需求方面有所不同（表 13-1）。另外，每种技术都可采用动脉 - 静脉或静脉 - 静脉通路实现。由于静脉 - 静脉通路并发症风险降低且能产生持续的高溶质清除率，因此目前普遍作为首选。

表 13-1　CRRT 技术

技术名称	清除机制		置换液
	对流	弥散	
CVVH	++++		+++
CVVHD	+	++++	+/0
CVVHDF	+++	+++	++

注：CVVH：持续静脉 - 静脉血液滤过；CVVHD：持续静脉 - 静脉血液透析；CVVHDF：持续静脉 - 静脉血液透析滤过

血液透析的原理是利用透析液逆流产生的浓度梯度使溶质被动弥散。只有小分子物质（分子量 <500D）容易在弥散时被清除。

血液滤过利用对流机制，使溶质和血液中的水分由压力梯度驱使通过滤膜，产生更多的溶质清除以及超滤的形成。只要溶质小于滤膜孔径的分子截留点，颗粒大小或分子量对于对流模式下的溶质清除几乎没有影响。然而，由于在此过程中形成大量的超滤，因此需要在血滤前或后使用置换液。

血液透析滤过是弥散和对流的结合。溶质和液体的清除需要透析液的对流和压力梯度。需要使用置换液来支持更高的超滤流速。

总之，CRRT 时药物的清除预计比 IHD 更多，尤其是血液滤过后使用置换液的情况。CRRT 时的药物清除变异性较大，这与每种化合物的具体生理化学特性、CRRT 机器特点以及操作条件有关。

二、滤器特点

1. 膜的通透性　绝大多数高通透性滤过膜对溶质的清除与其对水的通透性相平行，即通过弥散和对流两种方式清除的药物分子截留点（cut-offs）随着对水的通透性增加而增加。RRT 的类型不同，则其使用的膜通透性会不同。普通的间断血液透析（IHD）的滤器孔径较小，无法清除 >500D 的分子。相反，CRRT 中使用的滤器孔径增大，能有效清除大到 50 000D 的分子。

我们把药物或溶质通过滤器膜的能力称作筛选系数（sieving coefficient，SC）。SC 是评估血液滤过对药物清除的重要参数，范围波动于 0~1。溶质的筛选系数越接近 1，则通过滤器的比例越高。SC 为 1 的药物则能自由通过滤器，此时就需要增加药物剂量或改变给药间隔。筛选系数是决定 CRRT 药物清除率的关键因素，计算公式为：

$$SC=C_{UF}/C_P$$

SC 为筛选系数；C_{UF} 为超滤液中药物浓度；C_P 为血浆中药物浓度。

SC=0，不能通过滤器；SC=1，自由通过滤器。

一些药物的 SC 可在已发表的文献中获得，否则需要通过药物浓度计算得出。

2. 膜的成分　间断血液透析（IHD）的滤器由纤维素或合成物质组成，而最常用于 CRRT

滤器的材料是合成膜,包括聚丙烯腈,聚酰胺和聚砜膜。既然没有任何滤器是最佳选择,那么由合成材料组成的滤器因其更好的生物相容性而被认为优于纤维素组成的滤器。其他考虑因素包括通透性的差异以及它们对于药物筛选系数方面的不同作用。总之,较大的膜孔径或"高通量"膜会产生更多的药物清除,尤其是大分子药物。

三、流速

尽管不同的治疗方式(如 CVVH vs CVVHD)以及所用的滤器膜会导致差异,但总的来说,高流速(血流速度、透析液流速、超滤速度)可增加溶质清除。因此对于可由 CRRT 清除的药物,增加流速的同时需要增加药物剂量或缩短给药间隔。

四、CVVH

常采用高通透性滤过膜,分子截留点高达 20 000~50 000D,而绝大多数药物的相对分子量为 200~1800,故药物相对分子量对血液滤过筛选系数几乎无影响。目前认为,筛选系数的主要决定因素是蛋白结合率。理论上,大多数药物的筛选系数等于 1。蛋白质结合率,又称游离药物百分比(α)。研究也证实 SC 和 α 具有良好的相关性。药物 - 膜相互作用也可影响筛选系数,如 PAN 膜可吸附一定的氨基糖苷类抗菌药物,实际筛选系数较根据蛋白质非结合率计算所得值小。吸附能力有饱和现象,随着治疗的进行,α 越来越接近 SC,故往往需减少用药剂量。还有人认为透析膜使用一段时间后膜表面吸附蛋白质也逐渐增多,因而降低了膜通透性和滤过率,但其临床意义不明,临床上可用以下公式计算 CVVH 的药物清除率:

$$Cl_{CVVH}=Q_f \times SC \text{ 或 } Cl_{CVVH}=Q_f \times \alpha$$

Cl_{CVVH} 为 CVVH 药物清除率;Q_f 为超滤率;SC 为筛选系数;α 为药物游离百分率。

五、CVVHD

CVVHD 溶质清除是由透析膜两侧药物浓度梯度差所驱动。$Cl_{CVVH}=Q_D \times S_D$

$$S_D=C_D/C_P$$

Cl_{CVVHD} 为 CVVHD 药物清除率;Q_D 为透析液流量;S_D 为饱和系数;C_D 为透析液中药物浓度;C_P 为血浆药物浓度。

S_D 类似 CVVH 的筛选系数,除了受到药物蛋白结合率影响外,还受到药物相对分子质量和透析液流速的影响。如药物相对分子质量增大时,其通过透析膜的能力下降,即 S_D 减少。传统的透析膜(如铜仿膜),S_D 随相对分子质量上升而下降较合成膜更快。透析液流速增加也将引起 S_D 下降,但由于 Q_D 上升,最终 Cl_{CVVHD} 仍将上升。故可用加快透析液流速的方法来增加药物清除率。CVVHD 采用的透析液流速(10~30ml/min)要远远低于常规 HD 时的透析液流速(500ml/min),可使血浆药物浓度和透析液药物浓度之间达到平衡,即 $S_D=\alpha$,此时 Cl_{CVVHD} 即等于 $Q_D \times \alpha$。另外,和 CVVH 一样,S_D 也受药物相互作用和膜对蛋白质吸附作用的影响。

六、CVVHDF

CVVHDF 的溶质清除通过对流和弥散两种机制。和常规间歇高流量透析滤过不同,CVVHDF 的弥散机制和对流机制互相干扰较小。此时,药物的清除率为两者之和:

$$Cl_{CVVHDF}=Q_f \times SC+Q_D \times S_D$$

Cl_{CVVHDF} 为 CVVHDF 药物清除率；Q_f 为超滤率；SC 为筛选系数；Q_D 为透析液流量；S_D 为饱和系数。

当药物相对分子质量较大，上式计算所得的 Cl_{CVVHDF} 较为精确。随药物相对分子质量的上升，弥散受对流的影响也增大，公式的误差也随之增大。这些公式在救治重危患者的实际应用中尚有一定局限性，不可完全照搬。如药物的分布容积受体内液体总量、组织灌注、蛋白质结合率、药物脂溶性、pH 梯度、药物的主动转运等因素影响，而蛋白质结合率又受特异性结合蛋白（白蛋白、α_1- 球蛋白）的血浆浓度及性质决定，也受到血 pH、尿毒症、游离脂肪酸、高胆红素血症、肝素及合用的其他药物的影响。以肝代谢为主的药物代谢情况又受到肝脏血供、肝酶活性的影响，故影响因素众多，个体差异明显。应强调个体化用药和治疗药物浓度监测的重要性。对一些治疗窗狭窄的药物，如洋地黄、氨基糖苷类、茶碱类、万古霉素等更须注意。对某些临床药效明显的药物如心血管药物、镇静剂、镇痛剂等尚可根据临床效果来分析判断，调整用药剂量。总之，CRRT 治疗超滤液中的某些抗生素浓度与血浆浓度相近，表示水溶性抗生素丢失，这对重症感染或脓毒症患者来说十分危险，应调整剂量，以达到有效血药浓度。

第三节　药物特点对清除的影响

许多内源性因素会影响药物被肾脏替代治疗清除的能力，这些因素包括分子大小、分布容积、蛋白质结合力和清除机制（肾脏 vs 非肾脏清除）。

一、分子大小

药物分子量的大小对药物清除的影响取决于药物的转运方式。当药物以对流方式转运且药物分子量小于滤器膜的截留量时，药物的清除与超滤率呈正相关，而与相对分子大小无关；当药物以弥散的方式转运时，理论上药物的清除取决于膜的性质与药物的分子量。不同滤器膜的弥散清除能力不同，聚丙烯腈膜（PAN、AN69）的弥散清除能力优于聚酰胺膜。药物清除与分子量大小成反比，药物分子量是影响连续性血液净化（continuous blood purification，CBP）药物清除尤其是通过弥散方式清除的主要因素。分子量小的药物（<500D）可以被传统低通量血液透析和 CRRT 有效清除，而只有 CRRT 能够清除较大分子（上限为膜孔径的分子截留点，大多为 20 000~50 000D）。因此，分子量较大的药物更容易被 CRRT 清除，因而需要增加给药剂量或次数。例如，万古霉素（1400D）是不容易被 IHD 清除的，但在使用高通透的膜时，即便只是弥散方式（连续性血液透析），其清除也显著增加。

二、分布容积

药物分布容积（volume of distribution，Vd）是指假设药物以血浆浓度均匀分布于机体的水容积，因此 Vd 与解剖腔隙不完全一致，但存在一定的数量关系。

$$Vd（L/kg）= 药物剂量（mg/kg）/ 药物血浆浓度（mg/L）$$

组织亲和力高的药物，比如地高辛、三环类抗抑郁药等，由于药物进入组织，血浆药物浓度低，因此分布容积大。相反，一些药物如苯甲异噁唑青霉素、苯妥英钠等，主要与循环中蛋白质结合，血浆药物浓度高，分布容积小。这些分布容积小的药物多为亲水性的，且不能通过细胞膜因而无法进入血管腔。大部分亲水性的药物通过肾脏以原型排出。因此,分布容积小的药物更容易由 RRT 清除,且需增加剂量或给药次数,如 β- 内酰胺类,糖肽类和氨基糖苷类,但不包括头孢曲松和苯唑西林,这两种药均主要通过胆道清除,因而尽管为亲水性药物但在很大程度上并不受 CRRT 的影响。相反地,亲脂性药物能够自由通过细胞膜并进入组织,分布容积大且经过肝代谢。分布容积大的药物较难通过 RRT 循环清除,因而较少受到肾脏清除能力变化的影响(体外循环或残余肾)。在 IHD 时,分布容积大的药物一般不需要进行剂量调整。然而,CRRT 延长的治疗时间会增加药物从组织到血管腔的重新分布,增加其被清除的可能性,因此 CRRT 对药物清除的影响更大,比如大环内酯类,氟喹诺酮,四环素,氯霉素,利福平等,但左氧氟沙星和环丙沙星例外,尽管这两种药物为亲脂性的,但均由肾脏清除,且可由 RRT 清除。

三、蛋白质结合力

药物在体内以游离和与蛋白结合这两种形式存在,只有游离的药物才具有药理学活性,参与代谢、分泌和被 CBP 清除。许多因素可以影响药物与蛋白质的结合,比如尿毒症毒素潴留、pH、高胆红素血症、药物间相互竞争、药物与蛋白质克分子比等。任何药物结合蛋白的程度都将影响其被 CRRT 或透析清除的能力(表 13-2)。药物结合蛋白质形成大型复杂分子(>50 000D)则不易被 IHD 或 CRRT 清除。游离的药物更易通过透析滤器并需要增加剂量或给药间隔。

表 13-2 一些药物的相对筛选系数和蛋白结合力

药物	SC	PB	药物	SC	PB
阿昔洛韦	+++	极低	地高辛	+++	低
两性霉素	+	极高	更昔洛韦	+++	极低
氨苄西林	++	低	庆大霉素	++	极低
头孢西丁	++	高	亚胺培南	+++	低
头孢他啶	+++	极低	苯唑西林	0	极高
环丙沙星	++	低	苯妥英	+	高
环孢霉素	++	极高	哌拉西林	++	低
地西泮	0	极高	万古霉素	++	极低

注:SC= 筛选系数;PB= 蛋白结合力;SC 高且蛋白结合力低的药物很容易被 CRRT 清除。SC 低或接近 0 的药物不能被 RRT 清除;蛋白结合力高的药物只能被 CRRT 清除很小一部分,但完全不能被 IHD 清除

由于只有游离的药物可通过滤器被清除,因此药物与蛋白质的结合率是影响 SC 的主要因素。理论上推算的 SC 与实际测定的 SC 并无明显差异,并且差异主要是源于药物与蛋白结合率发生改变及检测方法的差异。

四、清除率

体内药物清除的主要途径包括肝、肾、呼吸道、胆道及其他代谢途径;体外清除主要包括

透析、滤过、灌流、吸附和置换等等。机体对药物的总清除是各局部清除的总和,可以由以下公式表示:

$$CL_T=CL_R+CL_{NR}+CL_{EC}$$

CL_T 表示药物的总清除率;CL_R 表示肾脏途径对药物的清除率;CL_{NR} 表示肾外途径对药物的清除率;CL_{EC} 表示体外对药物的清除率。

正常情况下,若局部清除占机体总清除的 25%~30% 或以上,局部清除率的改变就具有重要意义。由肾脏清除的药物(尤其是肾脏清除占机体总清除的 25%~30% 以上的药物),CBP 也可清除一部分,因此 CRRT 时可能需要增加药物剂量。同时,有残余肾功能的患者接受 CRRT 治疗时也需要进一步增加药物剂量。目前认为,体外清除分数(F_{tEc})超过 25%~30%,具有重要临床意义。

$$F_{rEc}=\frac{CL_{EC}}{CL_R+CL_{NR}+CL_{EC}}$$

五、药效学原理

恰当调节 RRT 患者的抗菌药物剂量是十分重要的,可以避免治疗失败、耐药性增加或不良反应的发生,此时必须考虑到药效学原理。简言之,抗菌疗效在药效学术语上被定义为时间依赖性或浓度依赖性。

1. 浓度依赖性抗菌药物　浓度依赖性抗菌药物的疗效主要与最低抑菌浓度(MIC)的峰值(C_{max}/MIC)和曲线下面积(AUC)与 MIC 的比值(AUC/MIC)相关。浓度依赖性抗菌药物包括氟喹诺酮,甲硝唑和氨基糖苷类。AUC/MIC 比值 >100 提示革兰阴性菌,>30 提示革兰阳性菌。C_{max}/MIC 比值在 10~12 提示临床有效性并可避免耐药性产生。浓度依赖性抗菌药物显示了针对革兰阳性和革兰阴性菌的抗生素后效应,因此浓度低于 MIC 是允许的。浓度依赖性抗菌药物是最典型的需要增加剂量以达到足够的峰值或曲线下面积与 MIC 比值(图 13-1)。

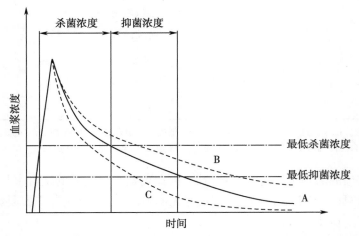

图 13-1　血浆药物浓度随时间的变化及其与最低抑菌浓度和最低杀菌浓度的关系

曲线 A 代表一种典型的关系,而曲线 B 代表清除减少而 C 代表清除增加。增加药物清除会明显影响时间依赖性的杀菌作用。如果可能的话,建议根据血清药物水平调整药物剂量

2. 时间依赖性抗菌药物 时间依赖性抗菌药物的疗效主要依赖于药物浓度超过 MIC 的时长或维持高于 MIC 的最低血浆浓度（$C_{min}>MIC$）。时间依赖性药物包括 β 内酰胺类、糖肽类、噁唑烷酮类和唑类抗真菌药，当 C_{min} 达到 MIC 的 4~5 倍时可实现其最大疗效。由于大多数时间依赖性药物（碳青霉烯类除外）缺乏针对革兰阴性菌的抗生素后效应，因此必须避免该类药物出现低于 MIC 的谷浓度。时间依赖性药物需要频繁给药以达到高于 MIC 的足够时间。

3. 剂量建议 目前，关于 CRRT 时的药物剂量推荐还存在许多局限性，比如评估 CRRT 对于重症患者药物分布影响的相关研究数量有限。现有的研究主要涉及的是抗菌药物，且在研究设计、CRRT 方法和研究人群上差异较大，其结果无法应用到所有患者中。此外，药物信息资源也存在矛盾。许多药物信息资源提供的是 IHD 或早期 CRRT 模式的药物剂量调整方案，并不适用于目前清除率更高的新型 CRRT 模式。

表 13-3 根据现有文献给出了一些常见抗菌药物的剂量建议。这些建议的局限性也列在表中。药物清除与肾脏替代方法、滤器类型、流速高度相关。恰当的剂量需要严密监测药理作用，药物聚集引起的不良反应征象，以及与目标谷浓度相关的药物水平（如适用）。以下只是综合性建议（对特定体格的成人患者）且不应代替临床判断：当有条件时，应使用治疗性药物浓度监测来优化药物治疗并减少不良反应。

表 13-3 抗生素剂量建议

药物	CrCl 30ml/min 但未行 RTT 时的剂量	传统 IHD（Kt/V 1.2 隔日一次）	CRRT［CVVH 25ml/(kg·h)］
头孢吡肟	500mg~1g 每 24 小时 1 次	1g 负荷剂量；500mg 每 24 小时 1 次（透析后给药）	1~2g 每 12 小时 1 次（考虑持续输注 2~4g/24h）
环丙沙星	500mg 口服 或 400mg 静脉注射 每 24 小时 1 次	每次透析后给 250~500mg 口服或 200~400mg 静脉注射	250~500mg 口服或 200~400mg 静脉注射每 12 小时 1 次
庆大霉素 [a]	24 小时给药	4 小时 HD 中会清除 30%，透析后给药并监测浓度	24 小时给药
哌拉西林	减量 30% 并每 6 小时给药	2.25g 每 8~12 小时 1 次，每次透析后追加 0.75g	4.5g 每 8 小时 1 次
万古霉素 [b]	15~20mg/kg 每 24 小时 1 次	每次治疗后 10~15mg/kg	15~20mg/kg 每 24 小时 1 次

注：a：应始终根据治疗性药物浓度来调整；b：对于浓度依赖性抗生素，一些学者推荐 IHD 前 1 小时给予增加剂量的静脉输注

第四节 患者特点对药物清除的影响

重症患者的药代动力学参数会有所不同，这会影响药物的清除和分布（表 13-4）。对于 IHD 和 CRRT 时的药物剂量影响最大的患者自身因素包括容量分布、蛋白结合、代谢和清除。

表 13-4　影响药物浓度的患者因素

因素	作用	对药物浓度的影响
高容量	增加 Vd 且减少吸收	降低
低白蛋白血症	增加未结合比例	升高
器官功能障碍	减少药物清除	升高

一、分布容积

重症患者的实际 Vd 与理论上的 Vd 可能有不同,且存在个体间和个体内差异。这种差异可能来自身体总液量和血管内容量的增加或减少。分布容积增加可见于水肿、腹水、胸腔积液、纵隔炎、低白蛋白血症和术后引流等情况。高容量患者由于分布容积大,可能需要更大剂量的药物;低容量患者反之。当液体清除由 CRRT 完成时,许多药物的容量分布将减少。因此当容量严重超负荷的患者经治疗恢复其病前体重时,反而需要减少药物剂量。

二、药物吸收

当给药方式为经皮、皮下和口服时,容量分布以及外周和肠道水肿会明显影响药物吸收。当 CRRT 清除水肿后,药物吸收也会增加。

三、蛋白结合

重症患者可能受多种因素影响,包括酸碱失衡以及蛋白质水平变化等。酸碱平衡障碍将降低蛋白质结合。研究发现,重症患者常伴有白蛋白水平降低,导致药物游离百分率增高;另外,重症患者血浆中 α_1-酸性糖蛋白水平往往升高,α_1-酸性糖蛋白可以增加蛋白质与某些药物的结合。因此,重症患者的药物游离百分率不仅和普通人群有明显差异,与 CRF 患者也不尽相同。假定只有游离的药物能弥散通过滤膜,那么蛋白水平或酸碱状态的变化则只影响体内游离的药物(活性药物)。这些变化会最终影响可由 RRT 清除的药物总量。更重要的是,蛋白结合是一个动态平衡。由于 CRRT 的持续性,CRRT 对比 IHD 而言能清除更多蛋白结合率较高的药物。

四、代谢

评估其他脏器的功能对于了解代谢物和化合物积聚的潜在可能性是十分必要的。

五、清除方式

相较非肾脏途径清除的药物,CRRT 的应用可增加由肾脏排泄的药物的清除。另外,还应考虑残余肾功能的影响,因为这会进一步增加接受 CRRT 治疗的患者的药物清除。最后,CRRT 的液体清除可导致其他器官在药物清除上的变化。

(石运莹)

参 考 文 献

1. Kellum JA, Bellomo R, Ronco C. Continuous Renal Replacement Therapy. Oxford: Oxford University Press, 2010: 147-155

2. 黎磊石, 季大玺. 连续性血液净化. 南京: 东南大学出版社, 2004: 104-121

3. Joy MS, Matzke GR, Armstrong DK, et al. A primer on continuous renal replacement therapy for critically ill patients. Ann Pharmacother, 1998, 32(3): 362-375

4. Bugge JF. Pharmacokinetics and drug dosing adjustments during continuous venovenous hemofiltration or hemodiafiltration in critically ill patients. Acta Anaesthesiol Scand, 2001, 45(8): 929-934

5. Ronco C, Bellomo R, Kellum JA. Continuous renal replacement therapy: opinions and evidence. Adv Ren Replace Ther, 2002, 9(4): 229-244

6. Pea F, Viale P, Falanut M. Antimicrobial therapy in critically ill patients. Clin Pharmacokinet, 2005, 44(10): 1009-1034

7. Pea F, Viale P, Pavan F, et al. Pharmacokinetic considerations for antimicrobial therapy in patients receiving renal replacement therapy. Clin Pharmacokinet, 2007, 46(12): 997-1038

8. Trotman RL, Williamson JC, Shoemaker DM, et al. Antibiotic dosing in critically ill patients receiving continuous renal replacement therapy. Clin Infect Dis, 2005, 41(8): 1159-1166

9. Bohler J, Donauer J, Keller F. Pharmacokinetic principles during continuous renal replacement therapy: drugs and dosage. Kidney Int Suppl, 1999, (72): S24-S28

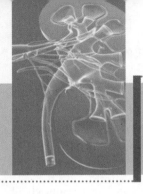

第十四章

血浆置换与血液吸附

一、概述

血浆置换（plasma exchange，PE）是指在体外用血浆分离器或离心方法，将患者的血浆和血细胞分离，弃掉含有致病因子的血浆，同时补充等量置换液，从而达到治疗疾病的目的。1914 年 Abel 等首次提出血浆清除疗法，即利用沉淀法将血细胞和血浆分离，再将血细胞和重新配置的白蛋白输入体内。20 世纪 60 年代封闭式离心分离器问世，20 世纪 70 年代膜式血浆分离器进入临床应用。目前，这一技术已广泛应用于神经系统、血液系统、消化系统疾病、肾脏疾病、肝脏疾病、自身免疫性疾病、风湿性疾病、器官移植、代谢等疾病的治疗。

二、血浆分离和置换原理

PE 的基本原理是通过血浆分离和置换，快速清除血浆中的致病因子，同时通过置换液补充机体所需要的物质（图 14-1）。通过 PE 可清除致病性的自身抗体、循环免疫复合物、补体成分、凝血因子、冷球蛋白、轻链蛋白、低密度脂蛋白和内毒素等致病因子，为原发病的治疗赢得时间。PE 的清除率与多个因素有关，包括被清除物质的分子量及其在血管内、外的分布。比如 IgM 分子量（970kD）最大且主要分布在血管内，因此血浆置换对 IgM 的清除率高于 IgG（分子量 150kD）。研究表明，置换一倍血浆量可以清除约 70% 的 IgG，通过 5 次血浆置换可以使 IgG 水平持续下降。

1. 膜式血浆分离　临床常用的血浆分离方法。血浆分离器包括平板型、滚筒型及中空纤维型，目前多为中空纤维型分离器。常用的生物膜材料包括聚乙烯、聚丙烯、聚砜、聚乙烯醇和聚氯乙烯等。主要根据膜的孔径允许血浆蛋白通过而保留血液中的细胞成分，膜孔径通常是 0.2~0.6μm，它对致病因子的清除与筛选系数（SC）有关。如滤过膜对水和某些小分子物质 SC 是 1.0，对白蛋白、IgG、IgM、C3、C4、纤维蛋白原、胆固醇和甘油三酯的 SC 为 0.8~0.9。

血浆分离速度与滤过膜面积及血流速度成正比，与血细胞比容成反比，并受跨膜压（TMP）的影响。在一定范围内，血浆分离速度随着 TMP 的增加而升高，超过一定限度时，由于细胞成分阻塞膜孔，分离速度不再增加。该技术的优点是无细胞丢失，无须枸橼酸抗凝，适合多串联膜分离技术。

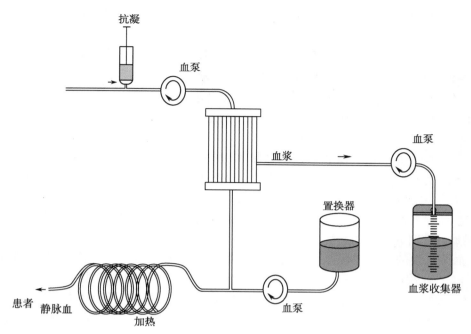

图 14-1 血浆置换原理图

2. 离心式血浆分离 根据血液中各种成分比重的差异,通过离心而分层沉淀。比重轻的血浆集中到内上方,重的成分如红细胞则移向外下方,血小板和白细胞则位于血浆和红细胞层之间。本法清除效果彻底,可用于红细胞增多症、白血病和血栓形成疾病的治疗。但是,可导致血小板减少。

三、治疗方案

1. 血管通路 通常需要行临时性中心静脉置管,膜式血浆分离的血流量为 100~150ml/min,至少要达到 50ml/min 以上,离心式血浆分离所需的血流量较小,一般为 50ml/min。需要长期维持血浆置换治疗的患者,则采用动 - 静脉瘘作为血管通路。

2. 抗凝技术 一般离心式血浆分离采用枸橼酸抗凝,而膜式血浆分离采用肝素抗凝。由于肝素在体内与血浆蛋白的结合率高,大部分随分离的血浆被清除,故肝素用量较普通血液透析多,一般首剂 3000~5000U,维持量为 750~1000U/h,维持活化的凝血时间(ACT)在正常值 2~2.5 倍。对有出血倾向的患者必须根据监测结果调整用量。也可以采用低分子肝素抗凝。

3. 置换液 血浆置换必须补充置换液以维持胶体渗透压和血管内容量的平衡,避免发生体液平衡紊乱。常用的置换液有人血清白蛋白(HSA)和新鲜冰冻血浆(FFP)、成分血浆蛋白及血浆代用品等。HSA 应用较多,常用浓度为 4%~5%。与 FFP 相比,HSA 无肝炎传染危险,过敏反应少见,无须 ABO 血型相配,可在室温下保存。据报道,血浆置换的严重并发症主要发生在以 FFP 作为置换液的患者。但是,HSA 不含凝血因子和免疫球蛋白,作为置换液可能导致凝血因子和免疫球蛋白的缺乏,治疗中需监测纤维蛋白原的水平,若纤维蛋白原 <1.25g/L,建议用 FFP 作为部分置换液以减少出血的风险。在高危出血倾向和溶血尿毒

症综合征或血栓性血小板减少性紫癜（HUS/TTP）的患者，应以 FFP 作为置换液，FFP 含有正常血液中的所有非细胞成分。FFP 的缺点是病毒感染和变态反应，并需要血型匹配才能使用，易发生低钙血症。无出血倾向的患者，也可使用凝胶、右旋糖酐和羟乙基淀粉等人工合成胶体替代液作为置换液，但总量不能超过总置换的 20%，常用于治疗的起始阶段。

4. 血浆容量的估计　必须明确患者的估计血浆容量（EPV）。可以通过以下公式计算 EPV：EPV（ml）=（1- 血细胞比容）×（b+c × 体重）。其中，体重单位为 kg；b 值男性为 1530，女性为 864；c 值男性为 41，女性为 47.2。

5. 血浆置换的剂量　血浆置换的效果和置换的血浆容量相关，但并非置换量越多越好。如果置换量等于估计的血浆总容量（V/EVP=1），治疗后蛋白质浓度下降到治疗前的43% 左右，如果置换 1.4 倍的血浆总容量（V/EVP=1.4），下降至治疗前的 25% 左右。在单次治疗中进一步增加置换量，治疗后血浆中蛋白质浓度下降幅度减小，效率降低，过多增加置换量，增加治疗时间和费用。故单次血浆置换量为 EVP 1~1.4 倍为宜。

6. 血浆置换的频率和疗程　单次血浆置换后血清中某一物质的浓度下降，但是由于该物质的重新合成及从血管外向血管内的重新分布，之后该物质的血清浓度会产生部分反跳。多数大分子物质（如免疫球蛋白）有稳定的血管外分布，且从血管外到血管内的再平衡相对比较较慢（每小时 1%~3%），故每隔 24~48 小时进行一次血浆置换，才能持续降低该物质的总体负荷。对于半衰期较长的物质（如 IgG），一般 5~7 次为一个疗程，对于半衰期较短的物质（如 IgM），则疗程可能需适当延长至 10~14 次。

7. 血浆置换治疗方式选择

（1）单重血浆置换：血浆分离器，将患者的血浆和血细胞分离，弃掉含有致病因子的血浆，同时补充等体积的白蛋白和（或）冰冻血浆。

（2）双膜血浆置换（串联滤过或双滤过血浆置换）：将全血首先通过孔径较大的一级分离器分离成血浆和细胞成分，然后将血浆再通过孔径较小的二级滤器，分离出大分子致病物质（如球蛋白和免疫复合物），而白蛋白等中分子物质则与血细胞混合返回患者体内。优点在于对血浆容量及正常成分的改变较小，置换液用量小。适用于巨球蛋白血症及家族性高脂血症等疾病的治疗。

（3）配对血浆滤过吸附（couple plasma filtration adsorption，CPFA）：全血先由血浆分离器分离成血浆和细胞成分，分离出的血浆经过吸附柱后与血细胞混合，再经过第二个滤器经血液透析或滤过清除多余的水分和小分子毒素后返回体内。常用树脂为吸附剂，可以清除炎症介质及细胞因子等中大分子物质。CPFA 适用于危重病如脓毒症患者。

（4）冷滤过：某些致病因子在血浆温度冷却时会形成冷球蛋白凝胶而沉淀，而白蛋白不会沉淀。冷滤过就是利用这个原理，用大孔径的血浆分离器分离血浆，分离出的血浆经过 4℃冷处理的管路和冷滤器时，冷球蛋白被清除，滤过的血浆被加热至体温后与血细胞混合回到患者体内。

（5）热滤过：当分离出的血浆被加热到 37~42℃时，大量的 LDL 容易沉淀并被清除，而 HDL 清除量很少，用于治疗家族性高脂血症。

（6）肝素诱导体外 LDL 沉淀系统（heparin mediated extracorporeal LDL precipitation system，HELP）：是利用肝素与低密度脂蛋白（LDL）及纤维蛋白原在酸性条件下形成沉淀的原理，将分离出来的血浆与肝素 / 醋酸钠缓冲液混合，使其 pH 降至 5.12，LDL 与纤维蛋白原形成沉淀,沉淀物经聚碳酸酯滤器被清除,多余的肝素成分由吸附器吸附,通过碳酸氢盐透析清除醋酸钠及过多的水分,恢复血浆正常的电解质浓度和酸碱度,之后血浆与血细胞混合输回患者体内。HELP 适用于治疗家族性高胆固醇血症。也可吸附内毒素和细胞因子。

四、适应证

美国血浆置换协会(ASFA)2010 年制定的血浆置换指南中,将血浆置换的适应证分为四类,Ⅰ类:血浆置换作为一线治疗方法、疗效确切;Ⅱ类:血浆置换作为二线治疗方法、作为辅助治疗;Ⅲ类:血浆置换的疗效尚不明确,应用需要个体化,如脓毒症和多器官功能衰竭;Ⅳ类:已有的证据表明血浆置换为无效或者有害。符合下列条件者可以采用血浆置换治疗:①被清除物质的分子量大(>15 000D),一般的血液净化技术如血液灌流、高通量血液透析不能清除;②被清除物质半衰期长,内源性清除速度远不及血浆置换,血浆置换应用可保持较低的致病因子的血清浓度,为原发病的治疗创造条件;③被清除物质致病性强,且传统的药物治疗无效。

1. 肾脏疾病 临床实践表明符合Ⅰ类适应证者包括抗肾小球基底膜病、血栓性血小板减少性紫癜(TTP)、冷球蛋白血症、ANCA 相关性急进性肾炎、肾移植后超急性或急性抗体介导的排异反应(AMR)、肾移植后局灶阶段性肾小球硬化(FSGS)复发、噻氯匹定/氯吡格雷相关的血栓性微血管病。符合Ⅱ类适应证有溶血尿毒症综合征(除外抗 H 因子抗体导致HUS)、多发性骨髓瘤相关的管型肾病。符合Ⅲ类适应证有肾移植高敏受者、环孢素/他克莫司相关的血栓性微血管病。Ⅳ类适应证有吉西他滨/奎宁相关的血栓性微血管病。

(1)抗肾小球基底膜病(抗 GBM 病):目前已明确抗 GBM 抗体是抗 GBM 病的致病因子,其靶抗原是肾小球基底膜Ⅳ型胶原 α3 链 C 端,多数抗 GBM 抗体为 IgG 型,少数为 IgA 型。血浆置换问世之前,抗 GBM 病的死亡率高达 90%,血浆置换应用于临床后,患者的 1 年生存率提高至 70%~90%。血浆置换能迅速降低血浆抗 GBM 抗体滴度,使血清肌酐水平下降,降低终末期肾衰竭的发生率。还能使 90% 患者的肺出血症状得到控制。治疗剂量建议每次置换 1~1.5 倍血浆量,连续治疗 7~14 天为 1 个疗程。

(2)溶血尿毒症性综合征/血栓性血小板减少性紫癜(HUS/TTP):HUS 和 TTP 同属于血栓性微血管病。经典的 HUS 与腹泻及感染相关,血浆置换不影响患者的生存率和肾脏预后,ASAF 不建议将血浆置换用于治疗经典的 HUS。非经典的 HUS 及 TTP 的发病常与补体调节成分(如 H 因子)及 vWF 裂解(ADAMTS13)先天缺乏有关,也可因自身抗体抑制 H 因子或 ADAMTS13 活性所致。荟萃分析显示,血浆置换(FFP 作为置换液)是成人急性非腹泻相关 HUS 及 TTP 的首选治疗方式。ASAF 建议将非经典 HUS(自身抗体相关)及 TTP 作为血浆置换的Ⅰ类适应证,而与基因突变相关的非经典 HUS 作为Ⅱ类适应证。建议每次置换1~1.5 倍血浆量,1 次/日,至血小板 >150×10⁹/L,血 LDH 连续 3 天接近正常。

(3)ANCA 相关性小血管炎:约 70%~80%ANCA 相关性小血管炎患者伴有 ANCA 阳性。对于肾功能快速恶化需要透析的重症患者,在免疫制剂治疗的基础上接受血浆置换治疗者,肾功能改善明显好于单用免疫抑制剂者,但是在肾功能受损轻的患者中,免疫抑制剂加血浆置换组比单用免疫抑制剂治疗组并没有获得更大益处。推荐的治疗方案为:根据患者的临床表现,每天或隔日一次,每次置换 1~2 倍血浆量,持续 7~10 次为 1 个疗程,第一周内至少置换 4 次。

（4）新月体肾炎：肾小球新月体形成可见于多种肾脏疾病，如 IgA 肾病、膜增生性肾小球肾炎、感染后肾小球肾炎、感染后心内膜炎等。有研究报道，血浆置换可以使部分患者肾功能改善，虽然尚缺乏对照性研究说明行血浆置换治疗的益处，但是，对于肾功能急剧恶化患者，血浆置换也是一种可选择的治疗方式。

（5）局灶阶段性肾小球硬化（FSGS）：循环中通透因子是部分 FSGS 患者的主要发病机制，清除通透因子、增加机体对免疫抑制剂的敏感性可能使部分 FSGS 缓解。对于糖皮质激素联合细胞毒药物治疗无效、易复发或难治性 FSGS，一些小样本研究显示血浆置换治疗可以显著降低蛋白尿、缓解肾病综合征。对于肾移植后复发的 FSGS 患者，血浆置换液能够显著减少蛋白尿。ASFA 推荐血浆置换为肾移植后复发的 FSGS 患者的首选治疗方式。治疗方案为每次置换 1.5 倍血浆量，连续 3 天，随后改为隔天置换 1 次，连续 6 次。

（6）系统性红斑狼疮及狼疮性肾炎：血浆置换已广泛应用于系统性红斑狼疮的治疗。大部分研究结果证实，血浆置换对系统性红斑狼疮有益，可以清除狼疮患者循环中的抗 ds-DNA 抗体和免疫复合物，具有免疫调节和改善网状内皮系统功能的作用，但少数研究呈相反结论。ASFA 建议可将血浆置换单独或与免疫抑制剂联合用于治疗重症狼疮（如脑病、弥漫性肺泡出血），但不建议血浆置换治疗狼疮性肾炎（Ⅳ类适应证）。推荐治疗方案为每次置换 1.5 倍血浆量，每日或隔日治疗，3~6 次为 1 个疗程。

（7）冷球蛋白血症：血浆置换可以清除冷球蛋白和免疫复合物，缓解临床症状。患者出现皮肤溃疡、肾脏损害、神经病变等明显的症状时，可单独应用血浆置换或者联合使用激素及细胞毒药物治疗。ASFA 推荐血浆置换为冷球蛋白血症患者的首选治疗方式，可选用传统血浆置换或双膜血浆置换，冷滤过也可以选择性清除冷球蛋白，但目前尚未广泛应用。推荐治疗方案是每次置换 1~1.5 倍血浆量，每隔 1~3 天治疗一次，3~8 次治疗后根据病情决定是否继续。

（8）肾移植：血浆置换联合丙种球蛋白能够有效治疗急性抗体介导的免疫排异反应，有效率为 55%~100%，但是对于慢性排异反应疗效不佳。ASFA 推荐血浆置换为肾移植后抗体介导的急性 / 亚急性排异反应患者的首选治疗方式。对于存在高水平 HLA 特异性 PRA 抗体的患者（高敏受者），以及 ABO 血型不相容的患者，在移植前预防性强化血浆置换联合免疫抑制剂治疗，能使 90% 以上的患者顺利接受移植，1 年肾脏存活率分别可以达到 70% 及 80%。ASFA 建议 ABO 血型不相容肾移植为血浆置换的 Ⅱ类适应证。

（9）多发性骨髓瘤：50% 多发性骨髓瘤患者合并肾损害，轻链毒性和管型肾病是重要原因之一。出现急性肾衰竭，血轻链蛋白水平高，且经肾活检证实为管型肾病的多发性骨髓瘤患者，可将血浆置换作为化疗及水化的辅助治疗。建议血浆置换方案为：每次置换 1~1.5 倍血浆量，每日或隔日治疗，2~4 周为一个疗程，可用白蛋白置换液。

2. 脓毒症和多器官功能障碍综合征　血浆置换能清除血浆中的内毒素和炎性介质，脓毒症和多器官功能障碍综合征患者在传统治疗的同时行血浆置换，有助于提高患者生存率。

脓毒症是 ICU 患者死亡的主要原因之一，死亡率高达 28%~50%。血浆置换能非选择性清除血浆中的内毒素和炎性介质，同时以血浆作为置换液时，可以补充机体炎症过程所消耗的一些物质，如凝血因子、抗凝血酶Ⅲ等，在传统治疗的同时行血浆置换，有助于提高脓毒症及多器官功能衰竭患者的生存率。一项 106 例脓毒症或脓毒症休克患者的 RCT 研究表明，与传统治疗组相比，血浆置换联合传统治疗组患者的 28 天死亡率明显降低。但是，由于血浆置换也能清除一些对抗炎症的介质,在脓毒症和全身炎性反应综合征的急性期慎行血浆置换,以免破坏促炎和抗炎介质之间的平衡,有学者建议在疾病早期行血浆置换效果较好。ASFA 将合并多器官功能衰竭的脓毒症作为血浆置换的Ⅲ类适应证,建议根据患者的病情个体化选择血浆置换。

　　血浆置换可清除循环中蓄积的氨、芳香族氨基酸等毒素,同时可补充凝血因子,可作为急性肝衰竭患者肝移植术前的过渡性治疗。一项 39 例急性肝衰竭患者的回顾性研究表明,血浆置换可以有效改善患者凝血功能,纠正高氨血症及高胆红素血症,提高患者存活率,其中 14 例患者成功接受肝移植。ASFA 将急性肝衰竭作为血浆置换治疗的Ⅲ类适应证。另外,由于血浆置换能够迅速清除血浆中游离的铜和血红蛋白,ASFA 建议将血浆置换作为 Wilson 病相关的急性肝衰竭的首选治疗方式(Ⅰ类适应证),推荐置换液为血浆。

　　3. 神经系统疾病　临床实践表明符合Ⅰ类适应证有吉兰 - 巴雷综合征、重症肌无力、慢性炎性脱髓鞘多发性神经病、儿童自身免疫性神经精神障碍合并链球菌感染、IgG/IgA 相关脱髓鞘多发性神经病。Ⅱ类适应证有急性播散性脑脊髓炎、Rasmussen 脑炎、视神经脊髓炎、Refsum 病。Ⅲ类适应证有多发性硬化。Ⅳ类适应证有肌萎缩性侧索硬化症。

　　(1)吉兰 - 巴雷综合征(AIDP):抗周围神经节鞘磷脂抗体、抗神经节苷脂抗体是本病重要的致病因子。许多 RCT 研究表明,血浆置换能快速清除抗神经节苷脂抗体,患者的神经功能恢复,临床症状缓解。ASFA 建议将血浆置换作为 AIDP 的一线治疗方式。美国神经病学会(AAN)也建议中重度的患者行血浆置换治疗。

　　(2)慢性炎症性脱髓鞘性多发性神经病(CIDP):多项 RCT 研究表明,血浆置换后 CIDP 患者症状改善,是有效的治疗手段之一。ASFA 建议将血浆置换作为 CIDP 的一线治疗方式。AAN 也认为血浆置换能够有效治疗 CIDP,并建议将其作为 CIDP 的一种短期治疗方法。

　　(3)重症肌无力:多数患者可以检出抗乙酰胆碱受体抗体(AChR)。一些临床观察发现,血浆置换可使 AChR 抗体明显下降,显著改善患者的临床症状。ASFA 推荐血浆置换作为重症肌无力的一线治疗方式。

　　(4)急性播散性脑脊髓膜炎(acute disseminated encephalomyelitis, ADEM):对于激素疗效差的患者可行血浆置换和丙种球蛋白(IVIG)治疗。ASFA 将 ADEM 作为血浆置换的Ⅱ类适应证,推荐方案为,以 HAS 为置换液,每次治疗 1~1.5 个血浆量,每天或隔天治疗,共治疗 3~6 次。

　　(5)儿童自身免疫性神经精神障碍合并链球菌感染(PANDAS):一些观察性研究和 RCT 研究表明,血浆置换联合丙种球蛋白能有效改善 PANDAS 患者的症状,ASFA 同样推荐血浆置换作为 PANDAS 的一线治疗方式。

　　(6)多发性硬化:本病发病机制尚不明确,可能与遗传、环境、感染及自身免疫等多因素有关。研究表明,血浆置换可以作为多发性硬化的辅助治疗,在急性暴发性中枢神经系统脱髓鞘的治疗中可能有效,但是对进展性多发性硬化无效。

　　除此之外,血浆置换还可用于治疗 Refsum 病、急性弥散性脑脊髓炎、僵人综合征、系统性红斑狼疮的中枢神经系统病变、冷球蛋白血症相关性多发性神经病。

　　4. 代谢性疾病　推荐家族性高胆固醇血症为Ⅱ类适应证。甲亢危象为Ⅲ类适应证。淀粉样变性为Ⅳ类适应证。

　　5. 血液系统疾病　推荐纯红细胞再生障碍性贫血为Ⅱ类适应证。再生障碍性贫血、自身免疫性溶血性贫血为Ⅲ类适应证。免疫性血小板减少性紫癜为Ⅳ类适应证。

6. 结缔组织病　推荐抗磷脂综合征、重症系统性红斑狼疮为Ⅱ类适应证,类风湿关节炎、皮肌炎或多发性肌炎为Ⅳ类适应证。

7. 皮肤疾病　重型药疹、天疱疮、类天疱疮、重症银屑病、妊娠疱疹、迟发性皮肤卟啉病等。血浆置换可作为辅助治疗手段,以快速清除血液循环中的药物、代谢产物、抗体及免疫复合物,可加速皮疹消退,使病情迅速改善,同时减少激素用量。

8. 药物、毒物中毒性疾病　蛋白结合率高的毒物,血液透析和血液灌流清除效果不佳,血浆置换可能是最佳选择,如三环类药物、地高辛、茶碱、维拉帕米、地尔硫草及毒蕈中毒等。此外,原因不明的致死性中毒,无有效针对性解毒措施者也可以行血浆置换。

9. 其他疾病　Ⅰ类适应证有蕈样肉芽肿病、肝豆状核变性、高黏滞综合征。Ⅱ类适应证有中毒(蘑菇及对硫磷等)。Ⅲ类适应证有急性肝衰竭、年龄相关的黄斑变性、输血后紫癜、伴多器官功能衰竭的脓毒症。Ⅳ类适应证有 POMES、银屑病。

血浆置换无绝对禁忌证,以下情况属于相对禁忌证:包括对血浆、人血白蛋白等有严重过敏史;药物难以纠正的全身循环衰竭;非稳定期的心、脑梗死;颅内出血或重度脑水肿伴有脑疝;精神障碍不能很好配合治疗者。

五、并发症与处理方法

血浆置换的并发症包括三大类,分别为血管通路相关并发症、抗凝相关并发症及置换液应用相关并发症,其中前两类与其他血液透析技术相似,国外对 2 万多次血浆置换的统计表明,不良反应总发生率为 4.3%,严重不良反应发生率为 0.9%,常见于应用 FFP 作为置换液时,总死亡率为 0.05%,通常与原发疾病严重程度相关。

1. 枸橼酸相关的并发症　FFP 作为置换液时低钙血症的发生率高。开始治疗后静脉补钙,根据情况可重复;在 HUS 患者或肾功能不全的患者,血浆置换前可先行血液透析清除多余的枸橼酸和纠正碱中毒。

2. 凝血异常　HSA 作为置换液时会引起所有凝血因子的消耗,尤其是短期内多次、大量置换时,凝血因子的消耗明显并且可能需要数天才能恢复,因此,对于有高危出血倾向的患者,用 500~1000ml FFP 作为置换液可将出血的风险降到最低。

3. 感染　用 HSA 做置换液时,由于免疫球蛋白和补体被清除,使患者有较高的感染风险。高危患者可补充 FFP 或静脉注射大剂量丙种球蛋白。用 FFP 作为置换液时,有导致肝炎病毒和 HIV 感染的潜在危险。

4. 变态反应　以 FFP 作为置换液时变态反应的发生率是 0.02%~21%,通常表现为发热、寒战、荨麻疹、低血压等,严重者出现喉痉挛。大量应用 FFP 前可预防性使用激素和抗组胺药。HAS 的变态反应罕见。

5. 低钾血症　HSA 中钾的浓度低于 2mmol/L,易发生低钾血症,出现心律失常,根据患者情况在 HAS 中适当加钾是需要的。

6. 低血压　发生率为 1.7%。血浆置换过程中低血压的原因包括血容量波动、置换液低渗透压、变态反应、心律失常、血管舒缓激肽反应、出血等。其中置换液补充不足最为常见,应正确计算需要补充的血浆容量,必要时使用血管活性药物。

7. 维生素的丢失　反复长期的血浆置换治疗可能使体内储存的维生素大量丢失,应根据情况适当补充。

8. 药物的清除　具有高蛋白结合率和低分布容积的药物容易被置换清除，因此使用某些药物如环磷酰胺、泼尼松、地高辛及万古霉素等的患者，需监测血药浓度，并作相应的剂量调整。

六、病案分享

病案1

【病案介绍】

患者女，29岁，妊娠37周，呕吐2周余，心悸、呼吸困难、水肿、少尿1周余，当地医院发现胎死宫内3天急诊入院。孕3月血压记录120/80mmHg，近2周来无明显诱因下食欲减退，呕吐，近三天出现心悸、呼吸困难、水肿，尿量减少。既往身体健康，丈夫身体健康。无特殊家族史。体检：T 36.7℃，P 130次/分，R 32次/分，BP 170/100mmHg。轻度贫血貌，神志模糊，皮肤、巩膜重度黄染，四肢皮肤有米粒大小出血点，双肺底可闻及细小湿啰音，心律呈奔马律。呼吸音无异常体征，肝脾触诊不满意，无压痛及叩痛，无移动性浊音，双下肢呈凹陷性水肿，神经系统无异常。产检：宫高37cm，腹围93cm，胎先露（ROA/LOA），未入盆，无胎心音，有宫缩。患者被立即送手术室行死胎剖宫产并行相关检查。术后阴道流血不止。实验室检查：血 Hb 64g/L，RBC $2.78×10^{12}$/L，PLT $60×10^{9}$/L。尿胆原（−），尿蛋白（++）。凝血酶原时间20秒、部分凝血酶原时间30秒、纤维蛋白原：150mg/L，均在正常范围，血 K^{+} 5.93mmol/L，血 Na^{+} 131.2mmol/L，血 Cl^{-} 100.6mmol/L，ALB 23g/L，GLB 18g/L。血 BUN 28.0mmol/L，Cr 452.0μmol/L；总胆红素 106.3μmol/L，结合胆红素 51.3μmol/L，非结合胆红素 55.0μmol/L，谷丙转氨酶 116.8U/L，谷草转氨酶 211.6U/L，碱性磷酸酶 346.2U/L。肝B超：肝形态正常，肝内光点密集，有片状阴影，分布不均匀。诊断：妊娠期急性重症脂肪肝，妊娠高血压综合征，急性肾衰竭、DIC、宫内感染。给予抗感染、降压、防治DIC、肾衰竭、保肝等治疗，但效果不佳，阴道流血未止，全身皮肤出血点增多，眼球结膜出血。SCr逐渐升高，为此考虑行血浆置换治疗。入院第五天建立股静脉置管，采用单重血浆置换，每次治疗3小时。隔日1次，共5次。同时继续内科治疗，2周后病情明显好转，皮肤、阴道出血停止，血压正常，DIC相关指标正常。2周后肝脏酶学基本正常，BUN、SCr恢复正常。

【临床问题】

1. 如何治疗能降低妊娠急性重症脂肪肝死亡率？

2. 血液净化在妊娠重症脂肪肝中治疗中有哪些优势？

3. 如果需要血液净化治疗哪些治疗方式可做选择？

【治疗经过】

患者为初产妇，孕37周胎死宫内，出现呕吐、高血压、水肿、尿量减少，实验室检查提示肝功能明显异常，B超显示肝坏死征象，肾功能持续恶化，并出现宫内感染、DIC，病情危重，危及生命。入院后急诊进行死胎去除术，并积极给予降压，利尿，支持、防治DIC等内科治疗，但效果不佳。为保护重要脏器功能，争取治疗时间，在入院第五天我们决定进行CRRT和血浆置换术。建立股静脉置管，CRRT 72小时，后采用单重血浆置换，采用膜式血浆分离器（旭化成膜式血浆分离器，PLASMAFLO OP-05W），血流量100~120ml/min，总置换液量设定为2500ml（按前述公式计算），FFP作为置换液，普通肝素抗凝，治疗时间2小时。隔日1次，共5次。同时继续内科治疗，2周后病情明显好转，皮肤、阴道出血停止，血压正常，肝脏酶学正常,BUN、SCr 正常,DIC 相关指标恢复。

【经验总结】

妊娠期急性脂肪肝(AFLP)是妊娠期特发性疾病,其发生率为 3/1 000 000~1/13 000。往往骤然起病,病情危急。轻症患者终止妊娠是目前有效的治疗方法。但是,对于重症患者,内科保守治疗效果不佳,死亡率高。本例在入院后已发生胎死宫内,出现肝衰竭、肾损伤、多器官功能衰竭,DIC 并继发宫内感染。肝肾功能持续恶化。为此,我们决定为该患者进行 CRRT+ 血浆置换。我们采取了先行 CRRT 技术,治疗心功能衰竭和急性肾损伤,保护心肾功能,维持体液平衡,提高抗炎症因子的水平。此后再行血浆置换。血浆置换能清除血浆中的内毒素和炎性介质,脓毒症和多器官功能障碍综合征患者在传统治疗的同时行血浆置换,有助于提高患者生存率。

小结

血浆置换合并 CRRT 治疗具有稳定血流动力学,能够持续、稳定清除内毒素和纠正电解质和酸碱失衡,把握时机早期积极的采用血浆置换合并 CRRT 治疗介入是急性重症妊娠脂肪肝合并 MDOS 患者器官支持治疗的关键,对患者的预后有很大的帮助。

病案 2

【病案介绍】

患儿,男性,10 岁,23kg,吉兰 - 巴雷综合征患者。患儿于入院前 6 天接种"麻疹,腮腺炎、风疹疫苗"后出现发热,2 天前突然自觉双上肢不能抬举,下肢不能站立,后发现四肢无力呈渐进性加重,伴声音嘶哑,无饮水呛咳,无咳嗽、咳痰、咯血及呼吸困难等不适。WBC 6.3×10^9/L,NE 0.51,LY 0.36,RBC 5.29×10^{12}/L,HB 150g/L,HCT 0.419,PLT 288×10^9/L,尿常规示:pH 7.5。肾功能正常,K^+3.23mmol/L,Na^+139.6mmol/L。腹壁肌力减弱,四肢肌力均为 2 级,肌张力低。急诊收入院。入院 2 天后上肢肌力 1 级,下肢肌力 0 级,四肢肌张力均低。1 天后患者出现呼吸困难,张口呼吸,气管插管辅助呼吸治疗。ALT 15U/L,AST 29U/L,CK 399U/L,CK-MB 28U/L。脑脊液蛋白:0.68g/L(0.24~0.44),有蛋白细胞分离现象,神经电生理检查有神经传导速度的减慢。尿量每日约 2000ml。

【临床问题】

1. 患者是否需要血浆置换?

2. 如何计算血浆置换量? 置换液的组成成分有哪些?

3. 采用单纯血浆置换还是双重血浆置换,各自有何优缺点?

【治疗经过】

患儿急性起病,发病前曾有疫苗接种史,继之出现发热,四肢肌力进行性下降,肌张力减低、呛咳、呼吸困难等,同时实验室检查提示肌酶明显增高。诊断为吉兰 - 巴雷综合征。给予脑甲泼尼龙、人免疫球蛋白免疫抑制治疗,并行无创呼吸辅助治疗,但治疗效果不佳。本病重要的致病因子为抗周围神经节鞘磷脂抗体、抗神经节苷脂抗体。因此,尽快清除抗神经节苷脂抗体,缓解病情,恢复呼吸功能,为原发病的治疗赢得时间已成为本病抢救治疗的关键。为此,入院第 7 天建立股静脉置管(8F),采用单重血浆置换,采用膜式血浆分离器(旭化成膜式血浆分离器,PLASMAFLO OP-05W),血流量 100~120ml/min,总置换液量设定为 1500ml(按前述公式计算),其中血浆 800ml,同时给予白蛋白等 300ml,晶体液 400ml,普通肝素抗凝,治疗时间 2 小时。共 3 次,血浆置换过程中监测凝血功能,维持电解质平衡。4 天后患儿四肢肌力逐渐恢复至 2 级,5 天后可自行进食,无呛咳及呼吸困难,转入康复科进行康复治疗。

【经验总结】

该病为自身免疫性疾病,分子模拟学说认为,病原体某些成分的结构与周围神经的组分相似,机体发生错误的免疫识别,自身免疫性 T 细胞及自身抗体对周围神经组分进行免疫攻击,导致周围神经脱髓鞘。临床上会出现呼吸肌麻痹,呼吸衰竭,危及生命。许多 RCT 研究表明,血浆置换能快速清除抗神经节苷脂抗体,患者的神经功能恢复,临床症状缓解。ASFA建议将血浆置换作为 AIDP 的一线治疗方式。美国神经病学会(AAN)也建议中重度的患者行血浆置换治疗。尤其对于重症或者呼吸肌麻痹患者,能改善症状、缩短疗程及减少合并症。本例患者抓住了治疗时机,在发病后 2 周内进行血浆置换。置换量评估准确,有观察表明,吉兰 - 巴雷综合征患者,置换量应以晶体液:胶体液 =1：1 效果较好。本例患者充分考虑了年龄较小,有效循环血容量相对不足,给予了较高比例的胶体液保证了血流动力学的稳定。同时,也考虑到抗体的再生成和血管外抗体向血管内的重新分布,因此设定置换频次 2 天,连续 3 次。单纯血浆置换操作简单、方便,但易造成血浆大量丢失,考虑到患者血浆需要量较少,故采用单纯血浆置换。但对于重症患者或血浆需要量较大者,仍应采用双重血浆置换技术。同时,应配合免疫抑制治疗。

小结

血浆置换的适应证较为广泛,如重症狼疮性肾炎、过敏性紫癜等。临床医师应掌握血浆置换的各种适应证及各种血浆置换的优缺点,设定个体化的血浆置换方案。对于特殊人群,如婴幼儿、老年人、合并心血管疾病等血流动力学不稳定患者,应合理设定置换液的组成,避免血流动力学发生较大变化。

七、总结

血浆置换是比药物更迅速、有效地去除致病因子,使疾病得以暂时缓解,为原发病的治疗赢得时间的一种血液净化方法。和血液透析相比,血浆置换能清除大分子,对于半衰期长的致病因子,血浆置换的应用可保持较低的致病因子的血清浓度,为原发病的治疗创造条件。其缺点是置换致病因子的同时,导致血液中各种功能蛋白的丢失,但是新型的血浆置换技术如双膜血浆置换(串联滤过或双滤过血浆置换、配对血浆滤过吸附、冷滤过、热滤过以及肝素诱导体外 LDL 沉淀系统)克服了单重血浆置换的缺点。目前血浆置换技术已广泛用于急危重症患者、肾脏疾病、消化系统疾病、神经系统疾病、血液系统疾病、器官移植、中毒性疾病和皮肤病等的治疗。

第二节　血液吸附

血液吸附(hemoadsorption,HA)是指将患者的血液引出体外,通过吸附剂的吸附作用清除各种致病因子,从而达到治疗疾病的目的。吸附剂按照原理分为两种:一种是非特性吸附剂,使用灌流器非特异性吸附清除全血中的致病物质,称之为血液灌流,主要用于治疗药物、毒物中毒及肝性脑病等疾病;另一种是通过吸附剂或吸附器,特异性清除血浆或全血中特定致病物质,称之为免疫吸附,免疫吸附已经逐渐成为血液净化领域的一个重要分支,广泛用于多种自身免疫性疾病、肾脏病、神经系统疾病及器官移植等领域。

一、血液灌流吸附剂及其吸附原理

1. 活性炭　活性炭是一种多孔、高比表面积的广谱吸附剂,其比表面积 >1000m²/g,孔径较小,主要依靠范德华力吸附分子,能吸附肌酐、尿酸、胍类及中分子物质,尤其对于小分子的药物、毒物具有良好的去除效果。活性炭经某些生物材料包裹形成微囊的新型吸附剂,其生物相容性明显改善,而吸附性能无明显改变,改进了活性炭微粒脱落的缺点。活性炭吸附剂的特点是吸附速度快,吸附容量高,但吸附的选择性低。

影响活性炭吸附作用的因素主要包括:①溶质分子量大小:分子越小吸附率越高,分子越大吸附率越小;②分子的结构:直链分子结构的溶质比支链分子结构的溶质容易被吸附;③活性炭的比表面积:比表面积越大则吸附能力越强;④温度:温度越高吸附能力越强,温度越低吸附能力越差;⑤ pH:pH 降低有利于带负电荷溶质的吸附,pH 升高有利于带正电荷溶质的吸附。

2. 树脂　树脂是高分子材料交联共聚物,根据其化学结构分为离子交换树脂和吸附树脂。吸附树脂比表面积约 500m²/g,易吸附脂溶性物质如胆红素、芳香族氨基酸、有机磷农药等,但其吸附能力略低于活性炭。随着微囊化包裹技术应用,吸附树脂的生物相容性改善,并保持了对体内同蛋白质结合物质的结合能力。炭化树脂是近年研制的人工合成的活性炭吸附剂,兼有活性炭和树脂的结构和吸附性能。克服了活性炭微颗粒脱落,生物相容性差的缺点,对巴比妥、苯巴比妥等镇静药及肌酐、尿酸、维生素 B₁₂ 等物质具有良好的吸附性能,也可以有效吸附细胞因子。

3. 阳离子型吸附剂　吸附剂表面带有一些阳离子的功能基团,如固定有多黏菌素 B 的纤维载体(PMX-F),聚乙烯酰胺(PEI)等阳离子基团修饰和包裹的纤维素珠、琼脂糖、硅土及树脂等,其特点为生物相容性好,对血液中的阴离子物质,尤其是内毒素吸附能力优于活性炭和树脂。

二、治疗方案

1. 血液灌流器　血液灌流器有复用式和可弃式两种,临床上一般应用一次性使用的可弃式灌流器。每个灌流器的使用时间取决于其吸附剂的吸附能力和饱和速度。活性炭吸附剂对大多数溶质的吸附在 2~3 小时左右接近饱和,血浆清除率显著降低。

2. 血液灌流机或血液透析机　血液灌流可以使用血液灌流机、也可以利用普通血液透析机、床旁血液滤过机或单独的血泵进行血液灌流。

3. 血管通路　对于急性中毒的患者通常选用中心静脉置管建立临时性血管通路,对于维持性血液透析的慢性肾衰竭患者,一般采用内瘘作为常规的血管通路。

4. 抗凝剂　由于肝素可在血液灌流中被吸附,同时吸附剂表面较透析膜粗糙,比表面积比一般透析膜大,血液流速相对较慢,故血液灌流时的肝素用量比普通血液透析大,首次剂量为 1.0~2.0mg/kg,以后追加 8~10mg/h。治疗前应以肝素等渗盐水(等渗盐水 500ml+ 肝素 100mg）预充灌流器和血路,在使用前以等渗盐水冲洗后备用。因血液灌流的病种不同,肝素用量的个体差异可能较大,应检测 APTT 或试管法凝血时间调节肝素量。

5. 血流量及治疗时间　血液灌流的血流量一般为 100~200ml/min,血流速度越快,吸附效率越低,所需灌流时间越长;血流速度越慢,吸附效率越高,灌流时间缩短,但可增加凝血机会。根据吸附剂含量和患者中毒程度,每个灌流器可使用 2~3 小时不等,必要时应及时更换,一次灌流治疗的时间最好不要超过 6 小时。对于中毒量较大、且导致中毒的药物或毒物为亲脂性的患者,治疗后药物或毒物会重新从脂肪组织释放入血,因此需在间隔一段时间后再行血液灌流治疗。

三、适应证

1. 急性药物和毒物中毒　药物和毒物中毒是临床上常见的急症,部分重症患者经过内科治疗效果不佳者,可行血液灌流及其他血液净化治疗。严重药物和毒物中毒的抢救常首选血液灌流。血液灌流对于脂溶性高、易于蛋白结合物质的清除效率高于血液透析。对于非脂溶性、伴酸中毒的药物如醇类(甲醇、乙二醇)、水杨酸、含锂、溴化合物药物的清除作用不如血液透析。在合并肾衰竭的急性药物中毒患者,可以联合应用血液灌流和血液透析。

药物中毒患者应用血液灌流的指征包括:①严重中毒导致呼吸衰竭、心功能衰竭、低血压、低体温,内科治疗无效,或病情进展迅速,有合并昏迷、肺炎、脓毒症的倾向;②血药浓度达到或超过致死量,或预计药物继续吸收;③伴有严重的肝、肾功能不全导致药物排泄能力降低者;④药物的代谢产物具有毒性作用或具有延迟效应(如甲醇、乙二醇及百草枯);⑤中毒物质的成分及数量不明、无特效解毒药,已出现深昏迷者。已知灌流器对引起中毒的药物或毒物有吸附作用的前提下,只要具备上述指征之一,应当立即行血液灌流治疗。

2. 肝性脑病　肝性脑病的发病机制目前尚未完全明了。研究证实,血液灌流可以清除血液中的氨、假性神经传导递质、游离脂肪酸、酚、硫醇、芳香族氨基酸,并可提高支链氨基酸/芳香族氨基酸比例,使脑脊液中 c-AMP 的含量增加。但是,血液灌流对毒素的选择性差,在去除毒素的同时也丢失白蛋白、肝细胞生长因子等有益的物质,故单独应用血液灌流治疗肝性脑病的效果尚不能肯定。

3. 尿毒症　选择性清除尿毒症患者体内中分子物质是尿毒症治疗领域的难题之一,普通血液透析甚至高通量血液透析对于中分子物质的清除效果均不佳。血液灌流可以清除包括中分子物质在内的许多尿毒症毒素,部分清除尿素、醛固酮、生长激素、镁、磷酸盐、肾素等,不能清除尿素氮、水及电解质,因此临床上不能单独用于治疗尿毒症。血液灌流联合血液透析治疗尿毒症,往往比单纯血液灌流效果更佳。

4. 其他疾病　血液灌流还可用于治疗精神分裂症、铝过多症、银屑病、高脂血症、甲状腺危象等,都有一定疗效。有学者认为抗癌药与血液灌流联合应用,有利于减低化疗药物的组织损害,对癌症的治疗有益。

血液灌流无绝对禁忌证,相对禁忌证包括对灌流器及其相关材料严重过敏者;严重血小板减少。

四、不良反应及处理

1. 微粒栓塞　微粒栓塞是血液灌流早期最常见的副作用,随着吸附剂外包裹材料的发展,发生率已明显降低。

2. 血细胞减少　血小板减少是血液灌流的常见并发症,发生率可达 50% 以上。使用微囊技术包裹的活性炭血小板减少的幅度会下降。吸水性好的甲基丙烯酸树脂包裹活性炭不影响血小板的数量。

3. 凝血　血液灌流能吸附某些凝血因子而导致凝血。灌流前预先服用抗血小板聚集药物如双嘧达莫及阿司匹林,可阻止血小板与吸附剂的黏附。

4. 营养物质丢失　血液灌流能吸附一些生理活性的物质如钙、氨基酸和部分激素等,造成营养物质的丢失,对长期血液灌流患者需考虑营养物质丢失的补充。

5. 致热反应　致热反应是早期血液灌流的常见并发症,随着吸附剂外包裹技术的发展,其发生率明显降低。

6. 低血压　可能与血小板聚集过程中释放的血管活性胺类物质有关,在肝性脑病患者更常见。灌流前预先服用抗血小板聚集药物如双嘧达莫、阿司匹林或前列环素,可预防低血压的发生。

五、病案分享

【病案介绍】

患者男,49 岁,58.6kg,移植肾失功,终末期肾脏疾病患者。左侧动静脉内瘘为长期血管通路,维持性血液透析年余,常规使用普通肝素抗凝(4100IU),每周透析三次,低通量透析器金宝 14L,血流量 260ml/min,透析间期体重增长 1.5~3kg,血压控制尚可,波动在 135~150/70~90mmHg,患者皮肤瘙痒、肌无力 1 个月,加重 1 周。1 个月前检查提示:Hb 124g/L,PLT 221×10^9/L;BUN 22.9mmol/L,CREA 1147.0μmol/L;Ca^{2+} 2.03mmol/L,P 2.17mmol/L。PTH 1089.00pg/ml。甲状旁腺 B 超示:双侧甲状旁腺未见明显异常,予口服碳酸钙,碳酸镧降磷治疗,半月后复查 Ca^{2+} 2.03mmol/L,P 2.17mmol/L。予骨化三醇 2μg,每周两次冲击治疗。半个月后复查 PTH 982.00pg/ml。继续予骨化三醇冲击治疗,半月后再次复查 PTH 890.00pg/ml。

【临床问题】

1. 维持性血液透析患者合并严重继发性甲状旁腺功能亢进症如何治疗?

2. 血液灌流操作过程中注意事项?

【治疗经过】

患者为终末期肾脏病维持性血液透析患者,合并严重继发性甲状旁腺功能亢进症,已给予骨化三醇冲击治疗,效果欠佳。患者常规每周三次血液透析,使用透析器均为低通量透析器(金宝 14L)。甲状旁腺为中分子毒素,低通量透析器清除中分子物质效果欠佳。血液灌流是通过吸附血液中较大分子的毒物而达到净化血液的目的,给予该患者血液透析联合血液灌流进行治疗。患者每周血液净化治疗三次,其中一次为血液透析联合血液灌流,其余为单纯血液透析。患者无出血倾向,治疗过程中,给予普通肝素抗凝治疗,首次剂量 60~120U/kg,维持剂量为 1000U/kg。血液灌流时血流量为 160~200ml/min,单纯血液透析时血流量为 260ml/min。经过上述治疗 8 周后复查 Hb 131g/L,PLT 10×10^9/L;BUN 19.8mmol/L,CREA 986.0μmol/L;Ca^{2+} 2.31mmol/L,P 1.57mmol/L;PTH 290.00pg/ml。治疗过程中患者无过敏反应,无出血倾向。患者皮肤瘙痒及肌无力症状明显好转,暂停血液透析联合血液灌流治疗,继续骨化三醇 0.25μg,每日一次口服治疗。

【经验总结】

患者为终末期肾脏病维持性血液透析患者,合并严重继发性甲状旁腺功能亢进症。终末期肾脏病骨化三醇缺乏导致高磷血症、低钙血症及钙敏感受体下降、调定点上移等促使甲状腺产生 PTH 增加或甲状腺增殖 SHPT。SHPT 有骨化三醇冲击治疗,但对于甲状旁腺自主性分泌 PTH 不适应,也要注意钙磷代谢障碍问题;骨化三醇冲击前应首先给予降磷治疗。该患者初次检验时血磷较高,给碳酸钙及碳酸镧制剂后血磷降至 1.8mmol/L,之后给予骨化三醇 2μg 每周两次冲击治疗,但效果欠佳。此外,对于甲状腺增殖 SHPT 可行甲状旁腺切除术,但甲状腺旁腺切除术后患者易发生低钙血症,该患者甲状旁腺 B 超示:双侧甲状旁腺未见明显异常,暂不考虑行甲状旁腺切除术。因此,我们给患者 HD+HP 串联的杂合式治疗。血液灌流器采用中性合成树脂,其吸附能力在于纵横交错的微孔结构,孔径 13~15mm,达到 1000~1500m²/g 比表面积,从而决定了其巨大的吸附容量,尤其对大中分子清除效果比较明显。而普通透析采用低通量透析器,仅对分子量 <500D 的小分子物质有明显清除作用,而对中大分子物质基本无法清除,甚至无法通过透析膜,并且对于高磷血症的控制作用也有限。该患者血液灌流联合血液透析每周 1 次,同时每周另外进行 2 次血液透析,治疗 8 周后复查患者甲状旁腺素明显下降,钙磷紊乱得到纠正,同时皮肤瘙痒及肌无力症状明显改善,治疗效果明显。由于灌流器一般在 2 小时左右达到饱和,故需及时撤换掉灌流器,继续 HD 治疗两小时。血液灌流时血流速度较普通透析更为缓慢,治疗过程中应严格遵守正确的预充、操作程序,避免灌流器及管路发生凝血。

小结

血液灌流联合血液透析可发挥互补优势,使中分子毒素清除效果较好,有效清除慢性肾功能患者体内过多的甲状旁腺素,迅速纠正钙磷紊乱,对治疗继发性甲状旁腺功能亢进具有良好的疗效,值得在临床上进一步推广。

六、总结

血液灌流是将血液引入吸附剂(柱),吸附清除某些外源性或内源性毒物的血液净化方法。多用于抢救药物和毒物中毒。它的特点是吸附速度快,吸附容量高,但吸附的选择性低。近年来,随着微囊化包裹技术的发展,微囊化的活性炭吸附剂、吸附树脂和炭化树脂的问世既改善了生物相容性,又保持了对体内同蛋白质结合物质的结合能力,克服了活性炭微颗粒脱落,生物相容性差的缺点,具有良好的清除内源性毒物和药物的能力。近年来这一技术不断发展,在脓毒血症、多脏器功能衰竭等方面也发挥了重要作用。

第三节　免疫吸附

一、概述

免疫吸附(immunoadsorption,IA)是在血浆置换的基础上发展起来的一种新的血液净化方法,是将高度特异性的抗原或抗体或有特定物理化学亲和力的物质(配体)与吸附材料

(载体)结合而成的吸附材料。当全血或血浆通过这种吸附剂(柱)时,即可选择性或特异性地清除体内相应的致病因子,从而达到净化血液,治疗疾病的目的。免疫吸附有全血吸附(图 14-2)和血浆吸附(图 14-3)两种方式,后者是先分离血浆和血细胞,分离出的血浆再通过吸附剂而清除其中的致病物质,不需置换液,是最理想的血浆置换方法。

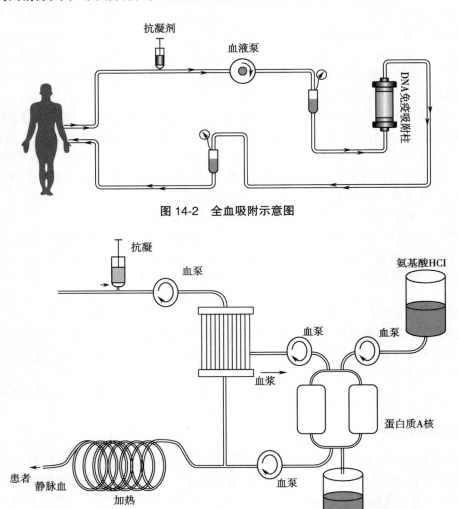

图 14-2 全血吸附示意图

图 14-3 血浆吸附示意图

二、免疫吸附剂(柱)及其原理

1. **免疫吸附剂的种类** 临床上常用的免疫吸附剂包括葡萄球菌 A 蛋白(SPA),抗人免疫球蛋白抗体、补体 C1q、抗乙酰胆碱受体多肽、疏水氨基酸、硫酸葡聚糖及多聚阴离子等。SPA 是目前最常用的免疫吸附剂,它与免疫球蛋白的结合具有可逆性,在生理 pH 下两者紧密结合,pH 降至 2.3~2.5 时,两者解离,用缓冲液平衡至生理 pH 后,SPA 又恢复与免疫球蛋白的结合能力,故 SPA 可以反复使用。其他类型的吸附柱有 PH-350、TR-350 及 DNA 免疫吸附柱等。PH-350 以苯丙氨酸为配基对类风湿因子和抗 ds-DNA 抗体具有较高的选择性，TR-350 以色氨酸为配基对抗乙酰胆碱受体具有较高的选择性，DNA 免疫吸附柱利用 SLE 的血清双链 DNA（ds-DNA）做配基，吸附并清除抗 ds-DNA 抗体。

2. 生物亲和型　包括抗原抗体结合型、补体结合型和 Fc 结合型。抗原抗体结合型是把抗原或抗体固定在载体上，依据抗原 - 抗体能特异性结合的，吸附清除血液中相应的抗体或抗原；补体结合型是通过 C1q 与免疫复合物的 Fc 段相结合，吸附清除血液中的免疫复合物；Fc 结合型则以 SPA 为配基，吸附血液中 IgG 分子的 Fc 段。免疫吸附剂通常被交联于载体上，制成免疫吸附柱。常见的载体材料包括琼脂糖凝胶、葡聚糖、聚乙烯醇珠、纤维素、聚丙烯酰胺等。

3. 物理化学亲和型　包括静电结合型和疏水结合型两种。前者是指吸附剂和被吸附物质靠静电作用力而相互结合，从而清除循环中的 DNA 免疫复合物的致病因子。疏水结合型吸附剂则通过疏水基团与被吸附物间的疏水作用力而结合。此类吸附剂吸附特异性相对较差，但制备方便，活性稳定，易于推广。

三、治疗方案

1. 血管通路　多采用临时血管通路。具体参照相关章节。
2. 血容量的估计　参照相关章节。
3. 治疗剂量及频率　一般每次治疗剂量为 2~3 倍血浆量。对于抗体滴度高的危重患者，每日治疗一次，相对稳定的患者隔日治疗一次（每周 3 次）。每次治疗持续时间 2~3 小时。具体疗程需根据致病性抗体的水平、免疫球蛋白 G 等致病因子水平决定。
4. 抗凝方法　普通肝素（首剂 2500~4000 单位，每小时追加 1000 单位）或枸橼酸抗凝，有出血倾向者应避免肝素抗凝。重症肌无力患者选用枸橼酸抗凝时应减少肝素用量。

四、适应证

免疫吸附由血浆置换发展而来，部分前瞻性研究结果表明免疫吸附和血浆置换的临床疗效无明显差异。与血浆置换相比，免疫吸附也有其明显优点：可以特异性、选择性清除致病物质，并且可以根据疾病的不同而选择不同的吸附器；每次治疗的血浆量可达 9000ml；不丢失有用的血浆蛋白，出血并发症也少；不需置换液，无感染和变态反应等相关并发症。

1. 重症系统性红斑狼疮（SLE）　抗双链 DNA 抗体及循环免疫复合物在 SLE 的发病中起有非常重要的作用。研究证实，免疫吸附治疗能去除 SLE 患者体内的自身抗体和免疫复合物，改善临床症状，减少尿蛋白，且没有发生感染和其他严重不良反应。多数学者认为，对于重症 SLE 患者、免疫抑制剂治疗禁忌或无效的患者可以考虑进行免疫吸附治疗。Stummvoll GH 等对 11 例传统治疗无效的活动性狼疮患者进行为期 10 年的临床观察，发现长期免疫吸附治疗（Ig- 吸附柱，治疗血浆量为每次 6000~8000ml，2 次 /3 周）后，7 例患者蛋白尿完全缓解，2 例部分缓解，所有患者的 SLEDAI 及抗 -dsDNA 滴度均在缓解水平，同时无严重不良反应。目前，已知多种吸附剂如苯丙氨酸、色氨酸、硫酸葡聚糖纤维素、SPA、多克隆羊抗人免疫球蛋白和 C1q，都可以选择性清除免疫球蛋白和免疫复合物。

2. ANCA 相关性小血管炎　免疫吸附（Ig 吸附柱或 SPA 吸附柱）联合免疫抑制剂治疗

ANCA 相关性小血管炎,可使患者血清 ANCA 转阴,多数患者临床症状和肾功能改善,部分脱离透析治疗。

3. 抗肾小球基底膜病(抗 GBM 病)　多数抗肾小球基底膜病患者常死于肺出血或急性肾衰竭,病死率高达 70%~90%。有的临床研究证实,血浆置换联合免疫抑制剂治疗可使抗肾小球基底膜病的死亡率明显下降。少数病例报道提示强化免疫吸附治疗(1 次 / 日 × 14,2.5 倍血浆量)能够有效降低血液抗 -GBM 抗体滴度,缓解肺出血,肾功能的恢复情况取决于肾脏损伤的程度。

4. 局灶阶段性肾小球硬化(FSGS)　目前对于免疫吸附治疗 FSGS 的疗效存在争议。一些小样本的研究显示免疫吸附可以清除 FSGS 患者血液中的通透因子,降低尿蛋白,稳定肾功能。Moriconi 等应用免疫吸附治疗糖皮质激素和免疫抑制剂治疗无效的 4 例特发性 FSGS 患者(3 例 PF 增高,1 例 PF 正常),4 周进行 10 次免疫吸附,治疗后 PF 增高的患者中 1 例获得临床缓解,而 PF 正常的 1 例患者无明显疗效。在 Haas 等的研究中,经过 5 次免疫吸附治疗(Immunosorba 和 Ig-Therasorb,2.5 倍血浆量 / 次),8 例 FSGS 患者中的 5 例尿蛋白下降大于 50%,但是在停止治疗后,大部分患者复发。

5. 肾移植　ABO 血型不相容的肾移植、高敏受者移植前准备及移植后急性免疫排斥反应者在移植前进行预防性的免疫吸附治疗,能够有效清除供体特异性抗 A 抗体及抗 B 抗体,提高移植肾的存活率,且移植肾的 3 年存活率与 ABO 血型相容的肾移植患者相当。部分体内存在高滴度抗 HLA 抗体,难以获得满意的配型效果或再次移植者,围术期行免疫吸附联合利妥昔单抗(美罗华)治疗可显著提高肾移植成功率,但远期预后尚难预计。抗体介导的急性排异反应与抗 HLA 抗体和抗内皮细胞抗体有关,免疫吸附治疗能清除抗体而有效治疗肾移植后抗体介导的急性排异反应。一个小样本的 RCT 研究表明,免疫吸附(SPA 吸附柱,2.5 倍血浆量 / 次,1 次 / 天 × 3,后 1 次 /3 天,共 6 周)联合他克莫司治疗,能明显改善移植肾严重失功及管周毛细血管周 C4d 沉积患者的肾功能。

6. 重症肌无力　重症肌无力患者体内存在乙酰胆碱受体(AChR)抗体,该抗体阻断乙酰胆碱与 AChR 的结合导致神经肌肉接头冲动传导障碍,引起肌无力。Medisorba MG 吸附柱将合成的 alpha183~200 氨基酸片段以共价键的方式固定在多孔的纤维珠上,对 AChR 抗体有高度亲和力,而不影响 IgG 和白蛋白水平,体内和体外研究证实,单次治疗后,78% 的重症肌无力患者症状改善,无明显不良反应。

7. 吉兰 - 巴雷综合征(Guillain-Barre syndrome,GBS)　GBS 是一种免疫介导的周围神经和神经根急性特发性脱髓鞘病变,可能与循环免疫复合物有关,抗神经节苷脂抗体是重要的致病因子之一。血液免疫吸附治疗可以清除神经节苷脂抗体和纤维蛋白原,改善患者临床症状,且疗效与血浆置换相当。

8. 血液系统疾病　免疫吸附治疗在血液系疾病中应用较为广泛。SPA 免疫吸附治疗可用于 TTP/HUS,通过免疫吸附可清除抗血小板表面膜糖蛋白的抗体、ADAMTS-13 抗体。免疫吸附治疗 ITP 的疗效不如血浆置换,但 SPA 吸附能有效清除 ITP 患者体内抗血小板表面膜糖蛋白的抗体,故对于体内存在抗血小板抗体的患者,SPA 吸附效果优于血浆置换。Snyder 等用 SPA 吸附柱治疗 72 例传统治疗无效的 ITP 患者,2~3 周中共治疗 6 次,每次治疗 0.25~2L 血浆量,治疗前血小板计数 <50 × 10^9/L,治疗后 33 例患者血小板计数升高,其中 15 例患者血小板计数 >100 × 10^9/L。FDA 已批准 SPA 吸附柱应用于 ITP 的治疗。

免疫吸附也可用于治疗血友病、免疫性溶血性贫血、Rh 血型不合、存在Ⅷ和Ⅸ因子抑制因子的血友病患者以及急性出血、外科治疗术前准备的血友病患者。

9. 扩张型心肌病 在扩张型心肌病患者血中检测出多种心脏的自身抗体,包括针对心肌 β 受体、心肌收缩蛋白、线粒体蛋白、M2 乙酰胆碱受体的抗体,这些抗体介导的免疫反应导致心肌损伤,产生心力衰竭。研究发现,免疫吸附能清除抗 β_1 肾上腺素能受体的抗体,改善心脏血流动力学,显著改善扩张型心肌病患者的预后。

血浆吸附无绝对禁忌证,相对禁忌证同血浆置换。

五、不良反应

大量的临床研究中已经充分证实了免疫吸附的安全性。但生物相容性差的免疫吸附柱、血浆分离器和血管通路可以损伤血细胞、激活补体系统、凝血系统和纤溶系统,也可能引起血管活性物质的产生与释放。免疫吸附本身的某些致敏物质,可以解离进入血液循环而引起变态反应。在免疫吸附治疗时,有时可出现发热、寒战、全身酸痛等流感样症状,偶有皮疹、关节痛、恶心呕吐、头晕、心率过快、血压降低或升高等,持续一般不超过 8 小时,通常不需要特殊处理。滤器破膜可出现溶血,应及时更换。抗凝剂过量可出血,处理见相关章节。

六、病案分享

病案 1

【病案介绍】

患者女,55 岁,12 年前因全身关节肿胀疼痛诊断为类风湿关节炎,长期服用非甾体抗炎药,病情时轻时重,尚能坚持工作。1 年前手足近端小关节、膝关节严重肿胀,疼痛,起初尚能下地,后卧床不起,非甾体抗炎药、对氨基水杨酸、泼尼松治疗均无效抬送入院,血压 140/78mmHg,轻度贫血貌,皮肤黏膜无异常发现,心肺无异常发现。肝脾不大,无移动性浊音。双侧指关节膨大并呈梭形肿胀,双侧腕关节、掌指关节、膝关节、踝关节肿胀、跖趾关节均肿胀并明显压痛。ANA 阳性(1∶160)、抗 Sm 抗体、抗 ds-DNA 抗体、AnuA 检查均阴性,RF 阳性(1∶80),ESR 43ml/h,尿蛋白(+),CRP87ng/L,BUN 13.4mmol/L,CREA 141.2μmol/L,SGOT 64U,SGPT 55U,ALB 34g/L,GLB 24g/L。肺部 CT 示双肺间质性肺炎改变、双侧胸腔积液。心脏彩超示:少量心包积液。凝血功能正常。诊断类风湿关节炎活动期。

【治疗经过】

患者为多年类风湿关节炎患者,病情反反复复,常服用非甾体抗炎药、对氨基水杨酸等药物缓解疼痛,间断使用泼尼松缓解症状,近几个月受凉后病情加重,出现全身关节肿胀疼痛,药物治疗无效。为了缓解症状,按照 ASFA 指南,我们采用了 SPA 吸附治疗,建立临时中心静脉通路,常规肝素抗凝,隔日 1 次,每次 2 小时,共 6 次后关节肿胀疼痛明显减轻,2 个月后患者能下地行走,ANA 滴度下降(1∶40),RF 阳转阴,ESR 23ml/h,CRP 23g/L。

【经验总结】

葡萄球菌蛋白 A(SPA)可选择性结合血浆中的 IgG、IgM 和免疫复合物。和血浆置换相比,免疫吸附对清除自身抗体及免疫复合物的针对性更强,而且对血浆中的其他成分影响较少。该患者使用 SPA 免疫吸附治疗后关节疼痛、肿胀和晨僵等临床症状改善,且无明显不良反应出现。红细胞沉降率、CRP 及免疫球蛋白水平在治疗后 2 个月明显下降。SPA 免疫吸附是治疗难治性 RA 的一种既安全又有效的治疗选择。有人将免疫吸附与血浆置换结合治疗 RA 取得较好的效果。即在 3~5 次吸附治疗后进行一次血浆置换。大多数患者的临床症状改善、红细胞沉降率、循环免疫复合物及免疫球蛋白水平下降。Hidaka 等采用双盲对照的方法研究了细胞吸附柱（Cellsorba）对 25 例抗药性 RA 患者的治疗作用，发现在连续 3 次白细胞清除治疗后，每月 1 次，79% 的患者的关节肿胀数、疼痛数及整体评价好转。说明选择性单个核细胞和（或）粒细胞清除也是 RA 治疗的一种有效方法。当然对于难治性 RA 的治疗，不论是采用单纯的血液吸附还是配合其他血液净化治疗，都需要大样本的 RCT 来进一步证实。

小结

> 对于多种慢作用药无明显效果的难治性 RA 而言，免疫吸附不失为一种较安全和有效的替代治疗。国内有人报道采用血浆双过滤治疗 RA 使所有患者的临床症状均得到改善。而且，超过 50% 类风湿因子阳性患者的类风湿因子转为阴性。治疗中未见明显的不良反应。这些方法尚需大样本 RCT 进一步验证。

病案 2

【病案介绍】

患者男，46 岁，6 年前出现全身关节疼痛伴脱发、视力下降，心悸、嘴角歪斜诊断为系统性红斑狼疮、狼疮性肾炎、狼疮性心包炎、急性左心功能衰竭。予泼尼松、环磷酰胺等治疗。1 年前出现水肿，ANA、抗 Sm 抗体、抗 ds-DNA 抗体、AnuA 检查均阳性，24 小时尿蛋白定量 6.0g，补体 C3 0.41g/L，肾穿刺活检示：狼疮肾炎 IV-G（A）型，予甲泼尼龙（甲强龙）500mg 冲击治疗后改为泼尼松足量，联合环磷酰胺治疗，病情好转。3 天前再次出现左心衰竭急诊入院。血压 190/100mmHg，Hb 82g/L，PLT 124×10^9/L，WBC 8.66×10^9/L，NE 0.79，LY 0.14。自身抗体：抗 RO 抗体、抗 SM 抗体、抗 SSA 抗体、抗 U-RNP 抗体、ANA：1∶640、抗 ds-DN 抗体 1∶40 均阳性，补体 C3 0.45g/L，补体 C4 0.15g/L，IgG 4.6g/L。SLEDA 评分 19.5，尿常规示：隐血（±），尿蛋白（+++），24 小时尿蛋白定量 2.92g/24h。血 BUN 17.4mmol/L，CREA 298.2μmol/L，肺部 CT 示双肺间质性肺炎改变、双侧胸腔积液。心脏彩超示：肺动脉高压，少量心包积液，尿量每日约 1000ml。传染病全套全阴，凝血功能正常。肾活检病理 IV + V 型。

【临床问题】

1. 常规免疫抑制治疗过程中狼疮复发的原因何在？
2. 对于常规治疗中复发的患者应该如何处理？
3. 应该采用何种血液净化方式？

【治疗经过】

患者为系统性红斑狼疮，重症狼疮性肾炎患者，狼疮活动评分为重度活动，SLEDAI 29 分。ANA、抗 SM 抗体和抗 ds-DNA 抗体均阳性。该患者反复给予甲泼尼龙（甲强龙）、环磷酰胺等，患者病情反复，自身抗体滴度较高，因此，我们给予该患者 DNA 免疫吸附治疗，采用珠海丽珠 DNA280 吸附柱，患者无出血倾向，首次肝素剂量为 1.0~1.5mg/kg，在免疫吸附治疗前 10 分钟静脉注射，治疗后每 30 分钟追加肝素 8~10mg。血流量开始 100~150ml/min 逐渐增加到 200~250ml/min，每次治疗 2 小时，每 2 日 1 次，共计治疗 3 次。治疗期间继续给予甲泼尼龙,同时进行抗感染,强心、利尿等治疗。3 次治疗后复查示:Hb 86g/L,PLT 116×10^9/L, WBC 7.82×10^9/L,NE 0.72,LY 0.15。自身抗体滴度明显下降:ANA:1∶80、抗 ds-DNA 抗体 1∶10。SLEDA 评分 8.5,血 BUN 7.4mmol/L,CREA 178.2μmol/L,继续给予泼尼松,吗替麦考酚酯(MMF)口服治疗,患者病情稳定。

【经验总结】

患者为系统性红斑狼疮(SLE),重症狼疮性肾炎(LN)患者,狼疮活动评分为重度活动。SLE 是一种自身免疫性疾病,血清中含有大量以 ANA 为主的自身抗体,其中 ANA 和抗 ds-DNA 抗体在 SLE 病情进展中起着非常重要的作用。目前重症 LN 仍以糖皮质激素及环磷酰胺治疗为主,它可以抑制新的抗体生成,但对于已生成的抗体无特异性清除效果,且长期应用有一定的副作用。DNA 免疫吸附是通过抗原抗体免疫反应或物理化学作用除去致病因子。DNA 免疫吸附柱是由免疫吸附剂和罐体组成,其吸附剂是以球型炭化树脂为载体材料,用火棉胶包膜固定化的小牛胸腺 DNA,作为 SLE 患者致病物质抗体 dsDNA 抗体的抗原,特异性识别和结合 dsDNA 抗体及其免疫复合物,从而达到清除体内致病性免疫活性物质。本例患者 SLE 病程较长,肾脏受累程度重,药物治疗效果欠佳。因此,我们给予 DNA 免疫吸附 3 次,吸附柱为珠海丽珠 DNA280 吸附柱,治疗后临床症状和体征明显改善,ANA、抗 ds-DNA 抗体滴度明显降低,24 小时尿蛋白定量下降,肾功能恢复正常。提示 DNA 免疫吸附对清除致病抗体、保护肾功有显著疗效,且有助于减少糖皮质激素维持剂量及风险。但 DNA 免疫吸附不是病因治疗,因此必须配合免疫抑制剂及其他方法治疗。其长期疗效仍需长期随访。该患者治疗过程中无明显不良反应,DNA 免疫吸附治疗过程中可能出现血压下降、胸闷、皮肤瘙痒等表现,临床操作过程中应注意观察副作用的发生。

小结

免疫吸附是一种跨学科的血液净化方法,随着生物学、生物医学工程的迅速发展,这种先进的治疗模式将会得到更多的应用。免疫吸附方法的选择,主要根据患者狼疮活动的分析,但不论采用何种免疫吸附方法,在目前都不失为治疗 SLE 的一种特异性相对较强、疗效好,无明显毒副作用的新技术。

七、总结

免疫吸附是在血浆置换的基础上发展起来的一种新的血液净化方法,可选择性或特异性地清除体内相应的致病因子,从而达到净化血液,治疗疾病的目的。和其他血液净化模式一样,免疫吸附治疗能比药物更迅速、有效地去除致病因子,使疾病得以暂时缓解,为原发病的治疗争得了时间。免疫吸附的进步在于对血浆中致病因子清除的选择性达到更高;对血浆中有用成分的丢失范围与数量更小,同时避免了血浆制剂的输入及其相关的各种不良影响。近年来,其临床应用范围不断扩大,不仅仅在肾脏疾病治疗中发挥了重要作用,同时在急危重症的抢救中也发挥了十分重要的作用。目前,这一技术不断改进,临床广泛用于肾脏疾病、消化系统疾病、神经系统疾病、血液系统疾病、器官移植以及皮肤病等的治疗。

(王俭勤 张文君)

参 考 文 献

1. Derksen RH, Schuurman HJ, Meyling FH, et al. The efficacy of plasma exchange in the removal of plasma components. J Lab Clin Med, 1984, 104 (3): 346-354

2. Pusey CD, Levy JB. Plasmapheresis in immunologic renal disease. Blood Purif, 2012, 33 (1-3): 190-198

3. Norda R, Stegmayr BG, Swedish Apheresis Group. Therapeutic apheresis in Sweden: update of epidemiology and adverse events. Transfus Apher Sci, 2003, 29 (2): 159-166

4. Szczepiorkowski ZM, Winters JL, Bandarenko N, et al. Guidelines on the use of therapeutic apheresis in clinical practice-evidence-based approach from the Apheresis Applications Committee of the American Society for Apheresis. J Clin Apher, 2010, 25 (3): 83-177

5. Pusey CD. Anti-glomerular basement membrane disease. Kidney Int, 2003, 64 (4): 1535-1550

6. Levy JB, Turner AN, Rees AJ, et al. Long-term outcome of anti-glomerular basement membrane antibody disease treated with plasma exchange and immunosuppression. Ann Intern Med, 2001, 134 (11): 1033-1042

7. Michael M, Elliott EJ, Ridley GF, et al. Interventions for haemolytic uraemic syndrome and thrombotic thrombocytopenic purpura. Cochrane Database Syst Rev, 2009, (1): CD003595

8. Walsh M, Catapano F, Szpirt W, et al. Plasma exchange for renal vasculitis and diopathic rapidly progressive glomerulonephritis: a meta-analysis. Am J Kidney Dis, 2011, 57 (4): 566-574

9. Szczepiorkowski ZM, Bandarenko N, Kim HC, et al. Guidelines on the use of therapeutic apheresis in clinical practice: evidencebased approach from the Apheresis Applications Committee of the American Society for Apheresis. J Clin Apher, 2007, 22 (3): 106-175

10. Deegens JK, Andresdottir MB, Croockewit S, et al. Plasma exchange improves graft survival in patients with recurrent focal glomerulosclerosis after renal transplant. Transpl Int, 2004, 17 (3): 151-157

11. Gonzalez E, Ettenger R, Rianthavorn P, et al. Preemptive plasmapheresis and recurrence of focal segmental glomerulosclerosis in pediatric renal transplantation. Pediatr Transplant, 2011, 15 (5): 495-501

12. Danieli MG, Palmieri C, Salvi A, et al. Synchronised therapy and high-dose cyclophosphamide in proliferative lupus nephritis. J Clin Apher, 2002, 17 (2): 72-77

13. Frankel AH, Singer DR, Winearls CG, et al. Type II essential mixed cryoglobulinaemia: presentation, treatment and outcome in 13 patients. Q J Med, 1992, 82 (298): 101-124

14. White NB, Greenstein SM, Cantafio AW, et al. Successful rescue therapy with plasmapheresis and intravenous immunoglobulin for acute humoral renal transplant rejection. Transplantation, 2004, 78 (5): 772-774

15. Sonnenday CJ, Warren DS, Cooper M, et al. Plasmapheresis, CMV hyperimmune globulin, and anti-CD20 allow ABO-incompatible renal transplantation without splenectomy. Am J Transplant, 2004, 4 (8): 1315-1322

16. Leung N, Gertz MA, Zeldenrust SR, et al. Improvement of cast nephropathy with plasma exchange depends on the diagnosis and on reduction of serum free light chains. Kidney Int, 2008, 73 (11): 1282-1288

17. French Cooperative Group on Plasma Exchange in Guillain-Barre' Syndrome. Plasma exchange in Guillain-Barre' syndrome: one-year follow-up. Ann Neurol, 1992, 32 (1): 94-97

18. Plasma Exchange, Sandoglobulin Guillain-Barre' Syndrome Trial Group. Randomized trial of plasma exchange, intravenous immunoglobulin, and combined treatments in Guillain-Barre' syndrome. Lancet, 1997, 349 (9047): 225-230

19. Cortese I, Chaudhry V, So YT, et al. Evidence-based guideline update: plasmapheresis in neurologic disorders: report of the Therapeutics and Technology Assessment Subcommittee of the American Academy of Neurology. Neurology, 2011, 76(3): 294-300

20. Hahn AF, Bolton CF, Pillay N, et al. Plasma-exchange therapy in chronic inflammatory demyelinating polyneuropathy. A double-blind, shamcontrolled, cross-over study. Brain, 1996, 119(Pt 4): 1055-1066

21. Kaminski HJ, Cutter G, Ruff R. Practice parameters and focusing research: plasma exchange for myasthenia gravis. Muscle Nerve, 2011, 43(5): 625-626

22. Elia J, Dell ML, Friedman DF, et al. PANDAS with catatonia: a case report: therapeutic response to lorazepam and plasmapheresis. J Am Acad Child Adolesc Psychiatry, 2005, 44(11): 1145-1150

23. Gabbay V, Coffey BJ, Babb JS, et al. Pediatric autoimmune neuropsychiatric disorders associated with streptococcus: comparison of diagnosis and treatment in the community and at a specialty clinic. Pediatrics, 2008, 122(2): 273-278

24. Cortese I, Chaudhry V, So YT, et al. Evidence-based guideline update: plasmapheresis in neurologic disorders: report of the Therapeutics and Technology Assessment Subcommittee of the American Academy of Neurology. Neurology, 2011, 76(3): 294-300

25. Busund R, Koukline V, Utrobin U, et al. Plasmaphere in severe sepsis and septic shock: a prospective, randomized, controlled trial. Intensive Care Med, 2002, 28(10): 1434-1439

26. Norda R, Stegmayr BG. Therapeutic apheresis in Sweden: update of epidemiology and adverse events. Transfus Apher Sci, 2003, 29(2): 159-166

27. Stummvoll GH, Aringer M, Smolen JS, et al. IgG immunoadsorption reduces systemic lupus erythematosus activity and proteinuria: a long term observational study. Ann Rheum Dis, 2005, 64(7): 1015-1021

28. Stummvoll GH, Schmaldienst S, Smolen JS, et al. Lupus nephritis: prolonged immunoadsorption(IAS) reduces proteinuria and stabilizes global disease activity. Nephrol Dial Transplant, 2012, 27(2): 618-626

29. Koch M, Kohnle M, Trapp R. A case report of successful long-term relapse control by protein-a immunoadsorption in an immunosuppressive-treated patient with end-stage renal disease due to Wegener's granulomatosis. Ther Apher Dial, 2009, 13(2): 150-156

30. Somenzi D, Corradini M, Pasquali S. Apheresis in the treatment of vasculitis. G Ital Nefrol, 2012, 29 Suppl 54: S73-S77

31. Levy JB, Turner AN, Rees AJ, et al. Long-term outcome of antiglomerular basement membrane antibody disease treated with plasma exchange and immunosuppression. Ann Intern Med, 2001, 134(11): 1033-1042

32. Bolton WK. Goodpasture's syndrome. Kidney Int, 1996, 50(5): 1753-1766

33. Moriconi L, Lenti C, Puccini R, et al. Proteinuria in focal segmental glomerulosclerosis: role of circulating factors and therapeutic approach. Ren Fail, 2001, 23(3-4): 533-541

34. Haas M, Godfrin Y, Oberbauer R, et al. Plasma immunoadsorption treatment in patients with primary focal and segmental glomerulosclerosis. Nephrol Dial Transplant, 1998, 13(8): 2013-2016

35. Tyden G, Kumlien G, Genberg H, et al. ABO incompatible kidney transplantations without splenectomy, using antigen-specific immunoadsorption and rituximab. Am J Transplant, 2005, 5(1): 145-148

36. Bohmig GA, Regele H, Exner M, et al. C4d-positive acute humoral renal allograft rejection: effective treatment by immunoadsorption. J Am Soc Nephrol, 2001, 12(11): 2482-2489

37. Beimler JH, Morath C, Schmidt J, et al. Successful deceased-donor kidney transplantation in crossmatch-positive patients with peritransplant plasma exchange and rituximab. Transplantation, 2009, 87(5):668-671

38. Schneidewind JM, Zettl UK, Winkler RE, et al. Therapeutic apheresis in myasthenia gravis patients: a six year follow-up. Ther Apher, 1999, 3(4):298-302

39. Haupt WF. Recent advances of theraptic apheresis in Guillain-Barre syndrome. Ther Apher, 2000, 4(4):235-238

40. Moake JL. Thrombotic thrombocytopenic purpura. Annu Rev Med, 2002, 53:75-88

41. Snyder HW Jr, Cochran SK, Balint JP Jr, et al. Experience with protein R immunoadsorption in treatment resistant adult immune thrombocytopetic purpura. Blood, 1992, 79(9):2237-2245

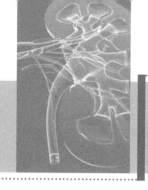

第十五章

重症患者的临床评价

第一节　重症患者的初始评估

早在两千年前,《黄帝内经》中就提出"上医治未病,中医治欲病,下医治已病",强调疾病重在预防,早期干预。重症医师很难有机会治疗"未病"及"欲病",但是如果我们能够早期识别危及患者生命的重要征象,那么就给医师留出更多的时间明确病因、病理生理改变,医师也就能够更早给予恰当的治疗而防止病情进一步恶化,而且治疗措施也更加简单有效。反之,疾病发作后开始恰当治疗的间隔时间越长,病情就更加可能恶化,甚至死亡。因此,从这一点来讲,重症患者早期识别并及时治疗与《黄帝内经》是一致的。

普通的重症患者不难识别,但如果处于疾病早期,或者某些情况导致重症患者难于辨别。如年轻患者、身体健壮耐受力强,症状体征出现晚;免疫抑制或虚弱的患者,炎症反应轻,临床表现不明显;复杂创伤患者,容易遗漏严重损伤;而某些特殊疾病,比如心律失常,发作突然,事先难以预测。回顾大量心搏骤停及无计划入住 ICU 患者的病因也发现,这些事件都是有预兆的,但是普通医师可能难以识别。因此,由专业的人员——ICU 医师对患者的危重程度进行评估,就尤为必要。

重症患者病情评价一般按照初次评估和二次评估进行(表 15-1)。重症患者常常因为时间紧迫,初次评估很难按照普通疾病的诊断方法进行,而主要是依据患者的一般情况、生命体征、重要病史及查体发现,并结合一些快捷的实验室检查。在接触患者后的数分钟内首先确定存在哪些危及生命的异常情况及可能原因,建立初步诊断,并给予简单而有针对性处理,为下一步明确诊断和完善治疗赢得时间。待生命体征稳定后,立即进行二次评估,进一步采集病史和查体,完善检查及病历记录,明确诊断,评价初始治疗的反应,完善治疗方案。

一、病史

患者的病史常为诊断提供最重要的信息,特征性的症状常与潜在疾病直接相关。初次评估时需要了解主要症状,如疼痛、呼吸困难、神志改变、乏力等,有无创伤、手术史、用药史及毒物接触史,同时需要注意起病缓急,器官功能储备等。还要注意一些特殊情况,如急诊入院、高龄、严重的慢性疾病、近期进行了大手术(尤其是急诊手术)、严重出血或需要大量输血、免疫缺陷等,因为这些患者发展为重症的风险更大。重症患者常常不能自己提供病史,而需要目击者、家属、医护人员、朋友等提供病史,采集病史时需要注意。

表 15-1　重症患者初始评估框架 *

初始评估 明确主要的生理学问题	二次评估 明确潜在的病因
病史　主要特点 ● 目击者、医护人员、亲属 ● 主要症状:疼痛、呼吸困难、神志改变、乏力 ● 创伤或非创伤 ● 手术或非手术 ● 用药史和(或)毒物接触史	更多详细信息 ● 主诉 ● 既往史、慢性疾病、手术史 ● 治疗经过 ● 社会心理和身体的独立性 ● 用药史和过敏史 ● 家族史 ● 伦理和法律问题 ● 系统回顾
体格检查　视、听、触诊 ● 气道 ● 呼吸和氧合 ● 循环 ● 意识水平	系统全面的体格检查 ● 呼吸系统 ● 心血管系统 ● 腹部、泌尿生殖道 ● 中枢神经和运动系统 ● 内分泌和血液系统
表格记录　必要的生理学参数 ● 心率、节律 ● 血压 ● 呼吸频率和脉搏氧饱和度 ● 意识水平	病历记录及实时记录 ● 检查医疗记录 ● 进行诊断及鉴别诊断 ● 记录当前事件
检查　● 血气分析 ● 血糖	● 血液检查 ● 影像学检查 ● 心电图 ● 微生物学检查
治疗　与上述措施同时进行 ● 确保足够的通气和氧合 ● 建立静脉通道 ± 补液 ● 评估初始复苏的反应 ● 寻求更有经验的建议和帮助	完善治疗,评估反应,判断趋势 ● 按需为特殊的器官系统提供支持 ● 选择恰当的救治场所 ● 获得专家的建议和帮助

注:* 改编自 *Fundamental Critical Care Support*

二、体格检查

　　重症患者初次体格检查的关键在于简洁、有指向性,遵循复苏的 ABC 理论,集中检查气道(airway)、呼吸(breathing)、循环(circulation)及意识水平(表 15-2)。在经过初步检查及处理后,应该尽快进行更加详细的再次体格检查,进一步细化初步诊断并评价患者对初步治疗的反应。如果患者病情仍继续恶化,或者出现新发症状,则提示需要再次检查。最终,必须根据病史及前期体检发现进行一次系统全面的体格检查。需要注意检查时尽可能使患者完全暴露,便于进行全面检查,防止遗漏某些重要的检查发现。

表 15-2　气道、呼吸、循环、体格检查要点 *

气道	梗阻原因		舌后坠,创伤,出血,呕吐,异物,感染,炎症,喉痉挛等
	视诊		发绀,呼吸节律和频率,辅助呼吸肌参与呼吸,三凹征,神志改变
	听诊		异常呼吸(气喘、喘鸣、气过水声等),完全梗阻时呼吸音消失
	触诊		呼出气流减少或消失
呼吸	病因	中枢驱动	中枢神经系统障碍
		泵衰竭	神经/脊髓损伤,肌肉病变,胸廓异常,疼痛等
		肺部疾病	气胸,血胸,误吸,慢性阻塞性肺疾病,哮喘,肺水肿,肺挫伤,急性肺损伤,急性呼吸窘迫综合征,肺栓塞,肋骨骨折,连枷胸等
	视诊		发绀,神志改变、呼吸节律和频率,辅助呼吸肌参与呼吸,三凹征,呼吸深度,氧饱和度
	听诊		不能言语,异常呼吸音,叩诊浊音
	触诊		胸廓对称性及活动度,气管位置,捻发感,腹部胀气等
循环	病因	原发	缺血,心律失常,瓣膜病变,心肌病,心脏压塞等
		继发	药物,缺氧,电解质紊乱,脱水,急性失血,贫血,感染等
	视诊		外周灌注下降,失血,神志改变,呼吸困难,少尿,颈静脉怒张等
	听诊		心音改变,额外心音,心脏杂音,颈动脉杂音等
	触诊		心前区搏动,中心及外周动脉搏动等

注:* 改编自 *Fundamental Critical Care Support*

除进行气道、呼吸、循环检查外,早期快速检查还需要注意观察皮肤颜色,有无黄疸、青紫、水肿、皮疹、出血点等,指甲有无杵状指或片状出血,球结膜有无黄疸,睑结膜是否苍白,瞳孔大小及反应,患者是否出现惊厥、躁动、嗜睡、昏睡等意识障碍。

腹部触诊是重症患者查体中必不可少的一部分,应明确触痛的范围及包块的大小,肝脾的大小,评价腹壁的硬度、张力、反跳痛,听诊有无血管杂音及肠鸣音是否消失。育龄期女性必须考虑宫内及异位妊娠的可能。如果情况允许,还应进行肋部及背部检查。

初始评估中枢神经系统及肢体运动时,需要记录 Glasgow 评分,同时要记录瞳孔大小及反应,如果时间允许,还应进行仔细的中枢及外周神经的感觉运动功能检查。

三、表格记录

重症患者的生理学参数必须记录并动态跟踪,这些参数及其趋势变化将为评估病情和指导治疗提供关键信息。为了确保良好的治疗,需要频繁而且准确无误地记录这些参数,最好的记录方法就是采用表格记录。基本参数应该包括心率、血压、呼吸、体温、意识状态等,如果时间允许,吸入氧浓度、脉搏氧饱和度、出入量、液体平衡、使用药物等均需准确记录,如果使用中心静脉导管、肺动脉导管等特殊设备,也需要准确测量相关参数并记录。记录时,需要注意各个参数的来源,比如血压是无创血压还是动脉内血压,测量部位,保证参数的准确性和可靠程度,熟悉各个参数的测量方法及注意事项,并由有临床经验的重症医学人员来解读并指导治疗。

四、辅助检查

重症患者初始评估时,辅助检查首要检查呼吸循环相关项目,同时要求简便快速。动脉血气分析通常可以在床旁快速实施,而且提供了大量有用的信息,如 pH、PaO_2、$PaCO_2$、HCO_3^-、血红蛋白浓度、电解质、乳酸、血糖,甚至肾功能等。其他,包括血常规、体液常规、血液生化、微生物学、心电图、影像学、超声等检查,可以根据病史、体格检查等来按需安排。

五、治疗

重症患者初始治疗的基本原则为保证最基本的生理学稳定,为原发疾病的治疗赢得时间,总结就是复苏 ABC,A(airway):确保气道开放;B(breathing):提供足够的通气和氧合;C(circulation):建立静脉通路,恢复循环血容量。所有重症患者,不管在何种情况,一开始都应该进行上述处理。同时,结合病史、体格检查和实验室检查结果继续明确诊断,判断患者的生理功能储备,评价患者各项生理参数变化趋势,评估初始治疗反应,初步诊断治疗是否得当。如果诊断治疗不能明确,病情继续恶化,及时呼叫上级医师或会诊。最后,还需要为患者选择合适的治疗场所,是否入院、转科,当然包括收入 ICU。

第二节　重症疾病评分系统

疾病评分系统是一类用来评估疾病严重程度,预测患者结局,评估医疗机构提供医疗服务效率的评价工具。疾病评分系统大致可以分为疾病特异性评分系统和疾病非特异性评分系统。前者如 Glasgow 评分,Ranson 评分,临床肺部感染评分等,主要特点是评分针对单一疾病,各种不同疾病评分系统之间不能相互比较,但能较好的反映患者的病情和预后。后者如急性生理和慢性健康评分,序贯器官衰竭评分,特点是可广泛用于多种不同疾病的评估,可以将原发疾病不同的患者进行比较,对疾病的严重程度和预后估计与疾病特异性评分系统相似。

疾病评分系统应用领域主要包括,评价疾病严重程度及指导治疗,评价不同机构、国家之间的治疗效果,用于临床研究中病情危重程度及治疗措施有效性相关评价,用于医疗服务质量控制、医疗资源分配等,以及用于判断是否对某些具体患者实施某项医疗措施等。

重症患者临床常用的疾病非特异性评分系统包括急性生理和慢性健康评分,序贯器官衰竭评分,简化急性生理评分,死亡概率模型等,疾病特异性评分系统包括 Glasgow 评分,Ranson 评分,急性肾损伤 RIFLE 分层诊断标准等。

一、急性生理和慢性健康评分

1981 年 Knaus 发表了急性生理和慢性健康评分(acute physiology and chronic health evaluation,APACHE)。1985 年,在原来的基础上又公布了 APACHE Ⅱ,将第一部分的急性生理指标由原来的 34 个减少至 12 个,给予急性肾衰竭和昏迷更高的分值,加入了手术状况如急诊手术的评分,并对慢性健康评分进行了相应的改进,还可以根据 ICU 最初 24 小时的指标预估患者的死亡率,使用起来更加简便易行(表 15-3)。随后 APACHE 还不断进行了更新,至 2005 年已推出第四代。但目前 APACHE Ⅱ 因简便可靠、预测准确、使用免费而应用最广。APACHE 作为重症患者病情分类和预后的预测系统,分值越高,表示病情越重,预后越差,病死率越高。APACHE Ⅱ 分别由急性生理评分、年龄评分及慢性健康评分构成。急性生理评分(acute physiology score,APS)包括 12 项生理指标,应当选择入 ICU 最初 24 小时内的最差值(最高值或最低值),并根据附表分别进行评分,选择较高的分值。年龄评分从 44 岁以下到 75 岁以上共分为 5 个阶段,分别评为 0~6 分。慢性健康评分要求患者入院前须满足慢性器官功能不全或免疫功能抑制状态的诊断,具体诊断标准参见表 15-3。符合慢性器官功能不全或免疫功能抑制的患者,如果施行择期手术后入 ICU,为 2 分,急诊手术或非手术后入 ICU,为 5 分。最终的 APACHE 评分为三项分值之和。求得总分后还可以预测患者预期病死率 R:

$$\ln(R/1-R)=-3.517+(APACHE Ⅱ 评分 \times 0.146)+(诊断分类系数)+(0.603,若为急诊手术)$$

二、序贯器官衰竭评分

APACHE Ⅱ 设计时主要用于评价重症患者入住 ICU 24 小时的危重程度,并预测预后,但并不适用于入住 ICU 后的连续动态评估,而许多因素可能影响患者入住 ICU 后的预后。2001 年 Vincent 推出了序贯器官衰竭评分(sequential organ failure assessment,SOFA),该评分系统由 6 个器官系统构成,每个器官系统根据功能不全/衰竭程度分别赋予 0~4 分,总分越高,说明病情越重,同样,其住 ICU 期间 SOFA 平均分值及最高分值可以预测死亡率,入住 ICU 后 48 小时内 SOFA 分值增加也是死亡的重要预测因素(表 15-4)。

三、简化急性生理评分

1984 年,简化急性生理评分(simplified acute physiology score,SAPS)产生于 APACHE 发表后,它较 APACHE Ⅰ 更加简洁,所需参数 ICU 内几乎随时可得,而且评估预后时不需要考虑患者的诊断。1993 年,SAPS Ⅱ 在前版的基础上进一步改进,纳入了 12 项生理学指标、年龄、入住类型及 3 项基础疾病,合计 17 项参数,并根据评分计算住院病死率(表 15-5)。其准确性与 APACHE Ⅲ 等相似。SAPS 也可以预估死亡率,其方法为先计算出 Logit,然后再计算出预估住院病死率 PHM,其计算公式如下:

$$Logit=-7.7631+0.0737(SAPS Ⅱ 评分)+0.9971[In(SAPS Ⅱ 评分 +1)]$$
$$PHM=e^{logit}/(1+e^{logit})$$

四、死亡概率模型

死亡概率模型(mortality probability model,MPM)最早由一家医院开发用于预测住院病死率,随后 MPM Ⅱ 推出,分别对不同的变量赋予不同的权重,可以对入院时、入院后 24 小时、48 小时、72 小时的预后进行预测。MPM 最大的优点是在患者入 ICU 即可以预测患者的住院病死率,而非像 APACHE 那样要在入院 24 小时后才能进行。MPM 计算较为繁复,需要专用的软件。MPM Ⅲ 现已发布。

表 15-3　急性生理和慢性健康评分Ⅱ详表

A=APS 评分

生理学指标	高于正常范围				0	低于正常范围			
	+4	+3	+2	+1		+1	+2	+3	+4
肛温（℃）	≥41	39~40.9		38.5~38.9	36~38.4	34~35.9	32~33.9	30~31.9	≤29.9
MAP（mmHg）	≥180	130~159	110~129		70~109		50~69		≤49
心室率	≥180	140~179	110~139		70~109		55~69	40~54	≤39
呼吸频率	≥50	35~49	25~34		12~24	10~11	6~9		<5
氧合　A-aDO$_2$（FiO$_2$≥0.5）	≥500	350~499	200~349		<200				
PaO$_2$（FiO$_2$<0.5）					>70	61~70		55~60	<54
pH	≥7.7	7.6~7.69		7.5~7.59	7.33~7.49		7.25~7.32	7.15~7.24	<7.15
Na$^+$（mmol/L）	≥180	160~179	155~159	150~154	130~149		120~129	111~119	<110
K$^+$（mmol/L）	≥7	6~6.9	1.5~1.9	5.5~5.9	3.5~5.4	3~3.4	2.5~2.9		<2.5
Cr（mg/L）（急性肾衰时评分加倍）	≥3.5	2~3.4	1.5~1.9		0.6~1.4		<0.6		
HCT（%）	≥60		50~59.9	46~49.9	30~45.9		20~29.9		<20
WBC×10^9/L	≥40		20~39.9	15~19.9	3~14.9		1~2.9		<1
15-GCS									

急性生理学评分（APS）=上述 12 项生理指标评分之和

| 静脉血　HCO$_3^-$（mmol/L，用于无血气结果时） | ≥52 | 41~51.9 | 32~40.9 | | 22~31.9 | | 18~21.9 | 15~17.9 | <15 |

续表

A=APS评分

生理学指标	高于正常范围				低于正常范围
BUN（无Cr时）mg/dl	≥81	51~80	21~50	8~20	<8

注：A-aDO$_2$=FiO$_2$×（PB-PH2O）-PaCO$_2$/RQ-PaO$_2$

B=年龄评分：

年龄	≤44	45~54	55~64	65~74	≥75
评分	0	2	3	5	6

C=慢性健康状况评分：

如果患者有严重的器官系统功能不全病史或免疫抑制，应如下评分：

非手术或急诊手术后患者：5分

择期手术后患者：2分

定义：器官功能不全和免疫功能抑制状态必须在此次入院前即有明显表现，并符合下列标准：

心血管系统：纽约心脏协会心功能第四级

呼吸系统：慢性限制性，阻塞性或血管性疾病导致的严重活动受限，如不能上楼或从事家务劳动；或明确的慢性缺氧，高碳酸症，继发性红细胞增多症，严重肺动脉高压（>40mmHg），或呼吸机依赖

肝脏：活检证实肝硬化，明确的门脉高压，既往由门脉高压造成的上消化道出血；或既往发生过肝衰竭/肝性脑病/昏迷。

免疫功能抑制：患者接受的治疗能抑制对感染的耐受性，如免疫抑制剂量治疗，化疗，放疗，长期或最近大剂量类固醇治疗，或患有足以抑制对感染耐受性的疾病，如白血病，淋巴瘤

肾脏：接受长期透析治疗

表 15-4　SOFA 评分系统

器官系统	变量	0分	1分	2分	3分	4分
呼吸系统	PaO_2/FiO_2,mmHg	≥400	<400	<300	<200 on MV	<100 on MV
血液系统	血小板,10^9/L	≥150	<150	<100	<50	<20
肝脏	胆红素,μmol/L	<20.5	20.5~34.1	34.2~102.5	102.6~205.1	>205.2
心血管系统	MAP,mmHg	≥70	<70			
	多巴胺,μg/(kg·min)			≤5	>5	>15
	多巴酚丁胺,μg/(kg·min)			任何剂量		
	肾上腺素/去甲肾上腺素,μg/(kg·min)				≤0.1	>0.1
中枢神经系统	格拉斯哥昏迷评分	15	13~14	10~12	6~9	<6
肾脏	肌酐,μmol/L	<106	106~176	177~308	309~442	>442
	尿量,ml/d				<500	<200

注:MAP:平均动脉压;on MV:呼吸机支持

表 15-5　简化急性生理评分 II

变量	分值																		
	0	1	2	3	4	5	6	7	8	9	10	11	12	13	15	16	17	18	26
年龄(岁)	<40							40~59					60~69		70~74	75~79		≥80	
HR(次/分)	70~119		40~69		120~159							<40							
SBP(mmHg)	100~199		≥200			70~99								<70					
T(℃)	<39			≥39															
PaO_2/FiO_2(mmHg)							≥200			100~199		<100							

190

续表

变量	分值																		
	0	1	2	3	4	5	6	7	8	9	10	11	12	13	15	16	17	18	26
尿量 (1/d)	≥1.000				0.5~0.999							<0.5							
血尿素 (mmol/L)	<10.0						10.0~29.9				≥30.0								
或血 BUN (mmol/L)	<10.5						10.5~31.0				≥32.0								
WBC (×10^9/L)	1.0~19.9			≥20.0									<1.0						
血钾浓度 (mmol/L)	3.0~4.9			<3 或 ≥5															
血钠浓度 (mmol/L)	125~144	≥145				<125													
血 HCO$_3^-$ 浓度 (mmol/L)	≥20			15~19			<15												
血胆红素浓度 (μmol/L)	<68.4				68.4~102.5					≥102.6									
GCS 评分	14~15					11~13		9~10											
慢性疾病							内科患者			转移癌	血液恶性肿瘤						AIDS		
住 ICU 类型	择期手术								急诊手术										

五、创伤评分

常用的创伤评分包括解剖学为主的评分系统，如创伤严重度评分（injury severity score，ISS），或者生理学为主的评分系统，如创伤评分（trauma score，TS）及修正创伤评分（revised trauma score，RTS）（表 15-6），近年来，还开发出了整合年龄、创伤解剖部位以及生理学参数变化的多参数的创伤评分系统，如创伤和损伤严重度评分（trauma and the injury severity score，TRISS）等。表 15-6 是临床常用的创伤评分系统 RTS，分值越低，患者病情越严重。

表 15-6　修正创伤评分（RTS）

Glasgow 昏迷评分	收缩压（mmHg）	呼吸频率（次/分）	评分
13~15	>89	10~29	4
9~12	76~89	>29	3
6~8	50~75	6~9	2
4~5	1~49	1~5	1
3	0	0	0

六、Glasgow 昏迷评分

1974 年 Glasgow 首创，因而命名，主要包括睁眼动作、言语反应和运动反应三项，简单易行，广泛用于脑部创伤及非创伤患者意识状态的评估（表 15-7）。

表 15-7　Glasgow 昏迷评分

睁眼（E）		语言（V）		运动（M）	
自主睁眼	4	语言正常	5	遵嘱动作	6
语言刺激睁眼	3	语言混乱	4	疼痛定位	5
疼痛刺激睁眼	2	只能说出（不恰当）单词	3	疼痛刺激屈曲反应	4
不睁眼	1	只能发音	2	异常屈曲（去皮层状态）	3
		无发音	1	异常伸展（去脑强直）	2
				无反应	1

注：气管插管或切开的患者记录睁眼运动总分后附 T，或"猜测"语言评分为 1/3/5 分

七、急性胰腺炎 Ranson 评分

1974 年，Ranson 发表了急性胰腺炎严重程度及预后的评分，后称 Ranson 评分（表 15-8），该评分包括 11 项早期参数，当患者满足少于（包括）2 项标准时，死亡率低于 1%；满足 3~4 项时，死亡率为 16%；满足 5~6 项标准时，死亡率升至 40%；当满足 7 项以上标准时死亡率高达 100%。

表 15-8　急性胰腺炎 Ranson 评分

	急性非胆源性胰腺炎	急性胆源性胰腺炎
入院时		
年龄（岁）	>55	>70
白细胞（×10⁹/L）	>16	>18
血糖（mmol/L）	>11.1	>12.2
LDH（IU/L）	>350	>400
AST（IU/L）	>250	>440
入院 48 小时内		
HCT 下降	>10%	
BUN 上升（mol/L）	>1.79	>0.71
Ca²⁺（mmol/L）	<2.0	<2.0
PaO₂（mmHg）	<60	
BE（mmol/L）	>4	>5
液体潴留（L）	>6	>4

急性肾损伤评分系统参见第十八章。

使用各类评分系统时，需要注意其适用范围，同时注意各类评分系统的优缺点，正确使用评分系统。比如 MPM Ⅱ 就不适用于烧伤、冠脉疾病及心脏外科疾病。APACHE Ⅱ 评分系统初始设计时并非用于预测个体患者的死亡率，因此按公式计算所得的死亡率会有偏差。

（康　焰　王　波）

参 考 文 献

1. Hoste EA, Clermont G, Kersten A, et al. RIFLE criteria for acute kidney injury are associated with hospital mortality in critically ill patients: a cohort analysis. Crit Care, 2006, 10(3): R73

2. Garzotto F, Piccinni P, Cruz D, et al. RIFLE-based data collection/management system applied to a prospective cohort multicenter Italian study on the epidemiology of acute kidney injury in the intensive care unit. Blood Purif, 2011, 31(1-3): 159-171

3. Joannidis M, Metnitz B, Bauer P, et al. Acute kidney injury in critically ill patients classified by AKIN versus RIFLE using the SAPS 3 database. Intensive care medicine, 2009, 35(10): 1692-1702

4. Arnaoutakis GJ, George TJ, Robinson CW, et al. Severe acute kidney injury according to the RIFLE(risk, injury, failure, loss, end stage)criteria affects mortality in lung transplantation. J Heart Lung Transplant, 2011, 30(10): 1161-1168

5. Barrantes F, Feng Y, Ivanov O, et al. Acute kidney injury predicts outcomes of non-critically ill patients. Mayo Clin Proc, 2009, 84(5): 410-416

6. Barrantes F, Tian J, Vazquez R, et al. Acute kidney injury criteria predict outcomes of critically ill patients. Crit Care Med, 2008, 36(5): 1397-1403

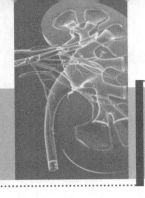

第十六章

连续性肾脏替代治疗的护理管理

经过 40 多年的发展,连续性肾脏替代治疗(continuous renal replacement therapy,CRRT)技术无论是在治疗模式、治疗剂量、还是相关的血管通路、抗凝技术等方面均有了迅猛的发展,其运用领域已从原来单纯肾脏支持扩展到更为广阔的生命支持,现已成为国内外危急重症领域一个新的研究热点。护士作为 CRRT 技术的操作者,全程参与危重患者的治疗和特殊护理,随着其运用范围的不断扩大,势必对护理管理如人力资源管理、空间配置及物资管理、治疗质量管理等方面提出了更高的要求。传统管理模式中,医院一般未将该类治疗进行科学规划,如 ICU、急诊科、肾内科等护理单元仅作为一项专门护理技术进行管理的模式已无法满足 CRRT 技术发展的需求。虽然 CRRT 中心的建立目前国内尚无严格的规范和评价机构,但国内少数医院已经进行了相关探索。即将其从血液透析中心分离出来,建立相对独立的 CRRT 小组进行管理,如四川大学华西医院、南京军区总医院、北京大学第一医院、中国人民解放军总医院(301 医院)等。因此,建立系统规范的 CRRT 护理管理制度就显得尤为重要。

第一节 CRRT 小组人力资源管理

随着 CRRT 的广泛开展及血液净化专科护士的不断培养,CRRT 专科护士与普通血液透析护士的工作性质、工作内容、人力资源管理已有明显差异。CRRT 人力资源配置及管理也在临床实践中不断探索和逐步完善。CRRT 人力资源管理目标是通过科学的规划,制订相应的岗位职责,不断优化人力资源组合,满足患者多元化治疗的需求。

一、CRRT 小组人力资源配置

CRRT 小组作为一个相对独立的治疗团队,必须配备具有资质的医师、护士、工程技术人员等。相关工作人员应通过专业培训,取得相关资质才能从事 CRRT 的治疗工作。

1. 医师

(1) CRRT 小组应由肾脏病专业的主治医师及以上的人员负责,由具有血液净化从业资质的医师从事 CRRT 小组的日常医疗工作。

(2) 血管通路的建立手术必须由二级及以上医院、具有相应资质的医师完成。

2. 护士

(1) CRRT 小组应当配备具有血液净化从业资质的护理组长(护士长)和护士。护士应根据 CRRT 机、患者的治疗数量、治疗地点等情况进行合理配置。为保证治疗的质量，一般情况下，每名护士最多同时负责同一治疗区域 2 台 CRRT 机的操作及观察。

（2）护士应严格执行操作规程，执行治疗医嘱；熟练掌握 CRRT 机及各种体外循环管路的护理和操作；治疗中密切巡视患者；观察机器运转情况，并做好相关记录。

3. 临床药师　医院在条件允许的情况下，可以为 CRRT 小组配备临床药师共同参与危重患者的救治工作。在 CRRT 治疗团队中临床药师主要负责辅助参与调整各种药品的用法、用量，注重药物的配伍禁忌，加强药品配制、输注环节的管理，监测药品不良反应，使重症患者治疗期间的用药更加科学、有效。

4. 工程技术人员

（1）CRRT 小组应至少配备专职工程技术人员 1 名。如条件有限，可由所在医院血液透析室工程技术人员兼任。

（2）工程技术人员需要具有中专及以上学历。

（3）工程技术人员应具备机械和电子学知识及一定的医疗知识；熟悉 CRRT 设备的性能、结构、工作原理和维修技术，并负责其日常维护，保证其正常运转；负责执行透析用水和透析液的质量监测，确保其符合相关质量的要求；负责所有设备运行情况的管理。

二、CRRT 人力配置的特点

1. CRRT 治疗特点　CRRT 治疗运用领域广，地点分散，工作强度大，治疗时间及患者人数不确定，无节假日之分，突发应急需求较多，弹性排班力度非常大。

2. CRRT 专科护士特点　专科性质强，培养周期长，应对突发事件多且护士常需要独立完成相关治疗和护理，具备良好慎独和奉献精神。

3. CRRT 专科护士能力要求　具备血液净化的专业知识和技能，以及临床思维判断能力、组织协调与应变能力、教育和培训能力、创新和科研能力。

4. CRRT 专科护士准入条件　技术准入条件首先要进行通科轮转培训（急诊科、心内科，ICU 等）；2 年以上临床护理工作经历，熟悉肾内科专科护理和操作；具备 1 年以上血液透析工作经验或 3 个月及以上 CRRT 培训经历；如条件允许最好经过血液净化专科护士培训，获得血液净化专科护士资格证书。

5. CRRT 专科护理人力储备　CRRT 治疗随机性大，应对突发事件多，因此为保证临床工作的顺利开展，足够的专科护理人力储备就显得尤为重要。

（1）培训对象选择：在选择培训对象时，被选择对象必须对 CRRT 专科护理有较高的认同感，有意愿和兴趣投身这项专科技术的学习。

（2）培训对象要求：满足 CRRT 护士能力要求和准入条件。

三、CRRT 护士工作模式及职责

虽然 CRRT 在我国已经广泛开展，但 CRRT 护士的工作模式及职责目前国内尚无统一的规范。因物资管理、人员结构、专业技术等方面的原因，CRRT 大多依赖其血液透析中心现有人力进行调配，或依靠 ICU 人员完成常规工作。在临床实践中，针对复杂多样的个体化治疗模式、治疗对象分散、治疗持续时间的不确定性、技术实施独立性强、应急情况比较多的特点，CRRT 目前也采用多学科协作管理模式，但是，将患者集中于肾病重症监护病房

（KICU）统一管理也许是将来发展趋势。

1. 工作模式与职责　目前 CRRT 小组的基本工作模式为杂合式排班工作模式：APN 排班与加强班相结合，即早班（A）、中班（P）及夜班（N）。加强班则包括次中班，二线班。如人力资源充足，二线班不能满足临床治疗需求时，则可以考虑安排三线班（上班时间及职责与二线班相同），具体见表 16-1。

表 16-1　CRRT 护士排班及主要工作职责

班次	上班时间	主要工作职责
早班	8:00~16:00	以直接参与护理为主：与前一日的夜班（N）或二线班进行床旁交接班；实施当日分管患者的上机与治疗；完成本班次工作时间段的治疗与记录
中班	15:00~23:00	以直接参与护理为主：与主班、早班（A），夜班（N）或二线班进行床旁交接班；医护的沟通和本班次内人员的调配；完成本班次工作时间段的治疗与记录；治疗的记账与用物处理；实施部分新患者的上机与治疗
次中班	10:00~18:00 或 12:00~20:00	以直接参与护理为主：主要负责新患者的上机，完成本班次工作时间段的治疗和记录。如当天治疗量较少，可安排调休
夜班	8:00~15:00 23:00~ 次日 8:00	以直接参与护理为主：与中班（P），前日夜班（N），二线班进行床旁交接，完成本班次工作时间段的治疗与记录；医护的沟通和人员的调配；班内治疗的记账与用物处理
二线班	23:00~ 次日 8:00	即每日的 CRRT 加强班，以应对突然增加的 CRRT 治疗工作。由前日值夜班（N）而当日白天补休的护士承担。如无治疗任务，则该班次处于待命状态；如有治疗任务，接到通知后 1 小时内到达科室，并保证该班护士在次日至少有 8 小时的休息时间，同时给予一定的补偿
主班	8:00~16:00	独特的以协调当天人力资源为主的工作模式。每天一个班次。由专业组长或骨干护士承担。主要职责为负责书写晨交班，书面交班记录；物资的清点、交接及登记；医护的沟通和本班次内人员的协调调配；完成当天治疗资料记录与统计及前一天治疗记账的查询工作；实施部分新患者的上机与治疗工作

2. 人机比　随着 CRRT 在临床中广泛应用，CRRT 机器使用率也逐渐增加。合理的人机比（护士人数与治疗机器之比）是 CRRT 护士人力资源能否得到充分合理利用及保证治疗安全的重要指标。规模化的 CRRT 治疗，人机比已经接近 1：（1~2）。人机比可根据各班治疗工作量、治疗特点、质量控制、护士培训及是否成立肾病重症监护病房（KICU）的需要进行灵活的调整。但目前临床管理实践中，为确保治疗的安全，一般建议人机比以 1：2 为宜。因治疗区域的限制或患者病情需要时可临时调整为 1：1。

四、CRRT 护士岗位设置与工作内容

CRRT 护理工作岗位设置虽然与普通血液透析工作存在相同之处，但在工作内容、工作环境以及工作条件等方面却与普通血液透析有较大差异。

1. 岗位设置

（1）辅助护士岗位：CRRT 辅助护士指进入 CRRT 治疗组编制，处于培训阶段的新进

CRRT护士。其岗位根据治疗的规模及人力资源整体规划进行设置。

（2）班次负责人岗位：该类岗位由能独立完成CRRT治疗的骨干层或核心层护士承担。一般由相对固定的高年资护士担任较为适宜；在相对治疗量较少的大夜班，由当班护士承担。

（3）治疗负责人岗位：治疗负责人按治疗分布的护理单元设置。该岗位负责本护理单元内患者的治疗实施，巡查辅助护士的操作，保证各项治疗措施的安全实施。

（4）技术负责人岗位：CRRT的技术负责人岗位可根据治疗设备的种类设置。技术负责人应在严格培训的基础上进行选择，也可由所在单位工程技术人员兼任。

（5）CRRT组长或护士长：可根据治疗规模、人力资源管理需求以及管理的独立程度设置护理组长或护士长。目前国内尚无医院单独成立CRRT中心，多以CRRT治疗组设置，因此仅设置CRRT护理组长。但随着CRRT的广泛使用及治疗规模的不断扩大，应考虑设立CRRT护士长岗位，加强和规范CRRT的护理管理。

2. 工作内容

（1）辅助护士：CRRT治疗组的辅助护士岗位，其主要工作内容为：①负责当班治疗设备及物资准备、协助完成CRRT治疗任务；②置换液更换以及简单报警的临时处理；③掌握冲洗体外循环的方法；④及时联系高年资护士解决其他技术问题。

（2）班次负责人：作为CRRT的核心岗位，是保证CRRT治疗按质按量安全完成的关键岗位，其主要工作内容为：①CRRT设备及物资的清点和交接；②实施部分新患者的上机与协助医师进行患者的治疗评估；③班次内医护沟通及人力资源的调配；④核查治疗项目收费情况；⑤参与临床教学科研工作；⑥负责护理质量的控制。

（3）治疗负责人：作为CRRT的骨干岗位，其主要工作内容为：①负责各治疗单元患者的治疗实施；②负责指导CRRT辅助护士工作以及其他培训护士的临床教学工作；③分管治疗单元的物资消耗统计与补充、治疗项目的记账等。

（4）技术负责人：作为CRRT的重要岗位，其主要工作内容为：①负责本单元治疗所用CRRT机器及配套设备的维护保养；②负责执行透析用水和置换液（透析液）的质量监测；③负责所有设备运行情况的管理与技术支持。

（5）CRRT组长或护士长：作为CRRT核心的管理岗位，多由专科护士承担，其工作内容为：①负责CRRT人力资源管理，CRRT专科制度、规范的制订及更新；②参与治疗质量评估与质量控制；③协助技术负责人进行CRRT设备的维护及保养；④营运管理；⑤主持CRRT护士例会与护理查房；⑥参与各层级护士培训计划制订及实施；⑦制订新技术的临床路径；⑧制订患者教育计划、参与疑难患者的护理会诊；⑨主持或参与科研。

五、CRRT护士岗位培训

1. 任职资格

（1）辅助护士：护理专业专科及以上学历；2年以上临床护理工作经历，熟悉肾内科专科护理和操作；具备1年以上血液透析工作经验或3个月及以上CRRT培训经历。通过辅助护士岗位评估能胜任。

（2）骨干层护士：护理专业专科及以上学历、护师及以上职称，3年以上血液透析辅助护士工作经验、6个月以上的CRRT护士工作经历。通过班次负责人和治疗负责人岗位评估能胜任。

（3）核心层护士：护理专业本科及以上学历、主管护师及以上职称。5 年以上血液透析骨干护士工作经历。3 年以上 CRRT 骨干护士工作经历。取得血液净化专科护士培训资格证。通过护理组长岗位评估能胜任。

2. 岗位培训内容与形式　CRRT 的岗位培训应根据其工作岗位要求的内容制订培训计划，并对培训效果进行评估。

（1）辅助护士

培训内容：

1）基础知识与专科理论：①肾脏内科基本理论知识；②血液净化基本原理；③ CRRT 护理常规；④血管通路护理；⑤ CRRT 常用抗凝方式与护理；⑥ CRRT 常见报警原因及处理；⑦危重患者的主要观察内容；⑧ CRRT 常见并发症的观察和处理。

2）基本技能：①心电监护仪的使用；②微量泵、输液泵的使用；③置换液（透析液）的准备与配置；④床旁血气分析的监测及仪器的正确使用。

3）专科技能：①置换液（透析液）及滤出液的更换；②治疗仪器报警识别与通路相关的报警处理；③血管通路的护理；④血液净化基本操作（体外循环预冲、上机、下机）；⑤治疗中滤器（透析器）及管路的更换；⑥常用 CRRT 机型各项治疗模式和治疗程序的实施。

培训实施方式：

1）基本理论与技能：岗前考试、考核。

2）专科理论：集中培训 2 周后考试。

3）专科技能："一对一"骨干护士临床带教导师制，培训 3 个月后考核。

4）培训效果评估：①理论考试合格；②操作考核合格；③骨干护士带教指导后评价满意。

（2）骨干层护士

培训内容：

1）专科理论：①各种血液净化技术的应用规范；② CRRT 常见并发症与处理原则；③ CRRT 护理质量控制标准；④危重患者的护理要点；⑤特殊抗凝方式应用与护理。

2）专科技能：①所有 CRRT 机型的各种治疗模式及治疗程序实施；②治疗仪器预警及报警处理；③血管通路的实用性评估与并发症处理；④新技术应用与科研协作。

培训实施方式：

1）专科理论：小讲课、晨查房。

2）专科技能：集中示范，操作督导并考核。

3）培训效果评估：①技能考核合格；②通过小讲课、晨查房效果评价；③能制订危重患者的治疗护理计划；④发表专业相关论文。

（3）核心层护士

1）专科理论：①各种血液净化相关护理核心制度；② CRRT 常见并发症与处理原则；③ CRRT 院内感染控制环节；④ CRRT 护理质量控制标准；⑤危重患者的护理要点。

2）专科技能：①所有 CRRT 机型的治疗模式和治疗程序实施；②治疗仪器预警与报警处理；③血管通路的实用性评估与并发症处理；④新技术应用与科研协作；⑤协助营运管理，具备一定的护理管理能力。

培训实施方式

1）专科理论：小讲课、晨查房、派出参加学术交流与培训。

2）专科技能：由技术负责人负责指导、外出参观学习。

3）培训效果评估：①各项技能考核合格；②通过小讲课、晨查房效果评价；③配合新业务的开展，并制订新业务护理流程；④制订危重患者 CRRT 的护理计划；⑤制订个体化的院内感染控制计划；⑥不断改善和优化 CRRT 各项管理流程；⑦发表专业相关论文；⑧具备一定的管理协调能力。

第二节　CRRT 小组空间配置及物资管理

CRRT 小组的建立与透析中心的建立有共同之处，但更应结合 CRRT 的工作流程和特点，进行 CRRT 空间配置及物资设备管理。因此，合理进行空间设置、严格物资设备管理，对保证 CRRT 治疗的安全性、及时性、有效性具有重要的作用。

一、CRRT 小组的空间及物资配置

（一）空间设置

1. 治疗室　治疗室应满足治疗耗材存放、液体配制要求。应符合《医院消毒卫生标准》（GB15982—1995）中规定的Ⅲ类环境。空间一般应在 15m² 以上。需装配空气消毒机、操作台、药品柜、器械柜。因条件限制无法获得市售商品化置换液或患者治疗需要进行置换液配制的单位还应配备超净工作台，以满足配制大容量输液所需洁净环境的要求。

2. 库房　库房的配置与血液透析中心基本无异。库房应符合《医院消毒卫生标准》（GB15982—1995）中规定的Ⅲ类环境。库房的空间设置应根据治疗规模来设计。治疗规模大，有人力保证而集中实施 CRRT 的医疗单元可单独设置库房。库房可分为干、湿库房。

（1）干库房：用于存放配套管路、滤器、血浆分离器等 CRRT 相关医用耗材。

（2）湿库房：应满足存放无菌溶液的空间要求，主要用于存放置换液、枸橼酸钠抗凝剂、生理盐水注射液。条件有限也可不单独设置湿库房。

由于 CRRT 治疗分散，相应物资管理较多，又相对复杂，一级库房管理一般无法满足治疗及时性的需要。因此，为了减少治疗设备及物资的频繁转运及无菌物品的管理要求，在 CRRT 小组设置一级库房的同时，可在治疗相对集中的医疗单元如 ICU、急诊科等设置二级物资储存空间。二级物资储存空间的大小可依据治疗量、存放液体、治疗耗材及 CRRT 设备的数量而决定。

3. 设备的储存空间　CRRT 设备的管理，要求具备一定的配套管理空间，包括存放 CRRT 机、微量泵、输液泵等，应充分考虑设备使用的方便性及管理的安全性。一般情况下，在治疗相对集中的 ICU、急诊科都应存放 CRRT 备用机及配套医疗设备，以满足及时治疗的需要。

（二）物资配置

1. 专用设备及物资　治疗设备包括各型 CRRT 机。治疗物资包括与 CRRT 机配套的各型体外循环管路、滤器（透析器）、血液灌流器、血浆分离器、各型血管通路、置换液、枸橼酸钠抗凝剂、生理盐水注射液等。

2. 配套医疗设备与物资 包括微量泵、输液泵、静脉高营养袋、输液器、注射器以及配置置换液的各种药品（如生理盐水、注射用水、5% 葡萄糖液、5% 碳酸氢钠、50% 葡萄糖、10% 葡萄糖酸钙、25% 硫酸镁等）。

二、物资管理

（一）建立设备的日常维护管理制度

1. CRRT 机及配套医疗设备必须具备国家食品药品监督管理局颁发的注册证、生产许可证等。

2. 建立 CRRT 机、微量泵、输液泵、床旁血气分析仪等设备的档案资料,内容包括机器出厂信息、使用与维修记录。

3. 专人管理,定点存放,定期检查和测试 CRRT 设备（如 CRRT 机、微量泵、输液泵、专用电插座等）,确保其处于适用状态。为保障治疗正常进行,每隔 6 个月必须对 CRRT 机进行技术安全性检查,其维护和维修须由厂家指定的专业工程师来完成,维护内容参见厂家说明书。

4. 为方便设备管理,可将 CRRT 机、注射泵、容量泵、电插座等进行编码,每班交接登记,保证物资的有效管理。在部分设备维修期间,使用备用设备补充,保证治疗的及时性与安全性。

5. CRRT 设备每次使用结束后应用 500mg/L 含氯消毒剂擦拭机器外部,如有血液污染,应立即用 1500mg/L 含氯消毒剂的一次性擦布擦去血迹后,再用 500mg/L 的含氯消毒剂擦拭机器的外部。机器清洁和消毒,应避免治疗用药液对机器表面及内部的损害。搬动 CRRT 机时应尽量避免剧烈震动,以保护平衡系统的稳定性。

6. 本单位工程技术人员可参与完成日常维护操作,建立独立的 CRRT 设备运行档案。

（二）建立库房管理制度

1. CRRT 库房管理由专人负责,外部人员一律不准进入库房。

2. 严格物资验收入库手续,须点清数目,检验质量后,方可入库。

3. 各类物资须正确有序存放,防止受潮,破损。

4. 库房包括二级库房物资可依据情况定基数、每周核对、每月清点。如有不符,查明原因并登记。

5. 高值耗材（如血液灌流器、血浆分离器、胆红素吸附器等）定基数,使用需登记签名。

6. 借出物资必须登记签名。贵重物资经护士长允许后方可外借。

7. 保持库房清洁,定期清洁打扫。注意防火。

（三）一次性医疗用品使用管理制度

1. 必须使用质量检验合格的一次性医疗卫生用品。

2. 加强一次性物品的管理,设专人管理,贵重物资签字领用。库房不超量存放,以防过期或污染。

3. 使用一次性用品前应认真检查,若发现包装标识不符合标准、包装有破损、使用时若发现热源反应、产品质量问题或其他异常情况,应立即停止使用。必须及时留取标本送检,按规定登记发生时间、种类、临床表现、处理结果,记录所涉及的一次性使用医疗卫生用品的生产单位、产品名称、生产日期、批号及供货单位、供货日期等,及时报告医院感染管理科、药剂科以及该产品采购部门。

4. 一次性医疗用品使用后,按国务院《医疗废物管理条例》的规定处置。

第三节　CRRT 小组护理质量管理

随着 CRRT 技术的不断发展,CRRT 已从原来的单纯肾脏支持发展到更为广阔的生命支持,现已广泛应用于危急重症领域。CRRT 护士作为治疗的全程实施者,由于治疗地点、时间、模式、效果评价与普通血液透析存在较大差异,以及患者法律意识的增强,护士面临的责任和风险逐渐增大,同时也给护理质量管理提出新的挑战。

一、CRRT 护理质量管理的主要措施

(一)完善 CRRT 各项规章制度

为加强 CRRT 小组的护理质量管理,保证医疗安全,CRRT 小组必须在血液净化标准操作规程的原则下制定和完善各项具有 CRRT 特色的规章制度。包括交接班制度、例会制度及特殊病案讨论制度、医护电子信息平台的建设及专项质量控制规范等。

1. CRRT 交接班制度　由于 CRRT 治疗模式的多样性、连续性及治疗地点的分散性,严格的交接班制度是治疗安全性的基本保障。建立以物资设备、患者治疗情况、机器运转状态等为主要内容的交接班记录本,有利于各班人员规范交接。

(1)物资设备交接:由于 CRRT 治疗地点相对分散,其物资,设备、药物的准确交接是保证治疗及时顺利进行的基础条件。因此护士应对物资耗用情况,CRRT 设备的放置位置及药物的使用情况进行准确登记、交班,使各班次护士较好地掌握相关信息,以保证 CRRT 治疗的顺利完成。可以设立物资取用本,采取班班交接的方式进行物资交接与补充:① CRRT 机器的数量及配套管路,滤器等的数量和放置位置;②治疗中需要的置换液及各种药物,如 10% 氯化钾注射液(属高危药品,需用醒目标志标明并与其他药物分开放置),低分子肝素钙等的数量和放置位置;③对即将耗尽的物资及治疗用药要及时进行补充,以便治疗能够顺利进行;④患者在 CRRT 治疗中使用的各种物资、药品等是否按相关规定予以收费。

(2)患者治疗情况交接:由于 CRRT 治疗多数情况在其他科室完成,可通过晨交班和床旁交接班的形式实现患者治疗情况的交接。晨交班为全天总的 CRRT 治疗情况。床旁交班以患者的病情变化和治疗的动态变化为主,床旁交接班主要内容包括:①患者生命体征的变化;②患者液体出入量的平衡情况;③患者血电解质及酸碱平衡状态;④患者是否存在体外循环凝血或全身出血倾向;⑤患者血管通路的使用状态;⑥治疗中仪器的各项参数及运行状态。

2. CRRT 例会及特殊病案讨论制度

(1)CRRT 例会制度是提高 CRRT 团队整体质量的主要手段之一。由于 CRRT 治疗的特殊性,CRRT 护士的集中讨论和沟通相对较困难。因此,可以由护士长或护理组长根据需要定期召开,一般每月 1~2 次。由 CRRT 护士、医师、工程技术人员等参加。例会的内容提前拟定和通知,涉及的内容包括:质量控制中存在的问题、质量考核情况与改进措施、专题讲座、新技术实施方法等。通过定期的例会讨论,可以更加明确地传达 CRRT 质量控制规范,以帮助每个员工自觉地遵守与实施各项质量管理制度。

（2）通过特殊案例讨论，能够反思工作中的不足，群策群力解决问题，是一种利用负反馈方法进行质量控制的手段。

3. 医护电子信息平台的建设　随着计算机技术和通讯技术飞速发展，医院在信息化建设方面获得了突飞猛进的发展。在 CRRT 护理质量管理中充分利用 QQ、微博、微信、邮箱、短信等各种交互媒介，构建医护电子信息平台显得尤为重要。通过该平台能及时、准确的传递信息，明确各项规章制度，同时及时反馈相关信息贯彻落实情况，达到有效的信息沟通与共享，从而保证各项护理工作的及时性和有效性，更好地服务于患者。

（二）成立 CRRT 质量控制小组

质量控制小组的核心是小组的护理管理者，同时参与质量控制的成员也包括各个环节的工作人员，如辅助护士应保证 CRRT 基础护理质量，核心层护士对应控制 CRRT 护理质量及院内感染监控，工程技术人员应保证 CRRT 设备正常运转等。CRRT 质控小组应根据 CRRT 各质量关键环节组织定期检查并召开质量控制会议，在发现问题的同时提出持续质量改进的措施。

二、CRRT 专项质量控制规范

（一）技术操作质量控制规范

成立工作流程持续改进小组。在各种 CRRT 机型基本操作程序的基础上，结合物资及患者准备、血管通路评估、机器自检特点、不同抗凝方式等情况分别制定常用 CRRT 规范操作流程并持续流程改进，保证治疗的规范性及高效性。

（二）液体平衡管理规范

CRRT 治疗须保证在单位时间内清除输入患者体内的置换液等量的水分，并根据患者病情、血容量与血流动力学状态，适当清除其体内多余的水分。因此，液体平衡的管理是 CRRT 质量管理的又一关键环节。

1. CRRT 液体管理水平　CRRT 液体管理水平一般分为一、二、三级水平。

（1）一级水平：基本的液体管理水平。以治疗时段内（8~12 小时）的目标超滤量设定超滤率。适用于血流动力学相对稳定、液体输入计划变化小的患者。护士对液体平衡的管理相对简单、易行。

（2）二级水平：高级液体管理水平。以每小时的液体平衡来实现 24 小时的液体平衡。其容量控制目标根据患者的生命体征变化及间接反映容量状态指标的变化而变化。适用于病情变化大、不能耐受明显血容量波动的患者。由于 CRRT 治疗对象主要是危重患者，二级水平的液体管理是 CRRT 护士主要实施的液体管理水平。

（3）三级水平：最高级的液体管理水平。根据患者的血流动力学指标（中心静脉压、肺动脉楔压或平均动脉压）随机调整液体的出入量，尽量使患者达到符合生理需求的最佳容量状态。虽然该级别液体管理科学、安全，但需要有创动力血压监测方法的支持，因此临床应用较少。

2. 液体平衡管理方法

（1）确定客观的液体平衡目标：即单位时间内要求实现的液体平衡，包括出超、平衡和入超三种动态情况。液体平衡目标的确定是保证液体管理正确的前提。

（2）准确评估单位时间内患者液体的平衡状态：患者在 CRRT 中的液体平衡包括治疗

相关的置换液输入量、碳酸氢钠输入量、抗凝剂、钙制剂的输入量、冲洗管路及滤器的生理盐水量以及患者本身的出入量（如外周输入量、尿量、引流量以及非显性失水量等），应根据治疗及患者体内出入量的最终变化结果评估液体平衡。

（3）准确计算单位治疗时间内的液体平衡：在 CRRT 治疗时，需要实施二级甚至三级液体管理水平，甚至需要在每小时内多次进行评估。因此应设计满足观察、记录、评估 CRRT 治疗效果的记录单，结合 ICU、CCU 等特护记录单计算液体平衡。

（4）准确设置和调整置换液（透析液）的输入及超滤速度：CRRT 治疗时间、患者的病情变化、护士的交接班及系统平衡的误差均可能影响液体平衡的结果，因此应建立有效的检查制度：准确记录、定期核对、及时准确调整各项治疗参数。

（三）CRRT 体外循环的护理质量管理规范

CRRT 体外循环正常运行是 CRRT 治疗的核心。CRRT 体外循环包括血液循环及液体循环两部分。其血液循环部分类似于普通血液透析，包括血管通路、血管路、滤器（透析器）。功能较完善的 CRRT 机为闭路式的体外循环装置如 Aquarius、Prismaflex。液体循环部分主要由置换液（透析液）输入管路、加热装置、冲洗液输入装置及废液排除装置组成。

1. 体外循环的运行监测　CRRT 机的运行状态通过各项压力监测指标的变化来判断。因此应仔细观察 CRRT 机各种压力指标的变化，准确判断体外循环的运行状态，才能保证 CRRT 治疗安全性和有效性。

2. 安全性监测与报警处理　CRRT 治疗的安全性监测包括空气、漏血、温度及漏电保护装置等的监测，在 CRRT 治疗中护士应密切监测上述安全指标，并能鉴别和处理报警。

3. 体外循环的管理　保证 CRRT 体外循环通畅的质量控制手段包括：①充分预冲体外循环，排净空气；②检查并维持血管通路的畅通，以达到治疗所需的血流量；③提高操作的熟练性，在治疗中尽量减少因操作不当导致的血泵停转现象；④保持约 1/2~2/3 的静脉壶血液平面；⑤保持体外循环各连接处紧密、及时更换液袋，避免空气进入；⑥避免在治疗中输入脂肪乳、血液、静脉营养液等高渗性液体及止血药，防止体外循环管路凝血；⑦保证抗凝剂输入的准确性与及时性。

（四）患者监护规范

CRRT 治疗对象主要是危重症患者，在治疗过程中护士必须面对患者病情的不断变化。为了保证治疗质量，必须建立患者监护规范，以便正确评价 CRRT 的治疗效果，及时调整治疗方案，减少并发症的发生。

1. 建立规范的 CRRT 治疗观察记录单。

2. 定期监测并记录关键指标的变化

（1）生命体征监测：生命体征监测需使用心电监护仪对患者的血压、心率、呼吸、血氧饱和度进行连续动态的监测。

（2）液体的出入平衡监测：液体平衡监测不准确可能导致严重并发症。因此在监测规范中应设计单位时间内的相关监测指标如置换液量、每小时超滤量、实际出超量等，以完善液体平衡的三级管理制度。

（3）定期监测患者血气及电解质等各项指标，根据结果及时调整各项治疗参数。

（4）定期监测患者抗凝剂的抗凝效果和并发症。

（五）院内感染控制规范

CRRT 治疗的患者病情危重，机体免疫力差，加之侵入性操作多，治疗时间长，极易导致院内感染的发生。因而，院内感染控制规范对预防和控制 CRRT 患者院内感染是十分必要的。

1. 环境管理

（1）CRRT 的治疗大多在床旁进行，尽量将患者安置于相对独立的一个区域，减少家属探视和人员流动，预防交叉感染。治疗区域内保持整洁，保证 CRRT 治疗空间的空气洁净度及空气流通，室温保持为 26~28℃。

（2）在普通病房进行 CRRT 治疗前应用移动空气消毒机对室内空气进行消毒。桌面、墙壁和地面常规用有效氯溶液擦拭；如被患者血液、体液、废液、分泌物和排泄物污染，则及时用有效氯溶液擦拭。每月定期监测：治疗环境、物体表面、医务人员手的微生物，均达到Ⅲ类环境的标准。

（3）医疗废物按国务院《医疗废物管理条例》的规定处置。

2. 患者管理

（1）保证治疗期间患者的基础护理质量：保持患者皮肤、口腔的清洁，定时协助患者翻身，避免局部皮肤长期受压发生压疮；同时在操作过程中注意动作轻柔，以保持血管通路和其他管路的通畅。

（2）合理安排抗生素、血液制品的使用时间：行日间 CRRT 治疗的患者应在 CRRT 治疗后期或结束后给药，需连续 24 小时治疗者应调整抗生素的治疗剂量，才能保证患者抗生素的有效血药浓度。

（3）感染耐药菌株的患者或传染病患者行 CRRT 治疗时，应按防护隔离标准做好防护隔离。

3. 人员的管理

（1）医护人员：新入科人员应进行医院感染相关知识及技能培训，考核合格之后方能上岗。①由专人负责医院感染控制措施的贯彻和落实，并定期进行督导和检查，发现问题及时讨论分析提出整改措施；②护理人员应严格遵守消毒隔离制度和无菌技术操作规范。

（2）患者家属：CRRT 治疗期间，尽量减少家属的探视，必须探视时探视人员应洗手、换专用鞋、穿隔离衣、戴口罩和帽子，服从医务人员的安排。有感染者禁止探视。

4. 机器的清洁与消毒

（1）为避免院内交叉感染，每次 CRRT 治疗结束后应对机器外部进行初步的消毒，目前多采用 500mg/L 的含氯消毒剂擦拭消毒。

（2）如有血液污染，应立即用 1500mg/L 含氯消毒剂的一次性擦布擦去血迹后，再用 500mg/L 的含氯消毒剂擦拭。

（3）禁止使用化学消毒剂擦拭 CRRT 机的显示屏。

（六）CRRT 护理差错事故登记报告制度

1. 护理人员发生护理差错事故和意外时，应立即通知医师采取积极的补救措施，以减轻、消除由于差错事故造成的不良后果。

2. 在发生护理差错事故和意外时，当事人应向护士长作口头和书面报告，登记发生差错的原因、经过、后果。一般差错事故和意外由护士长详细填报登记表上交护理部；严重差错事故和意外应由护士长立即口头报告科主任、科护士长、护理部及相关部门,并在 12 小时内上报书面材料。

3. 护士长对所发生的差错事故和意外应及时组织护理人员讨论,分析发生的原因,并提出整改措施。

(七)医务人员职业暴露防护

1. 标准预防

(1)洗手和手消毒:严格执行手卫生指征(两前三后):接触患者前;无菌操作前;接触血液、体液后;接触患者后;接触患者环境后。

(2)正确使用防护用品:在进行治疗时,严格执行标准预防。根据预期可能的暴露选用手套、隔离衣、口罩、护目镜或防护面罩、鞋套、帽子或头发罩。护士应根据暴露风险选择合适的防护用品处理患者环境中污染的物品与医疗废物。使用后的个人防护用品按医疗废物分类进行处理。

2. 意外暴露后的处理

(1)皮肤意外接触到血液/体液,应立即用肥皂和清水冲洗。

(2)血液/体液意外溅入眼睛、口腔,立即用大量清水或生理盐水冲洗。

(3)被血液/体液污染的针头刺伤后,用肥皂和清水冲洗伤口,挤出伤口的血液,再用碘酒酒精消毒。

(4)意外暴露后必须立即报告医院感染管理科,有条件应对患者的带病情况进行检查,尽早对被暴露者进行输血前全套检查(一般不超过 72 小时)。在 48 小时内报告护理部并填写报表。

(5)可疑暴露于 HBV 感染的血液/体液时,应根据被暴露者的身体情况进行防护:①医务人员 HBsAg(+)或 Anti-HBs(+),不需要注射疫苗或抗乙肝病毒高价抗体;②医务人员 HBsAg(-)Anti-HBs(-)未注射疫苗,24 小时内注射抗乙肝病毒高价抗体,并注射疫苗;③医务人员 HBsAg(-)、Anti-HBs(-),正接受疫苗注射未产生抗体,24 小时内注射抗乙肝病毒高价抗体并继续完成疫苗注射;④暴露后六个月、一年,追踪 HBsAg、Anti-HBs。

(6)可疑暴露于 HIV 感染的血液/体液时,医务人员抽血检查 Anti-HIV,可先服用齐多拉米双夫定(双汰芝),暴露后一个月、三个月、六个月、一年、定期追踪 Anti-HIV。

(7)可疑暴露于 HCV 时,应首先对医务人员进行检测:① Anti-HCV(+),继续追踪肝功能;②医务人员 Anti-HCV(-)暴露后三个月、六个月、九个月、一年定期追踪肝功、Anti-HCV。

(8)可疑暴露于梅毒感染者时,医务人员预防注射长效青霉素,暴露后三个月追踪 TP。

3. 建立 CRRT 护理人员常规体检制度　定期组织护理人员例行体检,重点检查经血源感染的各项指标。

(八)CRRT 患者治疗信息管理规范

建立患者档案资料的管理制度,完整的患者档案资料能有效评估治疗质量,及时调整质量控制措施,不断完善管理机制,并为科研提供资料数据。

1. 建立 CRRT 患者治疗资料登记制度

(1)患者基本信息管理:包括姓名、性别、年龄、诊断、住院号、科室、治疗方式、抗凝方式、使用机型、治疗时间等。

(2)CRRT 治疗信息管理:凡行 CRRT 治疗的患者均要开具医嘱治疗单,记录治疗过程中各项参数及医嘱等。内容包括：姓名、性别、年龄、诊断、科室、抗凝方式、治疗时间、超滤量，患者生命体征、机器各项参数（如动脉压、静脉压、跨膜压等）。各单位可以根据各自的情况制订包括以上内容的医嘱治疗单。

2. CRRT 患者资料管理方式

（1）CRRT 患者的治疗同意书及医嘱治疗单随住院病历保存。

（2）CRRT 患者登记资料由 CRRT 小组自行保管，以便随时查阅。

（3）随着医院信息系统（hospital information system，HIS）及无线信息技术在医院的广泛使用，将 CRRT 机器治疗参数、患者治疗生命体征等通过移动终端（如平板电脑等）联网接入 HIS 系统应该是未来发展的方向。通过 HIS 系统管理将不断优化工作流程，规范医疗行为，有效管理经费，提高医疗质量和工作效率。

（九）CRRT 治疗的应急预案

CRRT 治疗是一项专业性较强，风险较大的医疗护理工作。对患者潜在的或可能发生的安全事故的类别和影响程度先制定应急预案，可以有效降低治疗风险，保证患者治疗安全。

1. 低血压　CRRT 治疗中低血压是指透析中收缩压下降 >20mmHg 或平均动脉压降低 10mmHg 以上，并有低血压症状。

（1）原因：积极寻找低血压原因，为紧急处理及以后预防提供依据。常见原因有：①容量相关性因素：包括超滤速度过快、CRRT 机超滤故障或置换液中所含钠浓度偏低等；②血管收缩功能障碍：包括置换液温度较高、治疗前应用降压药物、治疗中进食、中重度贫血、自主神经功能障碍（如糖尿病神经病变患者）及采用醋酸盐透析者；③心脏因素：如心脏舒张功能障碍、心律失常（如房颤）、心脏缺血、心肌梗死等；④其他少见原因：如出血、溶血、空气栓塞、滤器反应、脓毒血症等。

（2）临床表现：患者大多有不同程度的头晕、胸部不适、面色苍白、出冷汗、恶心呕吐、心率加快，甚至一过性的意识丧失。

（3）处理对策：采取头低位；停止超滤；补充生理盐水 100~200ml 或白蛋白溶液等。上述处理后，如血压好转，则逐步恢复超滤，期间仍应密切监测血压变化；如血压无好转，应再次予以补充生理盐水等扩容治疗，减慢血流速度，并立即寻找原因，对可纠正诱因进行干预。如上述处理后血压仍快速降低，则需应用升压药物治疗，必要时停止 CRRT 治疗。

（4）预防措施：选生物相容性好的小面积滤器，治疗中血流量由小到大逐步增加，脱水不宜过多过快；与血管功能障碍有关的低血压患者，应调整降压药物的剂量和给药时间，如改为治疗后用药、避免治疗中进食、降低置换液（透析液）的温度、避免应用醋酸盐透析，采用碳酸氢盐置换液（透析液）进行治疗。

（5）应急处理流程图（图 16-1）：

2. 空气栓塞　空气栓塞是 CRRT 过程中的重要事故，一旦发生应紧急处理，立即抢救。

（1）原因：多为技术操作及机械装置失误所致，如血液管路安装错误、衔接部位漏气、空气探测器报警失灵、回血操作失误等。低温的置换液可能含有大量溶解的空气，将其加热释放出来可通过滤器膜进入患者体内。另有部分与管路或滤器破损开裂等有关。

（2）临床表现：患者突然惊叫伴有呼吸困难、咳嗽、胸部发紧、气喘、发绀。严重者昏迷和死亡。

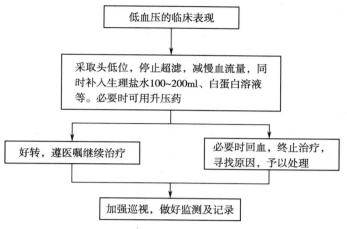

图 16-1 低血压应急处理流程图

（3）处理对策：立刻夹闭静脉管道，关闭血泵。置患者头低足高左侧卧位使空气积存在右心房的顶端，切忌按摩心脏。当进入右心室空气量较多时，在心前区能听到气泡形成的冲刷声，应行锁骨下穿刺或右心室穿刺抽气。采用面罩或气管插管吸纯氧或高压氧舱内加压给氧。静脉注射地塞米松减少脑水肿，注入肝素和小分子右旋糖酐改善微循环。

（4）预防措施：患者上机前严格检查管路和滤器有无破损；保证体外循环管道连接方向正确；预充管道及滤器（透析器）必须彻底，不能留有空气；避免在血液回路上输血输液；治疗结束时不用空气回血。推荐用生理盐水密闭式回血。CRRT 机静脉端有空气监测装置，一旦有空气进入会立即报警，同时夹闭管路和停止泵血。但需要注意，血液中含有小气泡时空气检测器可能不会报警，若大量的气泡进入血液也会引起相关症状，乃至危及生命。

（5）应急处理流程图（图 16-2）

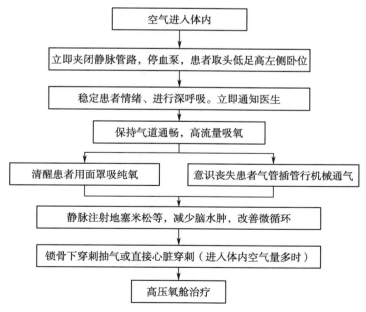

图 16-2 空气栓塞应急处理流程图

3. 深静脉留置导管感染

（1）原因：患者免疫缺陷、抵抗力下降、皮肤或鼻腔带菌、导管保留时间较长、操作频率较多，未严格执行无菌原则等极易发生感染。

（2）临床表现：①局部表现：导管出口处红肿、疼痛、脓性分泌物；②全身表现：发热、寒战甚至发展为心内膜炎及骨髓炎。

（3）处理对策：①局部表现：插管切口及缝线处严格消毒，如有血痂用安尔碘或碘伏湿敷后去除血痂。消毒后在置管处用无菌纱布包扎或用密闭性透明敷贴保护；②全身表现：留取血培养做细菌学检查。根据检验结果给予相应的抗生素治疗。如发热、寒战不能控制，应拔除静脉导管并做细菌学检查。

（4）预防措施：每天或隔日 1 次局部换药，密闭性透明敷料在清洁的基础上可使用 1 周。一旦敷料潮湿或被污染必须立即更换。同时在使用导管的过程中，医务人员要严格无菌操作，并教育患者注意局部卫生；在 CRRT 治疗时开放导管后应予以一定保护，结束治疗时应尽快封管，避免开放的导管长时间暴露于空气中，并使用一次性肝素帽；避免不必要的开放导管，包括采血、肠外营养、反复静脉注射等；经常观察穿刺部位有无渗血、血肿及全身反应，并及时处理；活动、睡眠时避免压迫导管以防血管壁损伤；颈内静脉置管的患者避免洗脸、洗头时水流至伤口发生感染；股静脉置管的患者下肢不得弯曲 90°，避免置管打折；保持局部清洁干燥，防止大小便污染伤口。

（5）应急处理流程图（图 16-3）

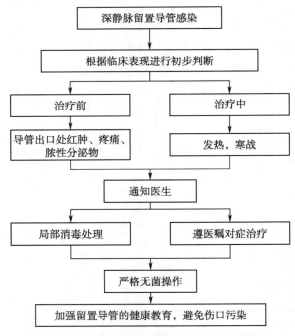

图 16-3　深静脉留置导管感染应急处理流程图

4. 深静脉留置导管内血栓

（1）原因：患者高凝状态、封管液用量不足或血液反流入导管腔内所致。

（2）临床表现：当导管内血栓形成时，用空针用力抽吸而无血液抽出；治疗时血流量不足。

（3）处理对策：先用空针用力抽尽管腔内残留的封管液，接装与管腔容积等量尿激酶溶液的注射器（浓度为 2 万 U/ml），用力抽吸缓慢放手，如有阻力不可向管腔内推注，如此反复多次，使尿激酶缓慢进入管腔保留 1~2 小时，回抽出被溶解的纤维蛋白或血凝块。如治疗中经常出现血流中断（贴壁感），静脉造影显示导管侧口处有活瓣样絮状物，说明导管周围有纤维蛋白鞘形成，可用尿激酶 2ml（2 万 U/ml）缓慢注入管腔，保留 1~2 小时。或用尿激酶 25 万 U 溶于 200ml 生理盐水，每支管滴注 100ml，10~15 滴 / 分。如溶栓失败应拔管或更换新导管。

（4）预防措施：封管前先用生理盐水脉冲式冲洗至双侧管腔内透明，再用封管液缓慢推注至管腔容积的量时立即关闭导管夹，确保正压封管，防止血液逆流回导管内发生凝血。

（5）应急处理流程图（图 16-4）

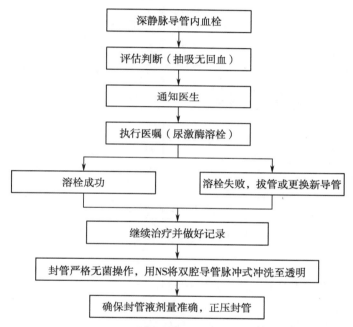

图 16-4　深静脉留置导管内血栓应急处理流程图

5. 凝血

（1）原因：寻找体外循环发生凝血的原因是预防以后再次发生及调整抗凝剂用量的重要依据。凝血发生常与不用抗凝剂或抗凝剂用量不足等有关。另外如下因素易促发凝血，包括：①血流速度过慢；②外周血液血脂过高；③单位时间超滤率过高；④治疗中输注血液制品、脂肪乳剂或止血药；⑤使用了管路中补液壶（引起血液暴露于空气、壶内产生血液泡沫或血液发生湍流）；⑥血泵中断运转时间过长；⑦未及时更换置换液。

（2）临床表现：静脉压和跨膜压升高、滤器颜色变深、滤器动静脉端口出现血凝块、静脉壶过滤网有凝血块、液面上有泡沫、体外循环部分的血液颜色变暗、可见到红细胞和血浆分离。

（3）处理对策：①轻度凝血：常可通过追加抗凝剂用量，调整血流速度、置换液量来解决。在治疗中仍应严密监测患者体外循环凝血变化情况，一旦凝血程度加重，应立即回血，更换滤器和管路。②重度凝血:常需立即回血。如凝血重而不能回血,则建议直接丢弃体外循环管路和滤器,不主张强行回血,以免凝血块进入体内发生栓塞。

(4)预防措施:治疗前全面评估患者凝血状态、合理选择和应用抗凝剂是预防关键。加强治疗中凝血状况的监测,并早期采取措施进行防治,包括:压力参数改变(动脉压、静脉压、滤器压降、跨膜压快速升高)、管路和滤器血液颜色变暗、滤器见小黑线、管路(动脉壶或静脉壶内)小凝血块出现等;避免在治疗中输入血液制品、脂肪乳和止血药等,特别是输注凝血因子;避免治疗时血流速度过低。如需调低血流速度,且时间较长,应加大抗凝剂用量;保持血泵不间断工作,有故障及时排除;置换液用完及时更换。

(5)应急处理流程图(图16-5)

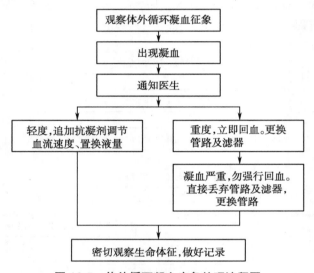

图16-5 体外循环凝血应急处理流程图

6. 管路破裂

(1)原因:管路质量不合格、血泵的机械破坏、各接头衔接不紧、操作者未按标准流程操作。

(2)临床表现:泵管前破裂时在体外循环管路中出现气泡,量不断增加;泵管后破裂处出现渗血,随着血流及裂孔的加大造成大量渗血。

(3)处理对策:出现管路破裂时应立即回血。将新管路用生理盐水预冲后更换,各衔接部位要紧密。如失血量较大,应立即输新鲜血或血浆蛋白。当血压较低时,遵医嘱给予扩充血容量。密切观察生命体征,采取相应的措施。

(4)预防措施:上机前严格检查管路的质量,密切观察机器及管路的运转情况,发现渗血及时处理。定期检查维护CRRT机,发现异常及时通知工程师。

(5)应急处理流程图(图16-6)

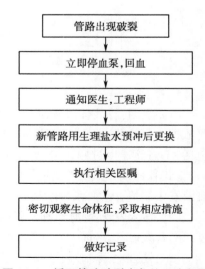

图16-6 循环管路破裂应急处理流程图

7. 电源中断

（1）原因：突然停电、CRRT 机短路、电线老化、电源插头被拔出等。

（2）临床表现：停电报警、机器报警、血泵停止。

（3）处理对策：停电时护理人员应及时迅速到达 CRRT 机旁进行操作，在安抚患者的同时确认停电原因；夜间开启应急灯，以便观察患者病情；一般 CRRT 机无蓄电功能。如遇短时间停电，将静脉壶下端的管路从静脉夹中拉出来，以防部分机器因停电静脉夹未打开而出现漏血或管路破裂，再用手缓慢转动血泵（以 50~60ml/min 速度转动），以防时间过长造成患者血液在体外凝固。护士操作时必须保证精力集中，防止空气进入血管路。待恢复供电后继续进行治疗；如停电时间长，则必须提前回血，保证患者治疗安全。

（4）预防措施：CRRT 治疗中注意保护使用的插座、插头，避免液体滴入或流入插座中出现治疗电路短路的现象；各个插座、插头每月检修一次，发现老化时应及时更换；大型设备必须接有地线，避免发生漏电出现伤人事故；使用各种设备时必须按操作规程操作，切不可溅水至电源处；电路应双路供电；定时对 CRRT 机进行检修维护。

（5）应急处理流程图（图 16-7）

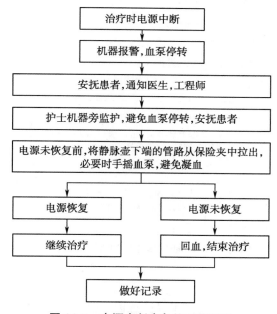

图 16-7 电源中断应急处理流程图

8. 职业暴露

（1）原因：乙型肝炎、丙型肝炎、梅毒和艾滋病患者的血液暴露。

（2）处理对策：紧急处理：用肥皂液和流动水清洗污染的皮肤，用生理盐水冲洗黏膜。如有伤口，应当轻轻由近心端向远心端挤压，尽可能挤出损伤处的血液，再用肥皂液和流动水进行冲洗；禁止进行伤口的局部挤压。受伤部位的伤口冲洗后，应当用消毒液，如：75% 乙醇或者 0.5% 碘伏进行消毒，并包扎伤口；被暴露的黏膜，应当反复用生理盐水冲洗干净。登记填写相关表格，报告医院感染科等部门，进行全面评估，如必要应进行预防性用药和跟踪检测。

（3）预防措施：戴手套，操作完毕，脱去手套后立即洗手，必要时进行手消毒；手部皮肤发生破损进行操作时必须戴双层手套；在诊疗、护理操作过程中，有可能发生血液、体液飞溅到医务人员的面部时，医务人员应当戴手套，具有防渗透性能的口罩、防护眼镜；有可能发生血液、体液大面积飞溅或者有可能污染医务人员的身体时，还应当穿戴具有防渗透性能的隔离衣或围裙；要保证充足的光线，并特别注意防止被针头、缝合针、刀片等锐器刺伤或者划伤；使用后的锐器应当直接放入耐刺、防渗漏的锐器盒中，也可以使用具有安全性能的注射器、输液器等医用装置，以防刺伤；禁止将使用后的一次性针头重新回套；禁止用手直接接触使用后的针头、刀片等锐器。

（4）应急处理流程图（图 16-8）

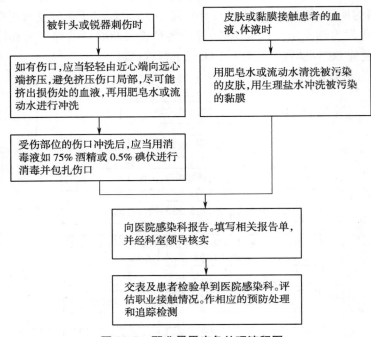

图 16-8　职业暴露应急处理流程图

9. 医疗纠纷

（1）原因：医护人员法律意识及自我保护意识不强，违反医疗护理的各项操作规程。对各项规章制度如岗位职责、查对制度、医疗安全制度等没有落实到实处。在治疗前向患者及家属解释不全面，对治疗风险未明确告知。医护人员在患者及家属面前随便议论同行。

（2）处理对策：一旦发生医疗事故争议，需立即通知科室领导，同时报告医务处，不得隐瞒。并积极采取补救措施，挽救患者的生命。完好保存现场资料，包括滤器、体外循环管路、置换液、血液等，立即封存并检验。由医务处根据患者或亲属的要求决定封存《医疗事故处理条例》中所规定的病历内容。对不明原因的患者死亡，应动员家属进行尸体解剖，且应在死亡 48 小时内进行，若不愿尸解应做签字或记录，科室领导及医务处共同指定接待患者及家属的人员，由专人解释病情。当事人科室的领导需在 24 小时内就事实经过以书面报告上报至医务处，并根据要求拿出初步处理意见。如患者及家属情绪激动，不听劝阻或聚众闹事，影响医院医疗工作正常秩序者立即通知保卫处到场,按治安管理原则办理。

（3）预防措施:加强法制观念,增强自我保护及保护他人意识,认真学习《医疗事故处理条例》等有关的管理制度,不断健全并认真落实各项规章制度;加强证据意识,如治疗记录的完整、齐全、准确。知情同意、护理风险告知等;抢救记录应准确、真实,未及时书写的病历应在 6 小时之内追记,并加以注明;严格使用一次性透析耗材及滤器,有国家卫生和计划生育委员会的报批手续,对产品的来源、去向、使用有严格的登记制度;加强法律法规学习,依法行医;制定医疗纠纷处理程序。遇有停电、仪器故障、管道脱落按规范程序处理,并及时记录,做到有据可查。

（4）应急处理流程图（图 16-9）

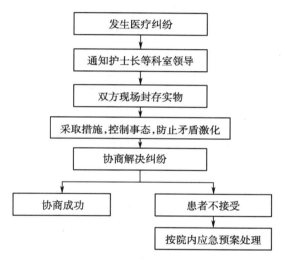

图 16-9　医疗纠纷应急处理流程图

（刁永书　陈志文　唐　雪）

参 考 文 献

1. 陈志文,刁永书,林丽,等.连续性肾脏替代治疗护士交接班特点与方法.华西医学,2011,26(3):446-447

2. 文艳秋,陈林,林莉,等.CRRT 的护理管理.护理管理杂志,2005,5(12):35-36

3. 中华医学会肾脏病分会.血液净化标准操作规程(2010 版).北京:人民卫生出版社,2010

4. 任冰,刘芸,费凤仙,等.多学科协作在 CRRT 中应用的护理模式探讨.中国实用护理杂志,2009,25(7):21-23

5. 王硕,王欣然,韩斌如.重症医学科连续性肾脏替代疗法治疗团队建设初探.护理研究,2012,26(8):2179-2180

6. 文艳秋.实用血液净化护理培训教程.北京:人民卫生出版社,2010

7. 丁淑贞,李平.实用血液净化护理管理.北京:中国协和医科大学出版社,2012

8. 文艳秋,林丽,陈志文,等.连续性血液净化中心的空间设置及物资设备管理.护士进修杂志,2010,25(13):1177-1179

9. 李玉杰.CRRT 零风险管理.医学理论与实践,2011,24(18):2276-2277

10. 季金芳,缪爱凤 . 连续性血液净化治疗风险管理的探讨 . 中国误诊学杂志,2009,9(20):4888-4889

11. 肖琼,李久威,汪静,等 . 控制连续性血液净化患者医院感染的规范化管理 . 护理学杂志,2008,23(9): 15-16

12. 潘海卿,汤秋芳 . 连续性血液净化治疗中体外循环凝血原因分析及护理 . 护士进修杂志,2010,5(12): 1122-1124

13. 朱春芳,冯国和,封亚萍,等 . CRRT 的护理问题分析与管理对策探讨 . 护士进修杂志,2010,25(9):840- 841

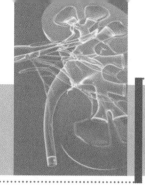

第十七章

肾脏 ICU 的建立

作为一门在我国起步较晚的二级学科,在当今医疗多学科交叉日益紧密、各自单一学科发展日益深入的背景下,重症医学专业同样面临亚专业细分的趋势,本章将就肾脏重症监护病房建立的必要性和潜在益处展开讨论。

第一节　ICU 的发展历史

重症监护室(intensive care unit,ICU)是集中的、为危重患者提供连续的、精密监护和治疗的病房。这一概念的发展,最早可追溯到 19 世纪 50 年代克里米亚战争时期,护士南丁格尔将伤情最严重的士兵集中到距离护士站最近的区域进行严密监护。到 20 世纪二三十年代,美国医师 Walter E Dandy 和德国医师 Martin 先后建立了外科术后危重患者的小型监护病房。一直到 20 世纪 50 年代,伴随频繁的脊髓灰质炎流行性暴发,在包括哥本哈根在内的欧洲、美国等地,为需要进行机械通气的患者设立了独立的重症监护病房,标志着现代 ICU 的建立。

中国 ICU 的建立稍晚于西方发达国家,我国最早的 ICU 病房于 1982 年在北京协和医院成立。此后,重症医学作为一门新兴的二级学科,在我国得到了蓬勃的发展。至 1989 年,原卫生部"医院分级管理办法"已将 ICU 病房的建立作为三级医院的评审条件之一。

第二节　建立亚专业 ICU 的优势

当今的医疗服务面临着学科亚专业研究日益深入、各学科交叉程度日益紧密的形势,在综合 ICU 发展的同时,也伴随着各专业 ICU 的建立和成长,尤其是三级医院和教学医院。常见的亚专业 ICU 包括:外科 ICU(surgical ICU,SICU)、小儿 ICU(pediatric ICU,PICU)、神经 ICU(neurosurgical ICU,NICU)、心脏 ICU(cardiac care unit,CCU)等等。近几年,随着连续性肾脏替代治疗(CRRT)在重症医学中应用的扩大,西方发达国家以肾脏病学、重症医学为基础,以 CRRT 为主的血液净化模式为媒介,已开始广泛建立肾脏 ICU(kidney ICU,KICU)。

亚专业 ICU 的建立是各临床学科专业化的结果。通过成立亚专业 ICU 可能得到以下收益:①通过降低诊断不一致性改善死亡率;②集中专科护理人力资源;③优化专科医疗资源集中利用;④有助于及时评估侵入性操作治疗时程(如:机械通气、血液净化治疗等);⑤降低医疗费用和资源浪费；⑥有助于危重患者及非危重患者的及时转诊；⑦便于管理和监控；⑧专病专治有助于提高患者及家属满意度；⑨有助于专科住院医师培训和教育。

第三节 KICU 建立有助于改善重症肾脏疾病患者的临床预后

KICU 的主要救治目标人群为合并肾功不全的重症患者。尽管慢性维持性透析患者在 ICU 患者中所占比例仅 3.7%~12%，急性肾损伤却是亟待重视的、高发病率的住院患者并发症。

AKI 在需要重症监护的患者中的发病率极高，往往是多器官衰竭的组成部分。ICU 病房里 AKI 的发生是多因素作用的结果，如低血压、败血症、肾损性药物使用等等。采用 RIFLE 或 AKIN 作为诊断标准，绝大部分研究显示 ICU 患者的 AKI 发病率在 30% 以上，某些队列中患病率超过 50%。此外，不同于一般住院患者，罹患 AKI 的重症患者，AKI 严重程度更高，中重度 AKI（KDIGO 分期：2 期和 3 期）往往占到 AKI 的 50% 以上，重度 AKI 的比例甚至可高达 1/3。

AKI 与死亡率之间的联系已基本得到公认。一系列临床研究表明，合并 AKI 的重症患者近期死亡率可高达 40%~50%；且在对混杂因素进行校正后，即使是轻度 AKI，也显著地增加短期死亡的风险；而对于重度 AKI，尤其是需行透析治疗的 AKI，这种关联更加明显。此外，AKI 还增加了患者发展为慢性肾脏病、甚至需维持性透析的风险。在对合并 AKI 需行透析治疗的重症患者进行的研究中，33% 的幸存者在 12 个月时仍未能脱离透析。另据 Palevsky 等报道，在 1124 名重度 AKI 的患者中，60 天后仍有 25% 依赖透析治疗。

改善 AKI 患者的预后需要达到早期诊断和治疗。早期肾脏专科医师介入、早期诊断、正确运用包括血液净化技术在内的综合治疗措施有助于降低 AKI 患者肾功进一步恶化可能，并提高患者生存率。为满足重症肾脏病患者的救治，血液净化技术得到了迅速普及。连续性肾脏替代治疗（CRRT）是一项新型的血液净化技术，具有血流动力学稳定、精确控制容量平衡、缓慢持续清除毒素、清除炎症介质、调节免疫功能等多项优势，目前已成为合并 AKI 的重症患者最为主流的血液净化模式。据研究发现，约 80% 的重症肾脏病患者采用了 CRRT 的血液净化模式。然而，国内 CRRT 的发展存在瓶颈，一方面，由于许多患者不能得到及时的救治，而且由于重症肾脏病常继发于不同的原发病，常常分布于不同的重症病房及临床科室，治疗观点不尽相同，缺乏统一的 CRRT 临床实施方式，导致目前 CRRT 治疗重症肾脏病患者的时机、剂量、抗凝及模式等方面均未形成临床路径及治疗规范；并且，由于 CRRT 的实施需要严密监测和实时处方调整、医疗人力和物力利用需求高，尤其是人力资源严重匮乏，常常不能满足临床科室需求，在某些情况下，不能提供最为及时及恰当的治疗模式，延误最佳治疗时机。

而 KICU 的成立将实现对重症肾脏疾病进行集中的管理及诊治，不仅有利于更加有效的整合医疗资源，还可以达到专科专治，将肾脏病学的"专科知识"与重症医学的"宏观调控"有机的相结合，可更好的为重症肾脏病患者提供医疗服务，从而制定诊疗规范，改善患者的生存率。

第四节　KICU 建立的其他医疗及社会效益

除了改善患者医疗结局,建立 KICU,还有利于提高医疗工作者对肾脏病危重症的临床诊疗水平,并制定相应的医疗规范及相关标准化临床路径,规范 CRRT 相关血液净化方式在重症肾脏病中的应用。并从解决临床实际问题出发,使科学研究充分与转化医学相结合,积极申请发明及实用新型专利,最终实现科学研究—技术工程—产业化的发展道路,使得 CRRT 该项新型血液净化技术能够更为简洁、方便及廉价的应用到临床治疗中。

目前关于 CRRT 治疗重症 AKI 的时机、模式、剂量及抗凝方式均存在争论,对 AKI 的远期预后缺乏认识。拟通过完成该项任务,对 CRRT 治疗重症 AKI 的上述内容进行全面分析总结,制定 CRRT 治疗重症 AKI 的最佳临床路径,为广大临床医师提供 CRRT 的标准操作规程。并通过优化 CRRT 治疗流程,缩短重症 AKI 的住院时间,提高其短期生存率及减少远期 CKD 及 ESRD 的发病率,从总体上减少 AKI 的医疗费用。采用杂合方式的 CRRT 治疗临床常见危重症(SAP、Sepsis、ARDS 等),有望取得突破性进展。完善含钙置换液枸橼酸抗凝该项新型 CRRT 抗凝技术,使之成为临床上安全有效、操作简便、价格经济且能被广泛推广的抗凝模式。与此同时,通过发现更为敏感且方便易行的 AKI 的诊断指标,进行"早发现 - 早治疗"的模式,以期改善 AKI 患者的整体预后。预期可将重症 AKI 的死亡率降至 30% 以内,ESRD 发生率控制在 10% 以内。

第五节　建立 KICU 病房的最低要求

如同综合 ICU 及其他亚专业 ICU,KICU 病房的建立首先需要满足一般的 ICU 病房在场地、硬件、人员等方面要求。对于一般要求,本章仅举例说明:

1. 病房规模　最少 6 张病床,8~12 张病床为宜。

2. 病房主管　应有专人全职或至少 75% 时间负责 ICU 的行政和医疗管理;该主管应为资深获国家认证的重症医学专业专家,通常还应具有麻醉、内科学、外科学等学位或培训经验。

3. 一般医师要求　应为获重症医学专业资格和其他自身专业(麻醉、内科学、外科学、儿科学)认证的医师;应至少满足 6~8 张床 1 名医师;还应保证能 24 小时得到其他多个学科医师会诊和救治。

4. 主管护师　应设一名在重症患者护理专业有深入经验的主管护师,并设至少一名副主管护师以备替换;主管护师和副主管护师不一定要参与每日护理工作,但应该负责病房所有护师的专业教育及与其他医疗工作者的协调。

5. 一般护士要求　护士应经过重症患者护理的额外培训;护士床位比例应保证 0.33∶1~1∶1。

此外,还应保证配备理疗师、技师、放射技师、营养师、临床药师等人员。

对于 KICU,除了以上要求,还应满足:

1. 透析装置和场所　按照与病床 1∶1 比例配备床旁血液净化装置,以能够按需求开展普通透析、CRRT、SLED、SCUF、血浆置换以及杂合式治疗模式等治疗;配备适宜的水处理器和排放系统;水和引流液的连接需与洗水槽分开;床间距需达 ICU 的最低标准,以避免感染,并且确保透析机器能摆放在患者任意一旁。

2. **肾脏病医师** 获得国家内科学或肾脏病学认证的注册医师,能熟练处理肾脏疾病、评估肾脏替代治疗时机、安排肾脏替代治疗处方。

3. **CRRT 护士** 可由 CRRT 专职护士或者重症护理的护士构成。CRRT 护士需获得国家卫计生委许可的血液净化资质证书,能熟练掌握各种血液净化的操作流程及护理技术。

第六节 总 结

总的来说,KICU 的建立既是亚专业细分这一趋势的结果,也是降低合并 AKI 重症患者不良结局的要求。通过建立 KICU,有望建立重症肾脏疾病血液净化治疗的标准临床路径及治疗规范,有助于提高重症 AKI 患者的生存率,缩短住院时间,改善重症肾脏疾病转归,提高患者生活质量并节省医疗资源。

(张 凌 曾筱茜)

参 考 文 献

1. Vincent JL. Critical care—where have we been and where are we going? Crit Care, 2013, 17 Suppl 1:S2

2. Wijdicks EF, Worden WR, Miers A, et al. The early days of the neurosciences intensive care unit. Mayo Clin Proc, 2011, 86(9):903-906

3. Du B, Xi X, Chen D, et al. Clinical review:critical care medicine in mainland China. Crit Care, 2010, 14(1):206

4. Clermont G, Acker CG, Angus DC, et al. Renal failure in the ICU:comparison of the impact of acute renal failure and end-stage renal disease on ICU outcomes. Kidney Int, 2002, 62(2):986-996

5. Uchino S, Morimatsu H, Bellomo R, et al. End-stage renal failure patients requiring renal replacement therapy in the intensive care unit:incidence, clinical features, and outcome. Blood Purif, 2003, 21(2):170-175

6. Rocha E, Soares M, Valente C, et al. Outcomes of critically ill patients with acute kidney injury and end-stage renal disease requiring renal replacement therapy:a case-control study. Nephrolo Dial Transplant, 2009, 24(6):1925-1930

7. Singbartl K, Kellum JA. AKI in the ICU:definition, epidemiology, risk stratification, and outcomes. Kidney Int, 2012, 81(9):819-825

8. Abosaif NY, Tolba YA, Heap M, et al. The outcome of acute renal failure in the intensive care unit according to RIFLE:model application, sensitivity, and predictability. Am J Kidney Dis, 2005, 46(6):1038-1048

9. Groeneveld AB, Tran DD, van der Meulen J, et al. Acute renal failure in the medical intensive care unit:predisposing, complicating factors and outcome. Nephron, 1991, 59(4):602-610

10. Hoste EA, Lameire NH, Vanholder RC, et al. Acute renal failure in patients with sepsis in a surgical ICU:predictive factors, incidence, comorbidity, and outcome. J Am Soc Nephrol, 2003, 14(4):1022-1030

11. Ostermann M, Chang RW. Acute kidney injury in the intensive care unit according to RIFLE. Crit Care Med, 2007, 35(8):1837-1843

12. Zhou J, Yang L, Zhang K, et al. Risk factors for the prognosis of acute kidney injury under the Acute Kidney

Injury Network definition: A retrospective, multicenter study in critically ill patients. Nephrology (Carlton), 2012, 17 (4): 330-337

13. Bagshaw SM, George C, Bellomo R, et al. A comparison of the RIFLE and AKIN criteria for acute kidney injury in critically ill patients. Nephrol Dial Transplant, 2008, 23 (5): 1569-1574

14. Fonseca Ruiz NJ, Castro DP, Guerra AM, et al. Renal injury study in critical ill patients in accordance with the new definition given by the Acute Kidney Injury Network. J Crit Care, 2011, 26 (2): 206-212

15. Lopes JA, Fernandes P, Jorge S, et al. Acute kidney injury in intensive care unit patients: a comparison between the RIFLE and the Acute Kidney Injury Network classifications. Crit Care, 2008, 12 (4): R110

16. Hoste EA, Clermont G, Kersten A, et al. RIFLE criteria for acute kidney injury are associated with hospital mortality in critically ill patients: a cohort analysis. Crit Care, 2006, 10 (3): R73

17. Garzotto F, Piccinni P, Cruz D, et al. RIFLE-based data collection/management system applied to a prospective cohort multicenter Italian study on the epidemiology of acute kidney injury in the intensive care unit. Blood Purif, 2011, 31 (1-3): 159-171

18. Joannidis M, Metnitz B, Bauer P, et al. Acute kidney injury in critically ill patients classified by AKIN versus RIFLE using the SAPS 3 database. Intensive Care Med, 2009, 35 (10): 1692-1702

19. Arnaoutakis GJ, George TJ, Robinson CW, et al. Severe acute kidney injury according to the RIFLE (risk, injury, failure, loss, end stage) criteria affects mortality in lung transplantation. J Heart Lung Transplant, 2011, 30 (10): 1161-1168

20. Barrantes F, Feng Y, Ivanov O, et al. Acute kidney injury predicts outcomes of non-critically ill patients. Mayo Clin Proc, 2009, 84 (5): 410-416

21. Barrantes F, Tian J, Vazquez R, et al. Acute kidney injury criteria predict outcomes of critically ill patients. Crit Care Med, 2008, 36 (5): 1397-1403

22. Chang CH, Lin CY, Tian YC, et al. Acute kidney injury classification: comparison of AKIN and RIFLE criteria. Shock, 2010, 33 (3): 247-252

23. Clec'h C, Gonzalez F, Lautrette A, et al. Multiple-center evaluation of mortality associated with acute kidney injury in critically ill patients: a competing risks analysis. Crit Care, 2011, 15 (3): R128

24. Fox CS, Muntner P, Chen AY, et al. Short-term outcomes of acute myocardial infarction in patients with acute kidney injury: a report from the national cardiovascular data registry. Circulation, 2012, 125 (3): 497-504

25. Chertow GM, Christiansen CL, Cleary PD, et al. Prognostic stratification in critically ill patients with acute renal failure requiring dialysis. Arch Intern Med, 1995, 155 (14): 1505-1511

26. Palevsky PM, Zhang JH, O'Connor TZ, et al. Intensity of renal support in critically ill patients with acute kidney injury. N Engl J Med, 2008, 359 (1): 7-20

27. Balasubramanian G, Al-Aly Z, Moiz A, et al. Early nephrologist involvement in hospital-acquired acute kidney injury: a pilot study. Am J Kidney Dis, 2011, 57 (2): 228-234

28. Swaminathan M, Hudson CC, Phillips-Bute BG, et al. Impact of early renal recovery on survival after cardiac surgery-associated acute kidney injury. Ann Thorac Surg, 2010, 89 (4): 1098-1104

29. Kidney Disease: Improving Global Outcomes (KDIGO) Acute Kidney Injury Work Group. KDIGO Clinical Practice Guideline for Acute Kidney Injury. Kidney Int Suppl, 2012, 2 (1): S1-S138

30. Karvellas CJ, Farhat MR, Sajjad I, et al. A comparison of early versus late initiation of renal replacement therapy

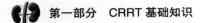

in critically ill patients with acute kidney injury：a systematic review and meta-analysis. Crit Care，2001，15（1）：R72

31. Ferdinande P. Recommendations on minimal requirements for Intensive Care Departments. Members of the Task Force of the European Society of Intensive Care Medicine. Intensive Care Med，1997，23（2）：226-232

32. Valentin A，Ferdinande P. Recommendations on basic requirements for intensive care units：structural and organizational aspects. Intensive Care Med，37（10）：1575-1587

33. Thompson DR，Hamilton DK，Cadenhead CD，et al. Guidelines for intensive care unit design. Crit Care Med，2012，40（5）：1586-1600

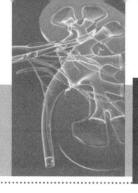

第十八章

急性肾损伤

第一节　急性肾损伤概念

急性肾损伤是 2005 年由急性透析质量倡议组织（acute dialysis quality initiative, ADQI）提出的评估临床肾功能急性减退的诊断标准。与传统的急性肾衰竭定义相比，急性肾损伤把肾功能受损的诊断提前，并对病情轻重进行分期，更符合临床实际。目前临床上采用的有基于疾病危害性及病变程度提出的急性肾衰竭分层诊断标准（RIFLE 标准）（表 18-1）和急性肾损伤国际组织（AKIN）标准（表 18-2）。2012 年改善全球肾脏病预后组织（Kidney Disease: Improving Global Outcomes, KDIGO）确立了最新的 KDIGO-AKI 诊断标准：48 小时内血肌酐增高≥0.3mg/dl（>26.5μmol/L），或血肌酐增高至≥基础值的 1.5 倍，且明确或经推断其发生在之前 7 天之内；或持续 6 小时尿量 <0.5ml/（kg·h）。KDIGO-AKI 诊断标准融合了先前 ADQI-RIFLE 和 AKIN 的各自优点，明确了 AKI 的标准和分期（表 18-3），更利于早期救治。

表 18-1　急性肾衰竭分层诊断 RIFLE 标准

分层	肾小球功能指标	尿量
高危阶段（risk）	SCr ↑ ×1.5 或 GFR ↓ >25%	<0.5ml/（kg·h）持续 6 小时
损伤阶段（injury）	SCr ↑ ×2 或 GFR ↓ >50%	<0.5ml/（kg·h）持续 12 小时
衰竭阶段（failure）	SCr ↑ ×3 或 >4mg/dl 或 GFR ↓ >75%	<0.3ml/（kg·h）或无尿持续 12 小时
丢失阶段（loss）	肾功能丧失持续 4 周以上	
终末期肾脏病（ESRD）	肾功能丧失持续 3 个月以上	

表 18-2　AKI 分期诊断 AKIN 标准

	血清肌酐	尿量
I	SCr绝对值增加≥26.4μmol/L（0.3mg/dl），或SCr上升至基础值的≥150%~200%	<0.5ml/（kg·h），>6 小时
II	SCr 上升至 > 基础值的 200%~300%	<0.5ml/（kg·h），>12 小时
III	SCr 上升至 > 基础值的 300%［或 SCr≥353.6μmol/L（4.0mg/dl）］，且至少快速增加 44.2μmol/L（0.5mg/dl）	<0.3ml/（kg·h），持续 12 小时以上或无尿 >12 小时

表 18-3　KDIGO-AKI 诊断标准分级标准

分期	SCr	尿量
1	为基线值的 1.5~1.9 倍,或升高≥0.3mg/dl(≥26.5μmol/L)	<0.5ml/(kg·h),持续 6~12 小时
2	为基线值的 2~2.9 倍	<0.5ml/(kg·h),≥12 小时
3	超过基线值 3 倍,或升高≥4mg/dl(353.6μmol/L)或需要启动肾脏替代治疗,或患者 <18 岁,估计肾小球滤过率降低到 <35ml/(min·1.73m²)	<0.3ml/(kg·h),≥24 小时或无尿≥12 小时

AKI 分级对于诊疗和预后有积极意义,AKI 等级越高,患者越需要肾脏替代治疗,且病死率也增加。近期的荟萃分析显示 RIFLE 标准能准确的反映 AKI 患者的预后,将 RIFLE 分期作为介入时机的标准,在"Ⅰ"损伤期之前介入能提高患者的生存率。

第二节　流 行 病 学

急性肾损伤的发病率和病死率一直居高不下,并有逐渐增长的趋势。在过去的 15 年里,急性肾损伤发生率上升了 4~5 倍,伴随人口老龄化增加的疾病(糖尿病、高血压、心血管疾病等)、肾毒性药物的使用以及容易造成急性肾损伤的治疗与手术(如介入治疗、心血管手术等)是主要原因。以 RIFLE 为诊断标准,住院患者中 AKI 总体发病率为 10%~18%,ICU 病房中 AKI 的发病率高达 35%~50%。Paweena 系统性回顾了 2004—2012 年间以 KDIGO 为诊断标准的 154 个研究,发现住院患者中成年患者 AKI 的发病率为 21.6%,儿童为 33.7%。急性肾损伤患者中 62.5% 可完全治愈,25% 会演变成为慢性肾衰竭,12.5% 的患者需要长期肾脏替代治疗。虽然近年来重症医疗及透析技术有长足进步,但 AKI 相关的死亡率在成人为 23.9%,儿童为 13.8%。根据 RIFLE 标准诊断的急性肾损伤越重,患者死亡率愈高。急性肾损伤需要肾脏替代治疗,则死亡率高达 50%~60%。

既往认为 AKI 是一种急性可逆性损伤,受损伤的肾脏组织结构能够逐渐恢复正常。但最近动物实验证实,缺血再灌注所致 AKI 大鼠 3~6 个月后会发生肾脏间质纤维化。AKI 患者远期预后的临床研究结果也显示,AKI 患者在出院后,其肾功能仍存在不同程度的损伤,与未发生 AKI 患者相比,这部分患者快速进展为 CKD、ESRD,甚至死亡的风险度明显增高。与基础肾功能正常的 AKI 相比,CKD 基础上发生的 AKI 更易进展至 ESRD。来自 USRDS 数据表明以急性肾小管坏死为病因的 ESRD 患者已达到 1.7%。长期随访研究也显示,19%~31% 的 AKI 患者最终演变为 CKD 或 ESRD,其中 12.5% 的患者将依赖透析生存。最近,一项对 AKI 患者 10 年随访结果显示,40% 基线肾功能正常的患者最终发展为中、重度慢性肾衰竭,在中度肾功能损害的患者中有 37% 进展为 ESRD。内皮细胞损伤、持续炎症反应、肾小管上皮细胞异常活化和细胞周期停滞是 AKI 演变为 CKD 的重要机制。

第三节　AKI 的病因及发病机制

根据病变部位和病理类型不同,AKI 可分为肾前性、肾性和肾后性 3 大类,三种情况可能合并存在,共同促进 AKI 的发生发展。

一、肾前性急性肾损伤

肾前性 AKI 是由于肾脏低灌注引起的肾脏功能性的反应而非器质性的肾损害,其机制是肾脏血流量的急剧减少造成肾小球滤过率的急剧下降从而导致 AKI。肾实质组织学上并无损伤,只要肾血流动力学恢复正常,肾功能即能恢复。目前认为肾前性 AKI 是增加肾性 AKI 发生的危险因素甚至是肾性 AKI 的前期,持续的肾脏低灌流可引起肾脏不可逆的损伤。常见病因有以下方面:①血容量不足:细胞外液丢失(烧伤、腹泻、呕吐、消化道大出血、失盐性肾病、利尿、尿崩症、原发性肾上腺皮质功能不全)、细胞外液重新分布(烧伤、挤压伤、胰腺炎、营养不良、肾病综合征、严重肝脏病)、心肌功能下降(心肌梗死、心律不齐、缺血性心脏病、心肌病、瓣膜病、高血压心脏病、肺心病);②周围血管扩张:脓毒血症、药物引起的周围血管扩张(抗高血压药物、麻醉药、药物中毒)、肝衰竭、过敏、肾上腺皮质功能不全、低氧血症、低磷血症;③肾脏血管收缩:高钙血症、肝肾综合征;④肾动脉机械性阻塞:夹层形成、外伤(血肿压迫、血管创伤)。

二、梗阻性急性肾损伤

急性梗阻性肾衰竭可出现于各种尿路梗阻情况,在膀胱以上的梗阻除非为双侧性或一侧肾脏已失功或为单一肾脏,否则很少发生 AKI。膀胱和尿路梗阻可见于:结石、前列腺肥大、肿瘤、后腹膜纤维化、尿路损伤或各种原因引起的神经源性膀胱和尿潴留。老年男性患者应排除膀胱、前列腺肿瘤,女性应排除小盆腔肿瘤。临床表现为突然出现无尿,发病前多有肉眼血尿和肾绞痛史提示尿路完全性梗阻,有少尿和多尿交替史则提示尿路不完全性梗阻。肾脏 B 超为首选检查,腹部尿路平片和肾脏断层可辅助诊断,可发现输尿管或肾盂肾盏扩张,对可疑病例需行双倍剂量静脉肾盂造影并加做 24 小时延迟摄片。

三、肾实质性急性肾损伤

由各种肾脏实质性病变或肾前性肾衰竭发展而导致急性肾损伤。其病因可分为肾小球、肾间质性、肾小管性、肾血管病变、肾小管内梗阻及慢性肾小球病变恶化。

1. 急性肾小管坏死(ATN)　ATN 约占 AKI 的 75%~80%,它是由于各种病因引起肾缺血和(或)肾中毒导致肾功能急骤、进行性减退而出现的临床综合征,血管内溶血和某些感染引起者亦不少见,有时肾缺血和肾中毒因素可同时存在。ATN 的预后与原发病、年龄、诊治早晚、是否合并多器官功能障碍等因素有关,部分病因引起的 ATN 是可以预防的,多数为可逆性,经及时治疗,肾功能可在数周或数月内完全恢复。

(1)缺血性 ATN:目前认为原有慢性肾脏疾病、动脉粥样硬化、高血压、肾血管疾病、糖尿病、营养不良等疾病为缺血性 ATN 的主要危险因素。某些外科手术常增加缺血性 ATN 进展的危险如腹主动脉瘤的修复术、心脏手术、肾血管再造术及梗阻性黄疸等。

(2)肾毒性 ATN:常见的肾毒性药物有氨基糖苷类抗生素、造影剂、两性霉素 B、化疗药物等。造影剂肾病在药物所致急性肾衰竭中排名第二位,原有肾损伤、糖尿病合并肾功能不全、心功能不全(Ⅲ~Ⅳ级)、高胆固醇血症、造影剂剂量、高龄等均为造影剂急性肾损伤的主要危险因素,当患者同时存在 3 个或 3 个以上危险因素时,造影剂急性肾损伤的发病率几乎为 100%。另外,脱水、低血容量、低白蛋白血症、高血压、低血压、非甾体类抗炎药或其他潜在肾毒性药物的使用等均为造影剂急性肾损伤的可能危险因素。

2. 急性间质性肾炎（AIN）　急性间质性肾炎（AIN）可由多种因素引起,特征表现为快速出现的 AKI。病理呈肾间质水肿,炎性细胞浸润,常伴有小管上皮受损和不同程度的细胞坏死。病因包括药物所致的急性间质性肾炎、严重感染、系统性疾病（如系统性红斑狼疮、移植肾排斥反应）、肾间质浸润性疾病（如淋巴瘤白血病）、代谢性疾病（如急性高尿酸血症）及特发的病因等。

3. 急性肾小球病变　任何原因所致急性肾小球肾炎综合征:如各型急进性肾小球肾炎（RPGN）,急性链球菌感染后肾小球肾炎（AGN）,狼疮性肾炎等疾病。

4. 肾血管性 AKI　如小血管炎（常表现为急进性肾炎Ⅲ型）、血栓性微血管病（恶性高血压、溶血性尿毒症综合征、硬皮病肾脏危象、弥散性血管内凝血等）、肾梗死（肾动脉栓塞、动脉粥样硬化性肾动脉闭塞、肾小动脉胆固醇栓塞综合征）。

5. 肾小管内梗阻　常见的病因有异常蛋白（如多发性骨髓瘤）、结晶体（如肿瘤溶解综合征、甲氨蝶呤、阿昔洛韦）等。

6. 慢性肾小球病变恶化　在某些危险因素的作用下,如原发病的活动、恶性高血压、急性左心衰竭、严重感染、肾毒性药物、尿路梗阻、水电解质紊乱及手术刺激等因素促使原有肾功能急剧减退,导致急性肾衰竭。

第四节　AKI 的预防与非替代治疗

首先应该评估患者发生 AKI 的危险因素,包括年龄 >75 岁、CKD［eGFR<60ml/（min·1.73m^2）］、心力衰竭、动脉粥样硬化性周围血管病变、肝脏疾病、糖尿病、使用肾毒性药物、低血容量等。评估患者容量状态后应适当补液,通过监控容量状态和心输出量、避免肾毒性药物的使用、解除肾后性梗阻等措施可以有效预防 AKI 的发生。注意识别存在造影剂肾病高危因素的患者,应仔细评估患者容量状态,造影前给予 0.9% 氯化钠或者等渗的碳酸氢钠溶液水化治疗,也可以给予口服或静脉使用 N- 乙酰半胱氨酸（NAC）预防造影剂诱导的 AKI（CI-AKI）。

对 AKI 的非透析治疗包括在发现 AKI 后早期给予支持治疗和营养治疗,其目的在于维持机体的水、电解质和酸碱平衡,保证重要脏器尤其是肾脏的血液灌注,减轻氮质血症,防治并发症,促进肾功能的尽快恢复。因横纹肌溶解而继发 AKI 的患者,可给予 0.9% 氯化钠和碳酸氢钠扩容。

一、支持治疗

1. 积极控制原发病因　去除加重 AKI 的可逆因素,包括停用可能具有肾毒性、导致过敏和影响肾脏血流动力学的药物,控制感染,改善心功能等。应根据肾功能水平,调整药物剂量。

2. 维持机体的水、电解质和酸碱平衡　容量超负荷可减少肾血流灌注压力、增加腹内压,导致肾功能恶化。液体正平衡可降低危重患者生存率,延长机械通气时间和 ICU 住院时间。对于急性肾损伤患者或急性肾损伤高风险患者,应使用等张晶体溶液而非胶体扩容。

3. 血管活性药物　血管源性休克或急性肾损伤风险患者给予血管升压药物联合液体

治疗,必须达到血流动力学和氧合参数的基础目标,以防止围术期高危患者或感染性休克患者急性肾损伤进展或恶化。避免使用低剂量的多巴胺、非诺多巴和心房利钠肽等药物预防或治疗急性肾损伤。

二、营养治疗

应保证足够营养摄入,优先考虑肠内营养途径,摄取总热量 20~30kcal/(kg·d)。不需要肾脏替代治疗、非高分解代谢的患者,蛋白质摄入量为 0.8~1.0g/(kg·d)。高分解、行连续性肾脏替代治疗治疗的患者,蛋白质摄入最大量可达 1.7g/(kg·d)。

第五节　AKI 的肾脏替代治疗

肾脏替代治疗是重症 AKI 最为重要的治疗方式,通过维持水、电解平衡和内环境稳定,避免肾脏的进一步损伤,促进肾功能的恢复,为其他治疗创造条件。AKI 血液净化治疗的目的是:维持内环境稳定,降低死亡率;度过少尿期,为原发病治疗提供条件和时机;清除致病因子,促进肾小管损伤恢复。早期肾脏替代治疗能改善重症 AKI 患者的预后,降低死亡率,缩短 RRT 总时间及 ICU 住院时间,早期 RRT 治疗肾功能恢复的可能性更大。

一、AKI 血液净化模式的选择

目前已知的各种血液净化方式均能用于 AKI 的治疗。2009 年 *JAMA* 杂志发表的一项 meta 分析对 30 个 RCT 研究和 8 个前瞻性研究分析显示,CRRT 和 IHD 治疗组患者预后相当,全因死亡率相对危险度 =1.10。2012 年美国 USRDS 年度报告显示,IHD 和 CRRT 是美国 AKI 肾脏替代治疗的主要模式。说明在重症 AKI 的救治中 CRRT 并不优于 IHD,也间接的说明单一的采用任何一种模式均是不恰当的,个体化的选择更为重要。KDIGO 指南建议,连续性肾脏替代治疗(CRRT)和间断 RRT 应作为互补的方法。对血流动力学不稳的 AKI 患者,建议使用 CRRT(包括腹膜透析)或持续缓慢低效透析(SLED)以维持血流动力学稳定;对有急性脑损伤的 AKI 患者,亦建议采用 CRRT 模式。因此,临床实践中应根据患者的具体情况灵活地进行选择,并可序贯使用,力求在不同阶段采用最为合适的治疗方式达到预期的"治疗靶目标"。在 CRRT 时,置换液超滤量应达 20~25ml/(kg·h)以上。

1. 血液透析(hemodialysis,HD)　HD 能迅速纠正酸碱电解质紊乱,具有治疗时间短、价格低廉等独特的优势,是目前 AKI 最常用的血液净化治疗方式。根据患者分解代谢程度及水、电解质酸碱平衡,给予每天或隔天透析 1 次,每次 3~4 小时。急性肾损伤常有高分解代谢及其他器官的功能异常,每周尿素清除指数(K/TV)至少应达到 3.9。

2. 连续性肾脏替代治疗(continuous renal replacement therapy,CRRT)　伴有多器官功能障碍综合征的重症急性肾衰竭患者常常存在高分解代谢和血流动力学紊乱,需要接受大量药物和积极营养支持治疗,HD 难以满足治疗的需求。相对于 HD 而言,CRRT 具有血流动力学稳定、精确控制容量平衡、缓慢持续清除毒素、清除炎症介质、调节免疫功能、改善营养支持、保障营养补充及药物治疗等多项优势。研究发现,超过 80% 以上 ICU 的 AKI 患者接受了 CRRT 治疗。但应注意 CRRT 也同时存在血液及营养物质丢失、药物清除、价格昂贵、潜在的出血风险、及需要专业的医护团队等不足之处。大量研究表明,CRRT 的剂量与患者的预后密切相关。单纯性急性肾衰竭患者置换液设定为 20~35ml/(kg·h),而对于伴有高分解代谢及其他并发症的急性肾损伤患者,置换液量应 >35ml/(kg·h)。

3. 腹膜透析(peritoneal dialysis,PD) PD 的优势在于操作相对简便,无须全身抗凝和特殊的血管通路,溶质清除较缓慢,血流动力学变化幅度相对较小,清除中小分子毒素的效果好,同时避免了生物不相容性反应,有利于肾功能的恢复。在 HD 和 CRRT 未开展的地区,及儿童、血流动力学不稳定等特殊 AKI 患者可采用 PD 治疗。但 PD 对小分子毒素的清除能力较差,对容量状态的控制不如 HD,伴有急性肺水肿或危及生命的高钾血症等不适于 PD 治疗。近年来,一些改良的腹膜透析模式,如潮式腹膜透析(tidal peritoneal dialysis)、高容量腹膜透析(high volume peritoneal dialysis,HVPD)、持续流量腹膜透析(continuous-flow peritoneal dialysis)能增加小分子溶质的清除,在脓毒症性 AKI 等伴有高代谢的患者中表现出与 HD 相当的疗效。

4. 持续缓慢低效血液透析(sustained low-efficiency dialysis,SLED) SLED 兼有 CRRT 和 HD 的优点,总溶质清除率高,血流动力学稳定,患者的耐受性好,也是 AKI 患者常用的血液净化模式之一。

二、AKI 血液净化的治疗时机

目前尚缺乏公认的判断介入时机的标准,研究最多的评价指标有尿素氮、RIFLE 标准、尿量和住院时间。

1. 尿素氮 在早期较多的研究选择血清尿素氮(BUN)水平来判断介入时机的"早"与"晚",但各个研究采用尿素氮的标准不一,且由于 BUN 水平易受到诸多因素的干扰,其升高水平与 AKI 的严重程度并不相关,因此用尿素氮作为介入时机的判断指标并未得到认可。

2. RIFLE 标准 RIFLE 标准是目前应用最为广泛的 AKI 的分期标准,近期的荟萃分析显示 RIFLE 标准能准确的反映 AKI 患者的预后。随后国内外的较多研究均发现如将 RIFLE 分期作为介入时机的标准,在"I"损伤期之前介入能提高患者的生存率。

3. 尿量和住院时间 在一项对冠脉搭桥术后 AKI 患者进行 RRT 治疗的前瞻性研究中发现,以尿量作为判断标准,早期介入组患者术后 14 天存活率是晚期组的 6 倍。Best Kidney 研究发现,以 ICU 住院时间为标准,晚期介入组患者死亡风险分别增加 1.14~1.87 倍。

4. KIDGO 指南关于开始 RRT 的指征 KDIGO 指南推荐(表 18-4),应根据临床和实验室指标的变化趋势,而非单一尿素氮和肌酐值来决定肾脏替代治疗的时机。一旦出现危及生命的容量、电解质和酸碱平衡等异常,即应紧急行肾脏替代治疗。

表 18-4 KIDGO-AKI 指南 RRT 的指征

生化指标适应证	临床适应证
顽固性高钾血症 >6.5mmol/L	尿量 <0.3ml/(kg·h)持续 24 小时或者无尿 12 小时
血尿素氮 >27mmol/L	AKI 伴有多器官功能衰竭
难以纠正的代谢性酸中毒 pH<7.15	难以纠正的容量负荷过重
难以纠正的电解质紊乱:低钠血症、高钠血症或高钙血症	累及终末器官:心包炎,脑病,神经病变,肌病和尿毒症出血

续表

生化指标适应证	临床适应证
肿瘤溶解综合征伴有的高尿酸血症和高磷酸盐血症	需要输注血制品和静脉营养
尿素循环障碍和有机酸尿症导致的高氨血症和甲基丙二酸血症	重度中毒或药物过量
	严重的低体温或高体温

三、RRT 的终止

AKI 进行肾脏替代治疗该何时结束是临床医师广泛关注的问题。这个问题包括两层含义:何时将 CRRT 改为低强度的肾脏替代模式(如日间 CRRT,SLED 或者 IHD 等)? 肾脏替代治疗何时结束? 目前仍缺乏足够的证据来诠释。对于停止肾替代治疗的最佳时机目前主要关注于尿量这个指标。在 Best Kidney 的系列研究中发现在未使用利尿剂的前提下,当尿量 >400ml/d 时停止 CRRT 后 AKI 恢复的可能性较大,敏感性及特异性为 47% 与 81%。但尿量不够准确地反映肾脏功能的恢复,且易受到容量及利尿剂的干扰,并不是很理想的指标。另外一项研究发现,无尿、老龄、RRT 治疗时间及入院时 SOFA 评分是 AKI 患者需要再次 RRT 治疗的独立危险因素。近期的一项小样本研究发现,AKI 的生物学标志物 NGAL(分子量 25kD)不会被 CRRT 所清除,因此其下降的趋势可准确的反映肾功能的恢复,其与尿量的结合判断 CRRT 停机指征值得期待。

因此,应该基于肾功能恢复情况、基础疾病和透析方式制订停止 RRT 的计划。KDIGO 指南推荐根据以下两项指标选择停止 RRT 时机:一是肾功能改善足以满足患者的需求;二是原发病恢复加强了肾脏支持能力。在停止 RRT 前后均须评价肾功能状态变化。不建议使用利尿剂以促进肾功能恢复、减少透析时间或透析频率。

第六节　KDIGO-AKI 诊疗指南

2012 年改善全球肾脏病预后组织(Kidney Disease:Improving Global Outcomes,KDIGO)制定了 AKI 的诊治指南(关于证据推荐等级详见附录),对 AKI 的定义、分期及诊治制定了一系列的推荐和建议意见。以下是 KDIGO 制定的部分 AKI 指南的简要介绍。

一、AKI 的定义与分级

1. AKI 按以下进行定义(未分级)
- 48 小时内血肌酐增高 ≥0.3mg/dl(≥26.5μmol/L);或
- 血肌酐增高至 ≥基础值的 1.5 倍,且明确或经推断其发生在之前 7 天之内;或
- 持续 6 小时尿量 <0.5ml/(kg·h)。
2. AKI 按以下标准判断严重程度(未分级),详见表 18-3。
3. 任何时候尽可能判断 AKI 的病因。(未分级)

二、AKI 的防治

3.1.1：存在 AKI 风险或已经发生 AKI 的患者，在没有失血性休克的证据时，我们建议使用等张晶体液而不是胶体（白蛋白或淀粉类液体）作为扩张血管内容量的起始治疗。（2B）

3.1.2：我们推荐对存在 AKI 风险或已经发生 AKI 的血管源性休克的患者，在补液同时联合使用升血压药物。（1C）

3.1.3：我们建议对围术期的患者（2C）或败血症休克（2C）的患者，依循治疗方案调控血流动力学与氧合参数，以预防 AKI 的发生或恶化。

3.3.1：对于危重患者，我们建议胰岛素治疗目标为：血浆葡萄糖 110~149mg/dl（6.11~8.27mmol/L）。（2C）

3.3.2：我们建议 AKI 任何分期的患者总能量摄入达到 20~30kcal/（kg·d）。（2C）

3.3.3：我们建议不要为了避免或延迟开始 RRT 而限制蛋白质的摄入。（2D）

3.3.4：我们建议非高分解、不需要透析的 AKI 患者摄入蛋白质 0.8~1.0g/kg·d（2D），发生 AKI 并行 RRT 治疗的患者为 1.0~1.5g/kg·d（2D），行持续性肾脏替代治疗（CRRT）及高分解状态的患者最高达到 1.7g/kg·d。（2D）

3.3.5：我们建议优先使用胃肠方式对 AKI 患者提供营养。（2C）

3.4.1：我们推荐不要使用利尿剂来预防 AKI。（1B）

3.4.2：我们建议不要使用利尿剂来治疗 AKI，除非是在治疗高容量负荷时。（2C）

3.5.1：我们推荐不使用低剂量多巴胺来预防或治疗 AKI。（1A）

3.5.2：我们建议不使用非诺多泮来预防或治疗 AKI。（2C）

3.5.3：我们建议不使用心房钠尿肽（ANP）来预防（2C）或治疗（2B）AKI。

3.6.1：我们推荐不使用重组人胰岛素样生长因子（rhIGF-1）来预防或治疗 AKI。（1B）

3.7.1：我们建议可以给予因围产期重度缺氧而处于 AKI 高风险的新生儿单剂量茶碱。（2B）

3.8.1：我们建议不要使用氨基糖苷类药物治疗感染，除非没有其他可替代的合适的、相对肾毒性更小的药物。（2A）

3.8.2：我们建议稳定状态、正常肾功能患者，氨基糖苷类药物治疗采用每日单次剂量，而不是每日多次剂量的治疗方式。（2B）

3.8.3：我们推荐，对每日多次剂量给予氨基糖苷类药物超过 24 小时的患者，进行血药浓度监测。（1A）

3.8.4：我们建议，对每日单次剂量给予氨基糖苷类药物超过 48 小时的患者，进行血药浓度监测。（2C）

3.8.5：我们建议当方便与适宜时，局部使用氨基糖苷类药物（如呼吸道气溶胶、缓释抗生素珠）来代替静脉用药。（2B）

3.8.6：我们建议使用脂质制剂的两性霉素 B，而不是传统制剂的两性霉素 B。（2A）

3.8.7：我们推荐在治疗系统性真菌或原虫感染时，如果推测两者疗效相当，应当使用唑类抗真菌药物和（或）棘白菌素，而不是传统制剂的两性霉素 B。（1A）

3.9.1：我们建议不要仅为了降低围术期 AKI 或 RRT 治疗的发生率，而采用非体外循环

冠脉搭桥手术。（2C）

3.9.2：我们建议不要对伴有低血压的重症患者使用 N- 乙酰半胱氨酸（NAC）来预防 AKI。（2D）

3.9.3：我们推荐不使用口服或静脉 NAC 预防术后 AKI。（1A）

三、AKI 治疗的透析干预

5.1.1：如果存在危及生命的水、电解质和酸碱紊乱,应紧急开始 RRT。（未分级）

5.1.2：不要仅用 BUN 和肌酐的阈值来决定是否开始 RRT,而需要考虑更广泛的临床背景、是否存在可以通过 RRT 改善的疾病状态,以及实验室检查的变化趋势（未分级）

5.2.2：我们建议不要使用利尿剂来帮助肾功能恢复,或用以缩短 RRT 的疗程或降低频率。（2B）

5.4.1：我们建议 AKI 患者通过无涤纶套、无隧道透析导管开始 RRT,而不是用有隧道的导管。（2D）

5.4.2：对 AKI 患者选择静脉放置透析导管时,考虑以下建议（未分级）

● 首选:右颈内静脉;

● 第二选择:股静脉;

● 第三选择:左颈内静脉;

● 最后选择:锁骨下静脉,最好是优势手侧。

5.4.3：我们推荐使用超声引导留置透析导管。（1A）

5.4.4：我们推荐在颈内静脉或锁骨下静脉放置透析导管后、第一次使用前,拍胸部 X 线片。（1B）

5.4.5：对于在 ICU 内需要 RRT 的 AKI 患者,我们建议不要在无隧道的透析导管皮肤穿刺处局部使用当前常用抗生素。（2C）

5.4.6：对于需要 RRT 的 AKI 患者,我们建议不要使用抗生素封管剂来预防导管相关感染。（2C）

5.6.1：把持续性和间断性 RRT 作为 AKI 患者治疗的补充手段。（未分级）

5.6.2：对于血流动力学不稳定的患者,我们建议使用 CRRT,而不是标准的间断 RRT。（2B）

5.6.3：对于伴有急性脑损伤,或其他病因引起颅内压增高或广泛脑水肿的 AKI 患者,我们建议使用 CRRT,而不是间断的 RRT。（2B）

5.7.1：AKI 患者进行 RRT,我们建议使用碳酸盐、而不是醋酸盐缓冲液作为透析液以及置换液。（2C）

5.7.2：伴有循环休克的 AKI 患者进行 RRT 时,我们推荐使用碳酸盐、而不是醋酸盐缓冲液作为透析液以及置换液。（1B）

5.8.1：每次 RRT 治疗前应该制订剂量处方。（未分级）我们推荐经常评价实际的治疗剂量以调整处方。（1B）

5.8.2：给予 RRT 来达到满足患者需要的电解质、酸碱、溶质和液体平衡。（未分级）

5.8.3：我们推荐 AKI 患者进行间断或延长 RRT 时,每周 Kt/V 达到 3.9。（1A）

5.8.4：我们推荐 AKI 患者 CRRT 超滤剂量达到 20~25ml/（kg·h）。（1A）这通常需要设定

更高的处方剂量才能达到。（未分级）

（何娅妮）

参 考 文 献

1. Kellum JA, Levin N, Bouman C, et al. Developing a consensus classification system for acute renal failure. Current opinion in critical care 2002, 8(6): 509-514.

2. Kellum JA, Lameire N, KDIGO AKI Guideline Work Group. Diagnosis, evaluation, and management of acute kidney injury: a KDIGO summary (Part 1). Crit Care, 2013, 17(1): 204

3. Lameire N, Kellum JA, KDIGO AKI Guideline Work Group. Contrast-induced acute kidney injury and renal support for acute kidney injury: a KDIGO summary (Part 2). Crit Care, 2013, 17(1): 205

4. Xue JL, Daniels F, Star RA, et al. Incidence and mortality of acute renal failure in Medicare beneficiaries, 1992 to 2001. J Am Soc Nephrol, 2006, 17(4): 1135-1142

5. Abosaif NY, Tolba YA, Heap M, et al. The outcome of acute renal failure in the intensive care unit according to RIFLE: model application, sensitivity, and predictability. Am J Kidney Dis, 2005, 46(6): 1038-1048

6. Ricci Z, Cruz D, Ronco C. The RIFLE criteria and mortality in acute kidney injury: A systematic review. Kidney Int, 2008, 73(5): 538-546

7. Hoste EA, Schurgers M. Epidemiology of acute kidney injury: how big is the problem? Crit Care Med, 2008, 36(4 Suppl): S146-S151

8. Uchino S, Kellum JA, Bellomo R, et al. Acute renal failure in critically ill patients: a multinational, multicenter study. JAMA, 2005, 294(7): 813-818

9. Lameire N, Van Biesen W, Vanholder R. Acute renal failure. Lancet, 2005, 365(9457): 417-430

10. Scheinkestel CD, Adams F, Mahony L, et al. Impact of increasing parenteral protein loads on amino acid levels and balance in critically ill anuric patients on continuous renal replacement therapy. Nutrition, 2003, 19(9): 733-740

11. Seabra VF, Balk EM, Liangos O, et al. Timing of renal replacement therapy initiation in acute renal failure: a meta-analysis. Am J Kidney Dis, 2008, 52(2): 272-284

12. Leite TT, Macedo E, Pereira SM, et al. Timing of renal replacement therapy initiation by AKIN classification system. Crit Care, 2013, 17(2): R62

13. Mehta RL, Pascual MT, Soroko S, et al. Spectrum of acute renal failure in the intensive care unit: the PICARD experience. Kidney Int, 2004, 66(4): 1613-1621

14. Lins RL, Elseviers MM, Van der Niepen P, et al. Intermittent versus continuous renal replacement therapy for acute kidney injury patients admitted to the intensive care unit: results of a randomized clinical trial. Nephrol Dial Transplant, 2009, 24(2): 512-518

15. Jacka MJ, Ivancinova X, Gibney RT. Continuous renal replacement therapy improves renal recovery from acute renal failure. Can J Anaesth, 2005, 52(3): 327-332

16. Vats HS, Dart RA, Okon TR, et al. Does early initiation of continuous renal replacement therapy affect outcome: experience in a tertiary care center. Ren Fail, 2011, 33(7): 698-706

17. Skofic N, Arnol M, Buturovic-Ponikvar J, et al. Intermittent high-volume predilution on-line haemofiltration

versus standard intermittent haemodialysis in critically ill patients with acute kidney injury: a prospective randomized study. Nephrol Dial Transplant, 2012, 27 (12): 4348-4356

18. Bonilla-Felix M. Peritoneal dialysis in the pediatric intensive care unit setting: techniques, quantitations and outcomes. Blood Purif, 2013, 35 (1-3): 77-80

19. Chionh CY, Soni SS, Finkelstein FO, et al. Use of Peritoneal Dialysis in AKI: A Systematic Review. Clin J Am Soc Nephrol, 2013, 8 (10): 1649-1660

20. Mel E, Davidovits M, Dagan O. Long-term follow-up evaluation of renal function in patients treated with peritoneal dialysis after cardiac surgery for correction of congenital anomalies. J Thorac Cardiovasc Surg, 2014, 147 (1): 451-455

21. Lima EQ, Silva RG, Donadi EL, et al. Prevention of intradialytic hypotension in patients with acute kidney injury submitted to sustained low-efficiency dialysis. Ren Fail, 2012, 34 (10): 1238-1243

22. Schwenger V, Weigand MA, Hoffmann O, et al. Sustained low efficiency dialysis using a single-pass batch system in acute kidney injury-a randomized interventional trial: the REnal Replacement Therapy Study in Intensive Care Unit PatiEnts. Crit Care, 2012, 16 (4): R140

23. Bouman CS, Oudemans-Van Straaten HM, Tijssen JG, et al. Effects of early high-volume continuous venovenous hemofiltration on survival and recovery of renal function in intensive care patients with acute renal failure: a prospective, randomized trial. Crit Care Med, 2002, 30 (10): 2205-2211

24. Bagshaw SM, Uchino S, Bellomo R, et al. Timing of renal replacement therapy and clinical outcomes in critically ill patients with severe acute kidney injury. J Crit Care, 2009, 24 (1): 129-140

25. Liu KD, Himmelfarb J, Paganini E, et al. Timing of initiation of dialysis in critically ill patients with acute kidney injury. Clin J Am Soc Nephrol, 2006, 1 (5): 915-919

26. Gibney RT, Bagshaw SM, Kutsogiannis DJ, et al. When should renal replacement therapy for acute kidney injury be initiated and discontinued? Blood Purif, 2008, 26 (5): 473-484

27. Shiao CC, Wu VC, Li WY, et al. Late initiation of renal replacement therapy is associated with worse outcomes in acute kidney injury after major abdominal surgery. Crit Care, 2009, 13 (5): R171

28. Sugahara S, Suzuki H. Early start on continuous hemodialysis therapy improves survival rate in patients with acute renal failure following coronary bypass surgery. Hemodial Int, 2004, 8 (4): 320-325

29. Uchino S, Bellomo R, Morimatsu H, et al. Discontinuation of continuous renal replacement therapy: a post hoc analysis of a prospective multicenter observational study. Crit Care Med, 2009, 37 (9): 2576-2582

30. Uchino S, Kellum JA, Bellomo R, et al. Acute renal failure in critically ill patients: a multinational, multicenter study. JAMA, 2005, 294 (7): 813-818

31. Tiranathanagul K, Amornsuntorn S, Avihingsanon Y, et al. Potential role of neutrophil gelatinase-associated lipocalin in identifying critically ill patients with acute kidney injury stage 2-3 who subsequently require renal replacement therapy. Ther Apher Dial, 2013, 17 (3): 332-338

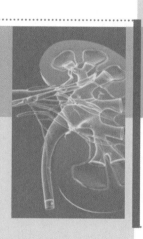

第二部分

CRRT 在临床各科危重疾病中的应用

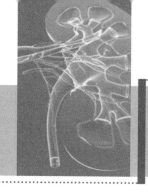

第十九章

CRRT在危重慢性肾衰竭中的应用

第一节 概 述

近年来连续性肾脏替代治疗（continuous renal replacement therapy，CRRT）技术发展较快，它凭借缓慢、连续地清除水分和溶质，具有血流动力学稳定、溶质清除率高、利于营养支持及清除炎症介质等间歇性血液透析不具备的优越性，越来越广泛地应用于临床危重症的救治。慢性肾衰竭（chronic renal failure，CRF）尤其是尿毒症患者因存在不同程度的水、电解质及酸碱平衡失调，合并有感染、营养不良、微炎症状态和氧化应激等因素，危重患者尤其老年人经常会在全身炎症反应的基础上发生血流动力学的不稳定，同时出现高分解、高代谢以及过重的容量负荷，是发生多脏器功能衰竭等多种并发症的高危人群，尽管治疗手段和技术在不断进步，在ICU中死亡率仍高达40%~50%。因此，合理地应用CBP对合并多器官功能障碍的危重CRF患者进行治疗有重要意义。

第二节 CRF伴有心血管功能衰竭

重症CRF患者最常见的器官功能障碍是心血管系统，也是影响患者预后的重要因素。心血管系统的衰竭可由原发性心脏疾病合并MODS，或由感染以及其他原因导致SIRS所致。

间歇性血液透析明显加重心血管系统的负担，因为在肾脏替代治疗时循环血容量因超滤而减少，需由间质水分再充盈加以补充，当再充盈量不能与超滤量保持平衡时，将使组织和细胞内水分不能进入有效循环，从而不能缓解肺水肿及心力衰竭。同时，间歇性血液透析对小分子物质清除迅速，使细胞外渗透压降低，水分由细胞外进入组织内和细胞内，进一步影响血管再充盈，临床表现肺水肿及心力衰竭加重。在这种情况下，血容量减少后人体生理代偿机制是增加心输出量，静脉和动脉血管收缩，血管床减少，增加前负荷，从而提高血压。在微循环中，由于毛细血管收缩不完全，静水压增高，也影响再充盈。危重患者病理生理变化更进一步损害了这些代偿机制。全身性炎症反应综合征导致血管通透性增加和血管扩张，间歇性血液透析时维持循环血容量和血管收缩及再充盈功能的机制受到影响，炎性介质和原有的心肌病变也限制了心肌收缩贮备能力。总之，大多数危重患者的心血管系统不能耐受间歇性血液透析造成的容量负荷改变。

CBP可以缓慢、等渗性清除液体，从而使容量负荷纠正，左心室充盈压逐渐降低，甚至在严重休克伴液体超负荷，必须清除大量液体者，也能保持血流动力学的稳定。CBP时低温能增加末梢血管阻力和心排血量,清除具有心血管活性的中大分子炎性介质,改善心功能。此外,CBP 可以随时更改水和溶质的清除参数,也有助于保持血流动力学稳定;使用生物相容性好的合成膜,也是血流动力学稳定的原因之一。合并心血管功能衰竭的危重患者行 CBP 时,要避免超滤过快、血管再充盈不足导致血容量不足和"低心排血量"综合征,并要注意避免原发心脏疾病所致心律失常、冠状动脉缺血等并发症。

第三节　顽固性心力衰竭

顽固性心力衰竭(refractory heart failure)又称难治性心力衰竭(intractable heart failure),是指慢性心力衰竭经充分的正规传统治疗,包括卧床休息、控制水钠摄入、应用洋地黄、利尿剂及血管扩张剂等治疗,心力衰竭症状仍持续存在或逐渐加重者。心力衰竭后,心脏疾病和肾脏疾病互相影响,并不断加重,不可避免出现肾素 - 血管紧张素 - 醛固酮系统活化,以及进行性水钠潴留,形成难治性水肿,而心力衰竭及容量负荷呈正相关,如此形成恶性循环,逐步发展为顽固性心力衰竭。

一、治疗充血性心力衰竭的机制

1. 缓慢连续性超滤(SCUF)　缓慢连续性超滤通过对流转运机制,缓慢、等渗性清除血浆中的水和溶质,从而清除钠水潴留,减少有效循环血容量,降低心室前负荷,使心肌张力下降,从而改善心脏功能。缓慢连续性超滤为等渗性脱水,超滤液渗透压和钠浓度与血浆相似。超滤后的一过性容量不足可增加机体对血管紧张素转化酶抑制剂的敏感性。缓慢连续性超滤可不影响或减慢心率,使中心静脉压下降,心排血量减少,但不影响总周围循环阻力,改善肾脏灌注,可能与神经 - 体液轴下调或心肌抑制因子被清除有关。缓慢连续性超滤通过血管收缩作用,引起血液自全身各处向身体中心聚集,并激活压力感受器以维持血压,因此血浆容量虽然大幅度减少,却未必出现血压下降,可能与其周围血管代偿性收缩有关。研究发现,缓慢连续性超滤期间,血浆去甲肾上腺素和血管紧张素 II 等血管收缩因子明显增加,血管收缩从而维持血压。另有研究发现,严重心力衰竭伴水肿的患者行缓慢连续性超滤后有效循环血容量下降,细胞外液和组织间液减少,总蛋白和血红蛋白含量增加,停止治疗后,液体逐渐从细胞外向血管床内转移,循环血浆容量逐步增加,至 20 天才达到治疗前基线水平。一组 24 例充血性心力衰竭患者行缓慢连续性超滤治疗,在(9±3)小时内超滤清除液体 4300~7000ml,治疗后肺水肿、腹水征以及外周水肿明显改善,通过动脉导管监测的肺毛细血管楔压和肺动脉压下降,而心率、动脉压、外周血管阻力和心排血量未受影响。

2. 连续性静脉 - 静脉血液滤过(CVVH)　在缓慢连续性超滤基础上,CVVH 通过补充置换液,更有效地清除中、小分子溶质,清除细胞因子和神经体液介质,终止心、肾功能不全的恶性循环。CVVH 补充的低温置换液和体外循环的降温作用,可降低外周血管阻力、升高平均动脉压,中心静脉压无显著变化,同时心率减慢和心排血量减少,但每搏量无变化。与平均动脉压升高相比,肺动脉压无明显变化,肺血管阻力的升高也不明显。同时患者的耗氧量明显下降。

二、治疗指征

近年来,缓慢连续性超滤的治疗对象已不局限于严重的顽固性心力衰竭患者,而几乎适用于所有类型的充血性心力衰竭,鉴于其操作相对复杂,目前推荐在以下几种情况下应用:

1. 对常规治疗无效的难治性心力衰竭、慢性间质性肺水肿　缓慢连续性超滤和 CVVH可以作为长期维持治疗,以清除细胞外液水分,保证患者达到干体重而无须应用利尿药物。有些患者在尿量无明显减少,体重维持稳定,无外周水肿的情况下,肺部 X 线片却依然可见肺水肿的表现,这种亚临床型肺间质水肿的患者常伴有一定程度的充血性心力衰竭。Marenai 报道,一组患者在原有的强心、利尿和血管紧张素转化酶抑制剂(ARB)应用不变的情况下,分别接受缓慢连续性超滤或静脉注射呋塞米(平均剂量 248mg)两组,平均清除体液 1600ml。心肺运动试验发现,治疗后所有患者心室充盈压和体重均有所下降,血浆肾素、去甲肾上腺素和醛固酮活性均有所增加。但在呋塞米治疗组,上述激素活性升高持续 4 天以上,同时患者的水代谢呈正平衡,心室充盈压重新升高,肺水肿很快复发,生活质量重新恶化,而超滤治疗的患者,血浆肾素、去甲肾上腺素和醛固酮活性在治疗后 48 小时内降至正常水平以下,同时饮水量减少,尿量增多,水代谢在体重下降的基础上,取得新的平衡。并且在缓慢连续性超滤后,右心房压、肺毛细血管楔压和心排血指数明显降低,X 线显示肺血管外水肿明显减轻,这些变化伴随肺通气量、潮气量和在运动高峰时无效腔/潮气量比值增加,疗效维持 3 个月之久。不仅有效地提高了患者的体力和活动能力,而且也促进恢复肺清除去甲肾上腺素的能力,从而抑制肾素释放。

2. 伴有肾功能损害和内环境紊乱的心力衰竭　低钠血症(钠 <120mmol/L)、高钾血症(钾 >5.5mmol/L)等电解质紊乱以及代谢性酸中毒(HCO_3^- <16mmol/L)和氮质血症,在充血性心力衰竭时十分常见,应该行 CVVH,不仅能清除水分和尿毒症毒素,纠正酸碱及电解质紊乱,还能清除细胞因子和神经体液介质,有助于打断心-肾之间的恶性循环。

三、并发症

充血性心力衰竭患者本身血流动力学状态极为不稳定,在连续性血液净化治疗中有可能出现系列并发症。

1. 严重低血压　体外循环血量过大可造成有效循环血量不足和严重低血压,治疗时应避免血流量过大(<200ml/min),如在开始治疗同时连接动脉端和静脉端,也可避免有效循环血容量的突然下降。同样,超滤速度过快也会出现低血压,建议净超滤率 <30ml/(kg·h)。

2. 心律失常　电解质紊乱和缺氧可影响心室肌的兴奋性,导致室性期前收缩、二联律及阵发性心动过速等。充血性心力衰竭患者对高钾血症耐受性较对低钾血症的耐受性好,高钾血症患者在治疗时要避免血钾下降至正常值以下。

3. 冠状动脉缺血　对合并有冠心病的患者进行单纯超滤治疗时,在心脏功能增强的同时,氧耗也增加,因而终末期冠心病患者,心肌缺血可能加重,对此应予以注意。

第四节　CRF 合并脑血管意外、脑外伤及脑水肿

CRF 患者如因脑血管意外、脑部创伤、手术等原因导致脑水肿,如果需要透析治疗,常规

间歇性血液透析时由于血浆渗透压下降或脑内酸中毒,可引起脑组织渗透压升高,水分进入脑组织,导致脑水肿。颅内压升高不仅与血浆渗透压梯度的变化有关,还与治疗过程中平均动脉压迅速下降导致脑灌注压降低有关,只有采用高钠、低温透析液和尽量避免血容量的变化,才能避免上述改变,这些在常规间歇性血液透析时很难实现;透析前血尿素氮<15mmol/L(<12mmol/L 更佳)的患者,才能在间歇性血液透析中保持颅内压稳定。

CRRT 治疗过程中颅内压变化更为缓慢,但在大剂量治疗时,仍有可能影响颅内压,因此伴有脑水肿的患者应首选连续性血液滤过治疗,且初始置换液钠离子浓度应>140mmol/L,从小剂量开始(如 1L/h),此时血尿素氮和小分子溶质的变化速度较慢,机体可维持正钠平衡,对颅内压的影响小,患者病情稳定后再逐渐增加置换液流量。

如果遇到颅内出血的患者,连续性血液净化中应尽量避免使用抗凝剂,或采用体外局部抗凝(如枸橼酸盐抗凝)。前列环素类抗凝剂具有强效血管扩张作用,不宜用于脑灌注压低的患者,以免脑灌注压进一步降低而增加颅内压。如必须使用此类药物抗凝,用药前应先纠正血容量不足,保证脑灌注压,或适时加用升压药物。

第五节　老年多器官功能衰竭

老年多器官功能衰竭是指老年人(≥60 岁)在器官老化、功能低下、免疫调节障碍及患有多重慢性疾病的基础上,当存在卧床、手术、感染、心血管急症等诱因时,短时间内出现 2 个或 2 个以上器官序贯或同时衰竭,病死率极高。

一、老年多器官功能衰竭的特点

老年人器官功能逐渐衰退且反应性差,病情隐匿往往缺乏典型的症状和体征,临床上容易被忽视。老年多器官功能衰竭一旦发生,则来势凶猛,病情进展迅速可在短时间内同时或序贯出现 2 个或 2 个以上器官的功能衰竭,病死率高。发病诱因以感染最多见,其中以肺部感染最多,占 73.1%,首发衰竭器官以肺居首位,总病死率为 67%,而血液系统和肾衰竭是患者死亡的风险因素,其中合并肾衰竭者死亡率为 86.9%。另外,由于患者存在多个器官、系统功能异常,需要多种药物和治疗,治疗矛盾突出。许多治疗老年多器官功能衰竭的措施,也是加重病情的诱因。如老年多器官功能衰竭的患者多有营养不良,需要增加营养摄入,但咀嚼和消化功能差,偏嗜流质饮食,必然要摄入大量液体,如同时有肾功能异常,可能导致容量负荷过多,加重心力衰竭。

二、CRRT 治疗老年多器官功能衰竭的特点

1. 血流动力学稳定　连续性血液净化治疗中患者心功能改善、血流动力学稳定,其可能原因包括:①采用中心静脉导管建立血管通路,不额外增加心脏负荷;②连续性血液净化持续、缓慢、稳定超滤的特点,对血浆渗透压和有效循环血容量影响小;③低于体温的置换液,使外周血管收缩、血管阻力增加,有助于维持血压;④ CVVH 中可以精确调控液体出入量,随时调整容量状况,既能预防和治疗充血性心力衰竭,又可避免低血容量性低血压;⑤缓慢、连续超滤期间,血浆去甲肾上腺素和血管紧张素 II 浓度等明显增加,导致血管收缩从而维持血压;⑥通过清除部分中、大分子炎性介质和血管活性物质,从而影响血流动力学状况。

炎性介质可通过多种机制影响老年多器官功能衰竭患者心血管功能,其血浆 IL-1、IL-6 和 TNF 水平显著高于健康老年人,而病死组细胞因子水平又显著高于存活组,随着病情进展,衰竭器官数目增多,其血浆 IL-1、IL-6 和 TNF 水平亦明显增高,与衰竭器官数目呈显著正相关,病情进展时,TNF 上升最快。南京军区总医院全军肾脏病研究所报道的一组 35 例 80 岁以上的老年多器官功能衰竭的患者,在连续性血液净化治疗前,32 例患者需要应用血管活性药物维持血压,连续性血液净化治疗开始时血流动力学极不稳定,但所有患者均对治疗耐受良好、血管活性药物用量明显减少,心率平稳,平均动脉压轻度上升,仅 1 例患者治疗中出现一过性低血压,通过调整升压药及减少超滤后症状改善。连续性血压净化开始时 APACHE Ⅱ 评分 22.7±4.50,23 例(65.7)存活时间超过 15 天,最终存活率为 42.9%(15/35)。

2. 维持内环境稳定、促进肾功能恢复 连续性血液净化缓慢、连续地清除尿毒症毒素,调整内环境,保持水、电解质和酸碱平衡,是比间歇性血液透析更符合生理的肾脏替代治疗方式。南京军区总医院全军肾脏病研究所报道的 35 例 80 岁以上的老年多器官功能衰竭的患者,在治疗前均有肾衰竭,连续性血液净化使血清肌酐、尿素氮均维持在稳定状态,最终 13 例急性肾衰竭患者肾功能恢复正常,2 例慢性肾功能不全患者,病情稳定后转为间歇性血液透析治疗。

3. 清除肺间质水分、减轻肺部炎症、改善通气功能 肺部感染是老年患者多器官功能衰竭最常见的诱因,且单纯肺部感染相对较少,与慢性心力衰竭有关的肺部感染相对居多,部分老年人肺部感染可以首先表现为急性左心功能衰竭。CVVH 等渗性清除大量水分后,血浆蛋白浓度相对提高,有利于第三间隙潴留的液体逐渐回吸收入血液,从而减轻间质水肿,特别是肺水肿,改善肺的通气功能。同时血液滤过通过降低血浆促炎细胞因子的浓度,减轻肺局部炎症反应,降低肺毛细血管内皮细胞的肺泡上皮细胞的通透性,缓解肺水肿,改善心肺功能。而相对低温的置换液,可降低患者的基础代谢率,减少耗氧量和气体交换量,从而减少 CO_2 的产生。南京军区总医院全军肾脏病研究所报道的 35 例 80 岁以上的老年多器官功能衰竭的患者中,19 例合并急性呼吸窘迫综合征,CVVH 治疗过程中患者的呼吸功能均有所改善,急性呼吸窘迫综合征症状得以缓解。

4. 改善营养状况 高龄患者由于基础疾病、慢性消耗、胃肠功能紊乱和消化不良等因素,营养不良的发生率高达 50%。在合并老年多器官功能衰竭的情况下,由于组织破坏和感染等因素引起的应激反应,使机体处于分解代谢状态,而低蛋白血症是老年多器官功能衰竭患者预后不良的风险因素之一。连续性血液净化通过控制氮质血症、纠正酸中毒和电解质紊乱,有助于改善患者的食欲;清除多余的容量负荷可清除胃肠黏膜淤血和水肿,增强胃肠道消化吸收功能。对于不能进食者,连续性血液净化通过调控氮质血症及容量平衡,为静脉营养支持治疗创造了条件。南京军区总医院全军肾脏病研究所报道的 35 例 80 岁以上的老年多器官功能衰竭的患者中有 15 例在治疗过程中接受了肠外营养治疗,水、电解质、酸碱平衡稳定,达到了营养支持治疗的目的。

三、CRRT 治疗老年多器官功能衰竭的注意事项

老年多器官功能衰竭的患者病情危重,即使轻微的不良反应也可能导致严重的后果甚至危及患者生命,故在治疗中应注意监测,尽量避免下列情况发生。

1. 出血 尽管 CVVH 通常采用低分子肝素和(或)体外枸橼酸抗凝,对血小板和凝血系

统的影响较小,但对于老年多器官功能衰竭必须关注并发严重出血的可能,如局部血肿、渗血、消化道出血、血尿等。由于老年人反应相对比较迟钝,主观感觉往往不能反映实际病情变化,在临床监护中必须密切观察,发现不明原因血压下降和血红蛋白降低时,必须全身寻找可疑的出血部位,及时处理,以避免酿成严重后果。当患者有出血倾向时,只要不是严重低氧血症,都可采用枸橼酸盐体外抗凝,如明确有出血时,CVVH 中应避免应用抗凝剂。

2. 导管感染　中心静脉导管是 CVVH 的血管通路,需要较长时间保留,容易发生导管感染等并发症,严重时可导致脓毒血症而危及患者生命。同时老年多器官功能衰竭患者因免疫力低下、长期卧床、误吸、留置静脉针、留置导尿管等原因,易并发肺、皮肤、泌尿道及消化道等部位的感染,大量输血、输液也会导致发热等不良反应,为导管感染的诊断带来困难。故在临床上应加强导管护理,定期更换敷料,观察置管局部有无红肿、渗出等表现,一旦发现患者体温升高,用其他部位感染的原因不能解释时,应考虑为导管感染,此时应积极给予抗感染治疗,如抗感染治疗效果不佳,或出现呼吸减慢、血压下降和神志不清、嗜睡等脓毒症征象时,应立即拔除导管,并根据血培养及导管尖端细菌培养结果更换敏感抗生素。待体温恢复正常时可更换部位或在原处重新置管。有时发热虽不考虑导管感染,但抗生素治疗无效,也应进行预防性的拔除导管。

3. 容量失衡　由于老年人代偿和自我调节能力差,对容量失衡的耐受性差,轻微容量超负荷即可诱发急性左心功能衰竭、肺水肿,而稍有容量不足又会表现为低血压,故在连续性血液净化中应监测中心静脉压等血流动力学参数,精确统计出入量,尤其要正确地估算不显性失水量,适时地做到容量平衡,根据血流动力学参数的目标值(如中心静脉压、平均动脉压、肺动脉楔压等),调节每小时的液体净平衡。

4. 低体温　输入大量置换液可能导致体温下降,适当低体温可降低组织器官代谢,起到保护作用,但严重低体温可导致患者感觉不适,抑制全身免疫系统,引起凝血机制异常,甚至心脏传导阻滞和心力衰竭,尤其是高龄患者。因此治疗中必须注意对置换液的适当加温和患者的保温措施。由于老年多器官功能衰竭是在老年器官功能退化的基础上出现多个器官功能的衰竭,故病情危重、病死率极高。连续性血液净化具有血流动力学稳定、耐受性好等特点,可延长患者生存时间、提高存活率,但在治疗中必须严密监测,积极避免各种并发症。

第六节　病案分享

【病案介绍】

患者女,39 岁,因"口眼干 5 年,肾功能异常 2 年,咯血 9 天"于 2008 年 10 月 7 日入院。患者 5 年前出现口眼干燥,无皮肤红斑及口腔溃疡。2 年前逐渐出现夜尿增多,乏力、食欲缺乏、呕吐遂至我院就诊,发现血肌酐 526μmol/L,免疫检查 SSA 及 SSB 阳性,唾液腺和泪腺功能严重受损,诊断"原发性干燥综合征,慢性肾功能不全(肾衰竭期)",3 个月后进入尿毒症期,开始维持性规律血液透析治疗,每周 3 次(IHD 2 次 +HDF 1 次)。2008 年 9 月 28 日因咳鲜红色血痰 1 次再次入院。入院第二天血液透析 1 小时后出现意识模糊,呼之能应,对答欠清楚,血压下降(97/56mmHg),呕吐咖啡样胃内容物 1 次,立即停止透析并积极止血和输血补液治疗,血气分析为轻度代谢性酸中毒(pH 7.30,HCO_3^- 17.6mmol/L),肝功能和血钾正常，头颅 CT 未见异常。当晚出现高热（体温 39℃以上）并解黑色成形大便约 100g，经加强抗感染和对症治疗生命体征尚平稳，未再解黑便，但意识模糊仍存在，并出现头部、口唇及舌尖的不自主抖动，无神经系统阳性体征。

【临床问题】

1. 患者意识障碍的原因的原因考虑哪些因素？

2. 患者需要血液透析治疗，采用何种透析方式？

3. 患者采用何种抗凝方式？

【治疗经过】

由于患者为终末期肾脏疾病进行替代治疗的患者，考虑到代谢性脑病的可能性大，且患者血流动力学不稳定并存在消化道出血征象，当日对患者进行了床旁连续性静脉 - 静脉血液滤过（CVVH）治疗，采用无肝素抗凝方式：Diapact 血液净化机，费森尤斯 AV600 滤器，前稀释法，置换量 4000ml/h，超滤 2800ml/40h。考虑滤器使用寿命偏短（6~12 小时）及患者的经济因素，每天治疗时间为 10~14 小时，治疗结束后采用 50% 的普通肝素盐水封管。7 小时后患者意识逐渐恢复，24 小时后患者意识障碍及消化道出血症状未加重，遂改为枸橼酸抗凝联合枸橼酸封管的方式进行治疗。由于滤器使用寿命明显延长（>24 小时），每天治疗时间为 18~24 小时。45 小时后患者意识完全恢复，体温下降，口唇和舌尖的抖动消失，70 小时后改规律血液透析，每周 3 次，门诊随访，患者病情稳定。

【经验总结】

代谢性脑病多发生于急性和慢性肾功能不全患者，若不及时处理，后果严重。其发生机制尚不清楚，目前较肯定的因素如下：①毒素潴留：肾衰竭患者体内小分子的尿素氮、胍类、胺类、酚类等，中分子物质及大分子的甲状旁腺素（PTH）在血脑中蓄积，抑制线粒体的呼吸作用，干扰氧化磷酸化反应，使脑组织氧耗异常、葡萄糖代谢障碍引起精神、神经症状。另外，肾衰竭患者血胺类浓度增高，导致脑组织血液循环障碍，酸碱平衡紊乱，水、电解质代谢失调，脑内毛细血管通透性增加，使脑内毒性物质包括有机酸等大量蓄积，从而阻断胶质细胞的神经传导作用。②内分泌活动的异常：肾衰竭会引起继发性甲状旁腺功能亢进，血 PTH 升高，PTH 可以促使细胞钙离子内流，使脑以及外周神经组织钙离子含量增高，改变细胞内外钙离子比例失衡，从而使组织的正常功能受到影响。③电解质紊乱及酸中毒：肾功能不全患者生物膜上 Na^+-K^+-ATP 酶和钙泵异常，可通过影响神经信息在突触部位的传递而影响脑功能，当低钠血症致脑水肿时，机体又处于代谢性酸中毒和高钾血症的内环境中，即产生大脑功能障碍，昏迷也会进一步加重。该例患者在长期规律血液透析过程中出现意识模糊并进行性加重，病程中虽然出现高热，但无神经系统定位体征和影像学异常发现，考虑到患者血流动力学不稳定并存在出血风险，我们选择 CVVH 后患者意识障碍立即得到恢复，平均动脉压、心率逐渐恢复正常，治疗效果显著，虽然没有腰穿行脑积液检查，但从治疗效果证实了该患者意识障碍应为代谢性脑病所致。CVVH 主要通过对流方式持续缓慢清除体内多余水分及中小分子物质，能有效地控制高分解代谢对各器官的损害，维持水电解质和酸碱平衡，并可同时进行全胃肠外营养支持和相应并发症的治疗。此外，CVVH 使用的高分子合成膜，可持续滤过各种中大分子的炎症介质，从而使血流动力学更为稳定。

小结

　　连续性静脉 - 静脉血液滤过（CVVH）治疗对一些心血管功能不稳定、低血压的患者尤其适用。另外对于活动性出血及出血高危人群的患者，推荐采用枸橼酸抗凝联合枸橼酸封管的方式进行抗凝干预。

（岳荣铮）

参考文献

1. Ronco C, Bellomo R. Acute renal failure and multiple organ dysfunction in the ICU: from renal replacement therapy (RRT) to multiple organ support therapy (MOST). Int J Artif Organs, 2002, 25 (8): 733-747

2. Ympa YP, Sakr Y, Reinhart K, et al. Has mortality from acute renal failure decreaseed? A systematic review of the literature. Am J Med, 2005, 118 (8): 827-832

3. Newsome BB, Warnock DG, McClellan WM, et al. Long-term risk of mortality and end-stage renal disease among the elderly after small increases in serum creatinine level during hospitalization for acute myocardial infarction. Arch Intern Med, 2008, 168 (6): 609-616

4. Brause M, Deppe CE, Hollenbeck M, et al. Congestive heart failure as an indication for continuous renal replacement therapy. Kidney Int, 1999, 565 (Suppl 72): S95-S100

5. Blake P, Hasegawa Y, Khosla MC, et al. Isolation of "myocardial depressant factor (s)" from the ultrafiltrate of heart failure patients with acute renal failure. ASAIO J, 1996, 42 (5): M911-M915

6. Marenzi G, Lauri G, Grazi M, et al. Circulatory response to fluid overload removal by extracorporeal ultrafiltration in refractory congestive heart failure. J Am Coll Cardiol, 2001, 38 (4): 963-968

7. Marenai G, Guazzi M, Lauri G, et al. Body fluid withdrawal with isolated ultrafiltration effects persistent improvement of functional capacity in patients with chronic congestive heart failure. Furosemide does not produce the same result. Cardiologia, 1994, 39 (11): 763-772

8. Ji DX, Gong DH, Xu B, et al. Continuous venovenous hemofiltration in the treatment of acute severe hyponatremia: a report of 11 cases. Int J Artif ORGANS, 2007, 30 (2): 176-180

9. Davenport A. Is there a role for continuous renal replacement therapies in patients with liver and renal failure? Kidney Int Suppl, 1997, (72): S62-S66

10. Davenport A. Renal replacement therapy for the patient with acute traumatic brain injury and severe acute kidney injury. Contrib Nephrol, 2007, 156: 333-339

11. Ishani A, Xue JL, Himmelfarb J, et al. Acute kidney injury increases risk of ESRD among elderly. J Am Soc Nephrol, 2009, 20 (1): 223-228

12. 王士雯. 老年人多器官功能衰竭的若干问题. 中华老年医学, 1993, 12 (3): 182-185

13. 陶静, 季大玺, 龚德华, 等. 连续性静脉 - 静脉血液滤过治疗八十岁以上老年多器官功能衰竭患者的经验. 肾脏病与透析肾移植杂志, 2005, 14 (3): 208-212

14. Hsu CY, Chertow GM, McCulloch CE, et al. Nonrecovery of kidney function and death after acute on chronic renal failure. Clin J Am Soc Nephrol, 2009; 4 (5): 891-898

15. 侯凡凡. 对尿毒症毒素的新认识. 中华肾脏病杂志, 2003, 19: 671

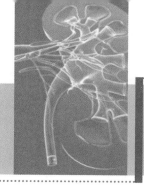

第二十章

CRRT 在急性呼吸窘迫综合征中的应用

第一节 概 述

　　急性呼吸窘迫综合征（acute respiratory distress syndrome，ARDS）指肺内、外严重疾病导致以肺毛细血管弥漫性损伤、通透性增强为基础，以肺广泛性充血水肿、肺泡内透明膜形成和肺不张为主要病理变化，以进行性呼吸窘迫和难治性低氧血症为临床特征的急性呼吸衰竭综合征。ARDS 多见于严重创伤、感染、大手术后，是急性肺损伤发展到后期的典型表现。该病起病急骤，发展迅猛，预后极差。在连续性肾脏替代治疗（CRRT）问世前，ARDS 合并急性肾衰竭患者死亡率接近 100%。CRRT 治疗是一种连续性的动、静脉血液滤过方法，它不同于传统的间歇性血液透析，很大程度上克服了间歇性血液透析的缺点，包括可连续性操作、提供营养支持、维持水电解质和酸碱平衡等，特别是能清除循环血液中过多的炎性介质。近年来，CRRT 在 ARDS 治疗中的作用越来越受到重视。

第二节 ARDS 的发病机制

　　ARDS 是由多种病因直接或间接作用于肺组织造成的急性肺损伤。常见诱因包括感染、创伤、休克等，除了对肺泡膜的直接损伤作用外，更重要的是激活多种炎症效应细胞（如巨噬细胞、中性粒细胞、血小板等），释放多种炎性介质（如 TNF-α、磷脂酶 A2、IL-1、IL-6、IL-8 和血小板活化因子等），间接介导一系列炎症反应，使肺泡毛细血管通透性增加，肺泡上皮细胞和间质成分受损，引起肺间质和肺泡水肿的形成；同时由于肺血管与肺间质之间液体交换障碍，使液体积聚于肺泡和间质间隙，引起肺顺应性下降，通气 - 血流比例失调，氧合功能障碍，导致肺内大量分流和严重的低氧血症。

第三节 ARDS 的临床表现

ARDS 的典型临床表现可分为四期：

一、损伤期

损伤后约 4~6 小时发生。以原发病的临床表现为主，一般无典型的呼吸窘迫症状。胸片检查无阳性发现。

二、相对稳定期

损伤后约 6~24 小时发生。该期患者循环功能尚相对稳定,但逐渐出现呼吸频率加快、呼吸困难、过度通气等临床表现,伴 $PaCO_2$ 下降,然而肺部体征尚不明显。胸片可见肺纹理增多、模糊和网状浸润影。

三、呼吸衰竭期

损伤后约 24~48 小时发生。该期患者呼吸困难和发绀症状逐渐加重,可伴烦躁、焦虑、出汗等。呼吸频率较前明显加快,可达 35~50 次 / 分。肺部听诊可闻及湿啰音。胸片示双肺散布斑片状阴影或呈毛玻璃样改变,可见支气管充气征。由于低氧血症引起过度通气,$PaCO_2$ 下降,伴发呼吸性碱中毒。

四、终末期

极度呼吸窘迫和严重发绀症状,常伴神经精神症状,如谵妄、嗜睡、昏迷等。胸片示双肺存在融合成片状的浸润影,支气管充气征明显。由于呼吸肌极度疲劳导致 CO_2 潴留,引起混合性酸中毒。

第四节　CRRT 在 ARDS 治疗中的应用

一、改善肺水肿

ARDS 时,肺泡膜损伤、毛细血管通透性增加而导致渗透性肺水肿。CRRT 清除肺间质水肿,改善肺实质细胞的摄氧能力,改善微循环和组织的氧利用,降低 ARDS 患者的死亡率。研究发现在建立急性肺损伤的狗模型中,CRRT 治疗可降低肺泡毛细血管内皮细胞和肺泡上皮细胞的通透性,减轻肺泡局部炎症反应,缓解肺水肿,缓解肺功能损伤。研究表明:在心肺旁路手术造成的急性肺损伤患者治疗中,经持续超滤脱水治疗组患者,其肺组织静态顺应性下降幅度较对照组明显减少($P<0.05$),气道阻力增加幅度较对照组明显减少($P<0.01$),由此可见,CRRT 治疗可明显减轻 ARDS 患者肺水肿,改善其心肺功能。

制订 ARDS 患者治疗计划时维持液体平衡非常重要,反复多次计算 ARDS 患者液体平衡,动态调整脱水计划是 ARDS 患者连续性血液净化治疗的关键。进行血流动力学监测的患者,以 Swan-Ganz 导管测定肺毛细血管楔压,使之维持在 1.37~1.57kPa(14~16cmH_2O)水平,根据患者血流动力学变化情况调整液体出入量平衡。

二、清除过多的炎性介质

ARDS 本质是一种机体对损伤因子过度的、不正常反应的炎症性疾病,大量炎性介质的产生和释放是 ARDS 病理生理过程中的重要环节。ARDS 的发生是由于巨噬细胞、气道上皮细胞等释放的肿瘤坏死因子 α(TNF-α)、细胞介素 1(IL-1)等前炎症介质诱发了以 IL-8 为主的中性粒细胞趋化因子的产生,使中性粒细胞向肺内移动并活化,释放酶类及活性氧,损伤肺组织。CRRT 治疗具有稳定的血流动力学,除了清除过多水分、代谢废物,保持内环境稳定,还能够连续性地清除血液中存在的毒素或中分子物质(炎性介质大部分为中分子),阻断 ARDS 病程进展。

　　研究发现在建立急性肺损伤的狗模型中,CRRT 治疗组动物血浆 IL-6、IL-8 水平较对照组均明显下降($P<0.05$)。另一项研究证实:在急性肺损伤犬模型中,与单纯机械通气治疗组相比,CRRT+ 机械通气治疗组的平均动脉压(MAP)、心输出量(CO)、体循环阻力(SVR)均保持相对稳定,而平均肺动脉压(mPAP)、肺动脉楔压(PAWP)、肺循环阻力(PVR)均有好转趋势,其血浆 IL-1β 水平较对照组亦明显降低($P<0.05$),但两组动物血浆细胞因子水平在病程中却无明显改变。在临床治疗急性重症胰腺炎并急性呼吸窘迫综合征的过程中,CRRT 治疗组血清炎性介质水平(TNF-α、IL-6、IL-8、CRP)较常规治疗组均显著下降($P<0.05$),其各项临床指标(腹痛、腹胀、胰腺水肿、脱机时间、血尿淀粉酶及白细胞恢复时间、并发症发生率及病死率等)恢复均优于常规治疗组($P<0.05$),低氧血症得以纠正,APACHE II 评分改善。上述研究均说明 CRRT 治疗对于 ARDS 病理过程中过多的炎性介质(如 TNF-α、IL-1、IL-6、IL-8、CRP 等)均有一定清除作用,从而阻断 ARDS 病程进展。

三、调控水、电解质及酸碱平衡紊乱

　　在 ARDS 病程中,可能存在着多种类型不一、轻重不等的酸碱失衡情况。其中,呼吸性碱中毒、代谢性酸中毒、呼吸性碱中毒合并代谢性碱中毒较多见。严重创伤患者,可表现为呼吸性碱中毒型三重酸碱失衡(TABD);中至重度 ARDS 患者常伴呼吸性碱中毒型 TABD、呼吸性碱中毒、呼吸性碱中毒合并代谢性碱中毒、呼吸性酸中毒合并代谢性酸中毒。ARDS 出现三重酸碱失衡、呼吸性酸中毒合并代谢性酸中毒,常提示病情险恶,预后极差。内科治疗对于纠正 ARDS 患者严重的复杂性内环境紊乱存在诸多困难,纠正效果不理想,纠正速度难以控制,纠正程度难以预料,甚至可能出现矫枉过正的情况。CRRT 治疗可连续、平稳、有效地纠正 ARDS 患者电解质、酸碱平衡紊乱,并且通过调节置换液碳酸氢盐的输入速度和浓度,达到纠正酸碱平衡紊乱的目的。由于碳酸氢盐的碱化作用,CRRT 治疗还可有助于缓解高碳酸血症。对于 ARDS 患者,当存在严重低氧血症及呼吸性酸中毒合并代谢性酸中毒时,应尽量避免使用枸橼酸抗凝。由于在机体严重低氧状态和酸中毒时,体内枸橼酸代谢发生障碍,导致枸橼酸蓄积,进一步加重酸碱平衡紊乱。

四、降低氧耗

　　ARDS 患者常合并感染性疾病(如肺部感染、重症胰腺炎、创伤等),临床表现为高热和高分解代谢症状。CRRT 治疗过程中输入大量低温置换液,清除过多的炎性介质,可在短时间内有效缓解 ARDS 患者的高热和高分解代谢状态,降低基础代谢率,使其耗氧减少,气体交换减少,从而减少 CO_2 的产生,利于保护患者肺功能,并且降低机械通气造成的肺损伤。

五、多脏器支持治疗

　　经过多年的不断研究和实践,CRRT 技术已日渐完善,成为各种危重患者多脏器支持治疗(MOST)的重要组成部分。CRRT 治疗不仅清除大量肺血管外水分,纠正肺泡和肺间质水肿,改善气体交换和组织氧供;而且具有稳定的血流动力学,能持续、稳定地控制氮质血症、

水电解质及酸碱平衡;能够连续性地清除血液中的细菌内毒素和其他炎症介质;降低氧耗,减少 CO_2 的产生,改善心肺功能;并能按需要提供营养补充。南京军区总医院 2006 年总结回顾分析连续性高容量血液滤过治疗 21 例肾移植术后急性呼吸窘迫综合征的疗效,最终 13 例患者存活(存活率 61.9%),且肾功能均较前明显恢复。综上所述,CRRT 治疗 ARDS 患者,可有效缓解临床症状,改善预后,降低死亡率,具有广阔的临床应用前景。

(白云凯)

参 考 文 献

1. 黎磊石,季大玺.连续性血液净化.南京:东南大学出版社,2004:202-206

2. Su X,Bai C,Hong Q,et al. Effect of continuous hemofiltration on hemodynamics,lung inflammation and pulmonary edema in a canine model of acute lung injury. Intensive Care Med,2003,29(11):2034-2042

3. Huang H,Yao T,Wang W,et al. Continuous ultrafiltration attenuates the pulmonary injury that follows open heart surgery with cardiopulmonary bypass. Ann Thorac Surg,2003,76(1):136-140

4. 吴坚平,顾勇,丁峰,等.高容量血液滤过在犬急性肺损伤中的作用.中华肾脏病杂志,2001,76:136-140

5. 洪勇,廖文胜,何阳,等.持续血液净化治疗急性重症胰腺炎并急性呼吸窘迫综合征的临床疗效及机制.中国现代医学杂志,2012,22(25):97-99

6. Vanholder R,Biesen WV,Lameire N. What is the renal replacement method of first choice for intensive care patients? J Am Soc Nephrol,2001,12 Suppl 7:S40-S43

7. Sun Q,Liu ZH,Chen J,et al. An aggressive systematic strategy for acute respiratory distress syndrome caused by severe pneumonia after renal transplantation. Transpl Int,2006,19(2):110-116

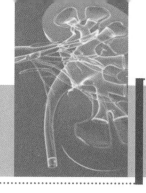

第二十一章

CRRT 在肝衰竭中的应用

第一节 概 述

　　肝衰竭是指肝脏严重损害,导致其合成、解毒、排泄和生物转化等功能发生严重障碍或失代偿,出现以凝血机制障碍和黄疸、肝性脑病、腹腔积液等为主要表现的一组临床症候群,病死率高。同时,肝衰竭患者可以并发以下严重并发症,如:肝性脑病、脑水肿、败血症、肾衰竭、循环障碍、凝血机制障碍、消化道出血和诸如代谢性酸中毒、代谢性碱中毒、低血糖等代谢紊乱和低钠血症、低钾血症和低磷血症等电解质紊乱等。严重者因多器官功能障碍死亡。在肝衰竭患者中,肾功能不全为常见并发症,可由进展性肝病所致,亦可同为多器官功能衰竭的器官之一,发生率在 30%~50%,可因低血压相关的肾脏低灌注所致的肾前性肾衰竭,如肝肾综合征,也可为急性肾小管坏死,极少数患者本身合并有原发性肾小球疾病。伴有肝脏疾病是 AKI 接受 CRRT 患者死亡的独立危险因素。在美国的一个肝移植等待 135 例患者的病例报告中,66% 接受了肝移植,22% 在肝移植的过程中死亡,12% 患者肝功能恢复,未行肝移植手术(多数患者是药物性肝衰竭)。另一个美国的肝衰竭报告的存活率为 67%(包括药物性肝衰竭患者)。

第二节 基 础 知 识

一、CRRT 治疗肝衰竭(及肝肾综合征)独特的治疗机制

　　肝衰竭及其并发症,尤其是并发肾衰竭和多器官功能衰竭的患者,在等待肝移植的间期,连续性肾脏替代治疗(CRRT)相比于普通血液透析,由于其良好的患者耐受性和清除炎性介质等优势,其应用的范围和力度日益加强。CRRT 可有效清除蛋白结合的毒素及水溶性毒素(血氨、肌酐等),纠正酸碱和电解质紊乱,并对肝性脑病有辅助治疗。针对肝衰竭患者的各种临床症状及并发症,CRRT 均有其使用的适应证。目前 CRRT 和分子吸附再循环系统(MARS)在部分患者是等待肝移植期间的救命治疗。由于肝衰竭患者并发症多,病情重,又使医护人员在应用 CRRT 治疗中有一些特别需要注意的地方。CRRT 治疗,已经成为肝衰竭患者维持内环境稳定的重要治疗措施,是肝衰竭患者稳定病情,坚持到肝移植的桥梁,是坚持到肝脏功能自行恢复的桥梁。

　　辅助的血浆置换的主要作用是清除血浆内的大分子量毒性物质(包括内毒素、短链脂肪

酸以及和白蛋白结合的芳香族氨基酸、胆汁酸、胆红素、酚、硫醇、吲哚等毒素),补充凝血因子等生物活性物质,对早期重型肝炎患者的治疗起到一定作用。

二、CRRT 治疗肝衰竭的治疗指征

肝衰竭患者可使用 CRRT 或 CRRT 联合血浆置换来初步清除体内多余的水分、纠正电解质酸碱失衡、清除部分胆红素、其他毒素和炎性介质。MARS 能全面清除蛋白结合毒素及水溶性毒素、稳定血流动力学、降低颅内压、改善肾功能,有助于肝衰竭合并 MODS 的防治。

肝衰竭合并肾衰竭患者,可使用 CRRT 间断或持续治疗,部分替代肾脏功能而额外获益。

肝衰竭拟行肝移植手术的患者,可在肝移植术前、术中和术后进行 CRRT 或 CRRT 联合血浆置换,作为肝移植手术围术期的一个重要的支持治疗。

三、治疗模式

对肝衰竭患者,最常采用的 CRRT 治疗模式为 CVVH 和 CVVHDF。可配合血浆置换、血液灌流和 MARS 治疗。有条件的单位可以开展单次循环白蛋白透析(single pass albumin dialysis, SPAD)、普罗米修斯血浆分离 - 白蛋白透析系统(Prometheus plasma filtration and albumin dialysis)和血浆滤过高通量血液透析滤过(plasma filtration with high flux hemodiafiltration)。

CVVH 和 CVVHDF 不能有效清除胆酸、胆红素和与白蛋白结合的毒素,但是可以达到维持机体内环境稳定和改善血流动力学的目的。

MARS 能全面清除蛋白结合毒素及水溶性毒素、稳定血流动力学、降低颅内压、改善肾功能,有助于肝衰竭合并 MODS 的防治。对于体重介于 10~30kg 的患者,可以选择 mini-MARS 或 PRISMARS。对于体重 <10kg 的儿童,可以选择 CVVH 联合 SPAD,或 PRISMiniMARS。

Prometheus 系统源于成分血浆分离吸附,将血液灌流和血液透析两个回路串接,较 MARS 能更有效地清除白蛋白结合毒素和水溶性物质。Krisper 和 Stauber 的研究证实 Prometheus 可迅速改善严重肝性脑病时神经生理学功能紊乱。Rifai 等报道其不良反应为管路凝血和一过性低血压。

血浆滤过高通量血液透析滤过(plasma filtration with high flux hemodiafiltration)中使用液体量 >200L。

CVVH 中置换液通常采用碳酸氢盐。因肝衰竭患者的血压通常偏低,故常用前稀释方式输入,生理盐水 200ml/h 冲洗血管路和滤器。透析剂量根据患者的并发症而定。如果存在败血症,可加大置换量(4.5~5L/h),否则采用普通透析剂量。超滤量根据患者的血容量而定。若患者血容量不足,超滤量不宜过大。必要时可以使用零超滤量。对于有脑水肿的患者,可适当加大超滤量,但在透析过程中应严密监测血压的变化。常规 CRRT 具有维持机体内环境稳定和改善血流动力学等优势,缺点是不能有效清除大分子的蛋白结合毒素,因为要做到对肝衰竭毒素充分清除,血流量至少要达到 600~700ml/min。

四、CRRT 的抗凝剂的使用

肝衰竭患者通常伴有凝血机制障碍,多数患者可以采用无抗凝剂完成 CRRT 治疗。为减少血管路和滤器的凝血,血流量速度可适当提高,采用前稀释方式输入置换液,使用生理

盐水 200ml/h 冲洗血管路和滤器。但由于 CRRT 治疗中患者会接受白蛋白、促凝血药物和血液制品的快速输入,以及治疗后凝血障碍改善,透析器和管路凝血在所难免。故护士在治疗中应密切观察跨膜压、静脉压以及生理盐水冲洗时静脉壶和透析器的凝血程度,及时更换滤器或管路,以减少血液有形成分的丢失,提高血滤的质量,必要时使用小剂量低分子肝素抗凝或局部枸橼酸抗凝。

局部枸橼酸抗凝有一个副作用是碱中毒。随着局部枸橼酸抗凝技术的日益成熟,现有研究证实,在严密监测下,局部枸橼酸抗凝对于肝衰竭患者而言仍不失为一个可以保证透析膜的有效运行的相对安全的抗凝方式。

枸橼酸抗凝的有效性取决于循环管路中枸橼酸的水平(2~6mmol/L)和离子钙的降低(0.5~0.1mmol/L)。临床实践中发现:枸橼酸抗凝中的代谢性改变,如代谢性碱中毒、低钙血症和高钠血症是非常少见的,无临床意义,并与肝素钠抗凝中观察到的代谢方面的副作用相当。对于有枸橼酸蓄积风险的患者,可以通过增加透析剂量来降低血中枸橼酸的负荷。

CRRT 局部枸橼酸抗凝的临床常见的禁忌证包括:①严重的肝衰竭(常以胆红素仍高 2 倍以上作为判断);②不能纠正的顽固性低血压(使用升压药仍不能纠正的低血压);③不能纠正的低氧血症(呼吸机使用的前提下仍不能纠正)。如果出现上述一种,为相对禁忌,出现两种则为绝对禁忌。对于局部枸橼酸抗凝有绝对禁忌的患者,建议暂缓使用。

五、肝衰竭患者 CRRT 中其他需要注意的问题

1. 血液透析、血液滤过、血液灌流、血浆置换等方法单独应用,虽能清除血液中的部分毒性物质,暂时改善临床症状,但均不能令人满意地代替肝脏功能,不能明显改善肝衰竭晚期的预后及提高生存率,需要联合支持治疗,最终等待到肝移植。

由于血浆置换技术本身和大量含枸橼酸的血浆的使用,其常见的副作用有出血或凝血、低血压休克或高血压加重、心律失常、肺水肿或脑水肿或间质水肿、代谢性碱中毒或高钠血症或低钙血症、血制品使用相关的风险、血小板减少、恶心、呕吐、头痛、发热、寒战、皮疹、空气栓塞等。故应在血浆置换之前配合 CRRT 治疗先纠正好电解质酸碱失衡和水负荷过重。

2. 人工肝系统清除毒素更全面,但是价格昂贵。分子吸附再循环系统(MARS)是近年先后用于肝衰竭治疗的新型血液净化技术,它可以全面清除蛋白结合毒素及水溶性毒素(血氨、肌酐等),对肝衰竭并发脑病的临床症状有明显改善作用。可暂时部分替代衰竭肝脏部分功能,为肝细胞再生及肝功能恢复创造条件或等待机会进行肝移植。分子吸附再循环系统,由白蛋白再循环系统、活性炭、树脂和透析等方法组成,能清除脂溶性、水溶性及与白蛋白结合的大、中、小分子量的毒素,同时对水电解质和酸碱失衡有较好调节作用。分子吸附再循环系统包括三个循环:血液循环、白蛋白循环和透析循环。MARS 的优点在于中间蛋白,血浆不与活性炭及阴离子树脂接触,不会发生凝血因子和蛋白质的吸附和破坏,不会丢失肝细胞生长因子及其他营养成分,具有血流动力学的稳定,持续去除中小分子毒素及纠正电解质紊乱的优点。MARS 人工肝主要用于改善重型肝炎、肝性脑病的脑功能,改善血流动力学及肝脏的合成功能,对于肝肾综合征有较好的治疗效果。MARS 在多个随机对照研究里证实可以改善肝衰竭患者的短期生存率、肝性脑病、血流动力学、颅内压和凝血功能。

3. 对于经济无法承受 CRRT 的患者,只有选择间断性血液透析(IHD)。但需要注意 IHD 可引起循环不稳定和颅内压增高,若采用低分子肝素抗凝,出血的风险亦增加。而

CRRT 对颅内压没有影响,并且有利于循环的稳定。与 IHD 相比,CRRT 是连续、缓慢、等渗地清除水和溶质,更符合生理情况,能较好地维持血流动力学的稳定性,另外可额外清除一些中大分子物质,去除异常氨基酸、血氨、γ-氨基丁酸(GABA)、乳酸等。

4. 对于存在循环功能障碍的患者,可采用血浆、白蛋白等胶体液预冲管路,或生理盐水预充盈管路。

5. 严重和持续性低钠血症纠正速度不可过快,严重者可引起脑桥和外脑桥脱髓鞘,导致脑病,甚至死亡,因此应注意置换液血钠浓度的个体化配制。

6. 肝衰竭患者常伴有低钾血症和低血糖,CRRT 治疗过程中注意密切监测电解质和血糖。

7. 对于有脑水肿的严重病例,CRRT 可能诱发癫痫,必要时使用镇静剂。对于脑水肿的严重病例,如病情需要,可以配合低温毯和低温头盔,调低置换液的温度(35℃)。维持置换液钠浓度在 145~155mmol/L 可能有利于脑水肿的控制(Murphy N)。

8. 对于肝衰竭但肾功能正常的患者,CRRT 治疗将涉及药物剂量的调整,可参考第十三章"CRRT 的药物剂量调整"。慎用对肾脏有损坏的药物。

9. CRRT 血管通路的建立　对于肝衰竭的患者,行 CRRT 可采用股静脉或颈内静脉建立血管通路,各有利弊。相比之下,股静脉置管出血风险小。但是由于肝衰竭患者大都存在大量腹水和低血容量状态,股静脉位置偏移和血管塌陷可致血管穿刺困难,且股静脉导管感染的风险增加。但若患者气管切开行呼吸机治疗,则首选股静脉置管。若患者近期要接受有体外静脉转流的肝移植手术,首选颈内静脉置管,以利于肝移植手术中体外静脉转流的顺利进行。CVVH 是肝衰竭患者感染的易感因素之一。临床上要注重无菌操作,观察患者有无新增发热、寒战等败血症症状,勤观察导管出口处的伤口有无红肿和分泌物,必要时送分泌物培养。一旦确认导管相关性感染,需要换位置重新置管,静脉使用敏感抗生素,必要时暂时停止 CRRT 治疗 1~2 天。

第三节　临　床　实　战

【病案介绍】

患者男,39 岁,诊断:慢性重型肝炎,肝肾综合征,弥散性血管内凝血(DIC),Child 评分 9B,Meld 评分 50.7。日尿量 760ml。血肌酐 224.9μmol/L。入我院行肝移植手术。术前因肝肾综合征曾行 CVVH 治疗 10 小时。患者肝移植术前血压 86/57mmHg,血 pH7.147。术中 CVVH 采用的血管通路为颈内静脉导管。治疗采用贝朗公司生产的 Diapact 机器和 AV600 滤器(Fresenius,聚砜膜,膜面积 1.4m²),血流量速度 250ml/min,置换液速度为 3L/h,碳酸氢盐置换液采用前稀释方式输入,生理盐水 200ml/h 冲洗血管路和滤器,不使用抗凝剂,超滤量为 0。未更换滤器或动静脉管路。门静脉开放前后的血压分别为 108/65 和 83/54mmHg。肝移植术中行 CVVH 治疗 13 小时,患者顺利耐受手术回监护病房,CVVH 治疗后血肌酐 147.3μmol/L,血 pH7.35。患者肝移植术后因排斥、肝肾功能未能恢复,继续接受持续 CVVH 治疗。患者术后 8 天死于多器官功能衰竭。

【临床问题及经验分享】

CRRT 对于无肝移植打算的慢性肝衰竭患者并非治疗适应证。CRRT 治疗仅推荐于肝功能有缓解希望,或有肝移植计划的患者中实施。对于拟行肝移植手术的患者,目前 CRRT 已经成功应用于肝移植的术前、术中和术后,作为肝移植手术围术期的一个重要的支持治疗。在加拿大的病例报告中(Townsend DR),肝移植患者 6.4% 接受术中 CRRT,占总手术时间的 57%。其中 92.7% 患者透析超滤量为零超或负超,44% 的患者透析器或管路发生凝血,78% 的患者术后继续 CRRT,有 75% 患者后转为 IHD 治疗。

1. 拟行肝移植手术的患者,什么情况下需要进行 CRRT 治疗?

由于经济条件的限制和等待合适的供体,重症肝炎患者行肝移植手术时机一般偏晚,部分患者在术前已有酸碱失衡、电解质紊乱、凝血功能障碍、肝肾综合征、慢性肾衰竭、严重酸中毒和高钾血症,需要在术前或术中行 CVVH(continuous veno-venous hemofiltration)治疗,以保障手术的安全进行。个别患者术后肝功能尚未恢复或合并肾衰竭,肝移植术后也可能需要行 CRRT 支持治疗。亦有个别患者在术前行血浆置换治疗以改善和稳定内环境。本例患者在肝移植手术前即有肝肾综合征和代谢性酸中毒,故在术前行 10 小时 CVVH 改善内环境,在术中行 13 小时 CVVH 保障肝移植手术的顺利进行。术后因为肝衰竭和肾衰竭未恢复,继续行 CVVH 治疗。

肝移植术前可使用 CRRT、血浆置换或 MASA 治疗来缓解肝衰竭、肝性脑病、酸碱电解质紊乱的症状。血浆置换的主要作用是清除血浆内的大分子量毒性物质(包括内毒素、短链脂肪酸以及和白蛋白结合的芳香族氨基酸、胆汁酸、胆红素、酚、硫醇、吲哚等毒素),补充凝血因子等生物活性物质,对早期重型肝炎患者的治疗起到一定作用。CRRT 配合治疗可避免大量血浆置换引起的电解质紊乱,使血氨浓度明显下降,更有效地改善肝性脑病的病情。

2. 对行肝移植手术的患者,术中 CRRT 治疗选用什么血管通路合适?

CRRT 可采用股静脉和(或)颈内静脉建立血管通路。股静脉置管出血风险小,但是局部感染机会增加。在肝移植手术中,如果到体外静脉转流步骤,需要暂停 CVVH 治疗,在转流结束后才得以继续 CRRT 治疗。亦可在手术开始后转流前临时行颈内静脉置管建立新的血管通路来保证 CVVH 治疗的持续性。因此透析治疗的医师应在术前与肝移植手术医师充分沟通,了解患者是否要进行体外静脉转流,以决定是否术前新置颈内静脉置管。

3. 术中 CRRT 治疗参数如何设置?

肝衰竭患者术中 CVVH 治疗的置换液采用碳酸氢盐。因患者的血压通常偏低,故常用前稀释方式输入,生理盐水 200ml/h 冲洗血管路和滤器。由于肝移植手术患者均有一定程度的凝血障碍,术中出血多,故一般超滤量设置为零。置换液剂量为 3L/h。

4. 术中 CRRT 治疗抗凝剂如何选择?

多数情况下肝衰竭患者的 CVVH 治疗可不使用抗凝剂,因肝衰竭患者均有不同程度的凝血机制障碍,且为了减少对患者凝血系统的干扰和减少术中的出血,同时为了减少血管路和滤器的凝血,血流量速度可增大为 250ml/min,置换液速度为 3L/h,碳酸氢盐置换液采用前稀释方式输入,生理盐水 200ml/h 冲洗血管路和滤器,滤器选用 AV600(膜面积较大又有一定的吸附作用)。如果术中有白蛋白、促凝血药物和血液制品的快速输入,管路和滤器凝血在所难免。故可考虑 CRRT 治疗期间配合促凝血药物和血液制品的输入而增加生理盐水的冲水,减少凝血,了解管路和滤器的凝血情况,严密观察跨膜压和静脉压,及时发现管路不通畅和凝血前兆,提前准备,及时更换,减少血液有形成分的丢失,提高血滤质量。肝移植术中体外静脉转流和自体血回输一般会使用肝素抗凝,完成后鱼精蛋白中和,其间注意监测活化凝血时间（ACT）。

5. 肝移植术中 CRRT 患者血压变化情况如何？

肝移植术中门静脉开放后患者有一过性的血压下降，与多种因素有关。由于新肝的充盈和在移植肝及肠道静脉中积存的大量 K^+、酸性代谢产物和一些血管活性物质快速进入循环，可造成一过性血压下降、代谢性酸中毒、高钾和心搏骤停。另外，新肝期约有 30% 的病例可出现再灌注损伤，表现为血钾升高、游离钙降低、pH 下降和心功能减退。其发生机制为新肝再灌注时产生大量的氧自由基损害了细胞膜，使能量代谢受损和血小板黏附、聚集与微循环障碍。此外，Na^+-K^+-ATP 酶失活，钙内流增加，使胞内钙超载，从而激活黄嘌呤氧化酶，产生大量氧自由基。在 CVVH 过程中，电解质与酸碱代谢可不断取得平衡，而且滤器还能有效地吸附与清除部分毒素，如 Na^+-K^+-ATP 酶抑制物、IL-1、心肌抑制因子、前列腺素及血栓素等中、大分子物质，使血流动力学更稳定。

6. 肝移植术中 CRRT 治疗时如何维持酸碱平衡稳定？

体外静脉转流后和门静脉开放后血 pH 有明显的一过性下降，CVVH 对酸中毒的纠正偏慢，此时需要从静脉直接补充 5% 碳酸氢钠以迅速纠正代谢性酸中毒。故透析医护人员应密切关注手术的进程，在体外静脉转流和门静脉开放之前适当提高碳酸氢钠的输注速度，之后根据血气结果及时直接从静脉中补充碳酸氢钠，以达到满意的实时酸碱平衡的维持。

7. 肝移植术后如肾功能未恢复，选用何种透析治疗？

肝移植术后如肾功能未恢复，可继续 CRRT 治疗。根据患者的出入量，计划超滤。如果肝功能恢复不佳，可配合血浆置换治疗。血浆置换治疗完成后，因患者凝血机制有所改善而可能出现透析器和管路凝血，可改用局部枸橼酸抗凝或小剂量低分子肝素抗凝。腹膜透析治疗因肝移植是腹腔手术，不考虑。CRRT 治疗一段时间后，如果患者一般情况可，可换成间断普通血液透析治疗肾衰竭。

第四节　相关临床证据

Davenport A 的随机对照试验（randomized trials）证实与间断性普通血液透析相比，持续性的透析模式更有利于改善肝衰竭患者心血管和颅内指标的稳定性。因此，美国肝病学会做出一级推荐：针对急性肝衰竭患者合并急性肾衰竭需要透析治疗，推荐使用连续治疗模式，不推荐使用间断透析模式。

Khuroo MS 完成的有关 MARS 的 meta 分析未能证实其能显著改善急性肝衰竭患者生存率。新近的 Prometheus 白蛋白透析系统有着与 MARS 相似的功能，但是它已经发表的能改善急性肝衰竭患者生存率的临床试验证据就更少。因此，除非是临床试验的目的，现有的体外肝脏支持系统并未获得美国肝病学会的推荐，其在急性肝衰竭患者治疗中的应用前景仍不明确。

第五节　研究前沿

因为肝衰竭患者病因和病情轻重不一，难以做到大规模、随机对照试验来证实连续性血液净化可改善患者的预后。国际合作的 CRRT 登记系统将有助于扩大可供分析的临床病例样本量。目前部分国家和地区有本地的 CRRT 登记系统,如意大利和中国台湾地区,尚需更多地区的国际合作 CRRT 登记系统来扩大病例量和提供更多可分析的数据。

肝衰竭患者体外持续血液净化的重要进展是透析膜生物相容性的改进、提高膜的截点或使用高通量膜和吸附剂的联合技术。血浆滤过透析(plasma diafiltration,PDF)、重复通过白蛋白透析(repeated pass albumin dialysis,RPAD)和改良的成分血浆分离吸附等均是新型体外血液净化技术的体现。

PDF 是应用血浆成分分离器进行滤过透析,治疗中丢失的血浆蛋白成分用新鲜冰冻血浆从后稀释液中补充。在透析滤过的同时完成了血浆交换,且可以保留凝血因子,并减少长时间治疗过程中血清蛋白的过多丢失。增加透析流量和新鲜冰冻血浆置换量可以提高白蛋白结合毒素的清除率,且蛋白分离器膜孔径越大,白蛋白结合毒素的清除效率越高,血清白蛋白的丢失亦相应增加。从疗效及治疗安全性综合考虑,标准流量 PDF 宜常规选用 3A 蛋白分离器;2A 蛋白分离器可节省血浆用量,适于并发 HRS、脑水肿等患者的延长时间治疗。PDF 对于细胞因子、炎症介质等病原学物质的清除作用,有待进一步临床研究证实。

RPAD 充分利用白蛋白的吸附效能,省却了白蛋白的在线净化步骤。患者血流动力学稳定,无出血、凝血等血液学方面的不良反应。RPAD 在临床的成功应用,向 MARS 等白蛋白在线净化系统提出了挑战。白蛋白自身具有强大的吸附效能,没有必要用吸附介质对透析液中的白蛋白进行在线净化。RPAD 使用高通量血滤器,可与 CRRT 无障碍衔接,序贯的 CRRT 可以弥补白蛋白透析液闭路循环清除水溶性毒素不足的缺陷。

血浆滤过透析吸附(plasma filtration dialysis adsorption,PFDA)即改良的成分血浆分离吸附系统。用蛋白筛选系数 0.75 的蛋白分离器(4A)滤出血浆,将透析器和中性树脂吸附器、阴离子树脂吸附器串接在血浆滤液回路中,对血浆进行透析吸附后再回输体内,治疗过程可持续 8~12 小时。这样就将 Prometheus 的血液透析改为血浆间接透析,体外循环时血液仅经过 1 个滤器,避免了管路凝血等不良反应。

连续血浆滤过吸附(continuous plasma filtration with adsorption,CPFA):将 PFDA 系统进一步改进,用置换液在蛋白分离器前对血液进行前稀释,稀释的血浆滤出后先经高通量透析器超滤,交换容量 3000ml/h。浓缩后的血浆再经中性树脂和阴离子树脂吸附器吸附,治疗持续 12 小时。治疗过程中患者血流动力学始终保持稳定,对蛋白结合与非结合胆红素的清除增加。可有效避免 Prometheus 治疗期间血浆滤过吸附导致胶体渗透压改变引起的低血压事件。

有关 PDF、CPFA 等新型肝脏支持治疗模式尚有待于更深入的基础研究和更大规模的临床试验证实。对于危重肝衰竭合并 MODS 患者,RPAD、PDF、CPFA 治疗与 CRRT 治疗衔接的"脉冲"式连续血液净化可能是今后的趋势。

使用体外培养的异种 / 异源肝细胞以及肿瘤细胞可能引起的异体排斥反应,并可能有潜在的人畜共患疾病及致癌的危险,加之体外培养细胞替代自然肝脏的能力有限,而且受肝细胞培养技术、大规模生产、保存和运输的生物材料限制,使生物人工肝的临床推广受到一定限制。

国外的生物型人工肝治疗仪除个别由人 C3A 细胞(人肝脏成纤维癌细胞等)组成外,其余多以猪肝细胞为生物部分。目前,国外有 5 个体外生物肝系统通过临床验证:

1. HepatAssistTM(Arbios,formerly Circe,Waltham MA)。

2. Extracorporeal liver support device（ELADTM；Vital Therapies，San Diego，CA）。

3. Modular extracorporeal liver support system（MELSTM；Charite，Berlin，Germany）。

4. Bioartificial liver support system（BLSSTM；Excorp Medical，Minneapolis MN）。

5. the Amsterdam Medical Center bioartificial liver（AMCBAL TM；AMC，Amsterdam，The Netherlands）。

在少有的已发表的临床试验并无证据证实其对预后的改善。HepatAssist 这个基于猪细胞的生物人工肝，发表了一个小型的随机对照试验显示可以改善急性肝衰竭和亚急性肝衰竭患者的生存率。尽管如此，这些体外生物肝装置正在进行Ⅱ/Ⅲ期临床试验，还未得到国外 FDA 的批准，尚待在肝衰竭患者中的进一步证实。国内已有生物型人工肝支持仪获国家药品监督管理局批准，可用于临床的治疗。该仪器是由生物培养装置和混合血浆池构成，形成血浆分离、血浆吸附、血浆置换等功能的混合型人工肝支持系统，具有自动化程度高，操作简单，安全可靠的特点。其治疗重型肝炎的临床结果显示，显效率为 36.7%，有效率为 46.7%，总有效率为 83.3%。

（周　莉）

参 考 文 献

1. Caraceni P，Van Thiel DH. Acute liver failure. Lancet，1995，345（8943）：163

2. Cerda J，Tolwani A，Gibney N，et al. Renal replacement therapy in special settings：extracorporeal support devices in liver failure. Semin Dial，2011，24（2）：197-202

3. Davenport A，Will EJ，Davidson AM. Improved cardiovascular stability during continuous modes of renal replacement therapy in critically ill patients with acute hepatic and renal failure. Crit Care Med，1993，21（3）：328-338

4. Demetriou AA，Brown RS Jr.，Busuttil RW，et al. Prospective，randomized，multicenter，controlled trial of a bioartificial liver in treating acute liver failure. Ann Surg，2004，239（5）：660-667

5. Falkenhagen D，Strobl W，Vogt G，et al. Fractionated plasma separation and adsorption system：a novel system for blood purification to remove albumin bound substances. Artif Organs，1999，23（1）：81-86

6. Inoue K，Kourin A，Watanabe T，et al.. Artificial liver support system using large buffer volumes removes significant glutamine and is an ideal bridge to liver transplantation. Transplant Proc，2009，41（1）：259-261

7. Khuroo MS，Khuroo MS，Farahat KL. Molecular adsorbent recirculating system for acute and acute-on-chronic liver failure：a meta-analysis. Liver Transpl，2004，10（9）：1099-1106

8. Krisper P，Stauber RE. Technology insight：artificial extracorporeal liver support—how does Prometheus compare with MARS？ Nat Clin Pract Nephrol，2007，3（5）：267-276

9. Muñoz SJ. Difficult management problems in fulminant hepatic failure. Semin Liver Dis，1993，13（4）：395-413

10. Murphy N，Auzinger G，Bernel W，et al.. The effect of hypertonic sodium chloride on intracranial pressure in patients with acute liver failure. Hepatology，2004，39（2）：464-470

11. O'Grady JG，Williams R. Acute liver failure//Gastrointestinal emergencies，Gilmore IT，Shields R（Eds）. Eastbourne：WB Saunders，1992：104

12. Ostapowicz G，Fontana RJ，Schiødt FV，et al. Results of a prospective study of acute liver failure at 17 tertiary

care centers in the United States. Ann Intern Med,2002,137(12):947-954

13. Rifai K,Ernst T,Kretschmer U,et al. Prometheus——a new extracorporeal system for the treatment of liver failure. J Hepatol,2003,39(6):984-990

14. Rifai K,Manns MP. Review article:clinical experience with Prometheus. Ther Apher Dial,2006,10(2):132-137

15. Lee WM,Stravitz RT,Larson AM. Introduction to the revised American Association for the Study of Liver Diseases Position Paper on Acute Liver Failure 2011. Hepatology,2012,55(3):965-967

16. 周莉,胡章学,唐万欣,等. 血浆置换不良事件16例临床分析. 中国实用内科杂志,2008,28(1):72-73

17. 周莉,胡章学,陶冶,等. 肝移植手术中 CVVH 治疗临床病例分析. 中国血液净化杂志,2009,8(12):53-54

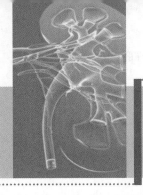

第二十二章

CRRT 在心肾综合征中的作用

第一节 概　　述

近年来,随着高血压和冠心病的高发病率和老龄化社会的到来,心肾共病现象引起心脏和肾脏科专家的广泛重视,心肾疾病的共存显著增加了患者的发病率、死亡率以及诊疗的复杂性和成本。2008 年 9 月,急性透析质量倡议(acute dialysis quality initiative,ADQI)组织召集多学科的专家在意大利威尼斯召开第七次共识会议,提出了心肾综合征(cardio-renal syndrome,CRS)的定义,即因心脏和肾脏的病理生理异常,其中任一器官的急性或慢性功能障碍导致的另一个器官的急性或慢性功能障碍。

第二节　心肾综合征的分型

一、Ⅰ型 CRS(急性心肾综合征)

指心功能的突然恶化(如急性心源性休克或急性充血性心力衰竭)导致的急性肾损伤(acute kidney injury,AKI)。急性心力衰竭(HF)或急剧恶化的慢性心力衰竭(CHF)使心脏排血量急剧降低引起肾动脉灌注不足,静脉压力增加,肾小球滤过率降低,导致 AKI。左心室收缩功能异常患者更易于发生 AKI,如 70% 心源性休克患者伴有 AKI。大剂量利尿剂、造影剂或血管紧张素转换酶抑制剂降低 GFR 成为Ⅰ型 CRS 的诱发因素。

二、Ⅱ型 CRS(慢性心肾综合征)

指慢性心功能异常(例如:慢性充血性心力衰竭)引起进展性和永久性慢性肾脏病。研究表明血管病变的严重性、年龄、高血压、糖尿病和急性冠脉综合征是Ⅱ型 CRS 的独立危险因素。利尿剂相关性低血容量,或药物诱发的低血压等均为肾功能恶化的影响因素。

三、Ⅲ型 CRS(急性肾 - 心综合征)

指由急性进行性肾损伤(急性肾脏缺血或肾小球肾炎)导致心脏损伤和心功能不全(如心力衰竭、心律失常或心肌缺血)。

四、Ⅳ型 CRS（慢性肾 - 心综合征）

指慢性肾脏病（chronic kidney disease，CKD）（例如：慢性肾小球肾炎）导致心功能不全、心肌肥大和（或）心血管事件危险性增加。

五、Ⅴ型 CRS（继发性 CRS）

指系统性疾病（例如：败血症、糖尿病、淀粉样变性病、系统性红斑狼疮）导致心脏和肾脏同时损伤或功能不全。

第三节　心肾综合征的流行病学

一、Ⅰ型 CRS

目前大多数Ⅰ型 CRS 的发病率研究文章为回顾性研究，急性失代偿性心力衰竭（acute decompensated heart failure，ADHF）患者 AKI 的发生率为 24%~45%，急性冠脉综合征（acute coronary syndrome，ACS）患者 AKI 的发生率为 9%~19%。不同研究 AKI 的定义不同，比如血肌酐升高 25% 或 50%，或血肌酐升高 ≥8.8μmol/L 或 26.4μmol/L 或 44.2μmol/L，或血尿素氮 ≥50%。ADHF 人群，Gottlieb 等研究表明 47%AKI 发生在住院前 3 天；而 Cowie 等研究表明 50%AKI 发生在住院前 4 天；Cowie 等和 Krumholz 等研究表明 70%~90%AKI 发生在住院前 7 天。ACS 人群，Goldberg A 等研究表明 75% AKI 发生在住院前 3 天。正是由于 AKI 的定义和观察天数不同会影响 CRS 的发病率。AKI 是心力衰竭患者死亡率增加的独立危险因素。SmithGL 等研究表明急性心力衰竭（acute heart failure，AHF）无肾功能不全死亡率为 26%，合并 AKI 死亡率为 41%，GFR<60ml/min 死亡率为 51%。Jose P 等研究表明，HF 合并 AKI 死亡率增加 1.62 倍。

二、Ⅱ型 CRS

慢性心脏疾病与 CKD 经常共存，但是很少研究能够清楚区分两种疾病的先后顺序，因此不能够严格区分Ⅱ型 CRS 和Ⅳ型 CRS。ARCSCHS 研究表明 12.9% 研究对象为心血管疾病（cardiovascular disease，CVD），平均血肌酐为 79.6μmol/L，平均 eGFR 86.2ml/（min·1.73m²）；随访 9.3 年，7.2%CVD 血肌酐增加 ≥35.4μmol/L 或 eGFR 下降 ≥15ml/（min·1.73m²）。Ahmed 等研究表明 eGFR<60ml/（min·1.73m²）发生率 45%；全因死亡率增加 1.71 倍。Dimopoulos 等报道单中心回顾性研究 1102 名慢性心力衰竭患者 eGFR 60~89ml/（min·1.73m²）的发生率 41%，eGFR<60ml/（min·1.73m²）发生率 9%，eGFR<60ml/（min·1.73m²）死亡率增加 3.25 倍。

三、Ⅲ型 CRS

Ⅲ型 CRS 是肾功能恶化引起钠水潴留、高钾血症等导致心力衰竭、恶性心律失常的急性心功能损害。近年来由于急性肾衰竭治疗措施改进，此型已较少见。

四、Ⅳ型 CRS

Ⅳ 型 CRS 流行病学研究多为回顾性研究。Hillege 等报道 2680 名 CKD 患者,与 eGFR≥90ml/(min·1.73m²)相比,eGFR<60ml/(min·1.73m²)占 36%,心血管死亡风险增加 1.54 倍。McCullough 等报道 37 153 名研究对象,其中 eGFR<60ml/(min·1.73m²)占 14.8%,CVD 的发生率增加 1.4 倍,全因死亡率增加 3.8 倍。美国健康营养调查研究(NHANES Ⅱ)显示, 当患者 eGFR≥90ml/(min·1.73m²)、70~89ml/(min·1.73m²)和 <70ml/(min·1.73m²)时,其心 血管事件的发生率分别为 4.5%、7.9% 和 12.9%。Herzog 等报道 34 189 名 ESRD 患者 1 年心 血管死亡率是 41%,2 年是 52%,5 年是 70.2%,10 年是 83%。

五、Ⅴ型 CRS

继发性原因引起 CRS,最常见为脓毒症,同时影响肾脏和心脏,诱发 AKI 和心功能受损。 虽然此型 CRS 常有多器官功能衰竭,病死率增加。大约 11%~64% 的脓毒症发生 AKI。研 究表明 30%~80% 脓毒症心肌肌钙蛋白升高。AKI 和心功能不全在脓毒症很常见,但是缺乏 大规模的流行病学研究。

第四节　心肾综合征的病理生理机制

心脏与肾脏作为机体的两个重要器官,在血流动力学、神经体液因子、内分泌、免疫学及 血液等诸多方面相互影响,两者有着许多共同的危险因素。虽然 CRS 的病理生理机制目前 尚不清楚,但与如下系统的异常活动有关:如肾外血流动力学改变,神经激素激活,肾内微血 管和细胞失调及氧化应激等。

如 Ⅰ 型 CRS 时,心功能的突然恶化(如急性心源性休克或急性充血性心力衰竭),心输 出量下降,肾灌注不足,肾静脉淤血,导致急性肾损伤(AKI);外源性因素,如造影剂、RAAS 阻断剂、利尿剂等导致肾毒性和肾血管的收缩,可能直接加重肾功能损伤;交感系统活化、 RAAS 系统激活,导致肾血管收缩;同时可存在单核细胞活化、内皮细胞活化,分泌细胞因子。

第五节　生物标志物对早期诊断 CRS 的意义

过去十几年,多种生物标志物应用于预测心肾综合征。理想的生物标志物的特点是在 典型的临床症状之前浓度升高,升高水平与器官损伤程度平行;与预后相关,有效治疗后下 降;具有高的敏感性和特异性;容易检测。早期发现和诊断心脏和肾脏中某一器官的功能不 全,采取及时和有效的防治措施可能延缓或避免心肾综合征的发生。CRS 共识指出,许多尿 及血的生物标志物能对心及肾损伤进行早期诊断或预测。

一、心脏损伤生物标志物

1. B 型脑利钠肽(BNP)和 N 端脑钠肽前体(NT-BNP)　B 型脑利钠肽(B-type natriuretic peptide,BNP)和 N 端脑钠肽前体(NT-BNP)已经是诊断 ADHF 的条件之一,是预测心血 管事件和全因死亡率的独立危险因素。与年龄和性别匹配的无 CKD 和心力衰竭患者相比,CKD 患者 BNP 和 NT-BNP 水平明显升高。主要原因可能是肾脏代谢脑钠肽减少,其他原因包括严重高血压、心室肥厚、心肌纤维化等。McCullough PA 等研究表明 eGFR<60ml/（min·1.73m^2)不合并 HF,平均 BNP 约是 300pg/ml,是正常 BNP 高限的 3 倍。Forfia 等研究建议 CKD 患者预测 HF 的 BNP 阈值浓度是 200pg/ml。PRIDE 研究表明 NT-BNP 受 GFR 影响大,随着 eGFR 降低敏感性增加而特异性下降。总之,BNP 受肾功能影响较小,而 NT-BNP 受 GFR 影响大;因此 NT-BNP 预测 CRS 优于 BNP。

2. 肌钙蛋白(TnT)　肌钙蛋白是预测缺血性心肌损伤的特异性生物标志物。CKD 未合并心肌损伤,肌钙蛋白中度升高。73% 长期血液透析患者 cTnT 明显升高。原因可能为尿毒症毒素使心肌细胞结构改变;透析患者 HF 是常见的,对于无心肌缺血的患者,严重 HF 也会引起肌钙蛋白的升高;炎性因子增加(如 TNF、IL-1 和 IL-6)引起心肌细胞损伤。总之,这些心脏损伤早期标志物不仅能早期预测急性心肌损伤,也能够预测疾病的预后。其他心脏损伤生物标志物包括同型半胱氨酸、不对称二甲基精氨酸、C 反应蛋白、血清淀粉样 A 蛋白和缺血修饰蛋白等。

二、肾脏损伤生物标志物

1. 中性粒细胞明胶酶相关蛋白(neutrophil gelatinase-associated lipocalin,NGAL)　NGAL 是在缺血性和肾毒性导致的急性肾损伤动物模型的血液和尿液中最早出现的标志物之一,敏感性和特异性分别达到 90% 和 99%。心脏术后 AKI 患者,术后 2~6 小时血、尿 NGAL 显著升高,而血肌酐在 48~72 小时才升高。在心脏术后、危重症以及造影剂注射引起的 AKI 中,NGAL 诊断 AKI 的敏感性和特异性都 >75%,可见 NGAL 具有很好的诊断价值。

2. 胱抑素 C　胱抑素 C 能够自由通过肾小球滤过屏障,完全被近端小管重吸收,不被肾小管分泌,不受年龄、性别和体重影响。在 AKI,胱抑素 C 较血肌酐更早的预测是否行血液净化治疗。危重症患者血胱抑素 C 升高 50%,较血肌酐升高提前 1~2 天预测 AKI,AUC-ROC 分别是 0.97 和 0.82。

3. 肾损伤分子 -1(kidney injury molecule-1,KIM-1)　KIM-1 是一种存在于近端小管上皮细胞的跨膜蛋白,在缺血性 AKI 患者尿液中的 KIM-1 特异性高表达。试验表明尿 NGAL 和 KIM-1 值能单独预测急性肾衰竭患者透析和住院死亡率,尿 NGAL 和尿 KIM-1 值越高,患者进入透析和死亡率越高。

4. N- 乙酰 -β-D- 氨基葡萄糖苷酶(N-acetyl-β-D-glucosaminidase,NAG)　NAG 是一种广泛存在于各种组织器官的溶酶体水解酶,分子量 130~140kD。血里的 NAG 一般不能通过肾小球基底膜,因此尿 NAG 主要来自于肾近曲小管上皮细胞刷状缘,正常情况下尿中可测到很低的 NAG 活性。当肾缺血或者肾毒性因素导致肾小管上皮细胞,特别是近曲小管上皮细胞损伤时,刷状缘微绒毛脱落入肾小管管腔,导致尿 NAG 酶活性显著增加。尿 NAG 是反映近曲小管受损的早期、敏感、特异的生物学标志。

5. 白介素 -18(IL-18)　IL-18 是近端肾小球上皮细胞分泌的炎性因子。血肌酐升高前 48 小时,IL-18 预测缺血性 AKI。

总之,除了上述能反映肾小管损伤和肾小球滤过功能降低的生物学标志物外,在 AKI 时,血 IL-6、单核细胞趋化因子 -1(monocyte chemoattraetant protein-1,MCP-1),尿 β$_2$ 微球蛋白（β$_2$-microglobulin,β$_2$-MG)、视黄醇结合蛋白(retinol binding protein,RBP)等肾脏损伤标志物均可不同程度升高,但其特异性不如上述生物标志物,其临床意义应综合判断。

第六节　心肾综合征的治疗

一、药物治疗

非难治性充血性心力衰竭,一般主张利尿剂、血管紧张素转换酶抑制剂(ACEI)、β受体阻滞剂和正性肌力药等不同种类的药物。对于难治性心力衰竭患者,通常需要应用很强的利尿治疗,以减轻患者的水钠潴留等症状。有学者认为应根据患者液体平衡状态、血压、生物标志物、生物电阻抗及血容量情况总体评价患者容量负荷状态后再给予治疗。

心肾综合征治疗中一个主要争议是利尿剂的使用,是"弹丸式"还是"持续"静滴给药,目前多主张"持续"静滴利尿剂,原因有:袢利尿剂半衰期短,髓袢局部浓度达不到利尿阈值;髓袢出现钠重吸收致"利尿后钠潴留"。而 2011 年发表于《新英格兰医学杂志》的文章,比较每 12 小时弹丸式、持续性及低剂量(静脉呋塞米总剂量与每日总口服剂量相等)、高剂量(是每日总口服剂量的 2.5 倍)给予利尿剂,随访 60 天中死亡、再住院率或急诊就诊的 Kaplan-Meier 生存曲线,结果显示:"弹丸式"与"持续"静滴给予利尿剂相比,两者在体重下降、死亡、再住院率或急诊就诊方面并无差异。

CRS 患者对传统的强心利尿及扩血管治疗反应差,洋地黄制剂不能进一步提高其心输出量,且很容易导致洋地黄中毒,而大剂量使用利尿剂可引起电解质紊乱(低钾、低镁)、利尿剂抵抗、低血容量、激活肾素 - 血管紧张素 - 醛固酮系统(RAAS)、交感神经系统(SNS)、精氨酸抗利尿激素(AVP),尿钠排泄差(产生低渗尿),研究显示强力的利尿治疗会加重患者肾功能恶化的进展,尤其在联合应用 ACEI 治疗时,增加死亡率。使用利尿剂还存在以下问题:疗效不肯定,最适剂量不确切,还有耳毒性、过敏反应等副作用。

90% 以上的心力衰竭患者住院原因是容量负荷过多,水、钠潴留是导致心力衰竭病理生理机制中最后共同通路,因此减小容量负荷是治疗心力衰竭的首要目标,大部分心力衰竭患者使用袢利尿剂。大量应用利尿剂可引起机体对利尿剂抵抗,合并肾功能下降使心力衰竭患者水、钠清除更加困难,ADHERE 资料显示,21% 因失代偿性心力衰竭住院的患者出院时体重无下降、或反而增加,将近一半的患者虽给予利尿治疗,但出院时心力衰竭症状未缓解。利尿剂使近端和远端肾单位钠流量增加,激活管球反馈机制,同时激活 RAAS 和 SNS 系统,引起远端肾小管肥大及钠重吸收增加,这些结果最终抵消了袢利尿剂的效果。另外,肾小管钠流量增加促使致密斑释放腺苷,从而使入球小动脉收缩,肾血流量和 GFR 下降,钠重吸收增加和排泄减少,表现为利尿效果不佳。

二、腹膜透析

腹膜透析是利用人体自身的腹膜作为透析膜清除溶质的一种肾脏替代治疗方式,具有血流动力学影响小、血液被污染的机会少等优点。对于利尿剂抵抗的心肾综合征,在充血性心力衰竭患者急性期可行腹膜透析治疗,但对改善低血容量、利尿剂反应和提高肾小球滤过率的结果尚不一致。

三、CRRT 治疗

CRS 患者常伴有利尿剂抵抗、肾功能损害、容量超负荷,此时若继续加大利尿剂剂量将会加重肾脏损伤,而 CRRT 能缓慢持续清除多余液体,可以改善症状、避免神经体液系统的激活(如袢利尿剂)及肾脏血管收缩的效应;改善内环境、水电解质紊乱;改善心室动脉压,降低邻近充血肺脏的压力;清除 ADHF 循环中的心肌抑制因子,随着血液净化技术的进步,目前越来越多的人选择 CRRT 治疗心肾综合征,但至今为止仍缺乏标准化的 CRRT 治疗方案:比如治疗人群、时机、模式、大型随机对照试验及结果等。

CRRT 常用的模式有缓慢连续性超滤(SCUF),连续性静脉 - 静脉血液滤过(CVVH),连续性静脉 - 静脉血液透析(CVVHD)及连续性静脉 - 静脉血液透析滤过(CVVHDF)等。

1. 缓慢连续性超滤(SCUF)　SCUF 是通过对流转运机制,缓慢、等渗性地清除血浆中的水和溶质,从而消除水钠潴留,减少循环充血状态,降低心室前负荷,使心肌张力下降,从而改善心脏功能。SCUF 为等渗性脱水,超滤液渗透压和血浆相似,清除溶质的效果优于利尿剂。

(1) SCUF 的优势——神经系统:超滤治疗优势在于减少神经激素的分泌维持血流动力学稳定。Guazzi 等报道 HF 患者采用 UF 使血浆容量减少 20%,血肾素、去甲肾上腺素和醛固酮浓度明显下降;同时尿量增加和钠的排泄分数增加。后来,Marenzi 等报道 UF 治疗难治性 HF,采用侵入性检查测定心肺压力,随着液体逐渐清除,肺毛细血管楔压逐渐下降,而心脏每搏输出量增加。除上述优点外,UF 治疗不会影响心率和全身血管阻力变化,从而能够维持血流动力学稳定;而利尿剂治疗作用与 UF 相反,清除液体的同时激活肾素 - 血管紧张素 - 醛固酮系统和交感神经系统,伴随着血压下降、心率增快。UF 的这些优点是基于合适的超滤率,理想的超滤率等于单位时间内组织液进入血管的最大速率,既可以迅速纠正 HF 又可维持血流动力学稳定。组织液进入血管的最大速率受多种因素影响,尤其是血白蛋白水平。

(2) SCUF 的优势——钠排泄分数:ADHF 的共同作用机制是钠水潴留,大多数 ADHF 患者住院是因为液体负荷增多。这样,ADHF 主要的治疗模式就是增加钠排泄分数。因为 UF 通过对流机制等渗的清除钠离子,显著高于利尿剂。UNLOAD 研究表明尽管 UF 和利尿剂清除同样的液体,而 UF 治疗 HF 患者再住院的发生率减少了 53%。

(3) RRT 治疗 HF 的研究:19 世纪 70 年代首次报道了 UF 治疗 HF。接下来 30 年,一些观察性研究报道了 RRT 治疗 HF 的有效性和安全性。其中最大的一项研究是 Canaud 等报道 UF 治疗 52 例 NYHA IV 级患者,UF 治疗是有效的,其中 39 例治疗有效,平均体重下降 9.2kg,26 例心功能好转为 NYHA III 级,13 例转为 NYHA II 级。但是这些早期研究多是病例报道,一些报道采用了 CVVH 和 HDF 模式。

近 10 多年来由于 CRRT 治疗技术的发展,使 UF 治疗机器变得体积小,易携带,血流量最低要求降至 40ml/min,体外循环血流量 <50ml,UF 范围是 0~500ml/h,不需要中心静脉置管。但是采用 UF 治疗 HF 的研究仍较少,仅有 6 个随机对照试验比较了 UF 和利尿剂治疗 HF。第一个研究是 Jaski 等采用 UF 治疗 25 例伴容量负荷的 HF,进行了 21 次超滤治疗,平均液体清除达 2.6L,主要研究终点是在 8 小时内快速清除液体 ≥1L 的安全性,结果显示 93% 的超滤达到此效果,而血肌酐无显著变化。为进一步探讨 UF 治疗的指征,Costanzo 等

治疗 20 例 ADHF，指征是利尿剂抵抗和血肌酐≥1.5mg/dl，结果表明显著缓解心力衰竭，缩短住院天数和降低再次住院率。最大的随机对照研究 UNLOAD 比较了 UF 和静脉利尿剂治疗 200 例 ADHF，住院后 24 小时内随机分为两组；排除了严重肾功能不全和收缩压≤90mmHg，或需要缩血管药物患者。UF 组 48 小时内液体的清除量（5.0kg vs 3.1kg，$P=0.001$）优于利尿剂组，且不伴有血肌酐升高。该研究存在缺陷，比如排除了严重肾功能不全和血流动力学不稳定患者；利尿剂治疗组利尿剂剂量较小，入院前利尿剂剂量是（119±116）mg，入院后利尿剂剂量仅增加 50%［（181±121）mg］。尽管这个研究结果存在争议，但这个阳性结果推广了 UF 治疗 HF。

但是随后第二大随机对照研究 CARRESS-HF 得到相反结果，UF 治疗 HF 不优于利尿剂，且伴有血肌酐升高。该研究是多中心随机对照试验，研究人群为 CRS 伴有 ADHF，且对传统药物治疗抵抗，随机分为药物治疗组和 UF 组。主要的研究终点为 96 小时后体重和血肌酐的变化，结果表明 UF 组 96 小时后体重下降与利尿剂组无差异（5.7kg vs 5.5kg，$P=0.58$），但血肌酐显著升高（+0.23mg/dl vs −0.04mg/dl，$P=0.003$），并且伴有较高的脓毒症的发生率。由于上述结果，该研究入组了 188 例患者后停止了试验。当然该研究也存在一些研究缺陷，包括 UF 未给予扩血管药物，而药物治疗组在 48 小时后尿量未明显增加给予扩血管药物；利尿剂剂量依据尿量反应调整剂量，而 UF 超滤率均为 200ml/h，UF 早期脱水量较大是潜在引起 AKI 的原因；另外 UF 治疗是作为利尿剂抵抗的补救治疗。尽管该研究的结果令人失望，但是近期一些回顾性研究也得到类似结果。Dev 等回顾性分析了 UF 治疗 72 例 ADHF，这些患者为利尿剂抵抗；结果表明 43%eGFR 下降≥20% 和 10% 需要透析。

总之，关于 UF 治疗 HF 的研究大多是小样本、随访时间较短，存在一些一般资料不匹配（心功能分级）、研究设计的缺陷等。UNLOAD 和 CARRESS-HF 研究都排除了重度肾功能不全患者。目前一项最大随机对照研究（AVOID-HF）比较 UF 和利尿剂治疗 HF 正在进行中（NCT01474200），预计入组 800 名患者，我们期待这个研究结果能够更准确的评价 UF 治疗 HF。

2. **连续性静脉 - 静脉血液滤过（CVVH）**　CRS 患者由于高容量负荷，大多伴有严重的水、电解质和酸碱平衡紊乱，而且其血流动力学不稳定，对传统的血液透析耐受性差。在 SCUF 基础上，CVVH 通过补充置换液，更有效地清除中小分子溶质、细胞因子和神经体液介质，终止心肾功能不全的恶性循环，CVVH 补充的低温置换液和体外循环的降温作用，可降低外周血管阻力。同时改善内环境、水电解质紊乱，改善利尿剂抵抗、增加尿钠排泄和尿量，改善肺出血，清除炎性介质、中分子物质和氧自由基，清除了 ADHF 循环中的心肌抑制因子，从而降低心力衰竭相关的再住院率，减少住院时间。

在 CRS 时经常合并内环境紊乱，如低钠血症（钠 <120mmol/L）、高钾血症（钾 >6.5mmol/L）等电解质紊乱以及代谢性酸中毒（HCO_3^-<16mmol/L）和氮质血症，此时应选择 CVVH，不仅能清除水分和尿毒症毒素，纠正酸碱及电解质紊乱，还能清除细胞因子和神经体液介质，有助于打断心肾之间的恶性循环。国内赵郁虹等报道，采用 CVVH 模式治疗 CRS 后，临床症状及各项指标有明显改善，而单纯药物治疗的对照组各项指标逐渐恶化。Trijntje T 等人对透析治疗 II 型 CRS 患者进行了一项前瞻非随机试验研究，共纳入 23 名患者，平均年龄（66±21）岁，12 名患者（52%）行 PD，11 名患者（48%）行间断血液透析治疗。结果显示 CRS 患者开始透析后，因心血管原因的住院率下降，提示当存在透析指征时，应尽早进行。

Tang 医师对 2012 年 CARRESS-HF 研究的评论中指出：CVVH 可缓慢、平稳的超滤治疗，且在心脏及血管再充盈率方面有明显的益处，并指出治疗的目的是在于平稳缓解心脏负荷，而不是比谁能够更迅速的脱水，故作者更期待进一步的研究去探讨 CVVH 治疗 I 型 CRS 时，什么透析方案可以达到有效超滤排钠、良好耐受、有效安全的治疗目的。因此并不能仅依靠 CARRESS-HF 研究的结果来单纯否定 CRRT 的治疗效果，我们日常在应用 CRRT 治疗急性 CRS 过程中，应该根据病情确定合适的超滤量、超滤率及治疗时间，如此才能达到治疗目标、减少并发症的发生。

3. CRRT 治疗时机和模式选择　急性 CRS 何时开始肾脏替代治疗、采取何种血液净化治疗模式迄今尚无统一的认识。是在患者出现利尿剂抵抗、血肌酐尚未增高时就开始超滤治疗，还是要等到合并明确的 AKI、伴有血肌酐明显升高才开始透析？加拿大心血管学会 2007 年治疗心力衰竭的建议：对高度选择的患者可采用间断缓慢 CVVH 治疗，并需要肾脏科医师或熟悉超滤治疗的医师会诊，在能够严密观察病情的病房进行。欧洲 2008 年急、慢性心力衰竭诊治指南中指出：对利尿剂抵抗的水负荷过多（肺水肿或外周水肿）患者、合并低钠血症或肾衰竭患者，可考虑超滤或透析治疗。最新的 2013 年美国心力衰竭管理指南强调：对于容量负荷过重及难治性的充血性心力衰竭患者，可考虑超滤治疗（分别为 IIb，B 级和 C 级）。

目前正在进行的 AVOID-HF 研究，纳入美国 40 个中心的 810 例患者，在肾功能恶化前，和静脉利尿剂比较，超滤是否减少急性失代偿心力衰竭患者的住院。

我们认为对利尿剂抵抗的 ADHF 患者，心脏和肾脏科医师应该加强沟通，在 CRS 早期行 CRRT 治疗，可清除过多的液体、克服利尿剂抵抗，有助于维持水、电解质平衡、内环境稳定和清除炎症因子，促进心、肾功能的恢复，为后续治疗创造条件。

第七节　病案分享

【病案介绍】

患者何某某，女，27 岁，65kg，以"停经 33^{+6} 周，胸闷、气短不能平卧 4 天"入院，查体：体温 36.5℃，脉搏 160 次 / 分，呼吸 34 次 / 分，血压 180/120mmHg；急性病容，表情淡漠，强迫坐位，神志模糊，双肺呼吸音粗，双肺可闻及湿性啰音；心率 160 次 / 分，律齐，心音亢进；全身凹陷性水肿，以双下肢为著。入院前半个月患者出现尿量减少（具体量不详）、双下肢水肿，未予重视。入院查心脏彩超提示：心动过速，心包积液（少量），左室收缩功能减低，EF 41%；胸部正位片提示：心影大，心胸比 0.60，左室大，肺淤血，心功能不全；肾功能：尿素 18.1mmol/L，肌酐 180μmol/L；白蛋白 22.4g/L，血钾 4.6mmol/L，血钠 138.9mmol/L；血氯 95.7mmol/L；血钙 1.6mmol/L。入院后诊断：①孕 34^{+6} 周 2/0 LOA；②急性左心衰竭；③急性肾衰竭；④子痫前期（重度）；⑤胎儿生长受限。

入院后产科考虑患者急性左心衰竭，病情继续进展会加重肺水肿，心力衰竭，死亡风险较大，同时胎儿宫内生长受限，缺氧，胎儿窒息等风险增加，向家属交待病情后，急诊在全麻下给予行剖宫产术；术后患者转入心外监护病房，给予呼吸机辅助呼吸，同时强心、利尿等对症治疗，患者 17 小时尿量约 350ml，心力衰竭症状无缓解，呼吸机脱机困难。

【临床问题】

1. 目前该患者心力衰竭应如何治疗？

2. 患者是否需要立即行血液透析治疗？采用何种透析方式？

3. 该患者若需要行透析治疗,超滤量及抗凝应如何设置？

【治疗经过】

该患者为妊娠 33^{+6} 周急诊剖宫产术后患者,目前合并急性左心衰竭、急性肾衰竭、肺淤血,心功能Ⅳ级,EF 41%,病情危重。给予内科强心、利尿治疗效果不佳;术后 17 小时经我们会诊后对患者进行了床旁连续性静脉 - 静脉血液滤过(CVVH)治疗,采用前稀释,枸橼酸抗凝,置换剂量 2L/h,血流量 180ml/min,超滤 400ml/h,预设治疗时间 24 小时。在治疗前 12 小时期间患者尿量无明显增加,约 10~20ml/h;在治疗 13~21 小时期间,患者尿量逐渐增加至 30~50ml/h;在治疗 22~33 小时期间,患者尿量逐渐增加至 80~270ml/h。经 CRRT 治疗 33 小时,患者呼吸机成功脱机,平卧后无胸闷、气短;在此次治疗过程中共脱水 13 200ml,同时患者在治疗过程中尿量约 3780ml。治疗后 1 周,复查患者心脏彩超提示:EF 55%,左室舒张、收缩功能正常;肾功能完全恢复正常。

【经验总结】

该患者为心肾综合征Ⅰ型,在妊娠后引起急性左心衰竭基础上出现急性肾损伤,此类患者主要发病机制可能为容量负荷过大导致患者心脏泵功能衰竭导致全身多脏器淤血或灌注不足而引起其他脏器衰竭;在治疗上应以减轻容量负荷为主,使患者心脏泵功能恢复,从而达到治疗目的。首先,该类患者行 CRRT 治疗是首选,在持续缓慢超滤过程中不会引起血压较大波动,避免再次引起脏器缺血发生,同时保证患者容量负荷持续减轻,心脏泵功能持续改善;其次,在治疗过程中应适当给予补充胶体提高患者胶体渗透压,使组织间隙液体可回渗,避免持续超滤导致患者有效循环血容量不足;最后,采用了局部枸橼酸抗凝技术对于术后患者抗凝是一种安全有效的抗凝方式。

小结

在我们临床实际应用中,CRRT 对于缓解存在容量负荷,尤其是合并肺淤血、电解质紊乱的Ⅰ型 CRS 临床症状效果肯定,但对于其治疗起始及停止时机等问题仍需进一步探讨。

第八节 总 结

急性 CRS 是心力衰竭患者常见的临床问题,肾功能不全是急性心力衰竭患者死亡的独立危险因素。CRS 发病机制复杂,尚不清楚。减轻水、钠潴留是心力衰竭患者首要治疗方法,利尿剂抵抗使 CRS 患者难以达到治疗目标,SCUF 或 CVVH 等血液净化治疗可快速、等渗地清除体内水、钠,快速减轻心力衰竭症状,但是否有利于保护患者肾功能、是否有利于改善长期预后,尚需要更大样本且设计良好的临床研究证明。CRS 早期行 CRRT 能清除过多的液体、克服利尿剂抵抗,有助于维持水、电解质平衡、内环境稳定和清除炎症因子,促进心、肾功能的恢复,为后续治疗创造条件。

(孙世仁 马 峰)

参 考 文 献

1. Ronco C, Chionh CY, Haapio M, et al. The cardiorenal syndrome. Blood Purif, 2009, 27(1): 114-126

2. Price JF, Mott AR, Dickerson HA, et al. Worsening renal function in children hospitalized with decompensated heart failure: evidence for a pediatric cardiorenal syndrome? Pediatr Crit Care Med, 2008, 9(3): 279-284

3. Gottlieb SS, Abraham W, Butler J, et al. The prognostic importance of different definitions of worsening renal function in congestive heart failure. J Card Fail, 2002, 8(3): 136-141

4. Cowie MR, Komajda M, Murray-Thomas T, et al. Prevalence and impact of worsening renal function in patients hospitalized with decompensated heart failure: results of the prospective study in heart failure(POSH). Eur Heart J, 2006, 27(10): 1216-1222

5. Krumholz HM, Chen YT, Vaccarino V, et al. Correlates and impact on outcomes of worsening renal function in patients>or=65 years of age with heart failure. Am J Cardiol, 2000, 85(9): 1110-1113

6. Goldberg A, Hammerman H, Petcherski S, et al. Inhospital and 1-year mortality of patients who develop worsening renal function following acute ST-elevation myocardial infarction. Am Heart J, 2005, 150(2): 330-337

7. Smith GL, Vaccarino V, Kosiborod M, et al. Worsening renal function: what is a clinically meaningful change in creatinine during hospitalization with heart failure? J Card Fail, 2003, 9(1): 13-25

8. Jose P, Skali H, Anavekar N, et al. Increase in creatinine and cardiovascular risk in patients with systolic dysfunction after myocardial infarction. J Am Soc Nephrol, 2006, 17(10): 2886-2891

9. Elsayed EF, Tighiouart H, Griffith J, et al. Cardiovascular disease and subsequent kidney disease. Arch Intern Med, 2007, 167(11): 1130-1136

10. Dimopoulos K, Diller GP, Koltsida E, et al. Prevalence, predictors and prognostic value of renal dysfunction in adults with congenital heart disease. Circulation, 2008, 117(18): 2320-2328

11. Hillege HL, Nitsch D, Pfeffer MA, et al. Renal function as a predictor of outcome in a broad spectrum of patients with heart failure. Circulation, 2006, 113(5): 671-678

12. McCullough PA, Jurkovitz CT, Pergola PE, et al. Independent components of chronic kidney disease as a cardiovascular risk state. Arch Intern Med, 2007, 167(11): 1122-1129

13. Muntner P, He J, Hamm L, et al. Renal insufficiency and subsequent death resulting from cardiovascular disease in the United States. J Am Soc Nephrol, 2002, 13(3): 745-753

14. Herzog CA, Ma JZ, Collins AJ. Poor long-term survival after acute myocardial infarction among patients on long-term dialysis. N Engl J Med, 1998, 339(12): 799-805

15. Liang KV, Wiliams AW, Greene EL, et al. Acute decompensated heart failure and the cardiorenal syndrome. Crit Care Med, 2008, 36(suppl): 75-88

16. Bagshaw SM, Lapinsky S, Dial S, et al. Acute kidney injury in septic shock: clinical outcomes and impact of duration of hypotension prior to initiation of antimicrobial therapy. Intensive Care Med, 2009, 35(5): 871-881

17. Oppert M, Engel C, Brunkhorst FM, et al. Acute renal failure in patients with severe sepsis and septic shock a significant independent risk factor for mortality: results from the German Prevalence Study. Nephrol Dial Transplant, 2008, 23(3): 904-909

18. Metha NJ, Khan IA, Gupta V, et al. Cardiac troponin predicts myocardial dysfunction and adverse outcome in septic shock. Int J Cardiol, 2004, 95(1): 13-17

19. Ammann P, Maggiorinin M, Bertel O, et al. Troponin as a risk factor for mortality in critically ill patients without acute coronary syndromes. J Am Coll Cardiol, 2003, 41(11):2004-2009

20. McCullough PA, Sandberg KR. Sorting out the evidence on natriuretic peptides. Rev Cardiovasc Med, 2003, 4 Suppl 4:S13-S19

21. Munagala VK, Burnett JC Jr, Redfield MM. The natriuretic peptides in cardiovascular medicine. Curr Probl Cardiol, 2004, 29(12):707-769

22. McCullough PA, Duc P, Omland T, et al. B-type natriuretic peptide and renal function in the diagnosis of heart failure:an analysis from the Breathing Not Properly Multinational Study. Am J Kidney Dis, 2003, 41(3):571-579

23. Forfia PR, Watkins SP, Rame JE, et al. Relationship between B-type natriuretic peptides and pulmonary capillary wedge pressure in the intensive care unit. J Am Coll Cardiol, 2005, 45(10):1667-1671

24. Januzzi JL Jr, Camargo CA, Anwaruddin S, et al. The N-terminal Pro-BNP investigation of dyspnea in the emergency department(PRIDE)study. Am J Cardiol, 2005, 95(8):948-954

25. Loria V, Dato I, Graziani F, et al. Myeloperoxidase:a new biomarker of inflammation in ischemic heart disease and acute coronary syndromes. Mediators Inflamm, 2008, 2008:135625

26. Needham DM, Shufelt KA, Tomlinson G, et al. Troponin I and T levels in renal failure patients without acute coronary syndrome:a systematic review of the literature. Can J Cardiol, 2004, 20(12):1212-1218

27. Mishra J, Dent C, Tarabishi R, et al. Neutrophil gelatinase-associated lipocalin(NGAL)as a biomarker for acute renal injury after cardiac surgery. Lancet, 2005, 365(9466):1231-1238

28. Kazory A. Ultrafiltration Therapy for Heart Failure:Trials and Tribulations. Clin J Am Soc Nephrol, 2013, 8(10):1816-1828

29. Herget-Rosenthal S, Marggraf G, Hüsing J, et al. Early detection of acute renal failure by serum cystatin C. Kidney Int, 2004, 66(3):1115-1122

30. Liangos O, Perianayagam MC, Vaidya VS, et al. Urinary N-acetyl-beta-(D)-glucosaminidase activity and kidney injury molecule-1 level are associated with adverse outcomes in acute renal failure. J Am Soc Nephrol, 2007, 18(3):904-912

31. Parikh CR, Abraham E, Ancukiewicz M, et al. Urine IL-18 is an early diagnostic marker for acute kidney injury and predicts mortality in the intensive care unit. J Am Soc Nephrol, 2005, 16(10):3046-3052

32. Ronco C, Kaushik M, Valle R, et al. Diagnosis and management of fluid overload in heart failure and cardio-renal syndrome:the "5B" approach. Seminar Nephrol, 2012, 32(1):129-141

33. Felker GM, Lee KL, Bull DA, et al. Diuretic strategies in patients with acute decompensated heart failure. N Engl J Med, 2011, 364(9):797-805

34. KazoryA. Cardiorenalsyndrome:ultrafiltration therapy for heart failure-trials and tribulations. Clin J Am Soc Nephrol, 2013, 8(10):1816-1828

35. wanaga Y, Nishi I, Fumichi S, et al. B-type natriuretic peptide strongly reflects diastolic wall stress in patients with chronic heart failure:Comparison between systolic and diastolic heart failure. J Am Col Cardiol, 2006, 47(4):742-748

36. Wańkowicz Z, Próchnicka A, Olszowska A, et al. Extracorporeal versus peritoneal ultrafiltration in diuretic-resistant congestive heart failure-a review. Med Sci Monit, 2011, 17(12):271-281

37. Próchnicka A, Krzesiński P, Hałas K, et al. Diuretic-resistant congestive heart failure treated successfully with

peritoneal ultrafiltration. Kardiol Pol, 2013, 71 (4): 393-395

38. Guazzi MD, Agostoni P, Perego B, et al. Apparent paradox of neurohumoral axis inhibition after body fluid volume depletion in patients with chronic congestive heart failure and water retention. Br Heart J, 1994, 72 (6): 534-539

39. Marenzi G, Lauri G, Grazi M, et al. Circulatory response to fluid overload removal by extracorporeal ultrafiltration in refractory congestive heart failure. J Am Coll Cardiol, 2001, 38 (4): 963-968

40. Agostoni P, Marenzi G, Lauri G, et al. Sustained improvement in functional capacity after removal of body fluid with isolated ultrafiltration in chronic cardiac insufficiency: Failure of furosemide to provide the same result. Am J Med, 1994, 96 (3): 191-199

41. Giglioli C, Landi D, Cecchi E, et al. Effects of ULTRAfiltration vs. DIureticS on clinical, biohumoral and haemodynamic variables in patients with deCOmpensated heart failure: The ULTRADISCO study. Eur J Heart Fail, 2011, 13 (3): 337-346

42. Costanzo MR, Saltzberg MT, Jessup M, et al. Ultrafiltration Versus Intravenous Diuretics for Patients Hospitalized for Acute Decompensated Heart Failure (UNLOAD) Investigators: Ultrafiltration is associated with fewer rehospitalizations than continuous diuretic infusion in patients with decompensated heart failure: Results from UNLOAD. J Card Fail, 2010, 16 (4): 277-284

43. Canaud B, Leblanc M, Leray-Moragues H, et al. Slow continuous and daily ultrafiltration for refractory congestive heart failure. Nephrol Dial Transplant, 1998, 13 Suppl 4: 51-55

44. Sharma A, Hermann DD, Mehta RL. Clinical benefit and approach of ultrafiltration in acute heart failure. Cardiology, 2001, 96 (3-4): 144-154

45. Jaski BE, Ha J, Denys BG, et al. Peripherally inserted veno-venous ultrafiltration for rapid treatment of volume overloaded patients. J Card Fail, 2003, 9 (3): 227-231

46. Costanzo MR, Saltzberg M, O'Sullivan J, et al. Early ultrafiltration in patients with decompensated heart failure and diuretic resistance. J Am Coll Cardiol, 2005, 46 (11): 2047-2051

47. Bast BA, Boyle A, Bank AJ, et al. Uhrafiltration versus usual care for hospitalized patients with heart failure: the Relief for Acutely Fluid-Overloaded Patients With Decompensated Congestive Heart Failure (RAPID-CHF) Trial. J Am Coll Cardiol, 2005, 46 (11): 2043-2046

48. Dev S, Shirolkar SC, Stevens SR, et al. Reduction in bodyweight but worsening renal function with late ultrafiltration for treatment of acute decompensated heart failure. Cardiology, 2012, 123 (3): 145-153

49. 王质刚. 血液净化学. 第 3 版. 北京: 北京科学技术出版社, 2010: 475-477

50. 赵郁虹, 谭艳杰. 连续性静脉-静脉血液滤过对心肾综合征的临床疗效观察. 中国医药导报, 2010, 7 (30): 17-21

51. Cnossen TT, Kooman JP, Krepel HP, et al. Prospective study on clinical effects of renal replacement therapy in treatment-resistant congestive heart failure. Nephrol Dial Transplant, 2012, 27 (7): 2794-2799

52. Tang WH. Reconsidering ultrafiltration in the acute cardiorenal syndrome. N Engl J Med, 2012, 367 (24): 2351-2352

53. Yancy CW, Jessup M, Bozkurt B, et al. 2013 ACCF/AHA Guideline for the Management of Heart Failure: A Report of the American College of Cardiology Foundation/American Heart Association Task Force on Practice Guidelines. J Am Coll Cardiol, 2013, 62 (16): 147-239

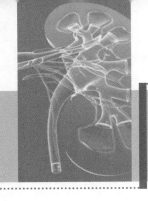

第二十三章

CRRT 在重度颅脑外伤中的应用

第一节 概　述

重度颅脑损伤患者因脑挫裂伤、脑干损伤、急性脑肿胀等引起急性颅内压增高,可在伤后数小时内出现明显脑组织受压及脑疝的症状和体征,是重度颅脑损伤患者早期死亡的主要原因。重度颅脑损伤患者颅内压过高可引起脑灌注压下降,血管阻力增加,脑血流量下降,当降至脑缺血水平时,伤后数小时即发生脑水肿。伤后 3~5 天是脑水肿的高峰期,可引起脑疝,同样是患者死亡的重要原因。因此,降低颅内压、减轻脑组织水肿是重度颅脑损伤早期治疗的关键,也是临床工作的一大难点。

第二节　脑水肿发生机制

严重脑水肿是死亡率、致残率极高的一种继发性病理性的改变。脑水肿的原因不论是脑损伤还是脑缺血,其发生发展有共同的发病机制和病理生理特点。目前多数认为,损伤、器官缺血再灌注等因素触发自身免疫系统的白细胞、巨噬细胞、黏附因子以及自身受损的神经胶质细胞大量产生和释放细胞因子,通过神经、内分泌系统介导次级炎症介质(如氧自由基、乳酸、钙超载、花生四烯酸等)引发对脑神经系统以及全身各器官损害的炎性反应。这是十分复杂的炎症反应的病理过程,直接影响了神经组织的损伤和修复。其中,强烈的促炎反应造成的内皮细胞损伤、白细胞浸润是导致神经元损伤的重要原因。促炎反应是由 TNF-α、IL-1β、IL-6、IL-8 等细胞因子介导并过度释放了氧自由基、兴奋性氨基酸、钙超载、一氧化氮(NO)等引起的,参与了神经递质、膜受体、受体基因表达,与细胞内信息传递物质、蛋白激酶系统的变化有关,这一过程是脑损伤后继发性脑水肿的主要原因。此外,这个反应过程及其介质还介导其他器官和系统如体液、代谢失衡,循环衰竭,呼吸衰竭,肾衰竭,感染以及多脏器功能障碍(MODS)的发生,更加剧了脑水肿的发生、发展,并造成恶性循环,这是严重脑水肿患者预后差的关键。目前,脑水肿主要还是使用高渗性和利尿性脱水剂来降低颅内压,但其对体液平衡、肾功能与循环系统的影响已被充分认识,至今仍未发现其他良好的脱水治疗方法替代脱水剂来治疗严重脑水肿。

第三节　脑损伤合并急性肾损伤

研究表明,年龄、性别、基础疾病、肾毒性药物、手术打击、脓毒性休克等是危重症患者发生 AKI 的危险因素。老年人肾脏储备能力下降,在低灌注后更容易发生 AKI。老年人若原有糖尿病、高血压、心血管疾病,在发生颅脑损伤及低血容量休克时,更易发生多器官功能衰竭,导致死亡。脑损伤一旦出现肾衰竭,病死率极高。目前研究报道颅脑外伤后急性肾损伤的发病率为 9.2%~39.4%,死亡率为 27.9%~42.1%,无急性肾损伤的死亡率为 18.1%。

颅脑外伤后并发急性肾损伤的机制,目前认为主要有以下几方面:

1. 颅脑外伤后,下丘脑 - 垂体 - 肾上腺髓质轴兴奋,交感神经异常兴奋,儿茶酚胺分泌增多全身血管收缩,出现神经源性肾脏和心脏的损害,交感神经异常兴奋,肾血管收缩,肾血流量减少引起神经源性肾衰竭。颅脑损伤后 AKI 组低血压、急性呼吸衰竭和心力衰竭比例、病死率均明显高于非 AKI 组。据报道,低血压持续 10 小时以上,肾脏缺血性损害不可避免。交感神经异常兴奋,肺毛细血管痉挛,肺组织血流灌注减少,颅脑外伤患者昏迷,阻塞性通气障碍,导致急性呼吸衰竭,成人呼吸窘迫综合征、低氧血症,低氧血症使肾血管收缩,肾血流量减少,引起肾脏缺血性损害。

2. 脑神经及脊髓损伤后血中儿茶酚胺升高引起肾血管收缩或神经体液调节紊乱,直接影响肾功能;颅脑外伤后,应激引起儿茶酚胺分泌增多,全身血管收缩,心脏后负荷增加,冠状动脉收缩,心脏供血锐减,产生乳酸和心肌抑制因子等,使心肌收缩无力,心力衰竭导致心搏骤停、休克和严重的低血压,肾血流量减少,肾小球滤过率下降,血液在肾脏内重新分配,近髓小动脉的短路大量开放,肾皮质外层血流量减少,可发生急性肾皮质坏死,出现急性肾衰竭。此外,在抢救过程中较长时间或大量应用缩血管药物,如肾上腺素等,可出现类似儿茶酚胺分泌增多的表现,并发急性肾衰竭。

3. 严重而持续的低灌注、低氧血症、肾上腺素过量使用均导致组织缺氧,机体无氧呼吸产生乳酸性酸中毒,乳酸性酸中毒和患者的不良预后直接相关。颅脑外伤后机体应激反应可出现血糖增高,使细胞内自由脂肪酸的水平增加,抑制了丙酮酸转变成为乙酰辅酶 A,使血乳酸产生增多,乳酸性酸中毒。高乳酸血症和高血糖可抑制尿酸在肾小管的重吸收引起急性尿酸盐肾病。颅脑外伤后下丘脑 - 垂体 - 肾上腺髓质轴兴奋,产生一系列交感神经兴奋及其介导的神经内分泌异常所致的肾脏损害,并由此产生的严重而持续的低氧血症和血流动力学不稳定是重型颅脑外伤后急性肾衰竭发生的主要原因。

4. 颅脑损伤引起多脏器功能障碍,发生序贯性肾损伤。动物实验发现重型颅脑损伤后30 分钟肾小管上皮细胞及肾间质开始出现不同程度的水肿,颗粒样变性,细胞质脱落。小管间质淋巴细胞等炎性细胞浸润,提示脑创伤后继发肾损害和肾微循环障碍可能是一系列由白细胞依赖和铁催化的自由基形成和膜类脂质过氧化过程。颅脑损伤并发全身炎症反应综合征(systemic inflammatory response syndrome,SIRS)是导致多器官功能障碍主要发病基础,SIRS 的发生率与脑挫裂伤程度、高颅内压、蛛网膜下腔出血(subarachnoid hemorrhage,SAH)或血肿破入脑室、高血糖等因素显著相关。SIRS 产生的原因可能有以下 3 个方面:

(1)炎性细胞因子的促炎症反应:脑损伤后,特别是广泛性脑挫裂伤、高颅内压等作用下,颅内促炎症细胞因子生成大量增加,启动炎性级联反应,引起继发性脑损害、脑代谢改变和脑细胞死亡。研究发现脑出血后 TNF、IL-1、IL-2 等细胞因子表达增加,而这些因子可诱导细胞间黏附分子(ICAM-1)和内皮细胞白细胞黏附分子(ELAM-1)在血管内皮细胞上的表达,使大量白细胞在脑实质中聚集、浸润,产生过度的炎症反应,促进炎症介质和细胞因子的生物学效应的表达,包括中性粒细胞增多、发热和血管内皮通透性增加。IL-1 介导创伤后炎症反应及神经元损害,从而与创伤性脑水肿的形成和颅内压的增高密切相关,IL-1 可能通过介导炎症反应和某些神经毒性分子(如氮氧化物、花生四烯酸等)的释放,而参与脑水肿的发生、发展过程。IL-1 还可诱导其他的细胞因子,如 IL-6、TNF-α 的产生,介导炎症反应和免疫病理过程,诱发炎症反应的级联放大作用,导致局部和广泛脑组织二次损害。颅脑损伤急性期 IL-1、IL-6、TNF-α 明显增高,随病情的变化而变化,与病情预后、病死率呈显著正相关。

(2)兴奋性氨基酸、一氧化氮及自由基等毒性物质释放增加。

(3)一次打击如低氧血症、低血压、器官和软组织损伤骨折,以及二次打击如缺血再灌注损伤,手术及感染等,诱导了宿主的防御反应,其特征为局部和全身系统释放促炎因子,花生四烯酸代谢产物,凝血酶,补体因子和急性时相蛋白以及调节激素,这一过程是 SIRS,同时抗炎介质也在释放。这一免疫反应的失衡导致了器官功能不全以及增加了患者感染的易感性,内皮细胞损伤,白细胞聚集以及弥散性血管内凝血和微循环障碍,诱导神经元和胶质细胞的凋亡和坏死。

另外大量应用甘露醇可引起急性肾损伤;甘露醇的肾毒性作用主要是对肾小管的损伤,即所谓"渗透性肾病",在形态学上表现为近端小管细胞肿胀、空泡形成。除甘露醇外,蔗糖、羟乙基淀粉、右旋糖酐、造影剂等也可引起渗透性肾病,临床表现以 AKI 为主,也可发展为慢性肾脏病(CKD)。这是由于外源性溶质导致近端小管溶酶体积聚,最终导致 AKI 的发生。

颅脑损伤患者常伴有水电解质平衡紊乱,主要原因为:频繁肌强直发作及中枢性高热丧失大量水分和电解质;脱水治疗引起全身性脱水和电解质丢失。大量糖皮质激素应用导致钠潴留和钾丢失,气管切开增加了呼吸道的水分蒸发,长期昏迷不能进食,摄入量不足,丘脑下部受累导致高血糖、电解质紊乱、尿崩等合并症,脑干损伤患者 80% 发生并发症,30%~50% 死于并发症。另外失水可以造成肾血流量降低以及肾小球滤过率的降低,从而加重高钠血症。电解质紊乱为伤后 1 周内主要的并发症,电解质紊乱中以血清钠代谢紊乱最为突出,危重病患者发生高钠血症的预后极差。研究显示如果血钠 >160mmol/L 会导致血肌酐和尿素氮的升高,并且会增加深静脉血栓的发生率,最终导致死亡率升高。高钠血症是死亡的独立危险因素。

持续性高钠血症通过引起脑细胞脱水皱缩而造成损害,主要表现在:①高渗脱水导致脑组织皱缩引起意识障碍,重者会引起脑动静脉机械性牵拉破裂,导致蛛网膜下腔出血,硬膜下血肿和脑内出血;②高钠血症患者血液黏稠度增加,易形成血栓,导致脑梗死;③实验证明,快速及大幅度提高小鼠血浆钠浓度可使其产生与神经脱髓鞘病变相一致的神经系统症状,并导致其迅速死亡,小鼠脑组织病理切片呈弥漫性脱髓鞘病变,弥漫性的脱髓鞘病变是引起认知障碍以及锥体外系功能障碍和癫痫的主要原因;④在治疗高钠血症过程中最主要的并发症是脑水肿,在纠正高钠血症的过程中水分迅速进入细胞内,而溶质的平衡尚需数小时、数天才能建立,过快纠正高钠血症会导致脑细胞对水分的吸收超过溶质的消散速度引起细胞肿胀,导致严重的神经功能损伤,因此出现高钠血症必须纠正,但不能操之过急。

对于颅脑外伤并发急性肾损伤的治疗,以往采用内科保守疗法,但死亡率高。到目前为止,还没有预防急性肾衰竭的特殊肾脏保护措施,治疗急性肾衰竭的通常办法是预防急性肾衰竭的并发症而等到肾功能的自然恢复,同时行肾功能和临床指标的监测,注意可能减少肾小球滤过率的所有药物的剂量,避免使用肾毒性药物。颅脑损伤伴发 SIRS 者比没有伴 SIRS 者预后差,由于颅脑损伤后脑组织可合成和分泌多种细胞因子,造成脑组织损害不断发展,所以有效调控这些细胞因子和免疫调节,及时有效治疗 SIRS 的发生,可阻止病情的进一步发展,降低死亡率,改善急性颅脑损伤患者的预后。大部分细胞因子是分子量为 10 000~30 000D 的中分子物质,而 CRRT 能有效清除这些细胞因子。CRRT 作为一种新技术适合于多器官功能衰竭、高分解代谢状态及需静脉内营养支持等患者。具有维持心血管稳定性及脑灌注,维持水、电解质和酸碱平衡,是重症 AKI 伴血流动力学不稳定、脑水肿、高分解代谢和严重液体负荷的首选。自从血液净化技术广泛应用后,患者生存率提高。

第四节　脑水肿合并 AKI 血液透析治疗模式

颅脑外伤合并 AKI 时选择不同透析方式对预后的影响文献报道不一。有作者报道血液透析治疗颅脑外伤合并 AKI 死亡率仍较高,其主要是由于血液透析溶质清除快,特别是小分子物质,容易导致失衡症状,其病理改变是脑组织中水分增加。表现为神经系统异常,出现少动、头痛、恶心、呕吐、抽搐、昏迷,甚至死亡。

常规间歇性血液透析(IHD)时由于血浆渗透压下降或脑内酸中毒,可引起脑组织渗透压升高,水分进入脑组织,导致脑水肿。颅内压升高与渗透压梯度的变化以及治疗过程中平均动脉压迅速下降导致脑灌注压降低有关,可采用高钠、低温透析液和尽量减少血容量的变化以避免上述改变,这些在 IHD 时很难实现。

目前认为颅脑外伤合并 AKI 在血液透析过程中颅内压增加,常规血液透析比连续性血液净化(CRRT)颅压升高明显,过快纠正高渗状态,脑血流过度灌注导致血脑屏障受损,通透性增加,血浆成分渗出增多,加重管源性脑水肿,发展为弥漫性脑肿胀而死亡。CRRT 过程中颅内压变化缓慢,但在大剂量治疗时,仍可能影响颅内压,因此伴有脑水肿的患者应该首选 CRRT 治疗,且初始置换液钠离子浓度 >140mmol/L,国外研究建议为了避免颅内高压,钠浓度可在 150~155mmol/L。国内资料报道,对颅脑外伤合并高钠血症,根据患者血钠浓度的高低随时调整置换液钠离子浓度及血钠纠正速度,从而平稳降低患者血钠浓度,每日降低 14.5mmol/L,血钠纠正速度 0.96mmol/L,使血液和细胞外液以及细胞外液和细胞内液之间在治疗过程中始终保持较小的渗透压,从而避免了血钠纠正过快而导致的一系列并发症。透析液钙离子浓度应在 1.0~1.5mmol/L,<1.0mmol/L 易导致心血管功能的不稳定。

置换液从小剂量开始(如 1L/h),此时血尿素氮和小分子溶质的变化速度较慢,机体可维持正钠平衡,对颅内压的影响小,患者病情稳定后可逐渐增加置换液流量。同时注意使用生物相容性好并且膜面积小的滤器以最大限度减少血浆渗透压的急剧变化,避免加重脑水肿。Ronco 和 Bellomo 观察到 IHD 后,水分进入脑组织明显增加,而 CRRT 可使脑组织水分保持稳定。颅脑外伤合并 AKI 在血液透析过程中颅内压增 4.6~7.6mmHg,常规血液透析比 CRRT 颅压升高更明显。

国内研究报道血液滤过治疗颅脑外伤合并 AKI 病死率明显高于 CRRT 及 PD 治疗的病死率,颅脑外伤合并 AKI 行 HF 治疗过程中脑脊液压力较 PD 及 CRRT 明显升高,而血浆渗透压则明显下降,说明血液滤过治疗中同样存在明显失衡,PD、CRRT 对颅内压、血浆渗透压影响小于血液滤过治疗,因而失衡发生率较低,死亡率也较低。

肝衰竭、创伤或手术导致的脑水肿、IHD 可造成致命性颅内压增高。但采用 CRRT,血浆渗透压下降缓慢,可防止透析失衡综合征。CRRT 血流动力学稳定,可保护脑灌注压,是重症脑水肿伴 AKI 的患者首选 CRRT 的依据。

用 CRRT 后血流动力学稳定,能增加血氧饱和度,纠正顽固性水、电解质、酸碱平衡紊乱,尽管进行超滤,但对血压没有影响,能改善心功能,促使肾功能恢复,CRRT 治疗能清除炎性细胞因子,减轻脑水肿,降低颅内压,减轻全身炎症反应综合征,提高生存率。

由于创伤、手术等原因导致的脑水肿合并 AKI 者易继发颅内出血,CRRT 治疗时应尽量避免使用抗凝剂,或采用体外局部抗凝(如枸橼酸抗凝)。前列腺环素类抗凝剂有强效血管扩张作用,不宜用于脑灌注压低的患者,以免脑灌注压进一步降低而增加颅内压;如必需使用此类药物抗凝,用药前应先纠正血容量不足,保证脑灌注压,或适时加用升压药物。

CRRT 能缓慢、等渗地清除水和溶质,通过溶质与置换液的交换,维持了脑外伤后的电解质、酸碱平衡稳定,更符合人体生理状态,能较好地维护血流动力学和内环境的稳定。

CRRT 有强大的对流作用,可有效清除循环中的中、小分子(分子量 <30 000D)溶质,其中包括乳酸、细胞因子在内的大量炎症介质和内毒素,从而下调炎症反应的程度,降低全身性炎性反应程度,减少机体组织器官的损害,从而提高了肺组织的氧合功能,改善了循环功能,提升了血管活性物质的活性,阻断了脑水肿的发生发展过程,这对保护脑神经功能及改善预后大有裨益。CRRT 将为提高严重脑水肿的救治水平带来新的希望。

第五节　KDIGO 指南关于急性脑损伤或其他原因引起的颅内压升高或广泛的脑水肿的 AKI 患者的推荐治疗

1. 进行 CRRT 治疗时,只要患者无使用枸橼酸禁忌,建议使用枸橼酸抗凝,而不是肝素。(2B)

2. 如果 AKI 患者合并出血风险且未接受抗凝药物的治疗,推荐在 RRT 时使用抗凝药物。

3. 进行 CRRT 治疗时,只要患者无使用枸橼酸禁忌,建议使用枸橼酸抗凝,而不是无肝素抗凝。(2C)

4. 对于急性脑损伤或其他原因引起的颅内压升高或广泛的脑水肿的 AKI 患者,建议使用 CRRT 而不是间断的 RRT 治疗。(2B)

第六节　病 案 分 享

病案 1

【病案介绍】

患者女,61 岁,因"咳嗽、咳痰、气短 2 个月,意识障碍伴右侧肢体偏瘫 4 天"为主诉入院。患者家属诉患者 2 个月前无明显诱因出现咳嗽、咳痰、气短,于当地医院行头颅 CT 示:左侧基底节梗死灶。肺部 CT 示:肺部感染,右侧胸腔积液。4 天前患者出现突发意识障碍、呼之不应,伴右侧肢体活动障碍,有恶心、呕吐,行头颅 CT 提示:左侧颞叶出血性脑梗死。给予对症处理后效果欠佳,故转入我院急诊科进一步诊治。入院后血压为 182/90mmHg。患者既往有高血压病史 2 年,最高达 220/120mmHg,未行降压治疗,有糖尿病病史 10 余年,平时血糖在 13~16mmol/L。入院后查体:患者神志昏睡,Glasgow 评分 11,瞳孔大小不等,四肢肌力无法查及,双侧 babinski 征阳性。

【临床问题】

1. 患者存在出血性脑梗死和脑水肿,血液透析模式如何选择?

2. 行 CRRT 治疗时抗凝剂应如何选择?

3. 患者存在低钠血症和脑水肿,如何纠正低钠血症?

【治疗经过】

患者入院后查体:神志不清,昏睡,Glasgow 评分 11,瞳孔大小不等,四肢肌力无法查及,双侧 Babinski 征阳性。(2013-05-11)查血气:pH 7.301,PCO_2 23.2mmol/L,PO_2 36.1mmol/L,K^+ 5.4mmol/L,HCO_3^- 11.1mmol/L,ABE −13.8mmol/L,SBE −14.1mmol/L。凝血功能:PT 19.2秒,INR 1.46,APTT 30.2秒。肾功能 + 电解质:K^+ 5.47mmol/L,Na^+ 125.89mmol/L,Cl^- 94mmol/L,CO_2 12.03mmol/L,Ca^{2+} 1.85mmol/L,BUN 22.51mmol/L,Cr 372.51μmol/L,Ur 553.51mmol/L,白蛋白 16.38g/L。AST 2278.04U/L,ALT 1040.14U/L。诊断:多脏器功能衰竭。立即给予患者气管插管术及呼吸机辅助呼吸,并联系我科紧急行血液透析治疗,给予床旁连续性血液滤过治疗,滤器为金宝 AN69 膜 M-100,膜面积 0.9m²,置换液起始速度为 30ml/(kg·h)。KIDGO 指南建议 AKI 患者合并出血风险且未接受抗凝药物的治疗,在进行 CRRT 治疗时,只要患者无使用枸橼酸禁忌,建议使用枸橼酸抗凝,但考虑该患者存在低氧血症,严重肝衰竭,有枸橼酸抗凝禁忌,故采用无肝素抗凝。给予置换液钾离子浓度为 4.5mmol/L、钠离子浓度为 145mmol/L,并给予补钙、缓慢脱水等对症处理。因患者家庭经济状况不佳,根据无肝素抗凝时滤器使用寿命,给予患者血液透析时间为每日 8~12 小时。因患者存在严重肝损害,给予每日一次血液灌流治疗(健帆 HA330-Ⅱ树脂血液灌流器),抗凝方式为体外肝素化(肝素钠注射液 10mg/h+ 鱼精蛋白 10mg/h 共 2 小时泵入)。治疗后复查上述指标(2013-05-14):血气:pH 7.437,PCO_2 30.5mmol/L,PO_2 132mmol/L,HCO_3^- 22.8mmol/L,ABE 2.6mmol/L,SBE 2.2mmol/L。生化:K^+ 4.03mmol/L,Na^+ 135.71mmol/L,Cl^- 101mmol/L,CO_2 结合力 21.64mmol/L,Ca^{2+} 1.94mmol/L,BUN 7.25mmol/L,Cr 142.62μmol/L,Ur 165mmol/L,白蛋白 14.83g/L。AST 617.88U/L,ALT 727.86U/L。血气及肝功明显好转,酸中毒及电解质紊乱情况较前明显改善。继续 CRRT 治疗后,患者转为浅昏迷,一般生命体征较前稳定,于 2013-05-21 复查头颅 CT,提示:左侧颞顶叶大面积缺血性脑梗死,患者脑水肿面积较大。继续呼吸机辅助呼吸、营养脑细胞、营养支持及每日无肝素 CRRT 等治疗。患者病情稳定,于 2013-05-29 转入普通病房,复查头部 CT:左侧颞顶叶大面积缺血性脑梗死,同 2013-05-21 头颅 CT 比较范围略有缩小。患者转回当地医院继续治疗。

【经验总结】

重度颅脑损伤常常发生脑水肿、高颅内压、高钠血症,导致患者的致残和死亡。此类患者行血液净化治疗时有增加出血的危险,导致渗透压改变,颅内压升高等。CRRT 能缓慢、等渗地清除水和溶质,通过溶质与置换液的交换,维持了脑外伤后的电解质、酸碱平衡稳定,更符合人体生理状态,因而能较好地维护血流动力学的稳定性。CRRT 对脑损伤后的内环境稳定、生命体征平稳有利。另外,对于合并颅内出血的患者,常常伴有血流动力学不稳定,因此采用 CRRT 的治疗方式优于 IHD。同时在最新的 KIDGO 指南中也指出对于急性脑损伤或其他原因引起的颅内压升高或广泛的脑水肿的 AKI 患者,建议使用 CRRT 而不是间断的 RRT 治疗。

患者除肾损伤外同时伴有低钠、低氧、肝衰竭,行 CRRT 治疗时,应注意避免过快纠正低钠血症引起脑桥中央溶解症。此患者行 CRRT 治疗时置换液钠离子浓度为 145mmol/L,机体可维持正钠平衡,对颅内压的影响小,患者血钠正常后,将钠离子浓度改为 140mmol/L,更符合人体生理状态。

此患者早期进行 CRRT 治疗时以无肝素抗凝,考虑肝素盐水的封管液,也会导致全身肝素化的风险增加,故采用尿激酶封管,并未增加患者出血风险。患者由深昏迷转为浅昏迷,由重症监护室转入普通病房继续治疗。但采用无肝素抗凝方式会导致 CRRT 的治疗时间缩短,管路更换及滤器凝血,导致治疗费用增加,还会导致患者血红蛋白及血小板的消耗。

小结

CRRT 能缓慢、等渗地清除水和溶质,通过溶质与置换液的交换,维持了脑外伤后的电解质、酸碱平衡稳定,更符合人体生理状态,因而能较好地维护血流动力学的稳定性。CRRT 对脑损伤后的内环境稳定,生命体征的平稳有利。低钠血症发生髓鞘溶解的危险因素是:高血钠(血钠在 24 小时内升高 >25mmol/L),加上低氧和严重肝病。在治疗过程中应避免过快纠正低钠血症。同时,临床上需警惕肝素等系统抗凝剂对患者带来的出血风险。特别对于许多血液透析中心采用日间 CRRT 方式,给予患者每日封管,还需警惕肝素封管潜在的出血风险。因此对于活动性出血及出血高危人群的患者,可推荐采用枸橼酸抗凝联合枸橼酸封管的方式进行抗凝干预。

病案 2

【病案介绍】

患者男,21 岁,以"血肌酐高 1 年余,恶心、呕吐、头痛 1 周"为主诉于 2013-05-26 就诊于我院,患者诉 1 年前无明显诱因出现多尿,约 2~3 小时排尿一次,每次量约 1000ml,就诊于当地医院,查血肌酐为 886μmol/L,BUN:34.3mmol/L,诊断为"慢性肾衰竭 - 尿毒症期",给予 CKD 一体化治疗及血液透析治疗,于 2013 年 1 月在我科行动静脉内瘘成形术,此后规律透析治疗,抗凝剂为肝素钠注射液(每次 40mg)。入院前 1 周患者因头晕不适,不慎摔倒,左侧枕部着地,未在意,此后出现间断性头痛,在当地医院行头部 CT(2013-05-21)示:小脑萎缩,左侧额顶叶硬膜下血肿,枕大池蛛网膜囊肿。为进一步诊治收住我科。

【临床问题】

1. 患者存在外伤后额颞叶硬膜下血肿,血液透析模式如何选择?

2. 治疗时抗凝剂应如何选择?

【治疗经过】

患者入院后因经济原因要求行碳酸盐血液透析(HD),给予无肝素抗凝,治疗时间为 3 小时。患者治疗期间诉头痛明显加重,建议患者改 CRRT 治疗,患者拒绝。因患者外伤后出现间断性头痛,请神经内科会诊,根据头颅 CT,患者有外伤史,现 CT 密度不高,考虑血肿未激化,暂无手术指征,建议复查头颅 MRI,根据 MRI 结果决定是否需手术治疗。因患者透析过程中头痛明显加重,可酌情使用甘露醇。头颅 MRI 结果:双侧大脑半球慢性硬膜下血肿,双侧桥小脑角池、小脑周围池,枕大池扩大。请神经外科会诊后,考虑诊断:双侧额颞叶硬膜下血肿(亚急性期),有手术指征。转往神经外科后,于 2013-06-07 在局麻下行"慢性硬膜下血肿钻孔引流术"。术后患者行 HD 时仍有头痛,于 2013-06-11 患者同意 CRRT 治疗,滤器为金宝 AN69 膜 M-100,膜面积 0.9m²,置换液起始速度为 30ml/(kg·h),采用枸橼酸抗凝,治疗时间 8~12 小时。患者行 CRRT 治疗时未出现头痛症状。复查头部 CT 示:颅顶、左侧顶枕部皮下软组织肿胀,双侧颅顶骨质不连续,部分骨质缺如,呈术后改变,术区及额叶、颞叶颅板下可见条带状低密度积液影、积气影及引流管影,邻近局部脑表面略受压推移,左侧脑组织受压明显,左侧侧脑室受压变窄,枕大池扩大呈类圆形,边界清楚,密度均匀,大小约 2.10cm×1.82cm,局部枕骨内板受压凹陷,形成较深的光滑压迹,余脑实质未见明显异常,中线结构尚居中。给予拔除引流管,纱布包扎。继续行 CRRT 治疗,置换液速度调至 45ml/(kg·h),每周 3 次,持续 2 周均未出现头痛症状,病情稳定后转为 HD 治疗,未诉头痛。

【经验总结】

该患者头颅外伤后出现间断性头痛,行 HD 时头痛加重。考虑传统的 IHD 治疗时溶质清除快,特别是小分子物质,容易导致失衡症状,表现颅内压增高,同时还可引起血浆渗透压下降或脑内酸中毒,从而引起脑组织渗透压升高,水分进入脑组织,导致脑水肿加重。有报道颅脑外伤合并 AKI 在血液透析过程中颅内压增加,IHD 比 CRRT 颅内压升高更明显。此外,颅内压升高不仅与渗透压梯度的变化有关,还与治疗过程中平均动脉压迅速下降导致脑灌注压降低有关,只有采用高钠、低温透析液和尽量避免血容量的变化,才能避免上述改变,这些在常规 IHD 时很难实现;连续性血液净化过程中颅内压变化缓慢,但在大剂量治疗时,仍有可能影响颅内压,因此伴有脑水肿的患者首选持续性血液滤过治疗,且初始置换液钠离子浓度应 >140mmol/L,从小剂量开始(如 1L/h),此时血尿素氮和小分子溶质的变化速度较慢,机体可维持正钠平衡,对颅内压的影响小,患者病情稳定后在逐渐增加置换液流量。

小结

　　CRRT 时血浆渗透压缓慢下降,从而可防止透析失衡综合征。CRRT 血流动力学稳定,可保护脑灌注压,是重症脑水肿伴 AKI 的患者首选 CRRT 的依据。KIDGO 指南推荐对于急性脑损伤或其他原因引起的颅内压升高或广泛的脑水肿的 AKI 患者,建议使用 CRRT 而不是间断的 RRT 治疗(2B)。需注意 CRRT 治疗时,使用枸橼酸抗凝,有枸橼酸中毒的风险,如患者出现不明原因的代谢性酸中毒及低钙血症,且临床有低血压及低氧血症表现,需考虑存在枸橼酸中毒可能。

第七节　总　　结

　　重度颅脑损伤患者可引起急性颅内压增高,脑灌注压下降,血管阻力增加,脑血流量下降,进而发生脑水肿。颅脑外伤合并 AKI 死亡率仍较高,其主要是由于血液透析溶质清除快,特别是小分子物质,容易导致失衡症状,其病理改变是脑组织中水分增加;而采用 CRRT,血浆渗透压下降缓慢,可防止透析失衡综合征。CRRT 能缓慢、等渗地清除水和溶质,维持了脑外伤后的电解质、酸碱平衡稳定,更符合人体生理状态,能较好地维护血流动力学和内环境的稳定,同时可保护脑灌注压,是重症脑水肿伴 AKI 的患者首选 CRRT 的依据。2012年 KIDGO 指南中也指出对于急性脑损伤或其他原因引起的颅内压升高或广泛脑水肿的

AKI 患者,建议使用 CRRT 而不是间断的 RRT 治疗。行 CRRT 治疗,初始置换液钠离子浓度 >140mmol/L,置换液从小剂量开始(如 1L/h),对颅内压的影响小,患者病情稳定后可逐渐增加置换液流量;还需警惕肝素封管潜在的出血风险,对活动性出血及出血高危人群的患者,可推荐采用枸橼酸抗凝联合枸橼酸封管的方式进行抗凝干预。

（刘　健　桑晓红　张　丽）

参 考 文 献

1. Bagshaw SM,George C,Gibney RT,et al. A multi-center evaluation of early acute kidney injury in critically ill trauma patients. Ren Fail,2008,30(6):581-589

2. Honeybul S,Ho KM. Decompressive craniectomy for severe traumatic brain injury:The relationship between surgical complications and the prediction of an unfavourable outcome. Injury,2014,45(9):1332-1339

3. Kushi H,Saito T,Makino K,et al. IL-8 is a key mediator of neuroinflammation in severe traumatic brain injuries. Acta Neurochir Suppl,2003,86:347-350

4. 邓杰,王明明,方国安,等. 脑创伤患者早期血清炎性细胞因子变化的临床研究. 中国急救医学,2004,24(12):922

5. Mckeating EG,Andrews PJ. Cytokinse and adhesion molecules in acute brain injury. Br J Anaesth,1998,80(1):77-84

6. Davenport A. Renal replacement therapy for the patient with acute traumatic brain injury and severe acute kidney injury. Contrib Nephol,2007,156:333-339

7. Moore EM,Bellomo R,Nichol A,et al. The incidence of acute kidney injury in patients with traumatic brain injury. Ren Fail,2010,32(9):1060-1065

8. 段磊,曾嵘,孔玉科,等. 颅脑损伤后急性肾损伤的危险因素分析. 中华肾脏病杂志,2012,28(10):765-768

9. Coca SG,Yusuf B,Shlipak MG,et al. Long-term risk of mortality and other adverse outcomes after acute kidney injury:a systematic review and meta-analysis. Am J Kidney Dis,2009,53(6):961-973

10. Bihorac A,Yavas S,Subbiah S,et al. Long-term risk of mortality and acute kidney injury during hospitalization after major surgery. Ann Surg,2009,249(5):851-858

11. de Abreu KL,Silva Júnior GB,Barreto AG,et al. Acute kidney injury after trauma:Prevalence,clinical characteristics and RIFLE classification Indian. Crit Care Med,2010,14(3):121-128

12. Brown CV,Dubose JJ,Hadjizacharia P,et al. Natural history and outcomes of renal failure after trauma. J Am Coll Surg,2008,206(3):426-431

13. Gettings LG,Reynolds HN,Scalea T. Outcome in posttraumatic acute renal failure when continuous renal replacement is applied early vs. late. Intensive Care Med,1999,25(8):805-813

14. Lu J,Goh SJ,Tng PY,et al. Systemic inflammatory response following acute traumatic brain injury. Front Biosci (Landmark Ed),2009,14:3795-3813

15. Corral L,Javierre CF,Ventura JL,et al. Impact of non-neurological complications in severe traumatic brain injury outcome. Crit Care,2012,16(2):R44

16. Clausen T,Khaldi A,Zauner A,et al. Cerebral acid-base homeostasis after severe traumatic brain injury.

Neurosurg, 2005, 103 (4): 597-607

17. Hou X, Ding H, Teng Y, et al. Research on the relationship between brain anoxia at different regional oxygen saturations and brain damage using near-infrared spectroscopy. Physiol Meas, 2007, 28 (10): 1251-1265

18. Jhala SS, Hazell AS. Modeling neurodegenerative disease pathophysiology in thiamine deficiency: consequences of impaired oxidative metabolism. Neurochem Int, 2011, 58 (3): 248-260

19. Neligan PJ, Baranov D. Trauma and aggressive homeostasis management. Anesthesiol Clin, 2013, 31 (1): 21-39

20. 郭乃芸, 孙长凯, 李元勋, 等. 脑创伤后肾脏氧化应激损害及其抗氧化酶保护的实验研究. 肾脏病与透析肾移植杂志, 1998, 7 (4): 140-142

21. Briassoulis G, Papassotiriou I, Mavrikiou M, et al. Longitudinal course and clinical significance of TGF-beta1, sL-and sE-Selectins and sICAM-1 levels during severe acute stress in children. Clin Biochem, 2007, 40 (5-6): 299-304

22. Egashira Y, Suzuki Y, Azuma Y, et al. The growth factor progranulin attenuates neuronal injury induced by cerebral ischemia-reperfusion through the suppression of neutrophil recruitment. J Neuroinflammation, 2013, 10: 105

23. Allan SM, Rothwell NJ. Inflammation in central nervous system injury. Philos Trans R Soc Lond B Biol Sci, 2003, 358 (1438): 1669-1677

24. Lenzlinger PM, Morgant-iKossmann MC, Laurer HL, et al. The duality of the inflammatory response to traumatic brain injury. Mol Neurobiol, 2001, 24 (1-3): 169-181

25. Keel M, Trentz O. Pathophysiology of polytrauma. Injury, 2005, 36 (6): 691-709

26. Venkata PN, Anchal G, Suresh L, et al. Molecular mechanisms of apoptosis in cerebral Ischemia: Multiple Neuroprotective Opportunities. Molecular Neurobiology, 2008, 37 (1): 7-38

27. Fang L, You H, Chen B, et al. Mannitol is an independent risk factor of acute kidney injury after cerebral trauma: a case-control study. Ren Fail, 2010, 32 (6): 673-679

28. Dickenmann M, Oettl T, Mihatsch MJ. Osmotic nephrosis: acute kidney injury with accumulation of proximal tubular lysosomes due to administration of exogenous solutes. Am J Kidney Dis, 2008, 51 (3): 491-503

29. 王一橙, 刘中民. 外科危重病学. 北京: 中国医药科技出版社, 2007: 411-413

30. Mizobata Y, Yokota J, Matsuoka T, et al. Volume supplementation with iso-sodium solution prevents hypernatremia after head injury. Trauma, 2001, 50 (5): 871-877

31. Froelich M, Ni Q, Wess C, et al. Continuous hypertonic saline therapy and the occurrence of complications in neurocritically ill patients. Crit Care Med, 2009, 37 (4): 1433-1441

32. Maggiore U, Picetti E, Antonucci E, et al. The relation between the incidence of hypernatremia and mortality in patients with severe traumatic brain injury. Crit Care, 2009, 13 (4): R110

33. Soupart A, Penninckx R, Namias B, et al. Brain myelinolysis following hypernatremia in rats. Neuropathol Exp Neurol, 1996, 55 (1): 106-113

34. Paiva WS, Bezerra DA, Amorim RL, et al. Serum sodium disorders in patients with traumatic brain injury. Ther Clin Risk Manag, 2011, 7: 345-349

35. Ronco C, Cruz D, Bellomo R. Continuous renal replacement in critical illness. Contrib Nephrol, 2007, 156: 309-319

36. Davenport A. Renal replacement therapy in the patient with acute brain injury. Am J Kidney Dis, 2001, 37 (3)

457-465

37. 季大玺,谢红浪.连续性肾脏替代治疗技术的现状.肾脏病于透析肾移植杂志,2000,9(1):75-79

38. Davenport A. Management of acute kidney injury in neurotrauma. Hemodial Int,2010,14 Suppl 1:S27-S31

39. 李志伟,李超,张睿,等.连续性血液净化治疗重型颅脑外伤并发高钠血症疗效观察.中日友好医院学报,2012,26(3)151-153

40. Ronco C,Bagshaw SM,Gibney RT,et al. Outcome comparisons of intermittent and continuous therapies in acute kidney injury:what do they mean? Int J Artif Organs,2008,31(3):213-220

41. 易峰,叶中景,徐月明,等.CRRT在颅脑损伤后急性肾衰竭中的临床应用.中华神经外科疾病研究杂志,2006,5(2):165-166

42. Tan HK,Baldwin I,Bellomo R. Continuous veno-venous hemofiltration without anticoagulation in high-risk patients. Intensive Care Med,2000,26(11):1652-1657

43. 孙亚邓,陈飞,苏亦明.重型颅脑外伤后早期急性肾功能衰竭的临床分析.中国实用神经疾病杂志,2006,9(4):9-11

44. Caruso DM,Vishteh AG,Greene KA,et al. Continuous hemodialysis for the management of acute renal failure in the presence of cerebellar hemorrhage. Case report. J Neurosurg,1998,89(4):649-652

45. Gabutti L,Marone C,Colucci G,et al. Citrate anticoagulation in continuous venovenous hemodiafiltration:a metabolic challenge. Intensive Care Med,2002,28(10):1419-1425

46. Bagshaw SM,Berthlaume LR,Delaney A,et al. Continuous Versus intermittent renal replacement therapy for critically ill patients with acute kidney injury:a meta-analysis. Crit Care Med,2008,36(2):610-617

47. Davenport A. The management of renal failure in patients at risk of cerebral edema/hypoxia. New Horiz,1995,3(4):717-724

48. Amanzadeh J,Reilly RF Jr. Anticoagulation and continuous renal replacement therapy. Semin Dial,2006,19(4):311-316

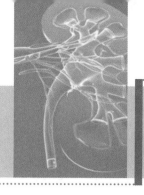

第二十四章

CRRT 在乳酸酸中毒中的应用

第一节 概 述

乳酸是葡萄糖无氧代谢的最终产物,在正常状态下乳酸产量不多。正常人体动脉血乳酸浓度(1.0 ± 0.5)mmol/L,静脉血乳酸浓度 <2.0mmol/L。临床上持续血乳酸水平升高往往提示预后不良。乳酸酸中毒(lactic acidosis)指有明显代谢性酸中毒的临床表现,并且循环血乳酸水平增高。乳酸酸中毒常由组织低灌注和组织低氧血症所致。严重乳酸酸中毒是指合并有多器官功能障碍的乳酸酸中毒。乳酸酸中毒患者死亡率高,研究显示,脓毒症合并乳酸性酸中毒,当静脉血乳酸水平 >5mmol/L 时,患者病死率达 80%;当血乳酸水平达到 9~13mmol/L 时,病死率高达 90%;当血乳酸水平 >13mmol/L 时,病死率高达 98%。

第二节 乳酸酸中毒的发病机制

乳酸酸中毒是严重休克的代谢标志。休克导致组织、器官低灌注,氧供和需求之间失衡,组织缺氧后,丙酮酸氧化减少,乳酸生成增多,引起循环血乳酸水平增高。在缺氧状态下,葡萄糖代谢生成丙酮酸后,不能进入线粒体三羧酸循环,而在胞质中生成乳酸,此时 1 分子葡萄糖只产生 2 分子 ATP 和 2 分子乳酸;而在有氧环境下却生成 38 分子 ATP。故乳酸生成量反映器官的总缺氧量、低灌注和休克的严重程度,并与预后相关;而多器官功能障碍综合征(MODS)更加促进乳酸代谢异常。

肝脏是代谢乳酸的主要器官,当肝脏血流量下降至正常水平的 30% 以下,PaO_2<47mmHg 时,肝脏将从代谢乳酸的器官变成产生乳酸的器官。若心血管功能不稳定,特别是低血压、低灌注时,乳酸生成更加增多,高乳酸血症促使细胞内乳酸增多,促进乏氧代谢,使心功能进一步减退。肠道在缺血、缺氧状态下,也促使大量乳酸的生成和吸收。此外,应用儿茶酚胺药物进一步加重胃肠道缺血,促进乳酸的生成。

第三节 乳酸酸中毒的临床表现

乳酸酸中毒一般分为 A、B 两型。A 型为有组织低氧血症的临床证据,表现为低氧血症和高乳酸血症,发生于各种原因所致的组织灌注低下、氧供不能满足组织代谢需要的情况,常见于休克(心源性、脓毒性、低血容量性)、局部低灌注(肠系膜和肢端缺血)、严重低氧血症、CO 中毒等。B 型为缺乏组织低氧血症的临床证据,表现为无明显组织缺氧的其他原因所致高乳酸血症,分为以下三种情况:①与基础疾病有关的乳酸酸中毒(如糖尿病、肝病、恶性肿瘤、脓毒症、嗜铬细胞瘤、维生素 B_1 缺乏症等);②由药物和毒素引起的乳酸酸中毒(如乙醇、甲醇、乙烯乙二醇、山梨醇、水杨酸盐、对乙酰氨基酚、肾上腺素、氰化物、硝普钠等);③由先天代谢障碍导致的乳酸酸中毒(如葡萄糖 -6- 磷酸酶缺乏症、1,6- 二磷酸果糖酶缺乏症、丙酮酸羧化酶缺乏症等)。

乳酸酸中毒的临床表现多受原发疾病影响,表现差异较大,主要取决于原发病的表现和引起代谢紊乱的病因,其本身所致症状的特异性不显著,可出现乏力、厌食、恶心、呕吐、嗜睡、谵妄、昏迷、抽搐、心律失常、低血压、循环衰竭等。但急性乳酸酸中毒的临床表现往往为呼吸频率加快、过度通气明显。辅助检查:①动脉血乳酸浓度 >5mmol/L;②阴离子间隙 >18mmol/L;③代谢性酸中毒,血 pH<7.35。上述 3 个指标中,诊断乳酸酸中毒最重要的是动脉血乳酸水平升高,其余两个指标的敏感度相对不高。高乳酸血症可呈酸血症、正常 pH 血或者碱血症,取决于血乳酸增高程度、体液缓冲能力及是否合并其他疾病。

第四节　CRRT 治疗在乳酸酸中毒中的应用

治疗乳酸酸中毒首先是治疗原发病,辅以支持疗法,在 A 型乳酸酸中毒治疗中将血流动力学纠正到适合于氧运输为治疗目标,这种疗法同样适合于治疗 B 型乳酸酸中毒。研究提示将氧运输提高到高于正常值以保证隐匿缺血组织的灌注十分重要,这样可降低继发性多器官衰竭的发生。故除了液体复苏外,对于乳酸酸中毒的病因治疗亦非常重要,如原发病的治疗,纠正休克,改善循环,增加外周组织氧的供应。

CRRT 治疗方式及剂量取决于乳酸酸中毒患者脏器衰竭的数目、严重程度、高分解代谢的速度、有无混合性酸碱平衡紊乱以及治疗时内源性碳酸氢盐的清除率或者透析液进入体内的碱基量。临床研究表明应用高容量连续性血液净化联合机械通气能明显降低严重乳酸酸中毒患者的乳酸水平,维持酸碱平衡,减少病死率。由于乳酸盐通过肝脏以 1∶1 转换成碳酸氢盐,而醋酸盐亦通过肝脏和骨骼肌以 1∶1 转换成碳酸氢盐,两者存在竞争关系,故存在 MODS 时 CRRT 治疗禁用醋酸盐。

乳酸酸中毒患者存在 MODS 时(尤其是肝衰竭),肝脏对乳酸的代谢和利用障碍,可诱发高乳酸血症和动脉血 pH 降低。此时,应用 CRRT 治疗(如高容量血液滤过和血液透析滤过)清除机体内过高的血乳酸水平。连续性静脉 - 静脉血液透析(CVVHD)时每日丢失碳酸氢钠 750mmol,而每小时输入 30mmol 碳酸氢盐或乳酸盐即可补偿,此时输入乳酸盐也可转换成碳酸氢盐,并不会导致乳酸在循环中的蓄积。但亦有关于 CVVHD 导致高乳酸血症和酸中毒恶化的报道,当患者已发生严重乳酸酸中毒时,使用乳酸盐透析液或置换液是不合适的。

由组织低灌注、缺氧引起乳酸酸中毒患者临床上 CRRT 治疗是否应用碳酸氢盐透析液或置换液目前一直存在争议。譬如心脏骤停患者出现乳酸酸中毒时,使用等张或高张的碳酸氢盐,可使血浆渗透压升高,液体负荷量加大,导致动脉或静脉高碳酸血症,加重细胞内或脑脊液内酸中毒。但亦有关于使用碳酸氢盐透析液或置换液进行 CRRT 治疗严重乳酸酸中毒获得成功的报道。研究报道,使用高容量 CVVH 治疗 13 例严重乳酸酸中毒患者,置换液中碳酸氢盐起始浓度为 25~50mmol/L，每 12 小时提高浓度一次，最终平均浓度为 52mmol/L；其中 10 例患者经治疗后血清碳酸氢钠水平恢复至正常范围，酸中毒得以纠正，预后明显改善。但使用碳酸氢盐透析液或置换液治疗乳酸酸中毒过程中，须谨防高钠血症和高容量血症。治疗中，以输入等张碳酸氢盐为宜，注意调整输入速度；谨防动脉血 $PaCO_2$ 升高，并由此导致细胞内和脑脊液酸中毒加重；注意纠正碱血症，因碱血症可能诱导高乳酸血症加重；同时，须谨防低钙血症的发生。综合目前资料，使用碳酸氢盐的透析液或置换液进行连续性 CVVH 或 CVVHD，经过 24~48 小时可基本纠正严重乳酸酸中毒，碳酸氢盐输入速率为 40~50mmol/L，选择输入等张性碳酸氢盐，由此需要大量输液时需要相应提高超滤量（1.0~1.05L/h）。

（白云凯）

参 考 文 献

1. 黎磊石，季大玺. 连续性血液净化. 南京：东南大学出版社，2004：213-216

2. Stacpoole PW，Wright EC，Baumgartner TG，et al. Natural history and course of acquired lactic acidosis in adults. Am J Med，1994，97（1）：47-54

3. Luft FC. Lactic acidosis update for critical care clinicians. J Am Soc Nephrol，2001，12 Suppl 17：S15-S19

4. 张淇钏，方喜斌，李智业，等. 高容量连续性血液净化联合机械通气治疗严重乳酸酸中毒. 广东医学，2012，33（5）：1436-1437

5. Forni G，Darling K，Evans M，et al. Lactate intolerance with continuous venovenous hemofiltration：the role of bicarbonate-buffered hemofiltration. Clin Intensive Care，1998，9：40-42

6. Mariano F，Benzi L，Cecchetti P，et al. Efficacy of continuous venovenous hemofiltration in the treatment of severe phenformin-induced lactic acidosis. Nephrol Dial Transplant，1998，13（4）：1012-1015

7. Schetz M. Non-renal indication for continuous renal replacement therapy. Kidney Int，1999，56（Suppl 72）：S88-S94

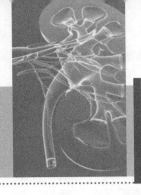

第二十五章

CRRT 在严重电解质紊乱中的应用

第一节　概　　述

电解质紊乱具有威胁患者生命安全的潜在风险。临床上常见的电解质紊乱主要包括血浆中钠、钾、钙、镁、磷、氯的失衡。此类电解质紊乱产生的原因是多样的,例如各种肾衰竭时上述电解质排泄减少、摄入过多或细胞内的电解质转移到细胞外等。连续性血液净化治疗(continuous renal replacement therapy,CRRT)因其置换液中离子浓度可调性强,治疗时间容易控制等优点,目前是临床公认的一种缓慢、持续、有效治疗电解质紊乱的有效肾脏替代治疗模式。

临床上常见的电解质紊乱情况较为复杂,且产生的原因多样,因此本章节主要讨论临床上较为多见的钠、钾的失衡。

第二节　钠代谢紊乱

低钠血症是指血清钠浓度 <135mmol/L。低钠血症是一种常见的电解质紊乱,尤其是住院患者发生率较高,为 15%~30%。低钠血症的危害与其程度、发生速度及治疗时机的把握有很大的关系,急性严重的低钠血症如不及时纠正,可能会因为脑水肿而导致患者死亡,而慢性低钠血症如果纠正的过快,可引起中枢神经系统的脱髓鞘改变,后果同样严重。研究表明,脑部需要近 48 小时才能完成对低钠血症的适应调节,因此临床上根据低钠血症发展的时间,将低钠血症分为急性低钠血症和慢性低钠血症。急性低钠血症是指 36~48 小时内迅速发展的低钠血症,而病程超过 48 小时的,则定义为慢性低钠血症。

对于非肾衰竭及心力衰竭的患者,临床上通常采用静脉补钠、增加水排泄等治疗措施纠正低钠血症,而对于肾衰竭、心力衰竭的患者采用上述治疗方案的效果往往欠佳,因此CRRT 为重症低钠血症患者提供了一种全新的、有效的治疗手段。

一、低钠血症

(一)低钠血症的分类

正常情况下,机体通过肾脏复杂的浓缩稀释等过程调节水及钠的排泄,从而防止血浆钠浓度水平过大的波动,以维持体内水、钠的平衡。因此临床上罕见因大量饮水或限制水摄入而导致的低钠血症,因此低钠血症形成的机制可能与肾脏排泄游离水能力下降或体内游离水相对增多有关。临床上根据血浆渗克分子浓度（Posm）水平，低钠血症分为低张性低钠血症、等张性低钠血症、高张性低钠血症。

1. 低张性低钠血症　低张性低钠血症特点是体内总钠量和总水量均减少，但失钠多于失水，细胞外液容量降低。单纯体液丢失不会发生血钠降低，因各种体液所含的溶质对血浆而言是低渗或等渗的，如发生低钠血症，多因补充了低张性溶液或肾脏排泄游离水障碍。因此低钠血症可以理解为"体内水过多"。

肾脏排泄游离水障碍的机制有：① GFR 降低或近端小管冲吸收增加；②远端肾单位氯化钠重吸收障碍；③低张状态下不能抑制 ADH 分泌。

临床上根据细胞外液容量状态又将低张性低钠血症分为低容量性低钠血症、等容量性低钠血症和高容量性低钠血症。

（1）低容量性低钠血症：临床表现为明显脱水表现，如皮肤干燥、弹性差、口唇干燥、眼眶凹陷、心动过速等。早期因血浆渗透压降低，抑制精氨酸加压素（AVP）的释放，导致尿量增多，晚期血容量不足，负反馈调节 AVP 分泌增加，使尿量减少。常见原因有：

1）肾脏排钠增加（尿钠 >20mmol/L）：①利尿剂：是临床上最为常见的导致低钠血症伴容量减少的原因。噻嗪类利尿剂作用于远曲肾小管，由于不影响肾小管对尿液的浓缩，因此在用药后两周内容易发生低钠血症。②渗透性利尿：常见于糖尿病并发酮症酸中毒时酮尿、尿路梗阻解除后尿素导致的利尿以及应用甘露醇等。渗透性利尿可导致水钠丢失，容量缺乏。③盐皮质激素缺乏：盐皮质激素缺乏可引起肾脏排钠增加，可导致低钠血症伴细胞外容量的减少。④失盐性肾病：主要见于慢性肾衰竭（GRF<20ml/min）。肾小管对钠重吸收障碍，导致尿钠大量排泄，继而引发低钠血症和容量不足，此外还可见与多囊肾、慢性肾盂肾炎、梗阻性肾病等慢性肾小管间质疾病的患者。⑤脑性失盐综合征：大脑疾病伴有低钠血症者表现为肾脏排钠增加，常伴有效循环血容量不足，称之为脑性失盐综合征。其产生的机制可能与利钠多肽有关，此类物质可增加肾小球滤过率、抑制肾素-血管紧张素系统、抑制 AVP 分泌而产生利钠效应。但诊断大脑盐消耗必须有血容量的缺失，且补充容量后尿被适当的稀释。临床上多根据血压及中心静脉压来判断容量状态，当中心静脉压 <5cmH$_2$O，支持大脑疾病时伴有低钠血症者的脑性失盐综合征的诊断。

2）肾外失盐（尿钠 <20mmol/L）：多见于胃肠道疾病导致的腹泻或呕吐，导致大量钠离子的丢失及容量的减少；此外还见于在腹膜炎、胰腺炎、烧伤、肠梗阻、挤压伤等情况下，液体和溶质进入"第三间隙"，此时与体外失液相似，出现低容量性低钠血症。如果患者肾功能正常，尿钠应 <10mmol/L，尿的渗透量增高。但当合并代谢性碱中毒时尿钠仍可 >20mmol/L。

（2）等容量性低钠血症：其特点是患者体内总钠量正常或接近正常，但细胞外液量可能轻度升高，且无体征。临床上实验室检查提示血尿素氮正常或降低，血尿酸降低，尿钠 >25mmol/L，支持等容性低钠血症的诊断。主要机制与 AVP 释放过多、肾小管重吸收水增加、血钠稀释性降低、尿钠浓度增高有关。

（3）高容量低钠血症：其特点为体内钠总量增多，但体内总水量增加更多，导致低钠血症伴血容量增加。临床上多见于充血性心力衰竭、肝硬化、肾病综合征、肾衰竭等疾病。

2. 等张性低钠血症　临床上等张性低钠血症并不多见，多见于内镜下手术的患者，因术中使用大量的无钠轻度低张冲洗液如甘氨酸、山梨醇或甘露醇等导致大量上述溶质被吸收，从而发生等张性低钠血症。

3. 高张性低钠血症　临床上主要见于静脉输注高张溶液,如脑部疾病时输入大量甘露醇治疗脑水肿时,大量水从细胞内转移至细胞外,导致血钠降低,随后细胞内的 Posm 也升高。除此之外,严重的高血糖可导致假性低钠血症。

（二）低钠血症的临床表现

低钠血症的临床表现与低钠血症发生的原因、发生的速度及严重程度有密切的关系。急性低钠血症均有症状,血钠 125~130mmol/L 者,临床表现较轻,多表现为消化道症状,如恶心、呕吐等、厌食等,如血钠 <125mmol/L,并发脑水肿时可有如头痛、嗜睡、震颤、幻觉、呼吸困难、昏迷、去皮层状态、抽搐、脑疝等,甚至可导致患者死亡。

1. 低钠血症性脑病　由于低钠血症导致脑细胞水肿而引起神经系统障碍,住院患者发生低钠血症最常见的原因为手术后应用低张液体,且患者维持水平衡有缺陷者。

2. 低钠血症脑病的危险因素　包括年龄、性别、缺氧、血钾、酒精中毒、肝脏疾病与营养不良等。年龄在 16 岁以下的儿童因其大脑体积与颅内容量比值比成人大,因此容易发生低钠血症性脑病。80 岁以上的老人因大脑萎缩,其脑容量仅有儿童时的 75%,因此不易发生脑病。行经期的女性较非行经期的女性,发生低钠血症性脑病的相对危险度高 25 倍,比男性高 30 倍。

（三）低钠血症治疗

低钠血症应遵循以下原则:①治疗应以神经系统损害为依据,而不是以血钠水平的绝对值为依据。无症状低钠血症患者,无论血钠水平多低,均不应输注高张液体,因其可引起潜在风险。②低钠血症的纠正速度不应过快,尤其慢性低钠血症患者。③严重低钠血症时,快速将血钠浓度提高 5% 或 3~7mmol/L,即可缓解脑水肿症状。④治疗过程中应严密监测电解质和液体平衡的变化。⑤当血钠恢复到 125~130mmol/L,患者临床症状缓解,应暂停快速补钠。

应用 CRRT 成功治疗严重低钠血症的报道近些年来屡见不鲜。南京军区南京总医院解放军肾脏病研究所报道,连续性静脉 - 静脉血液滤过（CVVH）治疗 6 例重度低钠血症（其中 3 例为尿毒症）全部存活,无一例发生脱髓鞘病变。应用 CVVH 纠正低钠血症的优点:①血钠上升速度可通过置换液钠离子浓度控制,迅速使血液中溶质浓度与置换液接近;②对患者内容量控制较为精确,对心力衰竭、肾病综合征、各种原因所致急慢性肾衰竭等对容量有严格限制的患者更为实用;③治疗同时可清除尿毒症毒素及炎症因子、细胞因子等。

事实上,对急性肾衰竭、慢性肾衰竭、肾病综合征、心力衰竭、严重创伤、烧伤、脓毒症和多器官功能障碍综合征、中毒等合并有严重低钠血症患者应考虑应用 CVVH 治疗。在纠正低钠血症同时,CVVH 通过等渗超滤作用可减轻脑细胞水肿,其独特的作用对改善脑灌注压,预防中枢神经系脱髓鞘有重要意义。但是,在应用 CVVH 治疗重度低钠血症,应注意纠正不宜过快,开始治疗时置换液钠离子浓度高于血清钠离子 15~20mmol/L。置换液速率 2L/h,血流量 200~250ml/min。在治疗初期 6 小时内,血清钠离子浓度上升速度为（2.5 ± 0.4）mmol/（L·h）,此后逐步下调血清钠离子上升速度至（1.2 ± 0.1）mmol/（L·h）。

二、高钠血症

高钠血症是指血钠浓度 >145mmol/L,伴 Posm>300mOsm/（kg·H$_2$O）。其在临床发生率较低钠血症少,但其预后差。临床上诸多因素均引起高钠血症,如女性患者、感染、高渗液体的输入、鼻饲、渗透性利尿剂使用、口服泻药、机械性通气等均可增加重症患者的血钠升高。在医院住院的患者中，高钠血症的发病率大约为1%，但其死亡率达到40%以上，老年患者其死亡率将更高。因此，近年来高钠血症逐渐得到广大医务工作者的高度重视。

（一）高钠血症的临床分类

临床上常将高钠血症分为低容量性高钠血症伴总体钠减少、高容量性高钠血症伴总体钠浓度增多、正常容量高钠血症伴总体钠正常。

1. 低容量高钠血症伴总体钠减少　各种原因导致的水的丢失大于钠的丢失，伴水摄入不足所致，如呕吐、腹泻、利尿等均丢失低张液性液体。临床表现为直立性低血压、心动过速、静脉塌陷、意识障碍等。

2. 高容量性高钠血症伴总体钠增多　临床上少见，多为医源性，如输注过多高张盐水、心肺复苏及纠正酸中毒时输入过多的高张碳酸氢钠、血液透析机出现故障等。

3. 正常容量高钠血症伴总体钠正常　产生此种情况的主要原因是机体内水分丢失伴水摄入不足。肾外丢失多见于发热或高分解代谢状态导致非显性失水增多。肾性丢失主要见于中枢性或肾性尿崩症。对于老年人或婴幼儿因水分摄入不足导致明显的容量收缩，更容易导致高钠血症。

（二）临床表现

因高钠血症患者血浆渗透压明显增高，循环系统属于高张状态，往往导致脑细胞脱水，因此，神经系统异常是高钠血症的主要表现。急性高钠血症时患者往往表现为烦渴、易激动、嗜睡、昏迷、反射亢进、痉挛、肌肉僵直、癫痫发作，甚至死亡。

（三）治疗

治疗目的是恢复血浆张力。低容量状态者应输入等张盐水，直至血流动力学稳定。以后应用0.45%盐水或5%葡萄糖溶液补液。当出现正常容量高钠血症时主要用5%葡萄糖溶液恢复血浆张力，应计算水分缺乏的程度。

对于高容量状态者治疗的目的是清除过多的钠，临床上应用利尿剂和5%葡萄糖溶液来清除及稀释体内高钠状态。而对于内科治疗难以纠正的高钠血症可采用CRRT治疗，且效果较好。陈立平等采用CVVHF治疗7例急性高钠血症，平均治疗时间40小时，治疗后血钠明显降低，仅有1例患者死亡。需要特别说明的是，血钠纠正不宜过快，动物实验发现血钠纠正过快可能会导致等渗水中毒综合征，特别在儿童患者中。因此血钠纠正至正常时间应在48~72小时为宜。

第三节　钾代谢紊乱

钾是机体内含量最为丰富的阳离子，其中约98%存储在细胞内。正常机体每日摄入的钾全部排出体外，其中90%由尿液排泄，10%自肠道随大便排出。血清钾离子浓度范围正常在（3.5~5.5mmol/L）。体内钾代谢紊乱主要包括低钾血症和高钾血症。

一、低钾血症

在体内缺钾时，细胞内的钾离子转移至细胞外，使血清钾保持在正常范围内，但严重缺钾时机体可出现低钾血症，临床上常表现为心脏电生理和神经肌肉传导等多种生理功能紊乱。

（一）低钾血症产生的原因

低钾血症产生的原因的有：①胰岛素激活细胞膜上 Na^+-K^+-ATP 酶活性，促进细胞液钾离子转移至细胞内，临床上在应用胰岛素治疗高血糖和（或）并发酮症酸中毒时更容易形成低钾血症；②儿茶酚胺类激素可促进细胞对钾的摄取，导致血钾降低；③体内酸碱平衡状态：碱中毒时，机体血 pH>7.45，细胞外液的钾离子转移至细胞内增加；④甲状腺素可促进 Na^+-K^+-ATP 酶的合成，导致细胞摄取钾增多；⑤摄入不足；⑥排出过多：肾外性失钾过多见于呕吐，腹泻及烧伤等；肾性失钾常见肾上腺皮质激素分泌紊乱，利尿剂应用及肾脏疾病（如 Barrter 综合征、Gitelman 综合征、Liddle 综合征、肾小管酸中毒）等；⑦某些药物：如茶碱、咖啡因、大剂量钙离子通道拮抗剂等可导致血钾向细胞内转移增加。

（二）临床表现

1. 神经肌肉系统　血钾 <3.0mmol/L 时常伴有肌肉无力、全身不适、乏力、不安腿综合征等；胃肠道平滑肌受累后可出现麻痹性肠梗阻，腹胀、厌食、恶心、呕吐和便秘等；泌尿系统可出现尿潴留；严重低钾时可出现膈肌麻痹导致呼吸困难，甚至出现呼吸停止。

2. 心血管　低钾血症导致心肌细胞静息电位减低，心肌细胞兴奋性升高，容易出现心律失常、对洋地黄药物耐受性降低。低钾血症特征性心电图表现为 T 波降低、U 波升高（超过 T 波），Q-T 间期延长，甚至可出现室性心动过速和颤动。低钾血症可引起钠潴留导致血压增高。

3. 肾脏　长期低钾血症可导致低钾性肾病，主要病理改变为近端肾小管和远端肾小管的空泡变性，可导致肾衰竭。低钾血症还可减低肾脏血流量，损坏肾小管对原尿的浓缩功能，并能增加 Na^+ 与 HCO_3^- 的吸收，从而影响磷的重吸收，还可导致代谢性碱中毒。

（三）治疗

低钾血症治疗对于心、肾功能正常的患者多采用静脉及口服补钾。一般情况较好，患者无特殊不适表现时，优先采用口服补钾，对于严重低钾血症可能危及生命的情况，应尽快采用静脉补钾治疗。对于心、肾功能较差，不能进行大量液体补钾的严重低钾血症患者，行 CRRT 治疗来调整血钾水平比较安全有效。置换液钾离子浓度一般不超过 5.5mmol/L（根据不同的置换液配制方案，需要加入的 10% 氯化钾的剂量也有一定的差异）比较安全。CRRT 治疗 1~2 天即能将血钾水平纠正。

二、高钾血症

血钾浓度 >5.5mmol/L 称为高钾血症。高钾血症常见于肾功能不全、老年、糖尿病和运用 ACEI 类药物的患者，临床工作中应该注意血标本溶血引起的假性高钾血症。

（一）高钾血症产生的常见原因

1. 药物因素　可引起高钾血症的药物有 ACEI 和 ARB 类、醛固酮受体阻断剂、肝素、环孢素和 FK506、非甾体类抗炎药物、保钾利尿剂等。

2. 肾衰竭　各种原因引起的急慢性肾衰竭在少尿、代谢性酸中毒时可导致尿钾排泄减少，细胞内钾转移至细胞外，导致高钾血症。

3. 肌肉组织挤压损伤　挤压伤时由于肌肉组织大量受压损坏后，肌肉细胞内钾离子大量释放入血，导致高钾血症。

（二）临床表现

1. 心血管系统　高钾血症可引起心搏骤停等严重心脏病变。临床表现为心力减低或室性心动过速、心室颤动等。心电图特点为 T 波高尖、P 波扁平、QRS 波增宽。

2. 神经肌肉系统　高钾血症可引起患者皮肤感觉异常，多表现为皮肤发麻，严重时可出现乏力、嗜睡、肌痛、偶可有肌肉麻痹、肌强直。

3. 内分泌系统　可引起醛固酮和胰岛素分泌增加。

（三）治疗

高钾血症可采用将钾离子转移入细胞内、排钾利尿剂清除多余的钾离子，对抗高钾对心脏的毒性作用等。对于内科保守治疗效果欠佳的及严重高钾血症危及患者生命安全的，因 CRRT 纠正高钾血症较为缓慢，不是最佳方案，可应用血液透析（HD）清除多余的血钾。

第四节　病例分享

病案 1
【病案介绍及经验分享】

患者女，58 岁，发现多囊肾病史 6 年。2009 年 11 月查肾功能：血肌酐 800μmol/L，尿素 34.1mmol/L，诊断"多囊肾并慢性肾衰竭（尿毒症期）"，但患者拒绝透析治疗。2010 年 9 月患者出现全身水肿，伴胸闷、气短、尿量较少，再次收住我科，诊断为慢性肾衰竭（尿毒症），开始行规律血液净化治疗，每周 1~2 次行血液透析治疗（因经济原因透析不充分）。2011 年 8 月 5 日患者无明显诱因出现胸闷、气短，口唇麻木，双下肢无力及水肿，伴呼吸困难，不能平卧，急诊就诊我院，以"①急性左心衰竭；②慢性肾衰竭（CKD5 期）"收住我科。查体：BP 130/80mmHg，慢性病容，中度贫血貌，口唇发绀，端坐呼吸，眼睑水肿，双肺呼吸音粗，双肺底可闻及较多的湿性啰音，心率 130 次 / 分，律不齐，可闻及奔马律，心尖部可闻及 3/6 收缩期杂音，腹软，肝脾肋下触诊不清，双肾区无压痛及叩击痛，移动性浊音阳性，右前臂动静脉内瘘震颤良好，双下肢重度水肿。急查肝肾功电解质，结果显示：Hb 67g/L，WBC 7.8×10⁹/L，ALT 36IU/L，AST 102IU/L，TP 50g/L，白蛋白 25g/L，CO_2CP 10mmol/L，尿素 30.75mmol/L，肌酐 776.5μmol/L，尿酸 458mmol/L，葡萄糖 7.59mmol/L，血钾 9.94mmol/L，血钠 135mmol/L，血钙 1.6mmol/L，血磷 2.7mmol/L，心电图：①异位心律；②加速型室性异波心律。入院诊断：①高钾血症；②急性左心衰竭；③多囊肾并慢性肾衰竭（CKD5 期）；④肾性贫血。入院后立即报病危，心电监护，给予呋塞米 60mg 静推、毛花苷丙 0.2mg 静推、5% 葡萄糖 50ml+ 硝酸甘油 10mg 以 5ml/h 静脉泵入，症状不缓解，给予床旁持续性血液净化治疗（CVVH），血流速 180ml/h，置换量 3L/h，超滤率 600~800ml/h，1 小时后患者胸闷、气短逐渐好转，3 小时后患者复查心电图：为窦性心律，血钾降至 5.6mmol/L，继续 CVVH 治疗，治疗 12 小时，脱水 7kg，患者临床症状减轻，复查血钾 4.25mmol/L，尿素氮、肌酐下降，第二天继续血液透析治疗，透析 4 小时，脱水 4kg，患者症状缓解，心力衰竭纠正，因经济原因患者强烈要求出院，三日后报出院，出院后继续门诊维持性血液透析。

病案 2
【病案介绍及经验分享】

患者男，39 岁，既往有高血压病史 3 年。患者于 2007 年 6 月体检时发现血压 180/

120mmHg,诊断为高血压,未予重视及治疗。此次因饮酒后突发昏迷 1 小时于 2010 年 8 月 26 日 21 时来院就诊,头颅 CT 示脑出血,急诊收住我院神经外科,于当晚行颅内血肿清除术,术中患者生命体征平稳,术后常规给予 20% 甘露醇 250ml,每 6 小时 1 次,降颅压以及补液对症处理,患者意识不清,深昏迷,尿量 2000~2500ml/d,血压波动于 150~160/90~100mmHg,体温波动于 37.5~38.3℃,心肺无异常,双下肢不肿。术后第二天查肝肾功能 + 电解质示:ALT 32IU/L,AST 24IU/L,白蛋白 42.3g/L,球蛋白 26.2g/L,尿素 7.9mmol/L;肌酐 125.3μmol/L,血钾 4.5mmol/L,血钠 156mmol/L,血氯 102mmol/L,血钙 2.25mmol/L,血磷 1.3mmol/L;连续复查电解质均提示血钠增高,最高时血钠 172mmol/L,血氯 116mmol/L,术后第三天与我科联系会诊,征得患者家属同意,立即行 CVVH 治疗,血流速 180ml/h,置换量 2L/h,超滤率 0ml/h,置换液钠浓度前 6 小时给予 155mmol/L,每 4 小时复查血钠浓度,逐渐降低置换液钠浓度至 140mmol/L,预计治疗 72 小时,治疗 36 小时时患者血钠降至 152mmol/L,但是患者血压开始下降,给予升压药也无法维持,生命体征不稳,立即终止 CVVH 治疗,开始抢救,但终因患者病情危重,抢救无效病故。

本例患者出现严重高钠血症,早期使用 CRRT 治疗,尚取得了一定的疗效,但因行 CRRT 治疗过晚,严重高钠血症导致脑细胞脱水,组织细胞脱水,虽给予 CRRT 治疗,血钠逐渐纠正,但终因细胞脱水,血压下降,生命体征无法维持,最终导致患者死亡。

第五节　总　结

水和电解质广泛分布在细胞内外,参与体内许多重要的功能和代谢活动,对正常生命活动的维持起着非常重要的作用。体内水和电解质的动态平衡是通过神经、体液的调节实现的。临床上常见的水与电解质代谢紊乱有高渗性脱水、低渗性脱水、等渗性脱水、低钾血症和高钾血症等。电解质代谢紊乱可使全身各器官系统特别是心血管系统、神经系统的生理功能和机体的物质代谢发生相应的障碍,严重时常可导致死亡。因此,电解质代谢紊乱是医学科学中极为重要的问题之一,受到了医学科学工作者的普遍重视。CRRT 具有缓慢、持续性、平稳纠正体内水、电解质紊乱,稳定内环境的优点,为医务人员提供了切实可行的治疗手段,也为患者带来了抢救时机和生命延续的手段。

(杨晓萍)

参 考 文 献

1. Lehnhardt A,Kemper MJ. Pathogenesis,diagnosis and management of hyperkalemia. Pediatr Nephrol,2011,26(3):377-384

2. Upadhyay A,Jaber BL,Madias NE. Incidence and prevalence of hyponatremia. Am J Med,2006,119(7 Suppl 1):S30-S35

3. Yang YF,Wu VC,Huang CC. Successful management of extreme hypernatraemia by haemofiltration in a patient with severe metabolic acidosis and renal failure. Nephrol Dial Transplant,2005,20(9):2013-2014

4. Sterns RH,Silver SM. Brain volume regulation in response to hypo-osmolality and its correction. Am J Med,2006,119(7 Suppl 1):S12-S16

5. Yee J SRH, Bernstein P ea. Dysnatremias//Massry SG, Glasscok RJ. Massry and Glassock's Textbook of Nephrology. 4th ed. Philadelphia: Lippincott Williams & Wilkins, 2001:261-275

6. Adrogue HJ, Madias NE. Hyponatremia. N Engl J Med, 2000, 342(21):1581-1589

7. Harrigan MR. Cerebral salt wasting syndrome. Crit Care Clin, 2001, 17(1):125-138

8. Moritz ML, Ayus JC. The pathophysiology and treatment of hyponatraemic encephalopathy: an update. Nephrol Dial Transplant, 2003, 18(12):2486-2491

9. Gross P. Treatment of severe hyponatremia. Kidney Int, 2001, 60(6):2417-2427

10. Sarnaik AP, Meert K, Hackbarth R, et al. Management of hyponatraemic seizures in children with hypertonic saline: a safe and effective strategy. Crit Care Med, 1991, 19(6):758-762

11. Hall AP, Henry JA. Acute toxic effects of 'Ecstasy' (MDMA) and related compounds: overview of pathophysiology and clinical management. Br J Anaesth, 2006, 96(6):678-685

12. Ji DX, Gong DH, Xu B, et al. Continuous veno-venous hemofiltration in the treatment of acute severe hyponatremia: a report of 11 cases. Int J Artif Organs, 2007, 30(2):176-180

13. Bagshaw SM, Townsend DR, McDermid RC. Disorders of sodium and water balance in hospitalized patients. Can J Anaesth, 2009, 56(2):151-167

14. Kettritz R, Luft FC. Disorders of fluid and electrolyte balance. Dtsch Med Wochenschr, 2011, 136(48):2483-2485

15. Schlanger LE, Bailey JL, Sands JM. Electrolytes in the aging. Adv Chronic Kidney Dis, 2010, 17(4):308-319

16. 陈立平, 黄小萍, 周巧玲. 连续性静脉-静脉血液滤过治疗急性高钠血症. 中南大学学报(医学版), 2006, 31(6):934-935, 942

17. Linas SL. The role of potassium in the pathogenesis and treatment of hypertension. Kidney Int, 1991, 39(4):771-786

18. Menahem SA, Perry GJ, Dowling J, et al. Hypokalaemia-induced acute renal failure. Nephrol Dial Transplant, 1999, 14(9):2216-2218

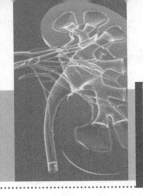

第二十六章

CRRT 在老年患者中的应用

第一节 概 述

一、老年人肾脏的结构和功能特点

随着年龄的增长,老年人肾脏的结构和功能呈退行性变化。老年人肾脏体积减小,重量减轻,肾皮质变薄。随着年龄的增长,硬化肾小球数量逐渐增多,肾小管的数量和体积也逐渐减少,肾小管上皮细胞出现凋亡和空泡样变性。肾脏内血管也会发生不同程度形态变化,肾小球的出、入球小动脉可表现为透明样变性,肾脏的直小动脉、弓形动脉、小叶间动脉表现为动脉硬化,肾动脉还可以出现粥样硬化改变。老年人肾脏功能有以下特点:动脉硬化致肾血管床的数量减少,心脏指数降低,心输出量减小,缩血管物质反应过度以及舒血管物质产生不足和反应不良等因素,使肾脏血流量减小,导致跨毛细血管净水压降低,基底膜增厚、血管的管腔缩窄及闭塞造成有效滤过面积减少,共同导致肾小球超滤系数下降,最终导致肾小球滤过率(glomerular filtration rate,GFR)逐渐降低。随着年龄的增长,肾小管浓缩能力下降,同时自由水清除率和稀释功能也降低。同时,老年人还存在肾小管酸化功能障碍,在酸负荷时,排酸能力较年轻人下降,容易出现代谢性酸中毒。

二、老年肾脏生理功能特点

老年肾脏生理功能减退,对容量缺失耐受性差,易导致肾前性 AKI。同时老年 AKI 患者常常合并其他系统疾病,如高血压、糖尿病、心血管疾病等,身体功能下降,导致 AKI 的危险性增高。引起老年人 AKI 常见的因素有:感染、心力衰竭、低血压、低血容量、肾毒性药物、手术等多因素。老年 AKI 肾功能恢复缓慢、多脏器功能衰竭(multiple organ failure,MOF)发生率高,死亡率高于非老年 AKI 患者。随着人口的老年化,老年 AKI 发病率逐年增高,认识老年 AKI 的病因及影响的相关因素,有利于老年 AKI 的防治。

三、抗生素引起的急性肾小管坏死(ATN)

近年来由抗生素引起的 ATN 日益增多,其发生率在老年人及原有肾脏病者更高。但由于某些抗生素所致的肾脏损害常缺乏特征性的临床表现,肾脏又有巨大的储备能力,致使抗生素所致的肾损害不易被发现,因此常延误诊治,发展为不可逆的肾衰竭,甚至死亡。抗生素引起的急性肾小管坏死与下列因素有关:①抗生素对肾脏的毒性强弱;②用药的剂量和持续时间;③患者的肾功能状态;④肾血流的变化,有无血容量的减少;⑤感染性疾病对肾脏的影响;⑥电解质紊乱对肾脏的影响;⑦合并应用其他的肾毒性药物;⑧患者的肝功能状态。

在对复杂性急性肾损伤(AKI)的治疗中,连续性肾脏替代治疗(CRRT)不仅可以替代受损的肾脏功能,而且有利于调节炎症 - 抗炎症介质平衡,调节机体免疫功能,稳定内环境和体温,便于静脉营养支持等,可以辅助治疗多器官功能障碍综合征(MODS),是近年来危重疾病治疗中最重要的支持手段之一,其地位与机械通气同样重要。CRRT 在老年 AKI 患者的治疗中起了很重要的作用。

第二节　老年人 AKI 的诊断和 CRRT 治疗原则

老年人由于特有的肾脏结构和功能改变,成为发生 AKI 的高危人群。他们往往存在慢性系统性疾病,如高血压、糖尿病等,可能早已存在慢性肾损伤的基础,易于在这基础上出现急性肾损害,且长期用药亦易发生药源性肾损害。发生 AKI 时临床表现常不典型,并发症重、易合并 MODS,病死率高。因此,早期诊断、早期治疗对于改善老年人 AKI 的预后非常关键。

一、诊断

急性透析质量倡议组织(ADQI)根据 GFR 和尿量提出了 RIFLE 标准,对 AKI 的严重程度和临床预后进行分层,以利于及时对肾功能进行评估,目前对于 AKI 的诊断多采用肾功能损害 RIFLE 分期标准。

二、治疗原则

对于老年 AKI 患者的治疗总原则是:积极查找和去除病因;维持血容量平衡;维持机体内环境稳定,纠正酸碱、电解质紊乱;防治高血压、心力衰竭、严重感染、MODS 等并发症;必要时采取血液净化治疗,目的主要是协助维持水、电解质、酸碱和其他溶质的稳定,防止肾脏进一步损伤、促进肾脏功能的恢复,以及为其他支持疗法创造条件。目前还没有循证医学证据支持 AKI 患者如何选择透析方式,普通血液透析和 CRRT 可互换。根据患者病情、医师的知识与经验、基础设备和患者个体情况决定治疗方式,目标是最低限度降低 AKI 并发症,支持其他器官功能、尽可能使患者脱离透析。由于 CRRT 在控制顽固性高血压、纠正心功能不全、清除过多液体、维持心血管状态稳定性、清除中分子毒素以及阻断全身性炎症反应综合征的进展、治疗老年人 MODS 的发生等方面均优于血液透析,且治疗中不易出现血压急剧变化、失衡综合征等,对于老年人 AKI 患者更适合。因此,对于高龄患者存在心血管基础疾病、血流动力学不稳定、分解代谢率高、液体过度负荷及 MODS 患者使用 CRRT。

三、老年患者合并 MODS

该类患者死亡率很高,高龄是重要的死亡因素。老年人由于肾脏的贮备能力下降,一旦受低血压、缺氧、感染、炎症反应的打击,最易发生 AKI。AKI 导致的水钠潴留又诱发或加重了心力衰竭、肺水肿,使缺氧难以纠正,并且限制了热量和营养液的输入,造成营养状态进行性恶化。AKI 使临床医师在使用抗生素时为了兼顾肾功能不得不放弃最敏感的药物或者降低药物的浓度,造成感染难以控制,如此恶性循环,随着衰竭脏器数目的增加,死亡难以避免,因此,MODS 的救治中肾脏替代治疗是十分关键的环节。与传统的间歇性血液透析(IHD)相比,连续性肾脏替代疗法(CRRT)具有连续、缓慢清除溶质、血流动力学状态稳定和使用方便等优点,已成为 AKI、脓毒血症和多脏器功能障碍综合征等疾病的重要治疗措施之一。

四、老年糖尿病肾病

老年糖尿病肾病时预后更差并易发生多脏器功能衰竭,病因治疗的基础上采取恰当血液净化方式是改善预后的关键。CRRT 由于血流动力学较稳定符合机体内环境,能够持续缓慢地脱水,低血压的发生率低,一般不会造成肾缺血,因此,它能减少缺血再灌注的发生,对肾功能的恢复以及机体的其他脏器都有很好的保护作用;另外 CRRT 血滤器生物相容性好,通透性及吸附能力强,除了能清除血肌酐、尿素氮、电解质等小分子溶质外,还可以清除许多导致危重疾病发生、发展的炎性递质和毒性物质等中、大分子溶质,截断炎症递质的瀑布效应,能够保持酸碱平衡、离子稳定,细胞内外和血管内外的渗透压稳定。而老年糖尿病肾病患者如行 IDH 治疗,由于血流动力学不稳定,可能因容量变化及可反复发生低血压,导致肾脏灌注压下降,加重肾小管坏死或阻碍原有坏死肾小管的恢复,而且 IDH 本身对药物蓄积及炎症递质清除能力差,因而影响患者预后。

五、老年尿毒症患者常规血液透析的主要合并症

包括心血管系统不稳定,表现为频发心绞痛、严重心律失常、心力衰竭、高血压和低血压。由于高龄,引发尿毒症的原发病多为高血压和糖尿病、长期疾病消耗、反复感染、全身主要脏器功能耗竭、心血管功能低下以及与血液透析相关因素,妨碍了老年常规血液透析方案的实施。老年尿毒症生存时间预计只有同龄健康人的 1/3,即使常规血液透析,存活时间也会随着年龄增加而减少。高血压和左心室肥厚是导致冠脉缺血,加速心血管疾病死亡的主要因素,而常规血液透析会明显加重尿毒症心血管系统的负担。血液透析中超滤脱水过多过快,血液透析对小分子物质快速清除,细胞外渗透压下降,进一步影响血管再充盈,造成血容量急剧减少,引发低血压、肺水肿和心力衰竭不能缓解,影响冠脉灌注和左心室收缩舒张功能,出现心绞痛、心律失常等一系列合并症,不能耐受常规血液透析而终止治疗。常规血液透析血流动力学的不稳定性在老年尿毒症患者表现尤为突出,老年尿毒症患者抵抗力低下,营养不良,为机会性感染的高发人群。连续性肾脏替代能有效清除水分,缓解容量负荷,减轻胸腔积液和肺水肿有利于控制肺部感染,有效纠正电解质及酸碱失衡。因此对于老年尿毒症患者,如果病情危重、合并症多,可以采用 CRRT,减少合并症,提高了老年尿毒症患者的存活率,降低死亡率。

第三节　CRRT 的治疗时机

老年人常伴有慢性基础疾病,早期及时进行肾脏替代治疗能有效清除体内过多的代谢废物,纠正水潴留及电解质、酸碱平衡紊乱,减轻心脏负荷,维持内环境稳定,并为静脉给药及静脉高营养治疗创造有利机会,减少严重并发症的发生。理论上,AKI 患者早期开始肾脏替代治疗是有益的,但是,目前仍缺乏相应的有力证据,同时也没有明确的早期 CRRT 指征。绝大多数单位掌握肾脏替代治疗指征的基本出发点均是当内科治疗失败时,患者出现

尿毒症综合征或水、电解质失衡时,就开始给予肾脏替代治疗。公认的治疗时机有:①常规内科治疗难以控制的水超负荷和肺水肿;②药物治疗难以控制的高血钾;③代谢性酸中毒;④出现严重尿毒症并发症,如出现严重的毒素潴留症状及尿毒症脑病等。但是,对于复杂性AKI 患者,把上述指征作为肾脏替代治疗时机是不利的,这部分患者应该考虑将 CRRT 作为器官支持治疗手段,其指征为:①需要营养支持;②伴有急性心力衰竭,需要清除液体;③伴有脓毒血症,需要调节炎症介质和细胞因子平衡,重建机体免疫内稳状态;④出现呼吸窘迫综合征时协助纠正呼吸性酸中毒,清除水分与炎症介质;⑤伴有 MODS,需要维持液体平衡。建议老年 AKI 患者的肾脏替代治疗应及早进行,可参考 ADQI 及急性肾损害专家组提出的RIFLE 分期标准,有学者认为 AKI Ⅰ～Ⅱ期是较合适的时机,存在严重的内环境紊乱或高分解代谢时,也应及时进行 CRRT。对于老年危重患者,应重视将肾脏替代措施作为重要的器官支持治疗手段这一新的观点。

第四节　CRRT 的处方调整和并发症处理

一、治疗剂量

危重老年 AKI 患者在临床上均存在不同程度的高分解代谢状态,患者通常合并高钾血症、代谢性酸中毒、容量超负荷、感染、败血症、全身炎症反应综合征、MODS,因此在清除含氮物质的同时,对炎症介质的清除也是需要考虑的问题。目前,最佳 CRRT 治疗的剂量尚没有公认的标准。有研究认为,AKI 患者进行连续性静脉 - 静脉血液滤过(CVVH)模式的 CRRT治疗时最低剂量为 35ml/(kg·h),低于该剂量时 CVVH 治疗不能有效的清除患者体内的炎症介质和促炎症因子,因此提出 20～35ml/(kg·h)为传统剂量,而超过 42.8ml/(kg·h)为大剂量。更高的治疗剂量或许能够改善危重患者的整体预后、血流动力学状态、炎症反应,但尚无明确证据。推荐在需要进行 CRRT 治疗的老年 AKI 患者中,开始应采用不低于 35ml/(kg·h)的治疗剂量,待患者病情稳定后则可酌情降低剂量。

二、抗凝

目前常规的 CRRT 抗凝方法有:普通肝素钠抗凝、低分子量肝素钠抗凝、局部枸橼酸钠抗凝、无抗凝剂治疗。应根据患者的病情合理选择抗凝方式。普通肝素钠或低分子量肝素钠抗凝具有全身抗凝效果,不良反应为出血、血小板减少,并不适用于活动性出血或存在出血倾向患者。无抗凝剂治疗则常常因为血液滤过器和管路易于发生凝血,导致 CRRT 治疗难以持续,仅在有活动性出血时应用。局部枸橼酸钠抗凝是利用枸橼酸根与血液中游离钙离子结合成难以解离的可溶性复合物枸橼酸钙,使血液中有活性的钙离子明显减少,阻止凝血酶原转化为凝血酶,达到体外循环抗凝作用,适用于有高危出血风险的患者。

三、血液滤过器的选择

CRRT 所用的血液滤过器通常由人工合成的高分子材料制成,具有无毒、无致热源、生物相容性好等特点,与常规间歇性血液透析常用的透析器相比,具有膜孔大、通透性高等优点,而且具有较强的吸附能力。血液滤过器的生物相容性、通透性可能与 AKI 患者的预后相关,建议老年 AKI 患者进行 CRRT 治疗时应选择生物相容性高、通透性高的血液滤过器。

四、并发症及处理

CRRT 的临床并发症包括出血和血栓、酸碱失衡、感染、过敏反应、体温异常、营养丢失、血液净化不充分等。出血和血栓事件是较常见的并发症,这与抗凝方式的选择、抗凝剂的剂量、患者凝血功能等多方面因素相关,在 CRRT 治疗过程中,应密切监测,及时调整透析处方。酸碱失衡虽然是相对少见的并发症,但后果却非常严重,因此,建议在 CRRT 治疗过程中应定期监测电解质和酸碱平衡状态,我们推荐在开始治疗时,每 2 小时测定一次血气分析和电解质水平,根据检查结果对置换液配方加以修改,以稳定患者的内环境;待患者情况平稳后则可将检测周期延长至 6~8 小时。感染非常少见,但应提高警惕,严格无菌操作,定期更换深静脉置管。营养丢失是 CRRT 治疗无法避免的并发症,接受长时间治疗的患者常出现营养不良的表现,因此建议在 CRRT 治疗期间应充分补充能量、蛋白质、微量元素和维生素。近年来,CRRT 在危重病领域得到了广泛的应用,其最大特点在于它的持续性、稳定性和对炎症反应、免疫功能的调节性,特别适合老年危重 AKI 患者的治疗,可以最大限度地保持血流动力学、内环境稳定,减少并发症的发生,对于改善预后、促进肾功能的恢复是一强大有力的措施。目前我国社会人口已向老年化发展,作为医务工作者,更应当密切关注这一人群,CRRT 应用于老年 AKI 患者的相关大型研究正在或将要进行,以期望获得更多的有力的证据。

第五节　病 案 分 享

【病案介绍及经验分享】

患者男,80 岁,65kg,因"全身水肿伴少尿 1 周,咳嗽、咳痰、心累、气紧 2 天"入院。入院后诊断肾病综合征,急性肾功能不全,肺部感染。给予抗感染、利尿等对症治疗,水肿加重,尿少,心累、气紧明显,查血气:PO_2 80mmHg,pH 7.23,HCO_3^- 11.2mmol/L,BE −11mmol/L,K^+ 5.9mmol/L。血生化:TB 15μmol/L,ALB 18g/L,Cr 606μmol/L。痰培养示:曲霉菌。治疗上给予伏立康唑抗感染,常规使用低分子肝素抗凝(4000IU)普通透析治疗,患者血液透析过程中出现气紧加重,血压降低至 80~90/40~60mmHg,血氧饱和度降至 80%,暂停普通血液透析,改为 CRRT 治疗,无创呼吸机辅助通气,吸氧浓度 50%,氧饱和度 >99%。血压波动于 100~140/50~70mmHg。患者经 CRRT 治疗 6 次,尿量恢复至 1500ml,肾功能恢复正常。本病例为老年肾病综合征合并 AKI,病程中合并重症肺炎(真菌感染),应用 CRRT 治疗后高血钾、代谢性酸中毒、高容量状态得以纠正,心力衰竭、肺水肿减轻,氧合改善,血 Cr、BUN 下降,肾功能恢复正常,表明 CRRT 有利于肾脏功能的早期恢复。本组治疗前后血压的变化也说明了 CRRT 血流动力学较稳定,克服了在低血压状态下不能耐受 IHD 的局限,而且床边 CRRT 还解决了大多数老年患者因生命征不稳定、机械通气不宜搬动,不能进行常规 IHD 的难题。

由于 CRRT 所具有的特点,我们认为对于老年患者合并 AKI,CRRT 有利于抑制 MODS 的恶性循环,创造良好的机体状态,为原发病的治疗和其他脏器的修复争取时间,改善预后;老年人由于肾脏组织器官特殊变化,抗病能力差,各种原因更易发生肾缺血、肾衰竭,而且其急性肾衰竭少尿期长,多尿期肾功能恢复慢,而且年老体弱患者易出现低蛋白血症,营养不良,少尿期的并发症严重。早期应用 CRRT 在改善老年患者合并 AKI、糖尿病肾病及合并 MODS 的预后有很重要的作用。

（邱红渝）

参 考 文 献

1. Lee CC,Wu YH,Chung SH,et al. Acute tumor lysis syndrome after thalidomide therapy in advanced hepatocellular carcinoma. Oncologist,2006,11（1）:87-88

2. Kurt M,Onal IK,Elkiran T,et al. Acute tumor lysis syndrome triggered by zoledronic Acid in a patient with metastatic lung adenocarcinoma. Med Oncol,2005,22（2）:203-206

3. Coiffier B,Altman A,Pui CH,et al. Guidelines for the management of pediatric and adult tumor lysis syndrome: an evidence-based review. J Clin Oncol,2008,26（16）:2767-2778

4. Cairo MS,Coiffier B,Reiter A,et al. Recommendations for the evaluation of risk and prophylaxis of tumour lysis syndrome（TLS）in adults and children with malignant diseases:an expert TLS panel consensus. Br J Haematol,2010,149（4）:578-586

5. Pession A,Masetti R,Gaidano G,et al. Risk evaluation,prophylaxis,and treatment of tumor lysis syndrome: consensus of an Italian expert panel. Adv Ther,2011,28（8）:684-697

6. Davidson MB,Thakkar S,Hix JK,et al. Pathophysiology,clinical consequences,and treatment of tumor lysis syndrome. Am J Med,2004,116（8）:546-554

7. 季大玺,谢红浪,黎磊石. 连续性血液净化与非肾脏疾病. 中国危重病急救医学,2001,13（1）:5-9

8. Kes P,Ljutic D,Basic-Jukic N,et al.［Indications for continuous renal function replacement therapy］. Acta Med Croatica,2003,57（1）:71-75

9. Hannun YA. Apoptosis and the dilemma of cancer chemotherapy. Blood,1997,89（6）:1845-1853

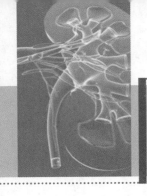

第二十七章

CRRT 在小儿危重患者中的应用

第一节　概　　述

连续性肾脏替代治疗（continuous renal replacement therapy，CRRT）具有血流动力学稳定，清除水分及溶质缓慢、连续、高效等优势，随着相关技术的不断发展成熟，其在小儿危重患者，尤其是小儿急性肾损伤患者救治中的应用日益广泛。与成人相比，小儿急性肾损伤患者常常合并水电解质平衡紊乱、代谢性酸中毒、血流动力学不稳定等严重并发症，因而往往不适宜采用普通血液透析治疗；腹膜透析是小儿急性肾损伤（pediatric acute kidney injury，pAKI）常用的肾脏替代治疗模式，但对于有禁忌证如合并腹部皮肤感染、合并腹腔感染、近期接受腹部手术以及严重容量负荷的患儿就不宜采用。正是由于这些原因，CRRT 在小儿危重患者救治中的地位变得日益重要。

第二节　小儿急性肾损伤概述

一、小儿 AKI 的流行病学

小儿急性肾损伤是小儿常见的危重症之一，可由感染、缺血、溶血、中毒、肿瘤等多种原因导致。流行病学调查显示，导致 pAKI 的病因谱已发生了明显的改变，在 20 世纪八九十年代，导致 pAKI 的最常见原因为溶血尿毒综合征、原发肾脏疾病、脓毒症及烧伤；而近年来最常见的病因为肾脏缺血、肾毒性药物的使用以及脓毒症。近年来 pAKI 的发病率明显上升。中国台湾的一项研究表明，住院患儿 AKI 发生率由 1995 年前的 0.5‰ ~3.3‰上升至 1995 年后的 4.6‰ ~9.9‰；最近美国的一项大型临床研究显示，住院患儿 AKI 发生率大约为 3.9‰；一个单中心研究分析了其 20 年临床数据发现在小儿肾脏科收治的患儿中 AKI 的发生率约为 7%；而在进入小儿重症监护室（PICU）的患儿中 AKI 发生率则高达30%。

二、小儿 AKI 的诊断

相对成人 AKI 而言，目前小儿（包括新生儿及婴幼儿）AKI 的诊断标准尚欠完善。不同研究中纳入的患儿年龄段不同，采用的定义和诊断标准也可能不同，如 AKIN 诊断标准、KDIGO 标准以及改良的 RIFLE 标准（pRIFLE 标准及 nRIFLE 标准（表 27-1，表 27-2，

表 27-3);有研究者提出,应用不同标准对小儿 AKI 进行诊断和分期可能存在较明显的异质性,这也给目前 pAKI 的研究分析带来一定的困难。

表 27-1　2007 AKIN 诊断标准

分期	肌酐标准	尿量标准
1	升高至基线的 1.5~2.0 倍;或 较基线升高 0.3mg/dl(26.4μmol/L)及以上	<0.5ml/(kg·h)超过 6 小时
2	升高至基线的 2.0~3.0 倍以上	<0.5ml/(kg·h)超过 12 小时
3	升高至基线的 3.0 倍以上;或 肌酐绝对值≥4.0mg/dl(354μmol/L)	<0.3ml/(kg·h)超过 24 小时;或无尿超过 12 小时

AKI 诊断标准:48 小时内肌酐升高的绝对值≥0.3mg/dl(26.4μmol/L),或较基线升高≥50%,或尿量 <0.05ml/(kg·h)超过 6 小时。

表 27-2　2012 KDIGO AKI 诊断标准

分期	肌酐标准	尿量标准
1	升高至基线的 1.5~1.9 倍;或 较基线升高 0.3mg/dl(26.5μmol/L)及以上	<0.5ml/(kg·h)达到 6~12 小时
2	升高至基线的 2.0~2.9 倍	<0.5ml/(kg·h)超过 12 小时
3	升高至基线的 3.0 倍及以上;或 肌酐绝对值≥4.0mg/dl(353.6μmol/L);或开始肾脏替代治疗;或 18 岁以下患者 eGFR 降低至 <35ml/(min·1.73m^2)	<0.3ml/(kg·h)超过 24 小时;或无尿超过 12 小时

AKI 诊断标准:48 小时内肌酐值升高≥0.3mg/dl(26.5μmol/L);或 7 天内肌酐值升高至≥1.5 倍基线值;或尿量 <0.05ml/(kg/h)超过 6 小时。

注:eGFR,estimated glomerular filtration rate

表 27-3　成人 RIFLE 标准与 pRIFLE 及 nRIFLE 标准的比较

RIFLE 分期	肌酐标准			尿量标准		
	成人 AKI	pAKI	nAKI	成人 AKI	pAKI	nAKI
风险期	Cr>1.5 倍基线值;或 GFR 降低 >25%	eCCl 降低 25%	未确定	<0.5ml/(kg·h)达 6 小时	<0.5ml/(kg·h)达 8 小时	<1.5ml/(kg·h)达 24 小时
损伤期	Cr>2 倍基线值;或 GFR 降低 >50%	eCCl 降低 50%	未确定	<0.5ml/(kg·h)达 12 小时	<0.5ml/(kg·h)达 16 小时	<1.0ml/(kg·h)达 24 小时
衰竭期	Cr>3 倍基线值;或 GFR 降低 >75%;或 Cr>4mg/dl(353.6μmol/L)或急性升高 >44.2μmol/L	eCCl 降低 75%;或 eCCl<35ml/(min·1.73m^2)	未确定	<0.3ml/(kg·h)达 24 小时;或无尿达 12 小时	<0.3ml/(kg·h)达 24 小时;或无尿达 12 小时	<0.7ml/(kg·h)达 24 小时;或无尿达 12 小时
丧失期	持续 Failure 超过 4 周					
终末期	ESRD(持续 Failure 超过 3 个月)					

注:RIFLE:风险期(R),损伤期(I),衰竭期(F),丧失期(L),终末期(E);pRIFLE:小儿 RIFLE;nRIFLE:新生儿 RIFLE;Cr:肌酐;GFR:肾小球滤过率;eCCl:估算的肌酐清除率

婴幼儿肾脏发育尚不成熟,其物质代谢平衡规律与成人存在差异,发生 AKI 时预后亦较差,了解其生理特点对于 AKI 的诊断和处理非常重要。胎儿 3 个月末已能形成尿液,但仍主要通过胎盘完成排泄和调节功能;到了妊娠末期,胎儿肾脏平均已能维持 10ml/(kg·h) 的尿量,而在出生的第一周,由于生理性细胞外液减少(生理性体重减轻 10% 的主要原因)以及为了平衡哺乳带来的容量负荷,新生儿肾脏的工作负担较重;出生后肾小球滤过率(glomerular filtration rate,GFR)逐渐缓慢增加至 1 岁时可接近成人水平,而血清肌酐水平则随之逐渐下降。尽管理论上存在上述一般规律,但在临床工作中可能存在较多影响因素,例如小儿患者尤其是婴幼儿患者肌酐值及 GFR 等的基线资料往往缺乏,早产儿、低体重儿、先天发育缺陷、出生后疾病等因素的影响使得同样年龄大小的患儿之间可能存在较大差异,使得肌酐标准在婴幼儿 AKI 患者中的应用价值受限(nRIFLE 标准中肌酐标准尚未确定);不便于频繁抽血检验肌酐值以及安置尿管监测尿量也是小儿 AKI 尤其是新生儿 AKI(neonatal AKI,nAKI)诊断和处理难度较成人更大的原因。

三、小儿 AKI 的预后

　　AKI 增加患儿进入 PICU 的风险,明显延长住院时间、增加死亡率。尽管医疗技术水平不断发展,pAKI 仍然具有很高的病死率,据统计住院患儿总体死亡率约为 15.3%,其中需要肾脏替代治疗以及进入小儿重症监护室的 AKI 患儿死亡率为 30%~50%;而存在严重容量负荷的患儿其死亡率甚至可以高达 65% 以上。多因素回归分析提示,除了合并脓毒血症、合并多器官功能障碍以及合并血流动力学紊乱等与病情严重程度密切相关的因素外,影响 AKI 患儿死亡率的因素还包括年龄 <1 岁(44.7% vs 28.6%,P=0.02)以及体重 <10kg(43% vs 27%,P=0.03)。

　　2009 年美国肾脏病数据系统(united states renal data system,USRDS)年度报告显示,住院期间罹患 AKI 的成年患者在 6~12 个月中进展为终末期肾脏疾病(end-stage renal disease,ESRD)的风险是未发生 AKI 患者的 10 倍。在小儿患者中 AKI 是否会增加其未来罹患慢性肾脏疾病(chronic kidney disease,CKD)的风险呢?一项纳入了 226 例 AKI 患儿的回顾性研究发现,在 89% 的存活的患儿中,有 40% 的患儿在出院时尚存在提示肾功能受损的表现(如 GFR 下降、高血压、血尿及蛋白尿),另一项纳入了 248 例 AKI 患儿的回顾性研究显示,在 176 例存活的患儿中,出院时有 66% 的患儿肾功能完全恢复,15% 的患儿肾功能部分恢复,14% 的患儿进展为 CKD,5% 的患儿依赖透析。一项 Cohort 队列研究对 174 名出院的 AKI 患儿进行了 3~5 年的随访,其生存率为 79.9%,在 35 名死亡患儿中,有 24 名患儿(68.5%)在出院后 1 年内死亡,有 31 名患儿(88.6%)在出院后的 2 年内死亡;有 16 名患儿进展为 ESRD(其中 3 例在随访期内死亡),即该队列 3~5 年的肾脏存活率为 91%;研究同时观察到 ESRD 更常发生于那些有原发肾脏或泌尿系疾病的患儿中。2003 年发表在 *JAMA* 杂志上的一篇关于腹泻相关溶血尿毒综合征(hemolytic uremic syndrome,HUS)患儿预后的 meta 分析显示,在平均为 4.4 年(1~22 年)的随访期内,死亡以及进展为 ESRD 的患者共占 12%,而有大约 25% 的患者存在慢性的肾脏损害。干细胞移植(stem cell transplant,SCT)也是小儿 AKI 的常见原因。一项 Cohort 队列研究随访了 1635 名基线 GFR 值正常的接受 SCT 的患者(其中有 279 名儿童),发现有 23% 的患者进展为 CKD,进展为 CKD 的平均时间为接受 SCT 后 191 天;而在儿童患者中 CKD 的发生率为 4%。另一项纳入了 187 名患儿的研究表明,接受

SCT 后的第 1 年、第 3 年及第 7 年存在肾脏损伤的患儿分别有 41%、31% 以及 11%。在婴幼儿 AKI 患者中,出生时低体重也是影响预后的因素。2009 年的一项 meta 分析表明,出生低体重患儿(1500~2500g)未来发生 CKD 或出现蛋白尿的风险分别是正常出生体重患儿的 1.73 及 1.81 倍。

　　这些有限的资料表明,AKI 患儿的预后其实并不乐观,有相当部分的患儿可在出院后几年内发生死亡或进展为 CKD 甚至 ESRD。如何预防小儿 AKI、如何及时治疗小儿 AKI 并改善其预后值得进一步探索。这些数据同时提示我们,建立 AKI 患儿出院后的长期随访十分必要,尤其是对于那些有原发肾脏疾病或出生低体重的患儿。

第三节　小儿肾脏替代治疗的模式选择

　　AKI 患儿合并明显容量负荷或电解质酸碱代谢平衡紊乱时往往需要开始肾脏替代治疗(表 27-4)。近期国外的大样本调查显示,8.8% 的住院 AKI 患儿接受了肾脏替代治疗。普通血液透析(intermittent hemodialysis,IHD)、腹膜透析(peritoneal dialysis,PD)以及 CRRT 均为目前小儿 AKI 患者可以选择的肾脏替代治疗模式,随着 pAKI 病因谱的变化以及透析技术的发展,pAKI 治疗中不同肾脏替代治疗模式的应用也有一些改变。2000 年一项在北美及欧洲 92 个小儿肾脏病中心的调查显示,1995 年最常用于 pAKI 的肾脏替代治疗模式依次为 PD(45%)、IHD(38%)及 CRRT(18%),而到了 1999 年则为 CRRT(36%)、HD(33%)及 PD(31%);PD 在 <2 岁的患儿中为最常用的治疗模式,IHD 更常用于年长的患儿,而患儿年龄对于 CRRT 的选择影响不大。

表 27-4　肾脏替代治疗的适应证

肾脏替代治疗的适应证
明显容量负荷[如合并肺水肿和(或)呼吸衰竭]
有症状的氮质血症(如合并脑病、出血、心包炎等)
电解质及酸碱代谢紊乱(如高血钾,酸中毒等)
肿瘤溶解综合征
中毒(如锂、甲醇、水杨酸盐等中毒)
先天性代谢缺陷(如尿素循环障碍)
为营养支持等大量液体摄入提供条件

　　PD 在过去很长一段时期内为小儿肾脏替代治疗最常用的模式,目前仍可以说是需要长期肾脏替代治疗的患儿的首选;PD 亦可应用于急性和短期的肾脏替代。例如,研究显示 PD 在小儿先天性心脏病的修复手术后以及心肺转流术后发生的 AKI 中应用是安全的,且能有效减轻患儿的容量负荷。PD 能缓慢而有效的清除水分及溶质,对血流动力学影响较小。它与 IHD 及 CRRT 相比还具有一些明显的优势,如不需要使用抗凝剂、容易建立透析通路、操作简单、价格相对便宜等。但正因为 PD 清除水分及溶质较为缓慢,它不适用于需要快速纠正水电解质酸碱平衡紊乱的患者,同时亦不宜应用于肺功能差、近期腹部手术、腹腔感染、腹腔内肿瘤及膈疝的患儿;明显乳酸酸中毒的患儿不应采用乳酸盐的腹透液。腹膜炎是 PD

最常见的并发症,而 PD 带来的球蛋白的丢失可能更增加了腹膜炎以及其他感染的风险。

IHD 能够十分迅速的清除水分及小分子溶质,有效的纠正水电解质平衡紊乱。但循环容量的快速变化可能使年龄偏小以及血流动力学不稳定的患儿难以承受,同时,其对尿素的快速清除可能造成血浆与脑组织之间的渗透压差,导致透析失衡综合征,主要表现为脑水肿,可危及生命。

CRRT 对于血流动力学影响较小,能够持续、缓慢、有效的清除水分及较大分子量的溶质,随着其技术的不断发展和完善,CRRT 已经能够应用于婴幼儿乃至新生儿患者。近期有不少研究都表明开始肾脏替代治疗时的容量负荷是影响患儿生存预后的重要因素,当容量负荷 >10%,尤其是 >20%,是患儿死亡率增高的独立危险因素。PICARD 研究表明,CRRT 与 IHD 相比在持续有效减轻容量负荷方面更具优势,且由于 CRRT 的持续性和灵活的可调节性,其为限制液体摄入的患儿在营养支持、静脉用药、输血等方面创造了条件。接受 CRRT 的患者往往面临更多氨基酸的丢失。有研究显示,尽管给予 ICU 患儿每天 1.5g/kg 蛋白质的胃肠外营养支持以及相当于静息状态下 1.2~1.3 倍的能量支持,接受 CRRT 治疗的患儿仍表现为负氮平衡。为平衡 CRRT 过程中丢失的氨基酸,可考虑给予治疗中的患儿 1.0~1.5g/(kg·d)额外的蛋白质补充。

选择何种肾脏替代模式需要综合考虑治疗中心的临床经验以及患儿病情两方面的因素,后者包括患儿的年龄、体重、血流动力学情况、基础疾病、并发症、需要通过肾脏替代治疗清除的成分及其紧急性。例如,合并急性肺水肿需要快速减轻容量负荷的患儿应采用 IHD 或 CRRT,而较轻的容量负荷选择 PD、IHD 或 CRRT 模式均可;严重高钾血症、高血氨症、肿瘤溶解综合征、先天性代谢缺陷(inborn errors of metabolism,IEM)、可透析的毒物中毒等需要紧急清除有害溶质的情况也适宜选择 IHD 或 CRRT;横纹肌溶解产生大量的"二次毒素"肌红蛋白,CRRT 对其的清除效果已得到证实;患儿血流动力学是否稳定、能否成功建立透析通路或应用抗凝剂也影响透析模式的选择。

第四节　小儿 CRRT 应用中的技术问题

一、不同 CRRT 模式的应用现状

近期的一项前瞻性多中心临床研究显示,在来自 13 个中心的 344 例接受了 CRRT 治疗的小儿及年轻 AKI 患者(年龄分布为新生儿 ~25 岁,其中年龄 <21 岁者占 97%,<1 月龄者占 10%;体重 1.3~160kg,体重 <10kg 者占 24%)中,最常用的 CRRT 治疗模式为连续性静脉 - 静脉血液透析(continuous venovenous hemodialysis,CVVHD),占全部病例的 48%;其他常用的 CRRT 模式还包括连续性静脉 - 静脉血液透析滤过(continuous venovenous hemodiafiltration,CVVHDF)、连续性静脉 - 静脉血液滤过(continuous venovenous hemofiltration,CVVH),以及缓慢持续超滤(slow continuousultrafiltration,SCUF),分别占 30%,21% 及 1%。

二、血管通路的建立

建立良好的血管通路是应用 CRRT 及 IHD 治疗的前提。小儿患者血管通路的建立相对成人而言无疑难度更大,建立血管通路时可积极利用床旁超声的引导。导管型号及安置

位置主要根据患儿年龄、体型以及局部具体情况（如局部感染不宜安置等）来选择,可参考表 27-5 所示。

表 27-5　小儿患者血管通路建立参考

患儿大小	导管型号	置管位置
新生儿	7F	颈内静脉 / 颈外静脉 / 锁骨下静脉 / 股静脉
3~6kg	7F	颈内静脉 / 颈外静脉 / 锁骨下静脉 / 股静脉
6~15kg	8F	颈内静脉 / 颈外静脉 / 锁骨下静脉 / 股静脉
15~30kg	9~10F	颈内静脉 / 颈外静脉 / 锁骨下静脉 / 股静脉
>30kg	10~12F	颈内静脉 / 颈外静脉 / 锁骨下静脉 / 股静脉

2007 年小儿前瞻性 CRRT 治疗(ppCRRT)注册中心的数据显示,导管安置最常选用的位置为股静脉(69%),其次为颈内静脉(16%)和锁骨下静脉(8%);导管寿命与导管内径及安置位置均相关,其与导管内径关系的总体趋势为导管内径越大,导管使用寿命越长,而研究中 5F 的导管寿命均不到 20 小时;安置在颈内静脉的导管较安置在锁骨下静脉及股静脉的导管寿命更长;研究还观察到采用 CVVHD 模式较 CVVH 及 CVVHDF 模式导管寿命更长,但其原因不是很清楚。

三、管路预充

小儿尤其是婴幼儿血容量较小,体重 10kg 以下患儿血容量大约为 75~80ml/kg,而 IHD 及 CRRT 治疗时体外循环血量分别为 45ml 及 100ml 左右。以体重为 5kg 的患儿为例,其总的血容量大约为 400ml,那么 IHD 及 CRRT 治疗时体外循环血量大约分别占其总血容量的 11% 及 25%。一般当体外循环血量占患儿总体血容量的 10%~15% 以上时,就需要用库血或血浆或白蛋白预充循环管路以预防 CRRT/IHD 治疗时出现低血压。由于常用的库血为酸性(pH 大约 6.8)、钙离子水平较低而钾离子水平较高,可考虑根据具体病情适当补钙,并需要以碳酸氢钠溶液做适当的中和处理,国外有中心建议以 1:1 体积中和(以三通管形式连接于管路)。但不同治疗中心经验不同,国内亦常采用生理盐水预充或扩容,但采用库血或白蛋白可能更有利于血流动力学的稳定。

四、滤器 / 滤过膜

小儿 CRRT 滤器选择的原则是预充量小、血流阻力低、滤过面积合适。膜面积的选择可参考表 27-6。

表 27-6　小儿 CRRT 滤过膜面积的选择

患儿体重	滤过膜面积
<20kg	$0.2~0.4m^2$
20~30kg	$0.4~0.8m^2$
30~40kg	$0.8~1.0m^2$

需要特别指出的是在使用库血进行预充的情况下,应用 AN-69 滤过膜(聚丙烯腈)有导致缓激肽释放综合征(bradykinin release syndrome,BRS)的风险。BRS 可发生于婴幼儿开始 CRRT 的 5~10 分钟时,导致严重的低血压以及其他过敏反应。其机制是 AN-69 膜可激活前激肽释放酶以及Ⅻ因子,导致舒血管因子缓激肽的释放,这种反应和预充血液的 pH(酸性)相关,可以通过中和预充液等办法来避免。

五、抗凝

既往较长时期内,肝素是主流的抗凝剂,一般采用首剂剂量20~30U/kg,维持剂量5~20U/(kg·h)。然而,需要 CRRT 治疗的患儿大多病情危重复杂,存在较高的出血风险。枸橼酸主要通过与体外循环中的钙离子结合起抗凝作用,是"局部抗凝",故其出血风险较低,目前已成为首选的抗凝剂。2007 年 ppCRRT 的数据显示,枸橼酸和肝素的使用率分别为56% 和37%,有 7% 未使用抗凝剂。枸橼酸在体内主要经肝脏、骨骼肌及肾脏代谢成为碳酸氢盐,因此肝功能严重损害、严重低血压低灌注的患儿不宜采用,否则有枸橼酸蓄积导致酸中毒或代谢性碱中毒的风险。在治疗过程中应注意监测动脉血气及离子钙水平,根据患儿基础疾病及病情变化随时调整枸橼酸剂量以及钙剂的补充,总体而言,应将体外循环离子钙水平控制在 0.8~1.6mg/dl(0.2~0.4mmol/L),体内离子钙水平控制在 4.4~5.2mg/dl(1.1~1.3mmol/L),以保证较为满意的抗凝效果和安全性。

第五节　接受 CRRT 治疗患儿的预后

接受 CRRT 治疗的患者预后与其基础疾病、合并症、开始 CRRT 治疗的指征等密切相关。大型观察研究发现,接受 CRRT 治疗的成年重症 AKI 患者总体死亡率可高达 50%~80%。与接受 CRRT 治疗的成年人患者死亡率相关的因素包括需要使用血管活性药物、需要机械通气、脓毒血症、疾病严重程度、受损伤脏器的数目以及容量负荷等。小儿患者中尚缺乏类似的大型临床观察研究,有限的研究提示,接受 CRRT 治疗的小儿患者总体死亡率大约在30%~55%,若合并低龄、低体重、脓毒症、容量负荷等高危因素则死亡率更高。

第六节　KDIGO 指南关于小儿 CRRT 治疗的推荐

在 2012 年美国改善全球肾脏病预后组织(Kidney Disease:Improving Global Outcomes,KDIGO)制定的 AKI 诊治指南中,小儿 CRRT 治疗的大体原则和成年患者一致,此处笔者仅列出需要强调的部分:

1. 与成人 AKI 患者类似,当患儿有危及生命的水电解质酸碱失衡时应立即开始肾脏替代治疗;根据容量负荷、生物标志物水平、疾病严重程度评分等可重复的标准来决定患儿是否需要接受 CRRT 治疗及其开始时机,注意评估患儿临床整体状况而不是单看肌酐或尿素氮指标。(未分级)

2. 与成人 AKI 患者类似,不推荐使用利尿剂以加快肾功能的恢复或减少肾脏替代治疗的频率或持续时间。(2B)

3. 与成人 AKI 患者类似,当合并急性脑损伤、脑水肿或其他增加颅内压疾病时,建议采用 CRRT 而不是 IHD。但由于重症小儿 AKI 较成人相对少见,具体选择 RRT 模式时(PD/IHD/CRRT)应充分考虑患儿的年龄、体重等因素,以及治疗中心的客观条件和经验。(2B)

4. 与重症成人患者类似,建议给予接受 CRRT 治疗的重症患儿适当能量支持,首选肠内营养途径,能量摄入应是基础能量消耗的 100%~130%,可应用 Caldwell-Kennedy 公式估算:静息能量消耗 $[kcal/(kg\cdot d)]=22+31.05\times$ 体重 $[kg]+1.16\times$ 年龄 $[$ 岁 $]$。(2C)

第七节　病案分享

【病案介绍】

患儿男,2 岁,10kg,既往无基础疾病。入院前 1 天因不慎从高台坠落导致全身多处软组织损伤、肋骨骨折、肠穿孔、弥漫性腹膜炎,予肠穿孔修补术后转入小儿重症监护室(PICU)继续治疗。术后第二天全天小便 10ml,请肾脏内科会诊。查看患者:有创呼吸机辅助呼吸,AC 模式,吸氧浓度 40%,维持氧饱和度 90%~98%。多巴胺维持血压波动于 70~90/50~60mmHg 左右,心率 90~130 次 / 分,体温 38.9℃。腹部张力高,背部及四肢皮肤见散在出血点。双下肢轻度水肿。胸部 CT 提示双肺多处斑片影,伴少量胸腔积液。动脉血气:PO_2 92mmHg,PCO_2 34mmHg,pH 7.31,HCO_3^- 15.3mmol/L,BE −9mmol/L,K^+ 5.2mmol/L,iCa^{2+} 0.88mmol/L。血常规:Hb 89g/L,PLT 55×10^9/L,WBC 22.6×10^9/L,N 89%。血生化:TB 14μmol/L,ALT 85U/L,AST 76U/L,Alb 30.5g/L,Cr 237μmol/L,CK 585U/L,LDH 282U/L。凝血功能:PT 80.6 秒,APTT 143 秒,Fib 3.2g/L,D-dimer 2.1μg/L。血浆乳酸 3.4mmol/L。当天静脉液体入量 300ml。

【临床问题】

1. 患者是否需要立即开始肾脏替代治疗?

2. 如需要,应采用何种模式?

3. 采用何种抗凝方式?

【治疗经过】

患儿目前诊断急性肾损伤(AKI)明确。目前合并肺部感染、腹膜炎、感染性休克、弥散性血管内凝血(DIC)、多器官功能障碍综合征(MODS)、代谢性酸中毒、高钾血症、容量负荷,需要进行肾脏替代治疗。采用连续性静脉 - 静脉血液滤过(CVVH)模式治疗,予右侧股静脉安置 8F 双腔导管建立血管通路,采用 M60 管路,血流量 50ml/min,置换量 500ml/h,采用无肝素抗凝。CVVH 治疗过程中每 4~6 小时监测动脉血气示代谢性酸中毒及高钾血症得到明显纠正。CVVH 干预 48 小时后患儿尿量逐渐恢复,120 小时时复查肾功能已完全恢复。但患儿最终死于重症肺炎、呼吸衰竭。

【经验总结】

患儿年龄小,病情复杂危重,血流动力学不稳定,发生 AKI 时 CRRT 是首选肾脏替代治疗模式。该患儿凝血功能差,外周灌注差,不宜采用肝素 / 低分子肝素以及枸橼酸抗凝,故选择无肝素抗凝。需要特别指出的是,血小板偏低并不是采用无肝素抗凝的绝对指征,因管路凝血会导致血小板的继续大量丢失,故更应保证充分有效的抗凝效果。患儿合并脓毒症,置换量采用 50ml/(kg·h),属于大剂量。采用 CVVH 治疗 48 小时后尿量逐渐恢复,120 小时后肾功能完全恢复,说明 CRRT 治疗是很有效的。

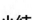

小结

　　患儿在术后第二天就进展到 AKI 3 期，从理论上讲，开始肾脏替代治疗的时机较晚；但从实际临床工作的角度以及从肾脏功能完全恢复的结果来看，CRRT 干预还是积极有效的。但患儿最终仍然死于肺部感染、呼吸衰竭，也印证了 CRRT 尽管是有力的支持手段，但不是万能的；亦证实合并脓毒症的确是决定 AKI 患儿预后的重要不利因素。

第八节　总　　结

　　目前小儿 CRRT 技术已较为成熟，是重症 AKI 患儿首选的肾脏替代治疗模式，早期积极的 CRRT 干预可改善肾脏预后；CRRT 在小儿非肾脏疾病中如先天性代谢缺陷、中毒等领域亦应用较广。与成人相比，小儿病情变化快，机体调节能力较差，CRRT 治疗过程中应尤其小心监护。合并年龄小、低体重、脓毒血症、容量负荷等因素的患儿预后不佳。

（张　凌　杨莹莹）

参 考 文 献

1. Andreoli SP. Acute renal failure. Curr Opin Pediatr, 2002, 14（2）:183-188

2. Flynn JT. Choice of dialysis modality for management of pediatric acute renal failure. Pediatr Nephrol, 2002, 17（1）:61-69

3. Hui-Stickle S, Brewer ED, Goldstein SL. Pediatric ARF epidemiology at a tertiary care center from 1999 to 2001. Am J Kidney Dis, 2005, 45（1）:96-101

4. Vachvanichsanong P, Dissaneewate P, Lim A, et al. Childhood acute renal failure:22-year experience in a university hospital in southern Thailand. Pediatrics, 2006, 118（3）:e786-e791

5. Sutherland SM, Ji J, Sheikhi FH, et al. AKI in Hospitalized Children:Epidemiology and Clinical Associations in a National Cohort. Clin J Am Soc Nephrol, 2013, 8（10）:1661-1669

6. Williams DM, Sreedhar SS, Mickell JJ, et al. Acute kidney failure:a pediatric experience over 20 years. Arch Pediatr Adolesc Med, 2002, 156（9）:893-900

7. Santiago MJ, López-Herce J, Urbano J, et al. Clinical course and mortality risk factors in critically ill children requiring continuous renal replacement therapy. Intensive Care Med, 2010, 36（5）:843-849

8. Mehta RL, Kellum JA, Shah SV, et al. Acute Kidney Injury Network:report of an initiative to improve outcomes in acute kidney injury. Crit Care, 2007, 11（2）:R31

9. Kidney Disease:Improving Global Outcomes（KDIGO）Acute Kidney Injury Work Group. KDIGO Clinical Practice Guideline for Acute Kidney Injury. Kidney Int Suppl, 2012, 2（1）:S1-S138

10. Akcan-Arikan A, Zappitelli M, Loftis LL, et al. Modified RIFLE criteria in critically ill children with acute kidney injury. Kidney Int, 2007, 71（10）:1028-1035

11. Bezerra CT, Vaz Cunha LC, Libório AB. Defining reduced urine output in neonatal ICU:importance for mortality

and acute kidney injury classification. Nephrol Dial Transplant,2013,28(4):901-909

12. Ricci Z,Ronco C. Neonatal RIFLE. Nephrol Dial Transplant,2013,28(9):2211-2214

13. Zappitelli M,Parikh CR,Akcan-Arikan A,et al. Ascertainment and epidemiology of acute kidney injury varies with definition interpretation. Clin J Am Soc Nephrol,2008,3(4):948-954

14. 黎磊石,季大奎.连续性血液净化.南京:东南大学出版社,2004:10

15. Frost MS,Fashaw L,Hernando JA,et al. Neonatal nephrology//Gardner SL,Carter B,Enzman-Hines MI,et al. Merenstein & Gardner's Handbook of Neonatal Intensive Care. 7th ed. New York:Mosby Elsevier,2011

16. Hayes LW,Oster RA,Tofil NM,et al. Outcomes of critically ill children requiring continuous renal replacement therapy. J Crit Care,2009,24(3):394-400

17. Symons JM,Chua AN,Somers MJ,et al. Demographic characteristics of pediatric continuousrenal replacement therapy:A report of the prospective pediatric continuous renal replacement therapy registry. Clin J Am Soc Nephrol,2007,2(4):732-738

18. Sutherland SM,Zappitelli M,Alexander SR,et al. Fluid overload and mortality in children receiving continuous renal replacement therapy:the prospective pediatric continuous renal replacement therapy registry. Am J Kidney Dis,2010,55(2):316-325

19. Collins AJ,Foley RN,Herzog C,et al. United States Renal Data System 2008 Annual Data Report. Am J Kidney Dis,2009,53(1 Suppl):S1-S374

20. Ball EF,Kara T. Epidemiology and outcome of acute kidney injury in New Zealand children. J Paediatr Child Health,2008,44(11):642-646

21. Askenazi DJ,Feig DI,Graham NM,et al. 3-5 year longitudinal follow-up of pediatric patients after acute renal failure. Kidney Int,2006,69(1):184-189

22. Garg AX,Suri RS,Barrowman N,et al. Long-term renal prognosis of diarrhea-associated hemolytic uremic syndrome:a systematic review,meta-analysis,and meta-regression. JAMA,2003,290(10):1360-1370

23. Hingorani S,Guthrie KA,Schoch G,et al. Chronic kidney disease in long-term survivors of hematopoietic cell transplant. Bone Marrow Transplant,2007,39(4):223-239

24. Grönroos MH,Bolme P,Winiarski J,et al. Long-term renal function following bone marrow transplantation. Bone Marrow Transplant,2007,39(11):717-723

25. White SL,Perkovic V,Cass A,et al. Is low birth weight an antecedent of CKD in later life? A systematic review of observational studies. Am J Kidney Dis,2009,54(2):248-261

26. Warady BA,Bunchman T. Dialysis therapy for children with acute renal failure:survey results. Pediatr Nephrol,2000,15(1-2):11-13

27. Sutherland SM,Alexander SR. Continuous renal replacement therapy in children. Pediatr Nephrol,2012,27(11):2007-2016

28. Bridges BC,Askenazi DJ,Smith J,et al. Pediatric renal replacement therapy in the intensive care unit. Blood Purif,2012,34(2):138-148

29. Sorof JM,Stromberg D,Brewer ED,et al. Early initiation of peritoneal dialysis after surgical repair of congenital heart disease. Pediatr Nephrol,1999,13(8):641-645

30. Pedersen KR,Hjortdal VE,Christensen S,et al. Clinical outcome in children with acute renal failure treated with peritoneal dialysis after surgery for congenital heart disease. Kidney Int Suppl,2008,(108):S81-S86

31. Ricci Z, Morelli S, Vitale V, et al. Management of fluid balance in continuous renal replacement therapy: technical evaluation in the pediatric setting. Int J Artif Organs, 2007, 30(10): 896-901

32. Chan KL, Ip P, Chiu CS, et al. Peritoneal dialysis after surgery for congenital heart disease in infants and young children. Ann Thorac Surg, 2003, 76(5): 1443-1449

33. Bojan M, Gioanni S, Vouhé PR, et al. Early initiation of peritoneal dialysis in neonates and infants with acute kidney injury following cardiac surgery is associated with a significant decrease in mortality. Kidney Int, 2012, 82(4): 474-481

34. Neu AM, Warady BA, Lederman HM, et al. Hypogammaglobulinemia in infants and young children maintained on peritoneal dialysis. Pediatric Dialysis Study Consortium. Perit Dial Int, 1998, 18(4): 440-443

35. Patel N, Dalal P, Panesar M. Dialysis disequilibrium syndrome: a narrative review. Semin Dial, 2008, 21(5): 493-498

36. Askenazi DJ, Goldstein SL, Koralkar R, et al. Continuous renal replacement therapy for children ≤ 10kg: a report from the prospective pediatric continuous renal replacement therapy registry. J Pediatr, 2013, 162(3): 587-592

37. Goldstein SL, Somers MJ, Baum MA, et al. Pediatric patients with multi-organ dysfunction syndrome receiving continuous renal replacement therapy. Kidney Int, 2005, 67(2): 653-658

38. Selewski DT, Cornell TT, Lombel RM, et al. Weight-based determination of fluid overload status and mortality in pediatric intensive care unit patients requiring continuous renal replacement therapy. Intensive Care Med, 2011, 37(7): 1166-1173

39. Gillespie RS, Seidel K, Symons JM. Effect of fluid overload and dose of replacement fluid on survival in hemofiltration. Pediatr Nephrol, 2004, 19(12): 1394-1399

40. Foland JA, Fortenberry JD, Warshaw BL, et al. Fluid overload before continuous hemofiltration and survival in critically ill children: a retrospective analysis. Crit Care Med, 2004, 32(8): 1771-1776

41. Bouchard J, Soroko SB, Chertow GM, et al. Fluid accumulation, survival and recovery of kidney function in critically ill patients with acute kidney injury. Kidney Int, 2009, 76(4): 422-427

42. Maxvold NJ, Smoyer WE, Custer JR, et al. Amino acid loss and nitrogen balance in critically ill children with acute renal failure: a prospective comparison between classic hemofiltration and hemofiltration with dialysis. Crit Care Med, 2000, 28(4): 1161-1165

43. Hiroma T, Nakamura T, Tamura M, et al. Continuous venovenoushemodiafiltration in neonatal onset hyperammonemia. Am J Perinatol, 2002, 19(4): 221-224

44. Summar M. Current strategies for the management of neonatal urea cycle disorders. J Pediatr, 2001, 138(1 Suppl): S30-S39

45. McBryde KD, Kershaw DB, Bunchman TE, et al. Renal replacement therapy inthe treatment of confirmed or suspected inborn errors of metabolism. J Pediatr, 2006, 148(6): 770-778

46. Arbeiter AK, Kranz B, Wingen AM, et al. Continuous venovenoushaemodialysis (CVVHD) and continuous peritoneal dialysis (CPD) in the acute management of 21 children with inborn errors of metabolism. Nephrol Dial Transplant, 2010, 25(4): 1257-1265

47. Schuerer DJ, Brophy PD, Maxvold NJ, et al. High-efficiency dialysis for carbamazepine overdose. J Toxicol Clin Toxicol, 2000, 38(3): 321-323

48. Meyer RJ, Flynn JT, Brophy PD, et al. Hemodialysis followed by continuous hemofiltration for treatment of

lithium intoxication in children. Am J Kidney Dis,2001,37(5):1044-1047

49. Zhang L,Kang Y,Fu P,et al. Myoglobin clearance by continuous venous-venous haemofiltration in rhabdomyolysis with acute kidney injury:a case series. Injury,2012,43(5):619-623

50. Goldstein SL. Advances in pediatric renal replacement therapy for acute kidney injury. Semin Dial,2011,24(2): 187-191

51. Hackbarth R,Bunchman TE,Chua AN,et al. The effect of vascular access location and size on circuit survival in pediatric continuous renal replacement therapy:a report from the PPCRRT registry. Int J Artif Organs,2007, 30(12):1116-1121

52. Brophy PD,Mottes TA,Kudelka TL,et al. AN-69 membrane reactions are pH-dependent and preventable. Am J Kidney Dis,2001,38(1):173-178

53. Bellomo R,Cass A,Cole L,et al. Intensity of continuous renal-replacement therapy in critically ill patients. N Engl J Med,2009,361(17):1627-1638

54. Palevsky PM,Zhang JH,O'Connor TZ,et al. Intensity of renal support in critically ill patients with acute kidney injury. N Engl J Med,2008,359(1):7-20

55. Uchino S,Kellum JA,Bellomo R,et al. Acute renal failure in critically ill patients:a multinational,multicenter study. JAMA,2005,294(7):813-818

56. Ostermann M,Chang RW. Correlation between parameters at initiation of renal replacement therapy and outcome in patients with acute kidney injury. Crit Care,2009,13(6):R175

57. Payen D,de Pont AC,Sakr Y,et al. A positive fluid balance is associated with a worse outcome in patients with acute renal failure. Crit Care,2008,12(3):R74

58. Sohn YB,Paik KH,Cho HY,et al. Continuous renal replacement therapy in neonates weighing less than 3kg. Korean J Pediatr,2012,55(8):286-292

59. Castillo A,Santiago MJ,López-Herce J,et al. Nutritional status and clinical outcome of children on continuous renal replacement therapy:a prospective observational study. BMC Nephrol,2012,13:125

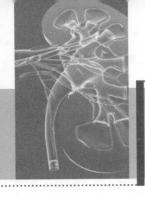

第二十八章

CRRT 在挤压综合征中的应用

第一节　概　述

挤压综合征（crush syndrome）是指人体肌肉丰富部位，受长时间挤压后，肌肉组织大量变性、坏死，继而出现以高钾血症和肌红蛋白尿为特征的急性肾衰竭。地震灾害后挤压综合征 - 急性肾损伤的病因复杂，病理生理机制主要有创伤后肌肉缺血坏死和肾缺血两个中心环节。肾缺血的主要的机制有以下几方面：①低血容量休克；②地震中直接导致的肾脏挫裂伤；③肌红蛋白的作用；④血管痉挛的作用；⑤缺血再灌注损伤；⑥炎症介质的作用；⑦毒性代谢产物的作用；⑧感染；⑨药物等因素。

根据患者的病史；患肢疼痛、肿胀、感觉和肌力异常；肌红蛋白尿；血清肌酸激酶升高即能确定挤压综合征的诊断。而若患者 48 小时内出现肾功能急剧下降，血肌酐增加到损伤前的 1.5 倍或增加 0.5mg/dl 或肾小球滤过率下降 50%，和（或）尿量 <0.5ml/（kg·h），持续 6 小时以上即应考虑患者出现了急性肾损伤。

目前认为挤压综合征是地震伤员继直接创伤后的第二位死因。在 1999 年土耳其 Marmara 地震中，5302 例住院的受伤患者中，110 例（占 33.3%）患挤压综合征，其中 77 例（占 9.0%）需血液净化治疗；在 1995 年的日本阪神大地震中，在最初的 15 天内入院救治的 2718 例外伤患者中，挤压综合征有 372 人（占 13.6%），其中 202 例（占 7.5%）合并急性肾衰竭，123 例需行透析治疗。因此合理选择血液净化治疗对于救治地震后挤压综合征致急性肾损伤患者至关重要。

第二节　CRRT 治疗的优势

挤压综合征患者的急性肾衰竭一般呈高分解代谢型，患者常合并多器官功能损伤，部分患者存在难以控制的电解质、酸碱、容量负荷的异常。因此，提倡早期积极进行肾脏替代治疗，迅速清除体内过多的代谢废物，减少多种并发症的发生，维持机体水、电解质、酸碱内环境的平衡。目前常用的肾脏替代治疗方式有三种：①间歇性血液透析；②腹膜透析；③持续性肾脏替代治疗（CRRT）。CRRT 较其他的血液净化模式有其以下优势：

1. 清除肌红蛋白　在发生挤压综合征时，快速地清除肌红蛋白对于肾功能的恢复非常重要。但肌红蛋白分子量较大（18kD），不能通过普通血液透析清除，而 CRRT 则能够有效清除肌红蛋白。

2. 血流动力学稳定　部分地震伤员病情复杂,血流动力学极不稳定,不宜行常规透析,CRRT 治疗对患者循环状态影响较小,不易发生透析低血压,适于血流动力学不稳定的患者。

3. 清除炎症介质　严重的挤压综合征患者,特别是合并感染败血症者,体内存在一系列的炎症反应,循环中有大量的炎症介质,CRRT 能够有效的清除炎症介质,调节机体免疫环境,协助稳定内环境。

4. 持续稳定的控制循环容量　CRRT 治疗通过持续稳定的超滤,能够很好地控制患者的体内容量状态和水负荷,为营养支持治疗创造条件。

5. 稳定内环境　通过弥散、对流、吸附等多种方式,CRRT 治疗能够稳定的控制患者的电解质、酸碱平衡、体温等内环境状态,维持内稳态,为患者康复创造条件。

因此,合理的肾脏替代治疗在挤压综合征 - 急性肾损伤患者的救治和康复过程中起着不可估量的作用。

第三节　CRRT 患者的选择

虽然 CRRT 治疗与其他血液净化治疗模式相比具有不少优势,但其治疗费用昂贵,对医护人员的技术要求高,单位时间内接受治疗的患者数量有限,因此,合理地选择进行 CRRT 治疗的患者非常关键。根据文献报道,大多数需血液净化治疗的地震后挤压综合征合并急性肾衰竭的伤员在接受普通血液净化治疗(IHD、HDF 或 PD)后肾功能可渐好转,无须接受 CRRT 治疗,而少数合并多器官功能衰竭(MODS)的患者,无法耐受普通血液净化或疗效不佳,这时 CRRT 的介入对改善这些患者的预后就非常关键了。此外 CRRT 治疗与其他血液净化治疗相比更有利于患者的肾功能恢复,接受 CRRT 治疗的患者发生慢性肾衰竭的比例显著低于接受间歇性血液透析的患者。欧洲 ICU 中心 CRRT 治疗的指征为:①少尿(<200ml/12h)、极度少尿 / 无尿(<50ml/h);②高血钾(>6.5mmol/L);③严重代谢性酸中毒(pH<7.1);④氮质血症(尿素氮 >30mmol/L);⑤明显的组织水肿(尤其是肺);⑥尿毒症性脑病、尿毒症心包炎、尿毒症神经 / 肌肉损伤;⑦严重高钠血症(>160mmol/L)或低钠血症(<115mmol/L);⑧药物过量和可透析的毒素;⑨难以控制的高热。但是该标准对应的病情相对晚期。根据我们的经验,在早期加以治疗对预后帮助更大,因此我们认为出现以下情况的患者都适于行 CRRT 治疗:①合并 MODS;②血流动力学不稳定,或普通血液净化治疗无法良好控制循环容量;③严重感染,败血症;④顽固高分解代谢综合征,难以纠正的电解质和酸碱失衡。凡具有以上任何一点,就应进行 CRRT 治疗,若患者合并两点以上,则为强适应证。

第四节　CRRT 的介入时机

根据以往的研究和本次地震伤患者抢救的经验,我们认为"尽早介入"是 CRRT 时机选择的关键。介入越早,患者器官支持成功率越高,MODS 发生率和危重程度越低,死亡率也越低。文献显示,AKI 早期接受 CRRT 治疗与晚期治疗相比死亡率更低。因此,我们认为一旦患者存在进行 CRRT 治疗的适应证,就应该尽快开展治疗,在 MODS 的晚期进行 CRRT 治疗通常难以改善患者的整体预后。

第五节　CRRT 治疗模式

经过多年的发展,CRRT 目前有多种模式可供选择,应根据患者的病情合理的确定最佳治疗模式。地震伤患者常合并严重的横纹肌溶解综合征和脓毒败血症,尽快清除肌红蛋白和炎症介质是治疗的关键。推荐用高超滤系数、高通透性、高生物相容性滤器,按照持续性静脉 - 静脉血液滤过(CVVH)或持续性静脉 - 静脉血液滤过透析(CVVHDF)模式加以治疗。CVVH 和 CVVHDF 均能够通过对流模式达到快速、持续清除肌红蛋白。而且 CVVHDF 模式同时还能通过弥散方式更快的控制电解质异常(如高钾血症)。根据 Ronco 等人的研究结果,当置换液流量超过 35ml/(kg·h)时,能够达到较好的溶质清除效率,对炎症介质的清除效果相对满意。鉴于地震后挤压综合征致急性肾衰竭的患者通常合并严重的高代谢综合征,因此,我们建议患者的置换量至少应达到 35ml/(kg·h)的水平。如果可行,则应尽量开展持续高容量血液滤过(HVHF)模式进行治疗,在急性期推荐置换量≥3L/h,持续治疗。

除了常规的治疗模式以外,还应根据病情辅以血浆置换和(或)内毒素吸附等技术。有文献报道血浆置换能有效降低血清肌红蛋白的浓度,显著改善患者病情。而对于合并严重败血症的患者,合理的开展内毒素吸附治疗,对于改善患者的血流动力学稳定性和整体预后则有相当大的作用。

待病情好转后可逐渐减少 CRRT 治疗剂量,而患者血流动力学稳定后则可更换为普通血液净化治疗直至患者肾功能恢复。

第六节　CRRT 抗凝方式

目前常规的 CRRT 抗凝方式有:普通肝素抗凝、低分子量肝素抗凝、局部枸橼酸抗凝、无抗凝剂治疗。应根据患者的病情合理选择抗凝方式。

地震伤员通常合并不同程度的创伤,大部分患者存在活动性出血或高出血倾向。普通肝素或低分子量肝素抗凝具有全身抗凝效果,会引起患者凝血机制改变,加重出血;而且,采用肝素的抗凝方式不可避免存在导致肝素相关血小板减少,加重凝血机制异常的可能,因此,这两种抗凝方式并不适于这些患者。

无抗凝剂治疗则常常因为滤器和管路易于发生凝血,导致 CRRT 治疗难以为继,而不适于在凝血机制正常的患者中应用,我们推荐仅在合并严重凝血机制异常(如弥散性血管内凝血)或其他抗凝方式无法采用时应用。

局部枸橼酸抗凝,仅在体外循环管路中发挥抗凝作用,对患者整体凝血机制无明显影响,通常不会加重出血,也不会引起肝素相关血小板减少。适用于合并活动性出血或高出血倾向的患者,因此我们推荐在地震伤员开展 CRRT 治疗时,应首选局部枸橼酸抗凝。应注意,在采用局部枸橼酸抗凝时,枸橼酸的剂量应 <26mmol/h,以防出现枸橼酸中毒等不良反应。而且需注意合并严重肝功能障碍和低氧血症的患者不适于采用枸橼酸抗凝。

第七节　CRRT 治疗监护

作为一种持续的治疗模式,CRRT 不同于常规的间歇性血液净化治疗,危重的患者可能需要长时间的不间断治疗,因此治疗过程中的监测非常关键。

在 CRRT 治疗过程中应定期监测电解质和酸碱平衡状态,我们推荐在开始治疗时每 2 小时测定一次血气分析和电解质水平,根据检查结果对置换液配方加以修改,以稳定患者的内环境;待患者情况平稳后则可将检测周期延长至 6~8 小时。大部分挤压伤患者血清钙离子和无机磷的浓度在病程中会发生显著改变,因此在进行电解质监测时应注意调整和补充。

在 CRRT 治疗过程中应定期监测抗凝效果。一方面要通过观察滤器和管路的压力指标(跨膜压、滤器压降、动脉压、静脉压等)和凝血情况;另一方面要定期检测凝血指标(活化凝血时间),通过以上指标综合判断抗凝效果,及时调整抗凝方案。若采用局部枸橼酸抗凝,还应定期检测滤器前后的游离钙浓度,判断体外循环和体内的抗凝状态。

为了更好控制患者的容量负荷,我们建议所有 CRRT 治疗患者均行中心静脉压或肺毛血管楔压监测,据其判断容量平衡和水负荷状态,及时调整超滤率。部分挤压伤患者合并创伤性湿肺,循环负荷略微过量就可能引起严重的心力衰竭和肺水肿,因此,我们推荐将患者的整体容量控制在略微容量不足的状态,这样一方面有助于稳定循环状态和控制肺部感染,另一方面也不会对肾功能造成大的影响。

大部分需 CRRT 介入的挤压综合征合并急性肾衰竭的患者常合并多个器官系统的衰竭,在进行 CRRT 治疗时应注意多科协作,应与 ICU 医师协商确定合理的容量控制目标,与感染科医师协商确定最佳的抗生素剂量,与骨科医师协商选择抗凝方式。联合的多科协作治疗模式有助于改善患者的整体疗效和预后。

第八节　血浆置换在挤压综合征急性肾损伤中的应用

血浆置换(plasma exchange,PE)是一种常见的血液净化疗法。其主要机制是排出体内致病因子,降低血清中的炎症介质。在一些疾病中,循环中致病因子不能用药物抑制或排出,应用血浆置换之后,往往能收到较好的疗效。在血浆置换治疗过程中输入新鲜健康血浆可补充某些血浆因子、补体、凝血因子、调理素等,也调节细胞免疫功能及网状内皮细胞吞噬功能。血浆置换虽然能迅速有效地清除致病因子,使疾病得以暂时缓解,但不能因此忽视对疾病的病因治疗。

血浆置换在挤压伤急性肾损伤患者中的应用主要集中在三个方面,分别是:①肌红蛋白的清除;②合并急性肝衰竭患者的治疗;③治疗合并脓毒血症和 MODS 的危重挤压综合征患者。

挤压综合征引起急性肾衰竭的病因物质主要为肌红蛋白,快速清除肌红蛋白对于肾功能的恢复非常重要。但肌红蛋白分子量较大(18kD),不能通过普通血液透析清除,虽然 CRRT 治疗(CVVH 或 CVVHDF)能够清除肌红蛋白,但清除效率并不高。血浆置换在清除大分子物质方面具有相当优势,能够有效清除患者血浆中的肌红蛋白。但是也有研究人员认为血红蛋白的半衰期很短(仅 1~2 小时),去除产生肌红蛋白的病因对于治疗更重要,无须通过血浆置换来清除血浆中既存的肌红蛋白。因此,目前对于血浆置换清除肌红蛋白对于挤压伤 AKI 患者的疾病转归和预后还存在争论,我们建议对于挤压综合征的患者如果合并严重的肌红蛋白血症仅在条件允许的情况下才考虑进行血浆置换治疗。

严重挤压综合征患者常合并胸腹伤,内脏器官不同程度受累,肝脏是最常见的受累实质性内脏器官之一。部分患者由于合并肝破裂、挫裂、感染而引起严重的肝衰竭,出现高胆红素血症、血清转氨酶升高、凝血功能障碍、肝性脑病等表现。对于这些患者及时采用血浆置换治疗肝衰竭对于稳定病情,改善预后至关重要。研究发现发生肝衰竭时毒性物质弥散在包括血浆的细胞外液中,如果每次置换相当于细胞外液总量的血浆,连续 3 天治疗,可使毒性物质降为治疗前的 18%。临床研究证实血浆置换后患者生化指标明显改善,血中毒性物质浓度显著降低,而凝血因子、白蛋白等生物活性物质浓度明显升高。血浆置换后血清胆红素下降为治疗前的 21%。四川大学华西医院在抢救汶川地震严重挤压综合征患者中在 8 例合并严重肝衰竭的患者中也实施了多次血浆置换,患者在治疗后,一般情况明显好转,肝功能改善,6 例患者得到康复,证实了血浆置换在危重挤压综合征患者中的应用价值。但需注意血浆置换仅为对症治疗,目前仍没有证据显示血浆置换能够促进肝脏再生,临床观察发现 PE 治疗前后反映残存肝的再生能力的乳糖清除能力并无显著差异。因此我们建议对于合并急性肝衰竭的挤压综合征患者在积极治疗基础疾病的基础上可考虑进行血浆置换治疗对症处理肝衰竭的临床症状。

严重挤压综合征的患者常合并感染败血症、急性肺损伤(ALI/ARDS)、急性肝衰竭、急性肾损伤(AKI/ARF)、弥散性血管内凝血(DIC)等,甚至多器官系统衰竭(MODS),而这些情况恰恰又是造成挤压综合征患者死亡的主要因素。当患者合并败血症和 MODS 时体内炎症免疫系统发生失衡,释放大量炎症介质,使自身组织遭受损害,引起更多的器官系统受累。因此清除相关炎性细胞和介质,纠正炎症免疫失衡,阻断全身免疫炎症反应综合征(SIRS)的发展是治疗的关键。血浆置换能滤过 80% 以上的大分子物质,例如炎性介质、内毒素及代谢产物,同时获得来自健康供体的新鲜血浆,内含多种蛋白酶抑制剂、免疫球蛋白、凝血因子。理论上血浆置换可使炎症/抗炎系统及凝血系统重新恢复平衡,衰竭器官功能恢复,细胞膜渗透压重建,致使体液重新分布,血管外液体向血管内转移,增加回心血量,改善患者的血流动力学状态。临床观察也发现血浆置换能使血液中内毒素水平、TNF、IL-1 浓度显著下降;患者心率、肺毛细血管楔压(pulmonary capillary wedge pressure,PCWP)、外周血管阻力保持稳定,而每搏输出指数、心脏指数、左室做功指数均明显上升,氧供增加,这种变化在血流动力学较差的患者身上更为显著;而且血浆置换能够显著的降低脓毒血症和 MODS 患者的死亡率。但是部分学者的研究也得出了相反的发现。

虽然血浆置换在以上三个方面较常规肾脏替代治疗有一定的优势,可能会有助于稳定患者病情,改善整体预后,但是目前仍缺乏大样本、多中心的随机对照研究来证实血浆置换在 AKI 患者中的治疗价值,加之治疗费用昂贵且需消耗宝贵的血浆,因此我们建议血浆置换应严格掌握治疗指征,仅在有明确适应证的患者中应用。

第九节　血液灌流在挤压综合征急性肾损伤中的应用

血液灌流(hemoperfusion)是一种重要的血液净化技术。患者血液经过灌流器时受到吸附剂或其他生物材料的作用而得到净化或生化处理。随着不同吸附材料的问世,目前血液灌流正逐渐得到越来越广泛的应用。血液灌流在挤压伤急性肾损伤患者中的应用主要集中在两个方面:

一、合并急性肝衰竭患者的治疗

当挤压综合征患者出现严重肝脏损害时可采用血液灌流治疗处理高胆红素血症和肝性脑病。有研究显示严重黄疸型肝炎的患者在经吸附树脂治疗后总胆红素平均下降约30%~50%,而且联合血浆置换后进行血浆灌流降低胆红素的效果更佳。此外血液灌流治疗在降低患者胆红素水平的同时还能吸附引起肝性脑病的内源性毒素,有助于纠正肝性脑病、改善肝功能。血液灌流后血浆芳香族氨基酸浓度明显下降,使支链氨基酸与芳香氨基酸的比例增加,而且血浆血氨浓度也显著下降。还有文献报道吸附治疗可清除肝衰竭患者血液中的白细胞抑制因子、内毒素,抑制肝细胞生长的细胞毒物以及芳香族氨基酸、酚、吲哚、短链脂肪酸。临床观察发现血液灌流能够提高早期肝性脑病患者的存活率。但须注意血液灌流治疗并不针对导致肝功能异常的基础疾病,因此仅为对症支持治疗的一环,积极的治疗基础疾病才能真正缓解患者肝功能异常。因此仅建议在挤压综合征患者合并急性暴发性肝衰竭时酌情采用血液灌流治疗。

二、合并脓毒血症和 MODS 的危重挤压综合征患者的治疗

严重挤压综合征的患者常合并感染败血症,患者出现内毒素血症,引发全身炎症反应综合征(SIRS),甚至多器官系统衰竭(MODS),若不能积极治疗极易导致患者死亡。目前发现内毒素能够激活巨噬细胞、中性粒细胞等引起炎性介质的释放,是导致机体发生 SIRS 的导火索。目前临床上使用抗内毒素抗体治疗脓毒症,未取得明显疗效。多黏菌素 B 对内毒素具有明确的拮抗作用。但该药物同时也具有显著的肾毒性和神经毒性,临床应用甚少。日本东丽公司开发了利用右旋糖苷固定多黏菌素 B 并体外循环血液灌流的方法进行内毒素吸附治疗脓毒败血症,有效避免了多黏菌素 B 对病患造成的副作用,取得了满意的疗效。研究发现患者经内毒素吸附后组织氧代谢情况好转,组织血流灌注改善,循环内毒素水平显著降低,全身血流动力学状态趋于平稳。多中心研究显示经内毒素吸附治疗后患者的体温、血压、血流动力学异常都得到明显改善,患者血浆中 TNF-α、IL-6、IL-10 及 PAI-1 均有显著下降,治疗组患者死亡率显著低于未治疗组。四川大学华西医院在抢救汶川地震严重挤压综合征患者中在 2 例合并严重败血症和 MODS 的患者中也实施了多次内毒素吸附治疗,2 例患者在治疗后,血流动力学状态明显改善,炎症反应程度显著减轻,APARCHE Ⅱ评分逐渐降低,在经过积极治疗后 2 例患者均康复,证实了血浆置换在危重挤压综合征患者中的应用价值。

第十节　病案分享

病案 1

【病案介绍】

患者段某某,女,16 岁,因"地震砸压伤 10 余小时,左下肢截肢术后 2 天"入院。患者地震后被倒塌建筑物掩埋超过 17 小时才被救出。因左腿严重挤压伤于当地医院行左腿截肢

术。术后患者出现呼吸困难,少尿(尿量 100~300ml/d),高热(T>39℃)。因出现急性肾衰竭和高钾血症在当地医院行间歇性血液透析治疗 3 次(每日一次,每次 2~4 小时)。患者病情逐渐加重,出现 ARDS,行气管插管、呼吸机辅助呼吸并转入我院继续治疗。入院体格检查:HR 107 次 / 分,呼吸机辅助呼吸,BP 105/75mmHg,左下肢截肢,残肢肿胀明显,创面可见大量脓性分泌物,胸廓压痛,双肺可闻及湿啰音,腹部压痛。辅助检查:入院后查 SCr 327μmol/L,BUN 20.4mmol/L,ALT 225IU/L,AST 561IU/L,CK 6311IU/L,Hgb 67g/L,WBC 20×10^9/L,N 94%,K^+ 6.8mmol/L,Alb 27g/L,血肌红蛋白 >4000ng/ml。凝血机制异常。胸部 X 线片提示肺部感染。X 线片提示左上肢骨折。入院考虑:挤压综合征,横纹肌溶解综合征,多器官功能衰竭(急性肾衰竭,急性呼吸窘迫综合征,创面感染)。

【治疗经过】

入院后予持续性静脉 - 静脉血液滤过(CVVH)治疗,经治疗患者症状有所好转。SCr、BUN 和电解质水平好转。但感染逐渐加重,血培养提示多重耐药肺炎克雷伯杆菌、鲍氏不动杆菌、热带念珠菌,在根据药敏结果更换敏感抗生素治疗后患者病情仍逐渐恶化,出现持续高热(T>40℃),急性肝衰竭(黄疸,转氨酶升高),DIC(PT、APTT 显著延长,血小板降低),急性左心功能衰竭,APACHE Ⅱ 评分 >40 分。经专家组会诊认为死亡风险极高。为了更好的稳定内环境,控制脓毒败血症,降低内毒素血浆浓度,缓解肝功能异常,降低体温,纠正凝血功能异常,我科 CRRT 小组采用多模式联合 CRRT 治疗:①持续低温透析,置换液 35℃;② HVHF,置换液 5~6L/h;③血浆置换,每日置换 3000ml 新鲜冰冻血浆,连续 3 天;④内毒素吸附,在国内首次采用日本东丽公司提供的内毒素吸附柱(PMX-20)进行内毒素吸附治疗,每次 2 小时,连续 3 天;⑤体液容量平衡透析,根据患者实时出入量制订 CVVH 实时超滤量,确保患者在治疗过程中 24 小时容量稳定。经过以上治疗后患者病情逐渐好转,3 天后,患者 APACHE Ⅱ 和 MODS 评分逐渐下降。肝功能逐渐好转,凝血机制异常纠正,容量负荷得到控制,心力衰竭缓解,体温下降,生命体征逐渐稳定,WBC 计数逐渐降低,肺部感染明显吸收,12 天后呼吸功能恢复,停止呼吸机支持治疗,患者肾功能也逐渐恢复,在持续进行 CRRT 治疗 550 小时后停止肾替代治疗,肾功能完全恢复。前总理温家宝接见该患者两次,称赞我院治疗及时有效。患者随访至今肾功能一直正常。

【经验总结】

该患者由于严重的感染败血症导致多器官功能衰竭(挤压综合征所致的急性肾衰竭、肝衰竭、心力衰竭、ARDS、DIC),传统的内科治疗难以奏效,患者 APACHE Ⅱ 评分最高达到 40 以上,病情凶险。为了抢救患者的生命,我们大胆采用新技术:组合型 CRRT 治疗,同时采用了多种先进血液净化技术(低温透析、HVHF、血浆置换、内毒素吸附),取得了良好的效果。这例患者的治疗经过充分显示了 CRRT 在危重患者救治中的重要作用。

病案 2

【病案介绍】

患者松某,男,40 岁,玉树地震患者,因"重物砸伤致双下肢肿胀、感觉减退 1 天"入院。入院前 1 天,患者地震中被石块砸中并压倒,下半身受压,伤后 8 小时被救出,双下肢肿胀,感双下肢感觉减退,不能活动,右手掌侧流血,当地予以右腕掌部清创缝合后,为进一步治疗转入我院,急诊查血钾 7.4mmol/L,以挤压综合征收入我院。患者患病以来,进食差,近 16 小时患者大小便未解,近期体重变化不明显。体格检查:T 34.5℃,P 102 次 / 分,R 21 次 / 分,

BP 135/94mmHg。神志清楚,急性病容,皮肤巩膜无黄染,全身浅表淋巴结未扪及肿大。心界正常,心律齐,各瓣膜区未闻及杂音。胸廓未见异常,双肺叩诊呈清音,双肺呼吸音清,未闻及干湿啰音及胸膜摩擦音。腹部外形正常,全腹柔软,无压痛及反跳痛,肝脏肋下未触及。双下肢肿胀,双下肢大腿瘀斑,右侧为重。右手掌肿胀、瘀斑。掌侧皮肤裂伤,皮肤已清创缝合。双侧足背动脉可扪及。右下肢足背动脉搏动减弱,肌力 0 级,左下肢肌力 3 级,双侧膝关节以下感觉消失。辅助检查:血生化:肌酸激酶(CK)198 751IU/L,肌红蛋白(Myo)>3000ng/μl,AST 2484IU/L,ALT 1028IU/L,GLU 12.93mmol/L,K^+ 8.06mmol/L,肌酐 501μmol/L,尿素 22.85mmol/L。血常规:血红蛋白97g/L,血小板计数 80×10^9/L,白细胞计数 11.97×10^9/L。凝血功能:PT 16.8 秒,APTT 39.5 秒。入院诊断:①挤压综合征,高钾血症;②右大腿骨筋膜室综合征;③右手掌骨骨折?

【治疗经过】

入院后立即股静脉置管给予连续性静脉-静脉血液滤过(CVVH)治疗,同时给予抗感染、改善微循环、保肝、抑酸等对症支持治疗。患者高钾血症在 12 小时内纠正至正常水平,CVVH治疗 120 小时后患者双下肢肿胀有所恢复,双下肢足背动脉搏动正常,右下肢肌力 3 级,左下肢肌力正常。CK 降至 6000IU/L(下降 97%),Myo 降至 1200ng/μl。入院第 6 天患者烦躁,突感呼吸困难,食欲缺乏,上腹胀痛,并间断呕吐胃内容物,血压下降至 85/55mmHg,上腹有压痛及反跳痛。急查血淀粉酶 666IU/L,脂肪酶 1104IU/L;腹部彩超提示胰腺显示不清;血乳酸明显升高,考虑存在急性胰腺炎,立即给予补液、禁食、中药灌肠导泻、生长抑素等治疗。患者继而出现血小板进行性下降(最低为 7×10^9/L),PT 及 APTT 明显延长,纤维蛋白原明显下降,考虑继发弥散性血管内凝血(DIC)。立即给予输注血浆、血小板、冷沉淀等成分血液,CVVH 继续使用枸橼酸抗凝模式。患者病情逐渐稳定,腹膜炎症状消失,一周后淀粉酶及脂肪酶降至正常水平,12 天后 CK 及肌红蛋白降至正常水平,35 天后血小板恢复至正常水平。患者 32天后进入多尿期,血肌酐逐渐下降。CRRT 治疗共 35 天约 822 小时,治疗过程中未出现出血并发症。患者住院 45 天复查血肌酐下降至 216μmol/L,后转当地医院继续治疗。通过电话随访,患者 2 周后复查肾功能恢复至正常水平。最终诊断:①挤压综合征,高钾血症;②右大腿骨筋膜室综合征;③急性胰腺炎;④弥散性血管内凝血;⑤右手舟骨、钩骨骨折。

【经验总结】

挤压综合征合并急性胰腺炎、弥散性血管内凝血临床少见,病情危重,死亡率高。本例患者早期即给予及时的 CVVH 治疗,可纠正患者的酸碱失衡及致命性的电解质紊乱(高钾血症),并可通过清除大量肌红蛋白减少其对肾脏的损伤,有助于肾功能的早期恢复;还通过持续清除体内炎症介质改善体内炎症状态,维持内环境稳定。除此之外,本例患者存在严重凝血功能紊乱,属于出血的高危人群,而采用局部枸橼酸抗凝既可保证体外循环的抗凝效果,还可避免出血并发症的发生。本例患者 CVVH 治疗长达 822 小时未出现出血并发症,成功的挽救了患者的生命。

（张　凌　唐　怡）

参 考 文 献

1. Sever MS, Vanholder R, Lameire N. Management of Crush-Related Injuries after Disasters. N Engl J Med, 2006,

354（10）：1052-1063

2. Bulute M，Fedakar R，Akkose S，et al. Medical experience of a university hospital in Turkey after the 1999Marmara earthquake. Emerg Med J，2005，22（7）：494-498

3. Hope MJ，Mrcs ED，Mcqueen MD. Acute compartment syndromein the absence of fracture. J Orthop Trauma，2004，18（4）：220-224

4. Sever MS，Erek E，Vanholder R，et al. Clinical findings in the renal victims of a catastrophic disaster：the Marmara earthquake. Nephrol Dial Transplant，2002，17（11）：1942-1949

5. Shimazu T，Yoshika T，Nakata Y，et al. Fluid resuscitation and systemic complications in crush syndrome：14 Hanshin-Awaji earth quake patients. J Trauma，1997，42（4）：641-646

6. Thijs A，Thijs LG. Pathogenesis of renal failure in sepsis. Kidney Int，1998，53（Suppl 66）：34-37

7. Carvalhana V，Burry L，Lapinsky SE. Management of severe hyperkalemia without hemodialysis：case report and literature review. J Crit Care，2006，21（4）：316-321

8. Kes P. Slow continuous renal replacement therapies：an update. Acta Med Croatica，2000，54（2）：69-84

9. Sever MS，Erek E，Vanholder R，et al. Renal replacement therapies in the aftermath of thecatastrophic Marmara earthquake. Kidney Int，2002，62（3）：2264-2271

10. Bryant RA，Moulds ML，Nixon RV. Cognitive behaviour therapy of acute stress disorder：A four-year follow up. Behav Res Ther，2003，41（4）：489-494

11. Gonzalez D. Crush syndrome. Crit Care Med，2005，33（1 Suppl）：S34-S41

12. Vanholder R，Sever M，Erek E，et al. Rhabdomyolysis. J Am Soc Nephrol，2000，11（8）：1553-1561

13. Shigemoto T，Rinka H，Matsuo Y，et al. Blood purification for crush syndrome. Renal failure，1997，19（5）：711-719

14. 陶冶，胡章学，付平，等. 综合使用血液净化技术救治地震伤伴肾衰竭患者. 中国血液净化，2008，（9）：504-506

15. 季大玺. 连续性血液净化在多器官功能障碍综合征中的应用. 肾脏病与透析肾移植杂志，2001，10（2）：176-182

16. 周莉，胡章学，唐万欣，等. 血浆置换不良事件 16 例临床分析. 中国实用内科杂志，2008，28（1）：72-73

17. Cornelissen JJ，Haanstra W，Haarman HJ，et al. ，Plasma exchange in rhabdomyolysis. Intensive Care Med，1989，15（8）：528-529

18. Popov AS，Loginov SP，Obraztsov NL，et al.［Apparatus-free membrane plasmapheresis in the complex therapy of victims with crush syndrome during evacuation under the conditions of an aeromobile hospital of the Russian MChS Ministry］. Anesteziol Reanimatol，2007，（4）：28-30

19. 郭利民. 血液净化技术在人工肝支持治疗中的应用. 中华肝脏病杂志，2003，11（1）：43

20. 姜小国，胡森. 血浆置换技术对伴有急性肾衰竭 MODS 患者的救治作用. 中国危重病急救医学，2003，15（8）：478-479

21. Nemoto H，Nakamoto H，Okada H，et al. Newly developed polymyxin B-immobilized fibers improve the survival of patients with sepsis. Blood Purif，2001，19（4）：361-369

22. Suzuki H，Nemoto H，Nakamoto H，et al：Continuous hemodiafiltration with polymyxin B-immobilized fiber is effective in patients with sepsis syndrome and acute renal failure. Ther Apher，2002，6（3）：234-240

23. 周琰，梁鹏，黄琨，等. 内毒素吸附治疗汶川大地震中的脓毒症患者. 中国呼吸与危重监护杂志，2008，7

（4）：952-957

24. 文艳秋,陈林,秦敏,等.挤压综合征行 CVVH 联合内毒素吸附血液净化治疗 1 例报告.中国循证医学杂志,2008,8（9）:738-739

25. Cruz DN,Perazella MA,Bellomo R,et al. Effectiveness of polymyxin B-immobilized fiber column in sepsis:a systematic review. Crit Care,2007,11（2）:R47

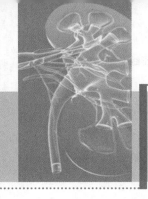

第二十九章

CRRT 在急性中毒中的应用

第一节 概　　述

　　毒物或药物中毒是常见的危急重症之一,国家卫计委统计的全国城市医院住院患者前10 位疾病构成资料显示,"损伤与中毒"的位次已由 1987 年的第 4 位(8.5%)升至 1999 年的第 1 位(15.41%),大陆地区急性中毒与损伤发病率在城市居民中为 18.65/10 万,农村居民为 69.22/10 万。在急性中毒的病因构成方面,我国城市急性中毒的构成比依次为药物、一氧化碳、农药、酒精;农村构成比依次为一氧化碳、农药、镇静催眠类药物、植物中毒。西方国家药物中毒占首要方面,非药物急性中毒为酒精、腐蚀剂、溶剂、石油类物品、CO 气体。

　　急性中毒以及由此导致的急性多器官功能障碍综合征病情发展迅速、变化快、病死率高,治疗必须争分夺秒。目前治疗原则包括减少毒物吸收、促进毒物排泄、使用特殊解毒剂拮抗毒物毒性、维持重要脏器功能及机体内环境稳定、复苏和稳定生命体征等综合治疗措施。目前促进毒物排泄常用的方法有洗胃技术、导泻、利尿和血液净化疗法。其中洗胃技术只有在毒物经口进入情况下使用,而利尿疗法只有在毒物能够经肾脏排泄,并且患者的肾功能良好或肾功能损害不严重的情况下才能起到良好的治疗效果。此时血液净化成为救治的重要手段。血液净化不仅仅局限于清除毒物,同时还有维持及替代重要脏器功能(主要是肾功能)、维持内环境稳定的作用。

　　自 1955 年 Schreiner 首次报道用血液透析治疗一例中毒患者以来,多种血液净化疗法被用来清除急性中毒患者体内的毒物,并取得了不少的成功经验。目前利用血液净化方法清除体内毒物,维持机体内环境稳定越来越受到重视。血液净化是在血液透析基础上派生出来的一组通过体外循环方法净化血液的技术,包括包括间歇性血液透析(IHD)、连续性血液净化(如 CVVH)、血液灌流(HP)、血浆置换、血浆滤过吸附及全血置换等系列技术,通过体外循环方法,不仅能清除致病物质,而且能改善机体免疫功能和内皮细胞功能,并维持血流动力学及水、电解质平衡。其中连续性血液净化技术(CRRT)因为具有操作简单、血液循环动力学稳定、能清除中分子炎症介质、机体内环境稳定并能改善脑水肿、肺水肿和肾功能等优点,目前越来越受到重视。

第二节　急性中毒的病理生理

　　从毒物对生物的致病机制来说,毒物对人体损伤可分为两部分。一部分是指毒物在摄入时引起的气道、口腔、食管及胃肠道黏膜的糜烂、出血等直接损伤;另一部分是指毒物以原型或其代谢产物作用于靶器官,与相应靶器官的受体或细胞成分结合,造成机体细胞代谢受损,造成组织、机体缺氧,这往往是急性中毒死亡的直接原因。同时,组织损伤、机体缺氧造成细胞免疫激活,产生氧自由基,从而抑制酶的活性;细胞受损后所释放的溶酶体、细胞因子等活性体液介质直接损伤细胞膜,导致各种组织细胞损害,造成全身炎症反应综合征(systemic inflammatory response syndrome,SIRS),进而导致继发性 MODS 往往是急性期过后死亡的主要原因。急性中毒预后与毒物种类、剂量、救治时间早晚、是否发生急性并发症及个体差异等多种因素有关。

第三节　血液净化的原理与方法

不同的血液净化技术模式对溶质转运的生物物理学特征不同,故对药物或毒物的代谢动力学影响也有差异。以下就临床常用的血液进化技术的原理与方法作以介绍。

一、血液透析(HD)

血液透析(hemodialysis,HD)是利用弥散原理,在半透膜两侧的溶质浓度差的"驱动"下达到移除毒物或药物的目的。目前认为,因为透析器膜孔径小,只有分子质量小并且具有高度水溶性的毒物才能在血液透析中被大量清除,故其对于水溶性的小分子毒物及药物具有较好的清除作用,而对于大分子物质及具有脂溶性特点的分子清除作用较小。并且因为血液透析时间短,一般毒物或药物表观分布容积较大,一过性的血液透析也很难彻底清除干净,导致其在血液中浓度较高或浓度变化较大,从而造成组织进一步损害。

二、血液滤过(HF)

血液滤过是通过模仿正常肾小球的滤过原理,以对流的方式清除血液中的水分和有毒物质。由于其一般采用高通量透析器,故对大分子物质的清除作用明显优于血液透析,但对于小分子物质的清除作用显然弱于血液透析。血液滤过对于毒物及药物的清除作用主要取决于超滤量及筛选系数,对中分子毒物或药物有较高的清除率,而小分子毒物的清除率不如血液透析。

三、血液灌流(HP)

血液灌流(hemoperfusion,HP)是利用灌流器中活性炭、树脂和氧化淀粉等具有广谱高效吸附作用的物质来迅速清除血液中的毒物或药物,以达到血液净化目的。其对于分子量较低的物质及水溶性物质清除作用较小,对尿素、钠、钾、氯、磷、氢离子和水无清除作用,而对于分子量在 113~40 000D 的水溶性物质和脂溶性物质有较好的吸附作用,故 HP 适合高分子质量、脂溶性、高蛋白质结合的毒物或药物中毒的治疗。因为一般毒物为脂溶性物质,蛋白结合率高,分子质量较大,并且 HD 对毒物具有非选择性的吸附作用,故 HD 曾广泛应用于急性中毒的抢救。其缺点是对于伴有水电解质紊乱及 MODS 效果欠佳。

四、血浆置换（PE）

血浆置换（plasma exchange, PE）是使用血细胞分离机或血浆分离器把血液中血浆从有形的血液成分中分离出来，弃去血浆或血浆中的有害成分，再补充等量的血浆、白蛋白或平衡液，以达到清除毒物的目的。因为血浆置换所使用的血浆分离膜的孔径较大，平均 $0.2 \sim 0.6 \mu m$，能滤过 80% 以上的大分子物质，其主要用于清除分子量大、蛋白结合率高、分布容积小同时又不易被血液透析或血液灌流清除的药物的中毒。同时，其还可以清除抗体、免疫复合物、冷球蛋白及异常血红蛋白、毒物所造成的红细胞破坏及肝功能损害所产生的内源性素。

通过以上不同血液净化方式比较，我们可以看出，间歇性血液透析（IHD）由于其治疗时间短，无法持续清除毒物及长时间维持内环境的稳定。血液灌流（HP）虽可通过吸附剂的吸附作用快速清除毒物、药物及其代谢产物，但对于脂溶性高的毒物或药物灌流后容易出现"反跳现象"，并且其致命的弱点是对于酸碱平衡紊乱及血流动力学不稳定的 MODS 患者来说不具有明显的稳定内环境作用。故此，单一治疗模式在急性中毒的抢救中具有局限性。

五、连续性肾脏替代治疗（CRRT）

CRRT 是在血液透析基础上的拓展，其与间歇性血液透析（IHD）最根本的区别在于"C"（continuous）及各种不同溶质清除原理的组合。因为其具有连续性，所以对溶质清除缓慢并且彻底，并且可以将弥散、对流及吸附三种不同溶质清除方式随意组合，故其具有以上独立清除方式所不能比拟的优越性：①操作简单，能在床旁开展；②血液循环动力学稳定：CRRT 对溶质的清除速度较慢，血浆渗透压改变缓慢，细胞外液及血容量变化较小，容量状态稳定；同时由于其所用透析器生物相容性好，对于血液循环的影响较小，故在一些血流动力学不稳定的 MODS 患者具有明显优势；③清除中分子炎症介质：目前，对于急性中毒的治疗，一般采用高通量透析器，其可清除 $2.5 \sim 40\ 000D$ 的中分子炎症介质，并对炎症介质有吸附效应，故防止或遏制由于毒素所导致的炎症反应综合征及急性中毒后 MODS 有重要的作用；④稳定内环境：CRRT 通过超滤脱水和依据患者容量状态加入一定量的置换液，不仅可以有效清除大分子物质，同时可纠正电解质及酸碱平衡，维持患者容量平衡，为营养和代谢支持创造条件，并能改善脑水肿、肺水肿和肾功能。目前，常用于急性中毒的 CRRT 技术有连续性静脉-静脉血液滤过（CVVH）、连续性静脉-静脉血液透析（CVVHD）、连续性静脉-静脉血液透析滤过（CVVHDF）等，对于某些血浆蛋白结合率高及脂溶性大的物质，可加用血液灌流及血浆置换。综上所述，连续性血液净化能够清除炎性介质，改善单核细胞和内皮细胞功能，重建机体免疫内稳态，在急性中毒伴多脏器功能衰竭的患者中有良好的应用前景。

第四节　影响 CRRT 对毒物清除的因素

一、分子质量

毒物或药物的分子质量大小是决定这些毒物或药物能否通过透析器膜、滤过器膜或血浆分离膜的决定性因素，亦即是否能被血液净化清除的最重要因素。小分子物质（相对分子

质量 <500）能够通过低通量的透析器,清除相对较快,而大分子物质（相对分子质量 >500）则相对清除缓慢。这些毒物自身特点决定了在血液净化过程中采取什么样的方式能更有效清除毒素分子。比如小分子的毒物或药物主要是通过弥散的方式被清除,实际工作中,我们可以采用间歇性血液透析;而对于相对分子质量 >1000 的毒物和药物主要是通过对流的方式被清除,所以 CRRT 对这些药物的清除作用显然高于间歇性血液透析。同样分子的形态、电荷携带也是决定分子能否通过透析膜的决定因素,故此,在救治急性中毒的患者中,毒物的性质以及理化特性是决定能否抢救成功的关键因素所在。

二、蛋白结合率

蛋白结合率是指毒物或药物被人体吸收后与血液中各种血浆蛋白（主要是白蛋白）结合的能力,这种结合能力的差异,决定了毒物的毒力及血液净化对其清除作用的大小。毒物进入体内后,其在血液或组织中是以游离型和结合型两种形式存在,并且这两种形式是处于动态的相互转化过程中。绝大多数毒物与组织或血液中的各种蛋白的结合是疏松、可逆并可以与游离型互相转化的,毒物的游离型和结合型保持动态平衡。处于游离状态的毒物可以有效作用于靶器官,是发挥其致病性的主要形式。一般来讲,毒物或药物在血液中主要与白蛋白结合,只有游离部分才可被血液净化的方式清除。对流和弥散只能清除未与血浆蛋白结合的毒物,及呈游离状态的毒物,因为毒物的游离状态与结合状态处在动态演变之中,当暂时性清除游离毒物后,结合状态的毒物会通过解离再次成为游离状态,这就是"反跳"的机制。鉴于此,CRRT 因其所具有的连续性,能够有效防止"反跳",对治疗中毒有其独特的优越性。结合型毒物是毒物的储存形式,一般不发挥活性,不易被机体本身、对流和弥散清除,对于这一部分毒物,可以通过血浆置换来清除。

三、表观分布容积

表观分布容积（apparent volume of distribution,Vd）是指当药物或毒物在体内达动态平衡后,体内药量与血药浓度之比值。表观分布容积可以反映药物分布的广泛程度或与组织中大分子的结合程度。Vd 是一个假想的容积,它不代表体内具体的生理性容积。但从 Vd 可以反映药物分布的广泛程度或与组织中大分子的结合程度。Vd≈5L 表示药物大部分分布于血浆;Vd≈10~20L 表示药物分布于全身体液;Vd>40L 表示药物分布于组织器官;Vd>100L 表示药物集中分布至某个组织器官或大范围组织内。表观分布容积越小,药物排泄越快,在体内存留时间越短,亦越容易通过血液净化清除;分布容积越大,表明分布越广,药物排泄越慢,在体内存留时间越长,越不容易通过血液净化清除。

四、清除率

清除率是指单位时间内有多少毫升血浆中的毒物或药物被机体清除,包括肝、肾等器官和血液净化清除的总和。清除率不仅与毒物本身的理化特性有关,同时与患者机体状态有关。一般来说,重症中毒患者多有肝、肾功能损害,从而致其自身清除毒物功能障碍,毒物蓄积。但就某一毒物而言,其机体自身清除率越高,体内蓄积程度就越低,越容易被清除。

五、半衰期

是指血浆中毒物浓度下降一半所需的时间。半衰期 =0.693 × 分布容积 / 清除率,通常超过 5 个半衰期,体内毒物残留仅剩 3%。

六、溶解性

溶解性是指毒物具有的脂溶性和水溶性,以油 / 水分配系数为指标。油 / 水分配系数越大,则表明脂溶性越大;油 / 水分配系数越小,则水溶性越大。脂溶性高的毒物蛋白结合率高,水溶性高的毒物蛋白结合率低。一般来讲,脂溶性大的物质其表观分布容积大,药物清除慢,当以离子形式的药物或毒物被清除后,组织或细胞中以结合型分布的药物或毒物会重新分布到血浆或血液中,如果药物从血管外向血管内再分布的速度小于其在血管内代谢清除的速度,在药物从血管中清除后就可出现血药浓度的反跳。在分布容积 >10L/kg 的药物中常见此情况,连续血液净化对这些毒物的治疗作用较佳。

第五节　CRRT 治疗急性中毒的时机

一般认为,药物或毒物中毒后 4~6 小时内行血液净化技术治疗最佳,因此时血中药物或毒物浓度较高;12 小时后再进行治疗,效果较差。急性中毒后某些毒物会快速吸收,其血药浓度迅速增大,作用于靶器官,造成机体损害;同时,当代谢产物经肾脏排泄时,可引起急性肾小管坏死,常可出现肾衰竭表现。故应积极促进毒物排泄,及早依据毒物的不同理化特点选择不同的 CRRT 治疗模式,减少对肾脏的损害。常见毒物理化性质见表 29-1。

表 29-1　常见毒物理化性质

名称	主要成分	分子量	溶解性质	蛋白结合率	最佳血液净化方式
甲醇	CH_3OH	32.04	水溶性、脂溶性	低	IHD/CRRT
乙醇	C_2H_5OH	46.07	水溶性、脂溶性	低	IHD/CRRT
地西泮	$C_{16}H_{13}ClN_2O$	284.74	脂溶性	高	CRRT/HP
百草枯	$C_{12}H_{14}Cl_2N_2$	257.2	水溶性	低	CRRT/HP
乐果	$C_5H_{12}NO_3PS_2$	229.12	水溶性、脂溶性	高	CVVH+HP
蜂毒	多肽、胺及神经毒素	—	水溶性	—	IHD/CRRT/PD
毒鼠强	$C_4H_8N_4O_4S_2$	240.28	脂溶性	高	CRRT/HP+HD

对于何时进行血液净化治疗及是否每人都必须进行血液净化治疗,是学者们关注的焦点。由于 CRRT 能直接从血液中清除毒物,迅速降低血液和组织中的毒物浓度,避免血液中毒物的组织再分布,可明显减少 MODS 及“反跳”的发生,目前大家比较一致的观点是对于那些服药剂量较大、中毒症状明显的重症中毒患者,经洗胃及内科常规处理后,就应立即进行 CRRT 或 HP 治疗;而对于部分中毒症状不明显,但伴有一个器官以上受损的患者,尤其是伴有急性肾衰竭患者,在出现严重并发症之前,即应行血液净化治疗。有资料显示,中毒、

高血容量性心力衰竭、严重氮质血症、高钾血症可占紧急血液净化原因的 75.6%,是紧急血液净化的主要原因,尤其是伴有毒素水平较高的充血性心力衰竭,几乎占紧急血液净化原因的 50%,故此,"预防性血液净化"无疑对改善这些疾病的预后有重要帮助。

第六节　常见急性中毒 CRRT 的应用

一、有机磷农药中毒

有机磷农药(OPPs)是我国使用最广、用量最多的杀虫剂,多数品种毒性较大,在生产和使用过程中,对人畜有一定毒性,是城乡居民中导致急性中毒的主要化学毒物。有机磷农药中毒是急诊科中最为常见的重症之一,平均病死率可以达到 8%~12%,部分地区病死率可以高达 20% 以上。同时有机磷对人体有非胆碱酯酶抑制作用,存活患者会产生一些比较复杂的神经后遗症。我国是农业和人口大国,在临床医师的逐步实践中,有机磷农药中毒抢救的成功率逐渐提高。防止毒物的进一步吸收、合理的药物治疗和 CRRT 是救治有机磷农药中毒能否成功的关键。

急性有机磷农药中毒(acute organophosphorous pesticide poisoning, AOPP)对机体损伤主要表现为胆碱能机制和非胆碱能机制两方面。胆碱能机制:有机磷可以抑制神经系统的胆碱酯酶活性,引起神经突触乙酰胆碱的蓄积,使中枢神经系统、呼吸系统及心血管系统产生毒蕈碱样和烟碱样症状,并导致上述靶器官功能失常、衰竭,造成机体死亡。非胆碱能机制:有机磷毒物作用于机体或损伤某一脏器时,因组织或器官损伤而释放大量促炎及抗炎介质,诱导并促进抗炎症反应综合征(compensatory anti-inflammatory response syndrome, CARS)的发生,从而加重机体损害。另外,对于经消化道中毒者,其可直接造成食管、胃肠道的物理性、化学性损伤,出现胃肠道运动功能紊乱及黏膜缺血损伤等,甚至可以造成肠道内细菌及内毒素移位,可能在 MODS 的发生发展中起到一定作用。

目前常用的有机磷农药有对硫磷、内吸磷、马拉硫磷、乐果、敌百虫及敌敌畏等,近几年来合成杀菌剂、杀鼠剂等有机磷农药呈逐年增多趋势。有机磷农药多为磷酸酯类或硫代磷酸酯类,一般不溶于水,脂溶性较大,吸收的有机磷农药在体内分布于各器官,其中以肝脏含量最大,脑内含量则取决于农药穿透血脑屏障的能力。有机磷农药是一种大分子的脂溶性毒物,分布容积大,在进入人体内后迅速与蛋白质等大分子结合,早期即可损害神经突触,产生呼吸衰竭,故血液透析治疗效果差,而 CRRT 联合血液灌流能取得良好治疗效果。

有研究表明,与常规治疗组相比,血液净化组能明显降低患者的住院时间和严重并发症的出现,可以明显提高抢救成功率,比单独药物治疗及间歇性血液透析具有明显优势。目前,有关 CRRT 不同方式对有机磷农药中毒的疗效颇有争论。黄天宝等通过 HP 与 CVVH 对有机磷农药中毒的治疗效果比较认为 CVVH 在清除有机磷等方面要优于 HP。而另一部分研究则表明 HP 可将溶解在血液中的毒物清除,清除率达 96% 以上,大大减少有机磷与 CHE 的结合,使中毒症状明显减轻。另有研究表明,HP 联合 CVVH 可起到相互补缺作用,提高抢救成功率,尤其对于伴有心肺功能衰竭、脑水肿、肾衰竭和电解质紊乱的急性重症中毒患者。亦有报道,HD+HP 联合治疗重度有机磷农药中毒可明显提高治疗率。综上所述,尽管目前研究关于血液净化不同方式对于有机磷农药中毒的疗效仍有争议,但一致认为有机磷中毒具有明确的血液净化治疗指征,血液净化疗法能够有效清除毒素,提高生存率,CVVH 联合 HP 可能效果更佳。同时我们一定要清醒的认识到,由于有机磷农药是一种大分子的脂溶性毒物,分布容积大,与白蛋白结合率高,对机体损害迅速,早期即产生包括呼吸衰竭等毒蕈碱样及烟碱样症状,治疗效果相对较差,需要早期、联合治疗。

二、百草枯中毒

百草枯(paraquat,PQ)也叫对草快,化学式 $C_{12}H_{14}Cl_2N_2$,是一种除草剂,化学名叫 1,1'-二甲基 -4,4'- 联吡啶氯化物,由吡啶、金属钠、硫酸二甲酯反应而成。1955 年英国 ICI 公司发现其具有除草的特性,并于 1962 年开始生产百草枯除草剂,目前主要用于农业和园艺除草以及棉花、大豆等的催枯。现在,超过 120 个国家使用。百草枯对人毒性极大,且无特效药,人口服致死量约为 30~40mg/kg,口服中毒死亡率可达 90% 以上,目前已被 20 多个国家禁止或者严格限制使用。百草枯在我国应用广泛,在农村地区,百草枯是继有机磷农药的另一大中毒原因。

临床上根据口服百草枯的剂量及脏器损伤程度的不同,将百草枯中毒分为三型:①轻度百草枯中毒:口服 PQ 剂量 <20mg/kg,多表现为 PQ 对口腔及胃肠道黏膜的化学腐蚀,肺功能可有暂时性的减退,多数可痊愈;②中重度百草枯中毒:口服剂量在 20~40mg/kg,除以上直接损伤外,短期内患者可无症状,但 3~5 天逐渐出现以肺损伤为主的多器官功能损害,继而出现呼吸衰竭,或者可有肺纤维化改变;③暴发型百草枯中毒:口服剂量 >40mg/kg,短期内出现多器官功能障碍综合征(MODS),可于 24~72 小时内死于多器官功能衰竭,存活率极低。

百草枯对人体的损害包括多方面,其特征性损害为肺损伤。早期表现为急性肺损伤,比如肺泡上皮细胞受损、肺泡内出血水肿、炎症细胞浸润,随着损害的进一步加重,出现急性呼吸窘迫综合征(ARDS),晚期则出现不可逆的肺泡内和肺泡间质纤维化,最终患者会死于多脏器功能衰竭;另一方面,百草枯可使肺、肾脏、肝脏和肾上腺及脑等多个器官、系统出现损伤,经消化道摄入后可引起口腔、食管及胃肠道黏膜糜烂出血,导致呕血、便血。最近研究表明,百草枯对人体的损伤主要通过氧化损伤、炎症反应、细胞凋亡及基因异常表达等作用而形成。

百草枯明确的毒理机制不完全清楚。目前研究显示百草枯为一种电子受体,具有强的氧化能力,与氧结合后生成大量活性氧自由基,使细胞膜及细胞器膜脂质过氧化,引起组织细胞,尤其是肺组织的氧化损伤;异常激活肺部免疫细胞,促使蛋白质交联、失活,还可直接损伤 DNA 并诱导细胞凋亡。越来越多的研究表明,百草枯中毒后患者血清 TNF-α、白细胞介 -10(interleukin-10,IL-10)在 24 小时内明显高于正常水平,同时肺组织和肺泡灌洗液中 TNF-α、IL-10、基质金属蛋白酶 -9(MMP-9)水平亦较对照组明显升高,并且随着病情进展,上述因子水平也有逐渐升高趋势。以上这些细胞因子以及由百草枯中毒患者氧化应激状态所致的细胞核因子 -κB(NF-κB)的高表达、基因的表达失调、组织细胞凋亡蛋白 3(casepase-3)、casepase-8、细胞色素 C 的增加共同参与了百草枯所致的氧化应激及由此导致的炎症反应及 MODS 形成。

百草枯是一种水溶性除草剂,微溶于酒精,可被碱水解,其与血浆蛋白结合很少,但分布容积大,且不经代谢,能够被肺选择性摄入,以原形从肾脏排出,在肾小管中不被重吸收。百草枯的以上理化特点,决定了其较蛋白结合率高的毒物或药物有更好的血液净化清除率。目前，治疗百草枯中毒的常用血液净化模式有血液灌流（HP）、血液透析（HD）及持续性肾脏替代治疗（CRRT）。但在实际工作中，因为百草枯入血后可迅速分布到全身各组织器官，故对于此类毒物，应在毒物还未完全分布至组织时及时血液净化，以有效降低毒物的体内水平；同时，此类毒物当血液浓度降低后其组织中毒物可迅速返回血液中，造成"反跳"，故此，强调持续性治疗。因为 CRRT 不仅可快速持续清除毒物，还可清除炎症介质，改善内环境，避免或减少组织器官的损害，阻止或延缓全身炎症综合征的发生，替代重要脏器功能，有效维持内环境平衡，尤为重要的是其可以持续对毒物加以清除，减少"反跳"，故其逐渐成为百草枯中毒的血液净化首选方法。目前，常采用的方式有连续性静脉 - 脉静脉血液滤过（CVVH）、连续性静脉 - 静脉血液透析（CVVHD）以及连续性静脉 - 静脉血液透析滤过（CVVHDF）。近些年，有学者提出了序贯性血液净化治疗百草枯中毒，即先采用 HP 迅速降低血中毒物浓度，再采用 CVVH 持续清除毒物，取得良好的治疗效果。同样，KOO 等人对 80 例中重度百草枯中毒患者在中毒后 24 小时内均给予 HP 治疗 1 次，随后将其随机分为单纯 HP 组及 HP+CVVH 组，结果显示 HP+CVVH 组早期循环衰竭及 MODS 的发生率较单纯 HP 组减低，HP+CVVH 组死亡患者的平均生存时间较 HP 组明显延长。另有研究表明，HP 联合 CVVHD 可延长百草枯中毒患者的存活时间，减少早期因 MODS 的死亡。综上可见，对于百草枯中毒患者，CRRT 应作为首选的血液净化方式，有条件还可以加用 HP。

百草枯中毒预后差，尤其对于中重度患者，不论采取何种治疗手段，其抢救成功率较低，并且存活患者无一例外存在不同程度肺纤维化，生活质量下降。早期、积极的包括血液净化在内的临床干预可能提高存活率。

三、毒蕈中毒

蕈，即大型菌类，有毒的大型菌类称毒蕈，俗语"毒蘑菇"。全世界已知的毒蕈约百余种，目前已知其毒素有 150 余种，在我国已发现的约 80 余种。毒蕈中毒是常见的疾病，夏季多发，因其与食用菇没有明显区别，容易误食而造成重大食物中毒。不同毒蕈所含毒素不一样，毒性强的，即使进食量少，也足以引起中毒。一个约 50g 的白毒伞菌体的含量足以毒死一个成年人。

毒蕈的致病性主要由毒蕈所含的毒素所致，包括毒肽（phallotoxin）和毒伞肽（amatoxins），是环肽类的中分子物质，有剧毒，多耐热，不为一般烹调所破坏，对人致死量为 0.1mg/kg。其主要作用机制包含以下三方面：①抑制 RNA 聚合酶Ⅱ及 DNA 的转录，可导致细胞合成停止和细胞坏死；②毒素作用在细胞膜上，改变细胞骨架的糖蛋白，导致细胞变性坏死，最终导致肝脏及肾脏的暴发性损伤；③部分毒素如墨汁鬼伞，可发生戒酒样反应，可能与其或代谢物抑制乙醛脱氢酶（ALDH），导致乙醛蓄积有关。有研究表明，蝇蕈碱、吲哚类化合物、异噁唑衍生物等神经毒可能在毒蕈中毒的神经系统表现起一定作用。

按毒蕈种类及其毒性和作用机制，毒蕈毒素可分为胃肠毒素、溶血毒素、神经毒素和肝毒素 4 种类型；按临床症状分为胃肠炎型、神经精神型、溶血型、中毒性肝炎型 4 型。胃肠炎型者为胃肠毒素刺激胃肠道而出现呕吐、腹泻、腹痛等，多预后较好；溶血毒素有强烈的溶血作用，可致溶血性贫血；肝毒素可致体内大部分器官发生细胞变性，特别是毒素可直接作用于肝细胞核，抑制 RNA 聚合酶，减少肝糖原的合成致肝细胞坏死，同时肝毒素可引起肾小管上皮细胞坏死、损害心肌和神经系统等，导致 MODS 的发生，病死率极高。

毒蕈中毒没有特效解毒剂。目前,主张早期采用最积极的排出毒素的措施,包括早期洗胃导泻,依据病情予以阿托品、硫基解毒剂、肾上腺皮质激素以及抗毒蕈血清等综合治疗。食用量少、毒性较小以及部分症状较轻患者,经一般内科处理预后良好,无须透析治疗。陆一鸣教授认为,对于症状较轻的患者,一般情况下,如果毒物的自然清除率在 100ml/min 以上,无须进行血液净化治疗。而对于症状较重、血液毒素水平较高的患者,建议及早进行血液净化治疗。因为毒蕈中的有毒物质大部分为大分子量物质,易与蛋白质结合,分布容积偏大,血液透析清除效果较差。因 HP 可使血液中毒素含量迅速降低,减轻对靶器官的损害,从而达到快速缓解中毒症状的目的;CVVH 除能清除部分水溶性蕈毒素外,还能纠正代谢紊乱及电解质紊乱。故此,目前多数学者推荐 CRRT 或 HP 联合 CRRT 的序贯治疗为毒蕈中毒的首选血液净化手段。

四、蜂毒中毒

蜂蜇伤多发于山区,尤其在我国豫西南区,以秋季较为常见,毒蜂尤其为黄蜂蜇伤可并发过敏性休克及多脏器功能损害,严重危及患者生命。蜂毒是一种透明液体,味苦、呈酸性反应,极易溶于水、甘油和酸,不溶于酒精。蜂毒是一种复杂的混合物,其中水分占 80%~88%,还含有若干种蛋白质多肽类、酶类、组胺、酸类、氨基酸及微量元素等,其中,多肽类成分是蜂毒的主要毒性成分,约占干蜂毒的 50%。

蜂毒的主要成分蜂毒肽可通过以下机制对机体造成损害:①溶血作用:蜂毒可抑制红细胞膜上的 Na^+-K^+-ATP 酶和葡萄糖 -6- 磷酸脱氢酶(G-6-PD)活性,使细胞渗透压改变引起膨胀破裂而导致溶血;②神经毒性:蜂毒的毒性成分蜂毒肽、托肽平和蜂毒明肽等具有明显的亲神经性,可抑制 Na^+-K^+-ATP 酶活性,造成神经系统损害;③过敏:蜂毒肽是一种强烈的心脏毒素,磷酯酶 A 可致全身及局部过敏反应,两者共同作用导致血压下降甚至过敏性休克、喉头水肿;④急性肾衰竭:蜂毒引起横纹肌溶解、溶血及直接肾脏毒性可引起 AKI;⑤抑制 Na^+-K^+-ATP 酶的活性,影响细胞间、细胞内的信号传导。

目前,急性蜂毒治疗方法有局部治疗和抗过敏、抗氧化、碱化尿液、纠正水电质紊乱和酸碱失衡等对症治疗,上述治疗对于一般中毒症状较轻患者能够起到减轻组织损伤、促进毒物排泄等作用。但由于其不能及时彻底清除蜂毒毒素,在重症患者中具有一定局限性。而随着血液净化技术的发展,为成功抢救蜂毒中毒开辟了一条成功之路。

由于蜂毒易溶于水,且除了蜂毒肽外,其他成分及相关代谢产物分子量较小,故多种血液净化方式对蜂毒中毒有良好的治疗作用。目前血液透析(HD)和腹膜透析(PD)、血液灌流(HP)以及 HP 联合 HD 的序贯治疗均取得良好效果。因为 CRRT 具有血流动力学稳定、能有效清除炎性症介质、细胞因子及活化的补体成分,能够清除的溶质分子量大以及利于营养支持等特点,对于急性蜂毒中毒及其所导致的多器官功能障碍综合征(MODS)有明显疗效。越来越多的研究表明,CRRT 对于蜂毒中毒有良好的治疗效果。

有关 CRRT 治疗时机,建议在常规治疗的基础上尽早进行,以提高抢救成功率和治愈率,同时缩短住院时间。徐吉先等推荐:①血白细胞 $>15 \times 10^9$/L,CRP>15mg/L;②疼痛伴心慌、心悸、胸闷,心电图异常;③头昏,神志障碍,抽搐;④喉头水肿,呼吸困难;⑤过敏性休克,腹痛,黑便;⑥皮肤巩膜黄染,肝功能受损;⑦肾功能损害,尿量减少;⑧全身疼痛,肌酶明显增高,CK>1000U/L;⑨腰部胀痛,酱油色尿,进行性贫血。

五、毒鼠强中毒

毒鼠强（tetramine）又称"三步倒""闻到死"，化学名为四亚甲基二砜四胺，是一种无味、无臭、有剧毒的粉状有机化合物，易溶于苯、乙酸乙酯等有机溶剂，微溶于水，不溶于甲醇和乙醇。其属神经毒性毒剂，毒性剧烈，食后可经消化道、呼吸道吸收而引起中毒。大鼠急性中毒经口服半数致死量（lethal dose 50%，LD_{50}）为 0.1~0.3mg/kg，人口服 LD_{50} 为 0.1mg/kg，在环境和生物体内代谢缓慢，不易降解，主要作用于神经系统、消化系统和循环系统，临床表现为强直性、阵发性抽搐，伴神志丧失，口吐白沫，全身发绀，类似癫痫发作持续状态，并可伴有精神症状，严重中毒者抽搐频繁几无间歇，可因剧烈的强直性惊厥导致呼吸衰竭而死。

毒鼠强的致毒机制可能为：①拮抗抑制性神经递质 GABA 的作用，造成中枢损害，产生癫痫样症状，出现抽搐和痉挛，导致呼吸肌痉挛性麻痹或窒息而死。同时全身肌肉反复强直痉挛、抽搐及癫痫样发作还可导致骨骼肌损伤，加重脑水肿及其他器官组织缺血缺氧，进而诱发 MODS；②机体内环境紊乱：阻断三羧酸循环而导致腺苷三磷酸合成障碍，使柠檬酸在体内积聚和丙酮酸代谢受阻，造成中枢神经系统抑制钾、磷水平的偏低，代谢性酸中毒等氟乙酰胺中毒；③机体免疫功能障碍：脂溶性毒素（cereulide）对免疫细胞线粒体的直接损害、氧化应激等因素可能是免疫抑制、血清 Ig 水平降低的原因之一。

对于口服毒鼠强引起的中毒患者应尽早洗胃、导泻。有研究表明，利用二巯基丙黄舒或者联合使用大剂量维生素 B_6，可以有效控制患者的抽搐症状，但对整体预后及存活率影响尚不清楚。血液净化是救治毒鼠强中毒的有力手段。血液净化疗法是目前临床上治疗毒鼠强中毒的主要方法之一，其主要包括 3 种：血液透析（HD）、血浆置换（HE）、血液灌流（HP）。白云霞等研究表明，与常规治疗组相比，血液净化组患者血清中毒鼠强浓度、神志清醒及抽搐停止时间均显著降低（$P<0.05$），并且血液灌流联合血液透析（HP+HD）组比单纯用血液灌流（HP）组治疗效果更好，这些研究成果在具体临床实践中得到了良好验证。故此，理论上说，上述三种方式都可以清除毒鼠强，但目前研究表明，较低浓度的毒鼠强不一定出现临床症状，但毒物仍会对机体造成损害，故此，在毒鼠强中毒的治疗过程中，持续保持最低水平毒鼠强浓度对患者的救治是有利且必要的，鉴于 CRRT 具备持续清除毒素的作用，在防止毒素反跳方面具有除肾脏外尚无其他方式可以比拟的优点，故建议有条件的医院应行 CRRT 治疗，若不具备 CRRT 治疗条件，可连续多次进行 HP+HD 治疗，治疗间期 8~12 小时为宜。

第七节　病　案　分　享

病案 1
【病案介绍】

患者男，农民，40 岁，55kg，早饭误食含有毒鼠强的馒头一个，约 20 分钟后感头昏、头痛，伴有间断恶心、呕吐及乏力表现，当时未重视，后上述表现逐渐加重，同时出现肌肉轻微抽搐，遂由家属送至医院。入院后患者烦躁明显，持续恶心、呕吐，呕吐物为少量咖啡样物质，伴有间断抽搐症状，抽搐间隔约 8~10 分钟，期间伴有大小便失禁。入院后监测血压波动于 130/85mmHg 左右；查血气：PO_2 117mmHg，pH 7.39，HCO_3^- 22.3mmol/L，BE −2mmol/L；血生化：K^+ 3.2mmol/L，AST 80IU/L，ALT 72IU/L，BUN 8.56mmol/L，Cr 60μmol/L，凝血全套基本正常。予以苯巴比妥 200mg 镇静、抗惊厥对症治疗；放置胃管，并予以洗胃机清水洗胃，后给予 50% 硫酸镁导泻；同时建立静脉通路，予以补钾、维生素 C、还原性谷胱甘肽等综合治疗。经上述治疗后患者仍间断有恶心、呕吐、抽搐及惊厥症状，并出现呼吸急促，氧合呈进行性下降等表现。

【临床问题】

1. 患者下一步治疗方案是什么？

2. 患者是否需要立即血液净化？采用何种透析方式？

【治疗经过】

患者经上述治疗后仍间断有抽搐表现，遂予以地西泮 50mg 加入 5% 葡萄糖液 250ml 中持续静脉点滴控制抽搐，并气管插管后予有创呼吸机辅助通气，采用 AC 模式，吸氧浓度 40%，氧饱和度 98% 左右。考虑毒鼠强中毒在临床上可引起脑、胃肠、心、肺、肾及骨骼肌等多脏器功能不全，遂予以 20% 甘露醇 125ml 每 12 小时 1 次，静脉滴注，同时加用七叶皂甙钠及谷氨酰胺、奥美拉唑保护胃肠黏膜等综合治疗。鉴于患者毒鼠强中毒诊断明确，目前病情危重，遂予以 HP（HA230，Gambro）治疗 4 小时（中间更换滤器一次），随后予以连续性静脉 - 静脉血液透析滤过（CVVHDF）序贯治疗，低分子肝素抗凝，置换液采用前稀释法输入，输入速度 2000ml/h，每天治疗时间为 24 小时。经上述治疗后患者病情较前明显好转，2 日后抽搐、惊厥症状明显缓解，遂改为 HP+HD，并逐渐减量地西泮及苯巴比妥，三天后经三分钟自主呼吸试验撤机，拔除气管插管。一周后患者上述症状缓解，病情康复。

病案 2

【病案介绍】

患者女，52 岁，体重 56kg，农民，因"头痛、抽搐反复发作 10 天，加重 3 天"门诊以"癫痫"收入我院神经内科。患者既往无特殊病史，20 天前无明显诱因出现头痛、恶心及抽搐，当地医院行颅脑核磁等相关检查后考虑"癫痫"，予以地西泮等对症治疗，病情未控制；近 3 天患者抽搐频繁发作，发作严重时意识丧失，全身强直性痉挛，伴有大小便失禁。入院查体：T 37.2℃，P 70 次 / 分，R 22 次 / 分，BP 125/65mmHg。神志清楚，烦躁明显，四肢肌力及肌张力均正常，生理反射存在，Babinski 征（-），Chaddock 征（-），Gordan 征（-），余未见明显阳性体征。辅助检查：血常规 WBC 12.3×10^9/L，N 78.4%，RBC 4.40×10^{12}/L，Hb 137g/L，PLT 267×10^9/L；生化 K^+ 3.2mmol/L，ALT 62U/L，γ- 谷氨酰转移酶 102U/L，碱性磷酸酶 262U/L，尿素氮 7.92mmol/L，肌酐 128.6mmol/L，尿常规及大便检查均无异常。脑电图检查示癫痫样放电中度异常改变。入院后给予丙戊酸钠、γ- 氨酪酸、维生素 B_6 等药物抗癫痫治疗，抽搐仍间断发作，且发作间隔时间逐渐缩小，发作时意识丧失，四肢痉挛，成角弓反张状，严重时颜面部发绀，窒息，数分钟后可缓解。鉴于患者抗癫痫治疗效果欠佳，存在低钾血症，仔细追问病史得知，其家中常用"闻到死"拌食物灭鼠，1 个月前其家中喂养的猫因食死鼠后也发生抽搐症状，后死亡。遂送血液及尿液标本于市疾控中心，经气相色谱质谱分析后明确诊断为毒鼠强中毒。

【临床问题】

1. 患者需要血液净化治疗吗？

2. 采用何种透析方式？

3. 停止透析指征是什么？

【治疗经过】

患者为慢性中毒表现,但临床症状呈逐渐加重趋势,遂积极予以抗惊厥治疗,鉴于前期地西泮治疗效果欠佳,遂改用苯巴比妥 200mg 静脉注射;为防止抗惊厥药物引起呼吸抑制,随时准备气管插管;同时予以补钾、维生素 C、维生素 B$_6$、还原性谷胱甘肽等综合治疗。鉴于患者毒鼠强诊断明确,故在以上常规治疗的基础上紧急予以 HP 治疗 4 小时,随后予以床旁连续性静脉 - 静脉血液滤过(CVVH)治疗,置换液流量 2L/h,12 小时更换滤器 1 次。次日后患者惊厥、抽搐症状较前缓解,但仍感烦躁,查颅脑 CT 发现脑组织弥漫性密度减低,考虑脑水肿,遂予以 20% 甘露醇 125ml,每 12 小时 1 次,静脉滴注,并继续上述治疗。2 日后改为 HP+HD,并连续三天 HP+HD 治疗共 3 次,复查患者血及尿中未再检出毒鼠强,化验各项指标均正常,遂停止上述血液净化治疗并逐渐减量地西泮及苯巴比妥。一周后患者上述症状缓解,痊愈出院。

【经验总结】

近年来有关毒鼠强中毒的病例报告逐渐增多,可能与其化学性质稳定、内吸作用强及可长期保持有效毒性等毒理性质有关。对于毒鼠强中毒的救治,早发现、早洗胃、早解毒、早对症是救命的关键。研究表明,HP 可有效清除血液中毒鼠强,序贯 CVVH 则可持续清除残余,避免 HP 后毒鼠强浓度反跳,减轻器官和组织细胞中毒物的蓄积及对脏器的损害,同时可有效改善内环境紊乱,清除可能存在的炎症介质及细胞坏死释放的毒性物质,故此,HP+CVVH 序贯治疗在治疗毒鼠强中毒越来越受到重视。因为毒鼠强脂溶性高,与蛋白结合率高,不容易解离,故在病情平稳后也可采用 HP+HD,可有效清除体内毒物的蓄积,透析间隔应以 8~12 小时为宜,避免反跳。

(叶建华　陈孟华)

参 考 文 献

1. 曹钰,余海放,胡海.急诊中毒事件发生特点分析.四川医学,2005,26(5):529-531

2. 黎磊石,刘志红.连续性血液净化:一种协助重建机体免疫内稳状态的技术.肾脏病与透析肾移植杂志,2003,12(1):1-2

3. 余晨,陈朝红,黎磊石,等.连续性血液净化对毒鼠强中毒所致严重免疫抑制状态的影响.肾脏病与透析肾移植杂志,2003,12(2):112-117

4. 赵华,徐文达.连续性血液净化技术在治疗危重病中的体会.中国危重病急救医学,2004,16(11):698

5. 李笑宏,焦文建,李明娥.序贯性血液净化治疗严重急性中毒患者疗效观察.中国危重病急救医学,2006,18(09):565-566

6. Goodman JW,Goldfarb DS. The role of continuous renal replacement therapy in the treatment of poisoning. Semin Dial,2006,19(5):402-407

7. 赵华,徐文.连续性血液净化与血液滤过在重症中毒并多脏器功能障碍综合征中的应用.中国血液净化,2006,5(3):170-171

8. Ram PM,Raja KK,Singh M,et al. Successful treatment of carbamazepine poisoning with hemodialysis:a case report and review of the literature. Hemodial Int,2011,15(3):407-411

9. Darracq MA,Cantrell FL. Hemodialysis and extracorporeal removal after pediatric and adolescent poisoning

reported to a state poison center. J Emerg Med,2013,44(6):1101-1107

10. Liu JX,Yang YH,Zhao LY.[Clinical observation on rescue of hemoperfusion combined with hemodialysis on 27 patients with acute poisoning caused by medicine and poison]. Zhongguo Wei Zhong Bing Ji Jiu Yi Xue, 2007,19(5):302

11. HOET JJ,MAHIEU P,DE HR,et al.[Study of the apparent volume of distribution in the normal,obese or anorexic subject by means of labelled cortisol]. Ann Endocrinol(Paris),1962,23:116-121

12. 朱青,宗伟钧,范吉辉,等.血液净化技术在急性重症中毒抢救中的应用(附31例病例分析).淮海医药, 2008,26(02):131-132

13. 李红霞,陈孟华.紧急血液净化原因和预后分析.宁夏医学杂志,2005,27(2):81-83

14. 赵华,徐文达.连续性血液净化与血液滤过在重症中毒并多脏器功能障碍综合征中的应用.中国血液 净化,2006,5(3):170-171

15. 黄天宝,张琦光,陈国阳.连续性血液净化治疗重度有机磷农药中毒37例临床分析.医学文选,2005,24 (6):50-51

16. 马志民.37例重度有机磷中毒治疗分析.中国煤炭工业医学杂志,2002,5(4):365

17. 张近波,许国斌,董美平,等.血液灌流治疗急性重度有机磷农药中毒效果分析.中国乡村医药,2012,19 (5):49

18. 张文忠,王健,杨峰,等.早期血液灌流治疗急性重度有机磷农药中毒临床研究.西部医学,2011,23(4): 627-628,631

19. Feng JZ,Zhang J,Yu ZJ,et al.[Comparison between hemoperfusion and hemodialysis-hemoperfusion-line for treatment of severe organophosphorous pesticide poisoning]. Zhonghua Lao Dong Wei Sheng Zhi Ye Bing Za Zhi,2006,24(6):377-378

20. 冯利平,刘玲,钟玲,等.序贯性血液净化抢救急性重症中毒28例.重庆医科大学学报,2005,30(05): 134-136

21. 徐文达.血液灌流联合持续血液滤过治疗急性有机磷农药中毒并多脏器功能障碍综合征.实用临床医 学,2005,6(12):72

22. 彭晖.急性有机磷农药中毒的血液净化治疗分析.中国实用医药,2011,6(04):79-80

23. 彭晖.血液净化治疗急性有机磷农药中毒34例.亚太传统医药,2009,5(05):111-112

24. 彭晓东,陈骥,梁创.急性百草枯中毒后MODS患者血清TNF-α和IL-10的变化及意义.中国实用医药, 2008,3(14):9-11

25. Shibata M,Hakuno F,Yamanaka D,et al. Paraquat-induced oxidative stress represses phosphatidylinositol 3-kinase activities leading to impaired glucose uptake in 3T3-L1 adipocytes. J Biol Chem,2010,285(27): 20915-20925

26. Mussi MA,Calcaterra NB. Paraquat-induced oxidative stress response during amphibian early embryonic development. Comp Biochem Physiol C Toxicol Pharmacol,2010,151(2):240-247

27. Mustafa A,Gado AM,Al-Shabanah OA,et al. Protective effect of aminoguanidine against paraquat-induced oxidative stress in the lung of mice. Comp Biochem Physiol C Toxicol Pharmacol,2002,132(3):391-397

28. 杜骏冬,周毅武,何斌,等.急性百草枯中毒大鼠肺间质成纤维细胞中MMP-9表达的研究.四川大学学 报(医学版),2008,39(02):250-252

29. de Oliveira MV,Oliveira AC,Shida CS,et al. Gene expression modulation by paraquat-induced oxidative stress

conditions in Paracoccidioides brasiliensis. Fungal Genet Biol,2013,60:101-109

30. Dinis-Oliveira RJ,Sousa C,Remiao F,et al. Full survival of paraquat-exposed rats after treatment with sodium salicylate. Free Radic Biol Med,2007,42(7):1017-1028

31. Zhao FL,Wang J,Guo W.[Clinical observation on 22 cases of acute paraquat poisoning]. Zhonghua Lao Dong Wei Sheng Zhi Ye Bing Za Zhi,2009,27(1):56-57

32. 龚德华,季大玺.急性中毒的血液净化治疗.肾脏病与透析肾移植杂志,2005,14(03):281-284

33. Koo JR,Kim JC,Yoon JW,et al. Failure of continuous venovenous hemofiltration to prevent death in paraquat poisoning. Am J Kidney Dis,2002,39(1):55-59

34. 樊均明,李克儒,田菁,等.影响百草枯中毒预后的因素分析.中华急诊医学杂志,2004,13(02):123-124

35. 夏立环.9 例误食毒蕈中毒的调查.安徽预防医学杂志,2001,(03):193-194

36. 陆一鸣.急性中毒的血液净化治疗:方法与指征.继续医学教育,2006,20(24):82-86

37. 王虹,王建青.连续性血液净化成功救治毒蕈中毒导致肝衰竭 1 例.中国血液净化,2012,11(03):171

38. 武晶,韩世权,赵睿.序贯性血液净化治疗毒蕈中毒并多器官功能损害的临床观察.亚太传统医药,2010,6(06):70-72

39. 赵亚华,张微,李日清,等.蜂毒溶血肽对鸡红细胞及膜的生化作用.昆虫学报,2008,51(06):586-594

40. Grisotto LS,Mendes GE,Castro I,et al. Mechanisms of bee venom-induced acute renal failure. Toxicon,2006,48(1):44-54

41. Yang S,Zhang XM,Jiang MH. Inhibitory effect of melittin on Na+,K+-ATPase from guinea pig myocardial mitochondria. Acta Pharmacol Sin,2001,22(3):279-282

42. 代丽芬.血液净化治疗蜂毒中毒致急性肾功能衰竭患者的临床观察.中国医学创新,2013,(10):42-43

43. 何小平,吴萍,刘林.血液净化治疗蜂毒中毒致急性肾功能衰竭 37 例分析.第三军医大学学报,2004,26(09):816-819

44. 张万超,付平.血液净化治疗蜂毒中毒临床研究进展.中国血液净化,2008,7(02):90-91

45. 付平,唐万欣,崔天蕾.连续性肾脏替代治疗的临床应用进展.中国实用内科杂志,2006,26(06):411-413

46. 王汉民,许国双,陶绍军,等.血液净化治疗重症蜂蜇伤致多脏器功能障碍综合征 1 例.中国血液净化,2003,2(11):62-63

47. 杨林,夏敬彪,杨林,等.大剂量甲泼尼龙联合连续性血液净化治疗蜂毒所致多脏器功能障碍.中国急救医学,2007,27(11):1029-1032

48. 徐吉先,符旭红,刘捷,等.常规方法与血液净化联合治疗急性蜂毒中毒临床疗效观察.实用医院临床杂志,2013,10(02):83-85

49. Deng X,Li G,Mei R,et al. Long term effects of tetramine poisoning:an observational study. Clin Toxicol(Phila),2012,50(3):172-175

50. 何泽民.毒鼠强中毒的研究进展.淮海医药,2008,26(1):90-92

51. 安曙光.毒鼠强中毒并发 MODS 治疗体会.亚太传统医药,2009,5(6):68-69

52. Paananen A,Mikkola R,Sareneva T,et al. Inhibition of human natural killer cell activity by cereulide,an emetic toxin from Bacillus cereus. Clin Exp Immunol,2002,129(3):420-428

53. Ercal N,Neal R,Treeratphan P,et al. A role for oxidative stress in suppressing serum immunoglobulin levels in lead-exposed Fisher 344 rats. Arch Environ Contam Toxicol,2000,39(2):251-256

54. 巫晓芳 . 毒鼠强中毒 15 例临床分析 . 临床合理用药杂志,2011,4(116):123-124

55. 白云霞 . 血液净化对毒鼠强中毒的治疗价值 . 中外医疗,2013,32(15):92-93

56. 曹杰 . 血液净化治疗毒鼠强急性中毒的临床研究 . 蛇志,2008,20(02):107-108

57. 张蔚 . 血液净化治疗毒鼠强中毒的临床分析 . 当代医学,2012,18(24):88

58. 张益前,毛朝鸣,应斌宇 . 重度毒鼠强中毒血液净化治疗方式的临床探讨 . 温州医学院学报,2003,33(01):62-63

59. 刘汉,倪海滨,朱进,等 . 地西泮和德巴金联合抗惊厥及连续肾脏替代治疗毒鼠强中毒患者 . 中华急诊医学杂志,2006,15(5):448-450

60. 季大玺,徐斌,刘云,等 . 序贯性血液净化治疗重度毒鼠强中毒的研究 . 肾脏病与透析肾移植杂志,2003,(02):106-111,125

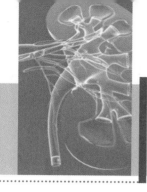

第三十章

CRRT 在器官移植中的应用

第一节　概　　述

大器官移植术中及术后急性肾衰竭比例高,并常伴有多脏器功能障碍综合征(MODS),严重影响大器官移植的近期生存率。应用 CRRT 技术明显提高了近期存活率,已成为大器官移植术中、术后重要的维持生命的有效措施。下面就肝脏移植、心脏移植、肾脏移植、联合移植,如肝肾联合移植、胰肾联合移植等围术期 CRRT 疗法的应用作以介绍。

第二节　肝移植与肝肾联合移植

肝移植术中及术后急性肾衰竭发病率较高,严重影响预后,是术后早期常见并发症和致死原因之一。肝肾联合移植本身就是肝肾两器官衰竭,术前积极纠正水、电解质酸碱平衡紊乱显得更为重要,稳定内环境是 CRRT 治疗的基础。CRRT 技术治疗原理更接近肾脏生理,同时可以等渗的清除液体,保证在血液动力学稳定的情况下达到脱水、减轻水负荷、排除体内毒素和炎性介质以减轻对心脑等重要脏器的损害,提高抗炎 / 促炎细胞因子比例从而进行免疫调节,改善心肺功能。还可以清除肝脏活性介质,改善肝细胞功能。这其中大约有 8%~18% 的患者需要进行肾脏替代治疗,这部分患者的死亡率非常高。CRRT 在容量平衡和电解质酸碱平衡的调控中比常规血液透析具有明显的优势。

1. 使用 CRRT 的指征　肝移植或肝肾移植术前,必要时需要采用 CRRT 技术进行术前准备,纠正肝肾综合征、稳定内环境、保证足够的循环血量和容量平衡。

2. 肝移植术中　需经历前无肝期、无肝期和新肝期 3 个阶段。

前无肝期由于手术剥离范围广,失血多(心排血量可因此而下降 50%~60%),所以需及时补足血容量,维持血流动力学的稳定。但肝肾联合移植时,因肾衰竭少尿或无尿,大量补入的容量极易造成液体超负荷。而 CRRT 可精确地控制血容量,很好的维持血压。

门静脉及下腔静脉阻断则进入无肝期,此时极易发生血流动力学的严重紊乱,出现一过性低血压。如患者血液通路是股静脉置管,此时 CRRT 无法进行,会引起心排血量下降,血流动力学剧烈变化,血压下降。而应用锁骨下静脉置管,术中 CVVH 可持续进行,此时借助转流泵由门静脉与下腔静脉引出血液,经锁骨下静脉回输、辅助扩容,可保持血压平稳。在肝移植术中,除血压有明显的波动外,还有较严重的代谢性酸中毒、高血钠、高血钾及血糖的异常,这些现象有的是术前就存在的,有的是手术中产生的,还有的是在纠正这些异常时,矫柱过正所引起的。而 CRRT 治疗可保持酸碱、水电解质处于较稳定状态,即使在长时间的低血压之后,也能保持平衡。这对于维持细胞的内环境,保证细胞的正常功能起了非常重要的作用。

门静脉及下腔静脉重新开放后进入新肝期,这一期低血压的发生与多种因素有关。新肝的充盈以及在移植肝及肠道静脉中积存的大量钾离子、酸性代谢产物和一些血管活性物质快速进入循环,可造成一过性血压下降、代谢性酸中毒、高钾血症和心搏骤停。约有 1/3 该期的病例可出现再灌注损伤,表现为血钾升高、游离钙降低、pH 下降和心功能减退。其发生机制为新肝再灌注时产生大量的氧自由基损害了细胞膜,使能量代谢受损和血小板黏附、聚集与微循环障碍。此外 Na^+-K^+-ATP 酶失活,钙内流增加,使胞内钙超载,从而激活黄嘌呤氧化酶,也可产生大量氧自由基。但在 CVVH 过程中,电解质与酸碱代谢不断取得平衡,而且滤器还能有效的吸附与清除部分毒素,如 Na^+-K^+-ATP 酶抑制物、白细胞介素、心肌抑制因子、前列腺素及血栓素等中、大分子物质,使血流动力学更稳定。另外,术中较低的血细胞比容也有利于微循环的改善。同种异体肝肾联合移植围术期应用 CVVH 能有效地稳定循环与改善机体内环境,并能清除部分细胞因子和毒素,有利于新肝功能的恢复。

3. 肝移植术后　肝移植术后急性肾衰竭是术后早期常见并发症和致死原因之一,其中大部分患者需要肾脏替代治疗。对于有肾损伤高风险的患者应尽可能保护肾脏功能,去除肾脏损害因素,如术前保持足够的容量、改善血管通透性、避免胶体大分子物质的漏出;提高凝血功能、减少出血;术中、术后尽量避免低血压出现等肾前性因素,保证肾脏足够的灌注。一般在出现少尿、无尿、血清肌酐水平快速增高、高血钾、酸中毒,应用利尿剂无效时,应尽早使用 CRRT,支持患者机体内环境和生命体征的稳定直到肾脏功能恢复,但需特别注意预防低血压,以免造成移植器官功能恢复延迟。另外还应调整免疫抑制剂的使用,如使用单克隆抗体诱导从而推迟钙调素抑制剂的使用时间及剂量,甚至进行肝肾联合移植。对于积极治疗后肾功能仍不能恢复的患者可考虑行肾脏移植,希望靠替代治疗长期维持这些患者的生命恐怕难以实现。

4. 肝移植常采取 CRRT 的方式　CVVH、CVVH 联合血浆置换、CVVHD 及 CVVHDF。一般每次治疗时间 12~13 小时。

5. 抗凝剂和置换液的使用　大多不使用抗凝剂,及时更换滤器可以预防管路凝血,也可以采用枸橼酸体外局部抗凝。特殊情况下可先给 1/3 肝素,然后体外肝素 18mg/min,静脉端补充鱼精蛋白。

置换液选择以碳酸盐置换液为宜,置换液流量多使用 3000ml/h,血流速多用 250ml/h。一般采取前稀释方式输入,生理盐水 200ml/h 冲洗血管路和滤器,以减少血管路和滤器的凝血。但由于术中白蛋白、促凝血药物和血液制品的快速输入,凝血仍在所难免,此时应马上更换滤器或管路,以提高血滤质量,减少血液有形成分的丢失,必要时可配合促凝血药物和血液制品的输入而临时增加生理盐水的冲水,严密观察跨膜压和静脉压,及时发现管路不通畅和凝血前兆,提前准备,及时更换。

6. 术中监测　术中应持续监测动脉血压、中心静脉压及心输出量,并每小时测定一次电解质与血气分析。同时通过血液生化测定监控术中、术后肝肾功能与凝血功能的变化。

总之肝移植术围术期行 CRRT 治疗是安全有效的,是手术安全进行的保障。尽管如此在围术期患者由于常合并多个器官的损害,疾病复杂而危重,CRRT 治疗的患者仍有较高的死亡率。其治疗指征、时机和利弊尚有待进一步的研究。

第三节　心脏移植或心肾联合移植

心脏移植术中或术后合并肾衰竭者预后不良，一旦出现少尿或无尿，特别是肌酐清除率降低提示需要肾替代治疗。临床观察证实肌酐清除率在预测心脏移植后是否需要肾替代治疗优于单纯血尿素和血肌酐。此时 CRRT 治疗具有更好的耐受性，特别是危重患者受益更多。对于心脏移植过程中一般需要维持相对低的血压，使心脏负荷尽可能的轻，因而术中移植肾灌注压短时不足也易诱发无尿或少尿时，则需要早期 CRRT 治疗。如果在心脏移植手术中或术后出现持续性低血压、神经功能障碍、代谢性酸中毒和再次手术应及时行 CRRT。对于极重危的患者，除早期 CRRT 外，必要时可给予主动脉内球囊反搏和右心室辅助装置，CRRT 方式以 CVVHD 为宜。对于老年人，由于年龄本身是一个重要的危险因素，易发生心肌缺血，以选择 CVVHDF 为宜。在 CRRT 治疗期间，应停用环孢素 A，同时使用抗淋巴因子、抗胸腺球蛋白、利妥昔单抗及他克莫司预防心脏移植或心肾移植手术后的排斥反应是安全的、肾功能恢复的更快；对于改善心脏移植后的短期预后有一定的作用。此时的 CRRT 治疗效果明显优于 IHD。有两个随机对照研究在心脏移植后 CRRT 治疗显示，经 CRRT 治疗的患者无论接受他克莫司还是接受环孢素治疗生存率类似。接受 CRRT 治疗的患者，在留取尿液标本测定肌酐清除率时一定要准确，尽量避免 CCr 过高地评估 GFR。

第四节　肾 移 植

1. 肾移植前一般的血液透析或腹膜透析即可满足需求，除非临床病情需要，如术前准备不充分，高血钾或因术中输液扩容引起水钠潴留、严重的心力衰竭等 CRRT 则有更好的疗效。

2. 伴发顽固心力衰竭的尿毒症患者进行肾移植的风险性较大，在围术期极易诱发心力衰竭或加重心力衰竭，成功的肾移植可纠正心力衰竭。对于高龄、伴有原发性心脏病的频发心力衰竭尿毒症患者，在心力衰竭纠正后 3 个月进行移植较安全，如仅靠内科处理心力衰竭无法纠正者，建议行一期心肾联合移植。术前对心功能进行认真评价，最好选择射血分数 >30% 的受者；良好的配型，尽可能地使排斥反应的可能性降到最低；术前 1 天必须充分透析至干体重，以免术中补液容量负荷过重诱发心力衰竭。透析后复查电解质，保持在正常水平，术前一晚要充分休息，必要时给予镇静剂；手术在全麻下进行，麻醉期间严密观察心功能状态。术中开放血流前补液量不宜超过 2000ml、24 小时总补液量不宜超过 5000ml。严密监测每小时出入量，发现尿量减少时，及时静推呋塞米，以减轻心负荷同时及时进行 CRRT 治疗。

3. 肾移植术中开放血流后，发生超急排异或肾功能恢复延迟，移植肾无或很少分泌尿液，无法清除开放血流之前大量扩容进入的水分，导致容量负荷过重出现心力衰竭、肺水肿。此时尽早的 CRRT 治疗有助于及时清除过多的容量、避免心力衰竭、肺水肿，必要时加大免疫抑制剂的用量，等待移植肾功能的恢复。

4. 肾移植后移植肾延迟恢复或发生急性排斥反应，需要肾脏替代以维持水、电解质和酸碱平衡、清除尿毒症毒素，保证基础治疗用药和营养输入；或肾移植术后发生急性心力衰竭、慢性心力衰竭致移植肾灌注差、无尿或少尿,血肌酐进行性升高。但普通血液透析对患者的血流动力学影响很大,不利于心功能的恢复,采用 CRRT 的方法维持肾功能,有助于保护心功能,促进肾功能的恢复。

（尹爱萍）

参 考 文 献

1. 高杰,朱凤雪,朱继业,等.连续肾脏替代治疗在肝移植围手术期的应用.中华普通外科杂志,2005,20(6):359-361

2. 周莉,胡章学,陶冶,等.肝移植手术中 CVVH 治疗临床病例分析.中国血液净化,2009,8(1):53-54

3. WONG LP,Blackley MP,Andreoni KA,et al. Survival of liver transplant candidates with acute renal failure. receiving renal replacement therapy. Kidney Int,2005,68(1):362-370

4. Chuang FR,Lin CC,Wang PH,et al. Acute renal failure after cadaveric related liver transplantation. Transplant Proc,2004,36(8):2328-2330

5. Lutkes P,Lutz J,Loock J,et al. Continuous venovenous hemodialysis treatment in critically ill patients after liver transplantation. Kidney Int Suppl,1999,(72):S71-S74

6. 刘现忠,李相成.活性氧簇在肝脏移植缺血再灌注中的作用.世界华人消化杂志,2006,14(18):1799-1804

7. Douthitt L,Bezinover D,Uemura T,et al. Perioperative Use of Continuous Renal Replacement Therapy for Orthotopic Liver. Transplant Proc,2012,44(5):1314-1317

8. Bellomo R,Ronco C. Continuous renal replacement therapy in the intensive care unit. Intensive Care Med,1999,25(8):781-789

9. Kellum JA,Angus DC,Johnson JP,et al. Continuous versus intermittent renal replacement therapy:A meta-analysis. Intensive Care Med,2002,28(1):29-37

10. Ronco C,Bellomo R,Homel P,et al. Effects of different doses in continuous veno-venous haemofiltration on outcomes of acute renal failure:A prospective randomised trial. Lancet,2000,356(9223):26-30

11. Stevenns LM,El-Hamamsy I,Leblanc M,et al. Continuous Renal Replacement therapy after Heart transplantation. Can J Cardiol,2004,20(6):619-623

12. Reichart B,Meiser B,Vigano M,et al. European multicenter tacrolimus(FK506)heart pilot study:One-year results-European tacrolimus multicenter heart study group. J Heart Lung Transplant,1998,17(8):775-781

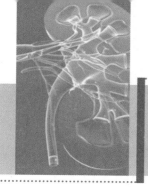

第三十一章

CRRT 在脓毒症中的应用

第一节 概　述

脓毒症是指由感染引起的全身炎症反应综合征（systemic inflammatory response syndrome，SIRS），至少具有下列中的两项：体温 >38℃ 或 <36℃；心率 >90 次 / 分；呼吸频率 >20 次 / 分或动脉血二氧化碳分压（$PaCO_2$）<32mmHg；外周血白细胞计数 >12.0 × 10^9/L 或 <4.0 × 10^9/L，或未成熟粒细胞 >10%。若合并由脓毒症引起的器官血流灌注不足或功能障碍，称为严重脓毒症；而合并由脓毒症引起的、容量复苏不能纠正的低血压，则称为感染性休克 / 脓毒性休克。脓毒症是临床最常见的危重症之一。国外报道近年来脓毒症患者约占全部住院人数的 1.3%，且患者数以每年约 13.7% 的速度增加，死亡率仍居高不下。国内有研究发现严重脓毒症及感染性休克病例约占外科重症监护室（SICU）全部病例的 8.68%，其住院期间死亡率约高达 49%。虽然脓毒症的治疗手段丰富多样，但仍不能获得满意疗效；近年来 CRRT 在危重症中的应用日益广泛，特别在脓毒症的救治中显示出其独特的优势。CRRT 名为"持续性肾脏替代治疗"，实际上则是通过持续性清除溶质对各脏器起支持作用的血液净化技术的总称。因此 CRRT 治疗脓毒症包含两个方面：一是针对脓毒症相关的急性肾损伤（AKI），二是针对脓毒症引发的 SIRS 以及多器官功能障碍综合征（MODS）。

第二节　脓毒症的常规治疗

脓毒症治疗的基本原则包括控制感染和维持稳态。控制感染有赖于抗菌药物的及时介入，以及尽早分离和确定病原菌和耐药谱。维持稳态则通常涵盖了机械通气、容量控制、稳定血流动力学等几个方面。实际上，脓毒症的治疗是一系列综合干预措施，并不能完全截然分开。

一、机械通气

充足的氧合是维持脓毒症患者生命的基本前提。积极给予机械通气不仅能满足机体代谢的需要，还可以减少呼吸肌做工、进一步降低氧耗。机械通气的指征为吸氧不能改善的呼吸急促、呼吸肌衰竭、神志异常、严重的低氧血症等。在不能确定是否需要机械通气的情况下，应该采取宁早勿晚的原则积极干预，以规避患者缺氧的风险。机械通气的治疗模式多种多样，基本目标是将血氧饱和度维持在 90%（氧分压 60mmHg）以上。呼吸末正压（positive end-expiratory pressure，PEEP）能增加气道平均压力、减少需氧浓度，是脓毒症患者常用的通气模式。高压力 PEEP 有引起气道损伤、扰乱血流动力学的风险,但研究支持在必要时短期使用较高的呼吸末正压。合并急性呼吸窘迫综合征(acute respiratory distress syndrome, ARDS)的患者采取俯卧位可以改善氧合、减少二氧化碳分压,但研究发现该体位并不能增加患者远期生存率。其他机械通气的治疗手段还有吸入一氧化氮、吸入肺泡表面活性剂、雾化治疗等,但其治疗效果尚待验证。

二、容量控制

体液容量的有效管理是脓毒症休克复苏的关键环节。与心泵衰竭造成的休克不同,脓毒症休克是由微循环障碍引起,而心排量却可能增加。由于局部微循环不便评估,我们对脓毒症休克患者补液是否充足较难判断。有学者提出使用血乳酸水平、混合静脉氧饱和度、胃黏膜内pH 等指标,但没有一项指标能较好地反映容量复苏的充分性。目前最好的评估方法仍然是建立在临床指标(平均动脉压、小便量、皮肤颜色、意识状态等)+ 实验室指标(乳酸水平等)基础上的综合判断。一项比较人白蛋白和生理盐水的随机对照实验认为两者治疗 AKI 的扩容效果和疾病转归并无明显差异。羟乙基淀粉溶液是另一种常用扩容胶体液,相对白蛋白价格更便宜,但对于 AKI 的作用存在争议,荟萃分析认为羟乙基淀粉会增加脓毒症患者并发 AKI 的风险以及病死率。因此 KDIGO-AKI 指南推荐在不存在失血性休克的情况下,使用等张晶体液进行 AKI 的扩容治疗,而对于脓毒症 AKI 患者更应谨慎使用羟乙基淀粉扩容。临床上,我们还可以通过补液实验来判断容量复苏的水平,即在短时间内快速输入一定量的液体(250ml 或500ml),同步检测平均动脉压、静脉压、肺动脉楔压的变化,据此决定是否继续补液。既往有研究认为输血会增加脓毒症休克患者死亡率,但最近的一项观察性研究则发现输血后患者死亡率并不上升,可能与近年来成分输血技术的进步(如输入去白细胞红细胞悬液)有关。

三、稳定血流动力学

单纯补液常不足以维持组织灌注,此时需要同时使用血管活性药物。各种血管活性药物孰优孰劣目前存在争议。多巴胺能同时激活 α、β 肾上腺能受体和多巴胺受体、选择性增加内脏血流,被视作升压的一线用药。但一项大型随机对照实验认为低剂量多巴胺并不能保护肾功能,因此最新的 KDIGO 急性肾损伤指南不推荐应用多巴胺治疗急性肾损伤。去甲肾上腺素主要作用于 α 肾上腺能受体,有强烈的缩血管和升压效果,但存在影响外周灌注的风险,常需与多巴酚丁胺(dobutamine)联用。有研究指出去甲肾上腺素治疗脓毒症休克优于多巴胺,但尚无循证医学的支持,因此指南把多巴胺和去甲肾上腺素都列为脓毒症休克的推荐用药。肾上腺素则由于容易诱发内脏缺血而较少应用。脓毒症休克患者循环中血管加压素的水平通常偏低,动物实验显示小剂量使用血管加压素(0.01~0.04U/min)可提高动脉压,并减少其他升压药物的用量,但目前还没有临床研究的报告。其他药物治疗手段包括激素、TNF-α 抑制剂等,但使用指征、禁忌和临床效果仍有待评价。

第三节　CRRT 治疗脓毒症的机制

虽然脓毒症的治疗手段丰富多样,但常常不能获得满意疗效。脓毒症患者有内外毒素的脉冲式释放和炎症因子风暴,常规治疗手段不能有效清除致炎因子;脓毒症时多见多器官功能衰竭（multiple organ dysfunction，MODS），各脏器的支持治疗也是影响预后的重要因素。近年来 CRRT 在危重症中的应用日益广泛，特别在脓毒症的救治中显示出其独特的优势，其治疗机制包括以下方面：

一、免疫调理

脓毒症患者体内除了促炎症因子大量合成释放导致全身性炎症反应综合征（SIRS）以外，代偿性抗炎症反应的水平也决定病情进展。代偿性抗炎症介质释放相对不足将使感染失控病情加重；而其释放过度则会导致免疫抑制或称免疫麻痹，即代偿性抗炎症反应综合征（compensated anti-inflammatory response syndrome，CARS），亦会造成机体对感染的易感性增加。值得强调的是这种清除溶质的效应是非选择性的，这正是 CRRT 治疗脓毒症的理论基础和优势所在。Ronco 等将 CRRT 非选择性清除炎症介质，降低其浓度峰值，以达到重建机体免疫平衡的治疗观念称为"去峰值学说"。Honore 等则提出了"介质溢出学说"，认为组织器官中的细胞因子会溢出补足循环中细胞因子的丢失，因此 CRRT 溢出循环中的因子水平可以间接降低组织中的水平。Di Carlo 等还认为细胞因子和大多数免疫介质都是通过淋巴进行转运，使用高通量血滤（晶体液 3~5L/h）可增加淋巴流量，从而加速细胞因子的清除，即"淋巴转运学说"。可见 CRRT 是通过清除循环促炎症因子进行免疫调理，以维持机体炎症状态动态平衡的治疗过程。

二、器官支持

我们观察脓毒症患者中合并多器官功能障碍的比例在不断上升，近年来这个比例已超过 30%。而合并器官功能障碍正是增加脓毒症患者死亡风险的重要因素，无器官功能障碍的脓毒症患者死亡率约为 15%，而合并器官功能障碍的脓毒症患者死亡率可高达 40%~80%。CRRT 不仅仅是"肾脏替代治疗"，同时对患者多器官起到支持和保护作用。例如通过调整容量平衡减少心脏前负荷及后负荷，通过对血流动力学的稳定作用改善脑等重要器官的血流灌注，通过清除多余水分减轻组织水肿可保护脑、肝等多个器官，尤其可减少肺水肿的发生，缩短机械通气时间。

三、稳定内环境

容量负荷过重、高钾血症、酸中毒等水电解质紊乱在脓毒症患者中较为常见。CRRT 通过对水电解质及酸碱平衡状态的密切监测和实时调控，从而实现内环境的稳定，为脓毒症患者各器官功能的恢复、药物治疗以及营养支持等提供了必要的条件。CRRT 单位时间内治疗剂量较小，可安全应用于血流动力学不稳定者，这也是 CRRT 相对间断性血液透析（intermittent hemodialysis，IHD）在治疗脓毒症等危重症中的一个显著优势。此外，即使是对于血流动力学稳定的脓毒症患者 CRRT 也有额外的优点，如高热时持续控制体温、液体渗漏时避免器官转移性水肿等。

第四节　CRRT 治疗脓毒症的时机

对于脓毒症的治疗时机，一般建议早期 CRRT 干预。ADQI 曾建议在肌酐升高 2 倍，或

肾小球滤过率降低 >50%，尿量 <0.5ml/（kg·h）超过 12 小时予以 CRRT，但由于尿素氮、肌酐、尿量等常用肾功能指标有一定滞后性，脓毒症患者在此之前可能已经出现了炎症因子的大量释放。CRRT 的早期介入可以起到免疫调节的作用，而非仅仅替代肾脏功能。研究证实早期给予 CRRT 可以改善脓毒症模型动物的存活率，一些回顾性的临床实验也认为早期 CRRT 治疗能改善预后。2012 年 KDIGO-AKI 指南没有对肌酐、BUN 等指征作出明确规定，而是建议临床医师根据患者实际情况进行调整。NGAL、KIM-1 等比肌酐、BUN 更加敏感的早期 AKI 指标或有助于医师对 CRRT 的治疗时机的把握，但还处于研究阶段。

第五节　不同 CRRT 模式在脓毒症中的应用

一、连续性静脉 - 静脉血液滤过 / 透析滤过（CVVH/CVVHDF）

连续性静脉 - 静脉血液滤过（continuous venovenous hemofiltration，CVVH）模式在脓毒症治疗中应用较多，但其最佳治疗剂量仍在探索中。基于此 Ronco 等首次提出提高 CRRT 剂量有助于改善脓毒症患者预后。Payen D 等于 2009 年亦证实早期常规剂量 CVVH［25ml/（kg·h），持续 96 小时］并不能降低脓毒症患者 14 天死亡率，亦不能有效清除血浆炎症介质。连续性静脉 - 静脉血液透析滤过（continuous venovenous hemodiafiltration，CVVHDF）模式将对流清除中大分子和弥散清除小分子结合起来，但目前其治疗剂量同样尚无定论。2006 年 Saudan 等证实了在 CVVH 基础上增加一定的透析剂量可以改善 AKI 患者（脓毒症患者约占 60%）的预后。多中心的 ATN 研究（2008 年）纳入了 1124 名 AKI 患者，随机分配至高强度治疗组［CVVHDF：35ml/（kg·h）联合间歇血液透析 IHD 或长时低效血液透析 SLED：6 次 / 周］和低强度治疗组［CVVHDF：20ml/（kg·h）联合 IHD/SLED：3 次 / 周］，两组均按照血流动力学稳定时行 IHD/SLED，不稳定时行 CRRT 的原则进行。结果显示两组 60 天生存率无差异（高强度组 53.6%，低强度组 51.5%，P=0.47），而两组中脓毒症患者均占到 50% 以上。在随后的 RENAL 研究（2009 年）中，1464 名 AKI 患者被随机分配至高剂量 CVVHDF［40ml/（kg·h）］和低剂量 CVVHDF 组［25ml/（kg·h）］，两组 28 天及 90 天死亡率无差异（均为 44.7%，P=0.99）；两组中脓毒症患者约占 50%，高剂量 CVVH 并不能降低脓毒症患者生存率（46.8% vs 51.2%，OR=0.84，95%CI 0.62~1.12）。因此，关于治疗脓毒血症的最佳剂量仍存在争论。目前正在进行的大规模多中心的随机对照试验 IVOIRE 研究将比较标准剂量 35ml/（kg·h）与大剂量 70ml/（kg·h）治疗感染性休克合并 AKI 的疗效，我们期待其结果能给临床医师带来新的启示。

二、脉冲式高容量血液滤过（PHVHF）

高容量血液滤过（high volume hemofiltration，HVHF）主要通过提高超滤率［至少 45ml/（kg·h），一般 50~60ml/（kg·h），超大剂量 80ml/（kg·h）］来增加溶质的清除，HVHF 可改善难治性脓毒症休克和重症脓毒症患者的病情严重程度、改善 MODS 患者的存活率，还可改善心肌线粒体功能。但是 HVHF 要求高血流量和严密的超滤量控制，且置换液消耗量大、治疗费用昂贵，脉冲式高容量血液滤过（pulse high volume hemofiltration，PHVHF）模式的出现弥补了这些不足，更能维持脓毒症患者血流动力学的稳定（目标 MAP 值 >70mmHg），减少血管活性药物的使用。研究显示：采用每天 CVVH［35ml/(kg·h),16~18 小时］加用 PHVHF［85ml/(kg·h),6~8 小时］的方案治疗 15 名严重脓毒症患者,平均 PHVHF 治疗次数为 3~4 次 / 人。结果 28 天死亡率为 46.7%,较按照 SPACHE Ⅱ 和 SAPS 评分预期的死亡率(72%、68%)明显降低。采用 PHVHF 治疗期间及治疗后患者收缩压明显上升并能维持 ≥130mmHg,去甲肾上腺素用量显著减少,证实 PHVHF 是一种疗效确切且成本效益比较高的治疗模式。

三、持续性缓慢低效透析（SLED）

持续性缓慢低效透析(sustained low-efficiency hemodialysis,SLED)是将传统 IHD 与 CRRT "杂合",形成一种介于两者之间的新型持续性血液净化模式,容易维护、花费少,可有效清除危重患者的低分子小溶质,提供好的血流动力学耐受。

四、高截止血液滤过（HCOHF）

高截止血液滤过(high cut-off hemofiltration,HCOHF)采用大孔径的滤过膜以增强对流效应,可以滤过分子量在 15~60kD 的大分子,能有效清除 IL-6、IL-8、IL-10、TNF-α、HMGB-1 等炎症介质,同时在恢复免疫细胞功能,改善循环,减少白蛋白丢失等方面优于现有的其他 CRRT 模式。

五、高吸附血液滤过（HAHF）

高吸附血液滤过(high adsorption hemofiltration,HAHF)通过加快血滤器的更换频率来增加炎性介质吸附,从而有效地减少血管活性药物的使用。也可使用专门的血液吸附柱串联在滤器后,使血液中相应颗粒大小的分子嵌顿在蜂窝状的吸附材料中,起到物理清除炎症因子的效果。

六、血液灌流（HP）

血液灌流(hemoperfusion,HP)是将患者血液引入装有固态吸附剂的灌流器中,以清除某些外源性或内源性毒素,并将净化后的血液输回体内的一种治疗方法。与传统血液透析或滤过相比,血液灌流能更有选择性地清除某一分子量范围的溶质,尤其对于中大分子的炎性介质和毒素具有较好的清除作用。

七、血浆置换（PE）

血浆置换(plasma exchange,PE)是将脓毒症患者的血液引入血浆分离器,将分离出的血浆弃去,并补充一定量的新鲜血浆或者代用品(如 4% 人血清白蛋白,林格液等)。血浆置换的优势在于可以非选择性的大量清除患者血浆内的大中小分子,打破炎性瀑布反应,常可获得较好的近期治疗效果。

八、配对血浆分离吸附（CPFA）

配对血浆分离吸附(coupled plasma filtration adsorption,CPFA)是在传统 CRRT 基础上串联血浆吸附的新型治疗模式。可明显减少血管活性药物使用量,且更好的改善了患者免疫抑制状态。

九、生物人工肾（RAD）

生物人工肾（renal artificial device，RAD）是含有具备生物活性的人远端肾小管细胞的一种生物反应器。RAD 使用非自体人肾小管细胞，沿滤器空纤维的内表面生长，串联于 CRRT 管路中，让肾细胞重新吸附和清除血路中的物质，同时模仿肾小管的转运、代谢和内分泌功能。研究发现 RAD 具有较好的安全性且能有效清除 IL-6、IL-10 等炎症介质，RAD 组的病死相对风险约为 CRRT 组的 50%，而且在肾功能恢复和改善存活率方面更有优势，是一种较有前景的治疗手段。

第六节　病案分享

【病案介绍】

患者女，16 岁，因左腿挤压伤行紧急截肢手术。术后逐渐出现呼吸困难、少尿（100~300ml/24h）、高热（体温 >39℃）。患者于当地医院行常规间断性血液透析 3 次（每日 1 次，每次 2~4 小时），但患者症状进一步恶化，因急性呼吸窘迫综合征（ARDS）行气管插管及机械通气，并转入我院 ICU。入院查体：体温 40.5℃，心率 185 次 / 分，血压 184/115mmHg，神志不清。呼吸频率 35 次 / 分，纯氧通气下氧分压为 56mmHg，氧饱和度为 85%，双肺遍布干湿啰音。左下肢从大腿中份处截肢，残肢高度水肿，切口有脓性分泌物。右下肢可见擦伤及水肿，皮肤张力升高。实验室检查：血肌酐 327μmol/L，尿素氮 20.4mmol/L，总胆红素 157μmol/L，结合胆红素 134μmol/L，谷丙转氨酶 225IU/L，谷草转氨酶 561IU/L，肌酸激酶 6311IU/L，红细胞计数 2.25×10^{12}/L，血红蛋白 67g/L，白细胞计数 55.41×10^9/L，K^+ 6.8mmol/L，肌红蛋白 14 000ng/ml，PT 19.9 秒，APTT 102.6 秒，TT 42.4 秒。胸片提示大片渗出。APACHE Ⅱ 和 MODS 评分分别为 41 和 19。入院诊断：挤压综合征、横纹肌溶解、多器官功能障碍、ARDS、急性肾衰竭、弥散性血管内凝血、急性左侧心力衰竭、凝血功能障碍、肝功能损伤、截肢切口感染、败血症。血培养及分泌物培养提示肺炎克雷伯杆菌（ESBL）、鲍曼不动杆菌、热带念珠菌混合生长。使用抗菌药物后，患者症状缓解仍不明显。

【临床问题】

该患者进一步的血液净化模式的选择？

【治疗经过】

由于患者病情危重、血流动力学不稳定，为纠正患者体内的异常炎症状态，在对症使用抗菌药物的基础上，我们使用了杂合的持续性肾脏替代治疗（CVVH+ 血液灌流 + 血浆置换）。CVVH 的模式为低温（32℃）、高通量血液滤过［置换液剂量为 60ml（kg·h）］。血液灌流使用内毒素吸附树脂（Toraymyxin PMX-20，Japan）串联于滤器后的管路中，每日 4 次；行血液滤过时，血流量减至 100ml/min，CVVH 模式切换为持续缓慢超滤（SCUF）模式。每日于血液灌流后行血浆置换 3 小时（Microplas MPS05），置换量为新鲜冰冻血浆 1000ml/h。

在上述治疗下，患者生命体征逐渐趋于稳定。治疗第 3 天，患者体温为 38.4℃，心率为 110 次 / 分，呼吸频率为 18 次 / 分钟，血压为 140/70mmHg，白细胞计数降至 21.1×10^9/L。肝功能及凝血指标趋于好转，胸片提示肺部渗出逐渐吸收。APACHE Ⅱ 和 MODS 评分分别降至 12 和 8。此后，患者的血液净化模式恢复为常规［35ml/（kg·h）］，各项指标继续好转。治疗第 12 天,患者成功撤除呼吸机;治疗第 23 天,患者停止 CVVH,APACHE Ⅱ 和 MODS 评分为 2 和 0。在持续 6 个月的随访中,患者未表现出器官功能障碍。

【经验总结】

内毒素是由革兰阴性菌导致休克的主要致病物质,可造成系统炎性反应综合征(SIRS)。在本例中,抗生素对于缓解机体炎症反应的效果不明显。为有效清除循环内的炎性介质,我们联合采用了血液滤过、血液灌流、血浆置换等多种"杂合"的肾脏替代治疗模式。在高通量血液滤过中,我们使用了高截止的滤器(65kD),故能够有效清除循环中由炎症细胞所释放的细胞因子等中小分子。在血液灌流中,我们将对内毒素有亲和力的吸附柱串联在血液管路里,借此清除血液中的内毒素、打破脓毒症的级联炎症反应。在血浆置换中,我们使用新鲜冰冻血浆对患者的血浆进行置换,能够非选择性地清除各类细胞因子、炎症介质、内源性及外源性毒素。治疗后,患者脓毒血症的症状(发热、白细胞增多、血流动力学不稳定)和肝功能异常(胆红素、转氨酶升高)均显著缓解、生命体征趋于稳定。

小结

CRRT 具有血流动力学干扰小、溶质清除速率稳定的优点,适合于危重脓毒症患者的抢救。多种模式杂合的 CRRT 根据所串联功能单元的不同,还具有清除较大分子量内外源性毒素、打破炎症级联反应、纠正凝血功能障碍等作用。

第七节 总 结

脓毒症是临床常见危重症,多合并多器官功能障碍,具有较高的发病率及死亡率。CRRT 对于脓毒症的意义不仅仅在于肾脏替代治疗,还具有清除炎症介质、维护内环境稳态、控制容量平衡、保护多脏器功能等多项优势,展示出广阔应用前景。与传统 IHD 相比,CRRT 能更好地模拟生理状况下连续滤出的过程,溶质浓度波动小,不对血流动力学造成显著干扰,是危重脓毒症患者首选的血液净化方式。CRRT 的治疗模式多种多样,临床医师可根据患者具体病情需要进行个体化的选择。尽管 CVVH/CVVHDF 仍然是其主要治疗模式,新型的 CRRT 模式的研究已经取得了长足进展。例如 PHVHF 可能有助于改善脓毒症患者的血流动力学并减少升压药物的使用剂量;使用高截止或高吸附血液滤过的手段能更有效的清除炎症介质;SLED 将传统 IHD 与 CRRT 的优势进行"杂合",容易维护、花费少;CVVH 联合RAD、血浆置换、血液灌流等加速循环中炎症因子的清除,有利于纠正患者异常的免疫状态。在临床工作中,我们应该依据脓毒症患者的实际情况,个体化的选择 CRRT 模式、开始时机以及治疗剂量。

(赵宇亮 张 凌)

参 考 文 献

1. Dellinger RP,Levy MM,Carlet JM,et al. Surviving Sepsis Campaign:international guidelines for management of severe sepsis and septic shock:2008. Intensive Care Med,2008,34(1):17-60

2. Cheng B, Xie G, Yao S, et al. Epidemiology of severe sepsis in critically ill surgical patients in ten university hospitals in China. Critical Care Med, 2007, 35 (11): 2538-2546

3. Ronco C, Bellomo R, Brendolan A. Sepsis, kidney and multiple organ dysfunction. Contrib Nephrol, 2004, 144 (6): 376-386

4. Hale DF, Cannon JW, Batchinsky AI, et al. Prone positioning improves oxygenation in adult burn patients with severe acute respiratory distress syndrome. J Trauma Acute Care Surgery, 2012, 72 (6): 1634-1639

5. Finfer S, Bellomo R, Boyce N, et al. A comparison of albumin and saline for fluid resuscitation in the intensive care unit. N Engl J Med, 2004, 350 (22): 2247-2256

6. Wiedermann CJ. Systematic review of randomized clinical trials on the use of hydroxyethyl starch for fluid management in sepsis. BMC Emerg Med, 2008, 8: 1

7. Kidney Disease: Improving Global Outcomes (KDIGO) Acute Kidney Injury Work Group. KDIGO Clinical Practice Guideline for Acute Kidney Injury. Kidney Int Suppl, 2012, 2 (1): S1-S138

8. Havasi A, Borkan SC. Apoptosis and acute kidney injury. Kidney Int, 2011, 80 (1): 29-40

9. Costanzo MR, Guglin ME, Saltzberg MT, et al. Ultrafiltration versus intravenous diuretics for patients hospitalized for acute decompensated heart failure. J Am Coll Cardiol, 2007, 49 (6): 675-683

10. Zhao YL, Zhang L, Yang YY, et al. [Ultrafiltration versus intravenous diuretics in decompensated heart failure: a meta-analysis of randomized controlled trials]. Zhonghua yi xue za zhi, 2013, 93 (30): 2345-2350

11. Bellomo R, Ronco C, Kellum JA, et al. Acute renal failure-definition, outcome measures, animal models, fluid therapy and information technology needs: the Second International Consensus Conference of the Acute Dialysis Quality Initiative (ADQI) Group. Critical care (London, England), 2004, 8 (4): R204-R212

12. Bagshaw SM, Uchino S, Bellomo R, et al. Timing of renal replacement therapy and clinical outcomes in critically ill patients with severe acute kidney injury. J Critical Care, 2009, 24 (1): 129-140

13. 赵宇亮, 张凌, 付平. 脓毒症急性肾损伤发病机制和诊断治疗的新认识. 中华内科杂志, 2014, 53 (1): 70-73

14. Payen D, Mateo J, Cavaillon JM, et al. Impact of continuous venovenous hemofiltration on organ failure during the early phase of severe sepsis: a randomized controlled trial. Critical Care Med, 2009, 37 (3): 803-810

15. Saudan P, Niederberger M, De Seigneux S, et al. Adding a dialysis dose to continuous hemofiltration increases survival in patients with acute renal failure. Kidney Int, 2006, 70 (7): 1312-1317

16. Palevsky PM, Zhang JH, O'Connor TZ, et al. Intensity of renal support in critically ill patients with acute kidney injury. New Engl J Med, 2008, 359 (1): 7-20

17. Bellomo R, Cass A, Cole L, et al. Intensity of continuous renal-replacement therapy in critically ill patients. New Engl J Med, 2009, 361 (17): 1627-1638

18. Joannes-Boyau O, Honore PM, Perez P, et al. High-volume versus standard-volume haemofiltration for septic shock patients with acute kidney injury (IVOIRE study): a multicentre randomized controlled trial. Intensive Care Med, 2013, 39 (9): 1535-1546

19. Ratanarat R, Brendolan A, Piccinni P, et al. Pulse high-volume haemofiltration for treatment of severe sepsis: effects on hemodynamics and survival. Critical care (London, England), 2005, 9 (4): R294-R302

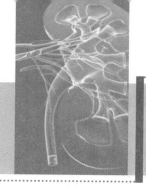

第三十二章

CRRT 在重症急性胰腺炎中的应用

第一节 概 述

重症急性胰腺炎(severe acute pancreatitis,SAP)是临床常见的急危重症之一,以胰腺的出血坏死为特征,常常伴有严重的局部并发症和多器官功能损害,具有起病急、进展快、病死率高等临床特点,严重威胁着患者生命。临床研究显示,SAP病死率高达 20%~30%。患者早期死亡的原因主要是全身炎症反应综合征(system inflammatory response syndrome,SIRS)继发的多脏器功能障碍(multiple organ dysfunction syndrome,MODS),SAP 的晚期死亡多和感染导致的脓毒症(sepsis)有关。研究表明,SAP 的发病机制是一个复杂的、多因素参与的病理生理过程,至今尚未完全阐明。目前比较公认的主要观点有"自身消化学说""微循环障碍学说""白细胞过度激活学说"及"瀑布样级联炎症反应学说"等。

第二节 SAP 的发病机制

一、自身消化学说

早期研究认为胰腺的分泌受阻、胰管内高压、胰腺缺血或是酒精性胰腺炎等病因作用下,胰蛋白酶大量激活,导致糜蛋白酶、弹力蛋白酶、舒血管素和磷脂酶 A2 等进一步活化,造成胰腺自身消化。各种胰酶进入血液循环后作用于各种不同的细胞,释放出大量血管活性物质包括 5-羟色胺、组胺和激肽酶等,同时胆汁中的卵磷脂和脑磷脂变为具有细胞毒性的溶血卵磷脂和脑磷脂,导致胰腺坏死、炎症反应、血管弥漫性损伤和血管张力性改变,进而引起心血管、肝、肾和血液等系统功能异常。然而 SAP 的发病机制并非如此简单,其病理损伤并不局限于胰腺,还累及全身多个脏器。因此,传统的"自身消化学说"并不能全面阐明 SAP 的发病机制。

二、微循环障碍学说

研究显示,在 SAP 发展到 SIRS 的过程中,心排血量下降,组织供氧不足以及利用氧的能力下降,因而导致组织缺氧,出现微循环功能障碍。此外,在全身炎症反应时,机体存在着粒细胞过度激活和过度炎症反应,释放出大量的炎症介质,对微循环具有显著影响。

三、从"白细胞过度激活学说"到"瀑布样级联炎症反应学说"

1988 年 Rinderknecht 提出的"白细胞过度激活学说",认为胰腺炎不仅是由于胰酶的自身消化,而是白细胞的过度激活起到了关键作用。SAP 发生后可致体内单核巨噬细胞、中性粒细胞和淋巴细胞等炎性细胞激活,释放大量的炎症介质,造成胰腺通透性增高和微循环的障碍,在疾病的发病过程中发挥着重要作用。随着研究者对其发病机制研究的深入,发现 SAP 的发展本质是一个从 SIRS 到 sepsis 过程。在外界的刺激下,机体处于免疫过度激活状态,过度释放各种细胞因子和炎症介质,前者包括肿瘤坏死因子 α(TNF-α)、肿瘤生长因子 β(TGF-β)、白介素及 C- 反应蛋白(CRP)等,后者包括前列腺素(PGS)、血栓素(TXS)、白三烯(LTS)、血小板激活因子(PAF)以及各种酶类等。在炎症发展的同时,体内抗炎机制产生了 IL-4、TGF-β 和 IL-10 等大量的抗炎细胞因子,机体表现为免疫抑制,进而导致促炎及抗炎反应失衡、内皮细胞损伤、促凝血系统功能紊乱和免疫功能紊乱,引起瀑布样效应导致炎症失控,最终诱发 SIRS 甚至引起多器官功能衰竭(MODS)的发生。可见细胞因子和炎症介质在重症急性胰腺炎的发生发展中起着极其重要的作用。近年来发现 NF-κB 也参与致炎且具有放大炎症的作用,它既调控免疫细胞的激活,还广泛参与机体的应激反应。

因此,下调机体内炎症反应的水平,阻止炎症介质的瀑布式反应,从而阻断 SAP 由 SIRS 到 MODS 的病程发展,还能有效地防止坏死组织继发感染,改善患者的预后,降低死亡率。

第三节　CRRT 治疗 SAP 的可能机制

SAP 的传统治疗方式以外科手术为主,但随着细胞因子、炎性介质和微循环障碍等发病机制的深入研究,其治疗策略也逐渐发展到手术与非手术并重的综合治疗。其中,连续性肾脏替代治疗(continuous renal replacement therapy,CRRT)是 SAP 治疗中一项重要的手段,也是临床探索的研究重点。CRRT 是指所有连续、缓慢清除水分和溶质的治疗方式的总称,是一种稳定、安全及有效的治疗模式,能有效清除细胞因子,炎症介质,纠正免疫紊乱,改善单核细胞抗原呈递能力,稳定和重建内环境的稳态,改善多个脏器的功能。CRRT 技术包括:连续性动脉 - 静脉血液滤过(CAVH)、连续性静脉 - 静脉血液滤过(CVVH)、连续性动脉 - 静脉血液透析(CAVHD)、连续性静脉 - 静脉血液透析(CVVHD)、连续性动脉 - 静脉血液透析滤过(CAVHDF)、连续性静脉 - 静脉血液透析滤过(CVVHDF)、动 - 静脉缓慢连续超滤(AVSCUF)、静 - 静脉缓慢连续超滤(VVSCUF)、连续性高通量透析(CHFD)、高容量血液滤过(HVHF)、连续性血浆滤过吸附(CPFA)、日间连续性肾脏替代治疗(DCRRT)及每日持续低效透析(SLEDD)等。

20 世纪 80 年代 CRRT 即开始应用在重症监护病房(intensive care unit,ICU)中,最早应用在 ICU 的急性肾衰竭(acute renal failure,ARF)患者,随着科研的深入和技术的发展,其治疗范围已从肾脏疾病延伸至危重症疾病比如多器官功能障碍综合征(MODS)、全身炎症反应综合征(SIRS)、重症急性胰腺炎(SAP)、挤压综合征、急性呼吸窘迫综合征(ARDS)、慢性心力衰竭失代偿期、肝性脑病、严重感染、中毒性疾病等。20 世纪 90 年代初期,日本学者率先在临床开展应用 CRRT 治疗 SAP 及其并发的 SIRS 和 MODS。Kamijo 等在持续性血液滤过去除循环中的细胞因子治疗 SAP 合并的 MODS 方面有成功的个案报道。同时德国 Gebhart

等采用 CVVH 治疗了 11 例 SAP 患者,初步证实其是治疗 SAP 伴有多器官功能衰竭的有效方法。澳大利亚 Miller 等对 7 例 SAP 合并 MODS 的患者在发病 24 小时内行血液滤过治疗,结果显示 5 例存活,生存率为 71.4%,初步证实了血液滤过对 SAP 具有一定疗效。20 世纪90 年代以来,随着 CRRT 技术的发展,在治疗 SAP 的非手术治疗方面,已经成为临床重要的治疗方式。

SAP 患者中死亡的最常见病因是 SAP 所并发的 MODS,因此,如何阻断 SIRS 向 MODS发展,是临床医师治疗疾病,提高患者预后的最基本理念。

一、清除细胞因子、内毒素和炎症介质

CRRT 可以通过合成膜纤维的吸附、对流、渗透或诱导介质低产生的调节来减少炎症介质浓度,从而达到清除主要的炎性细胞因子,最终改善 SAP 患者的预后。TNF-α 作为级联效应重要的始发因子,可诱导 IL-1、IL-6 及其自身的产生。动物实验证实在 SAP 模型组中,胰腺及血清均可检测到 TNF-α,其浓度随时间上升,升高程度与胰腺损伤及炎症程度密切相关,而 CRRT 治疗组的动物其炎症细胞因子水平明显低于模型组,且血流动力学有明显改善。Yekebas 等的实验研究发现,CRRT 可以清除 TNF-α、磷脂酶和激肽等介质,显著提高SAP 猪模型的生存时间。我国学者季大玺等人的临床研究显示,CRRT 能下调组织 NF-κB的表达,既能在翻译后水平清除过度释放的细胞因子,又能在转录水平或翻译水平调控细胞因子释放,从而使 TNF-α 表达下降。在谢红浪等的研究中也发现 CRRT 可以清除 SAP 患者外周血中 IL-1β 和 TNF-α 等炎症介质,显著改善 SAP 的预后。内毒素等高分子物质不能单纯依靠透析来清除,lkdea 通过实验,将多黏菌素 B 多化合价纤维(PMX-F)结合在血滤器表面,使循环血往复通过滤器从而吸附清除内毒素。还有些研究通过利用活性炭或抗脂多糖抗体与血滤器的结合来达到吸附内毒素的效果。另一方面,从自身消化学说的角度出发,胰酶激活或进入血液系统,改变了血管通透性,使内环境稳态失调,从而导致器官结构和功能的损害,CRRT 能够清除淀粉酶、胰蛋白酶、脂肪酶及弹性纤维酶等多种胰酶,减少胰酶对自身组织的破坏及继发炎症改变。

二、调节免疫功能

CRRT 调节 SAP 的免疫功能状态,不仅仅局限于清除炎症介质及细胞因子,而且还能重建机体免疫内稳状态维持内环境稳定。Yekebas 等的研究还发现,CRRT(CVVH)能削弱初始的 TNF-α 高峰,预防 SAP 相关的免疫麻痹状态,改善单核细胞 MHC II 和 CD14 表达被抑制的现象,同时多形核白细胞的呼吸爆发和吞噬能力也明显改善,由此显著降低胰腺炎时的细菌移位和内毒素血症发生率。张鹏等在 CRRT 治疗 SAP 患者的临床试验中也证实,CRRT不仅能纠正体内酸碱紊乱、清除体内代谢毒素,还能清除体内过多生成的促炎和抗炎细胞因子,改善患者单核细胞抗原呈递能力,重建机体免疫系统内环境稳态,疗效明显优于传统疗法。研究显示对免疫过度激活的患者,CRRT 能明显改善其免疫过度活跃状态;对处于免疫抑制状态的患者,CRRT 也能使其免疫功能得到部分恢复。

三、调节容量负荷,改善电解质、酸碱平衡

由于血管弥漫性的损伤和血管张力的改变,组织间隙大量体液蓄积,导致机体有效循环

血量的减少,进一步加重器官的损害,这也是疾病发展为 MODS 的主要机制之一。CRRT 能连续、缓慢及等渗地清除体内过多的水分和溶质,不断调节体液平衡,促进组织水肿消退,维持细胞内外渗透压和肾素 - 血管紧张素系统的稳定,在疾病的治疗中能很好地控制体温,更接近生理状况,从而发挥使机体的体液平衡和血流动力学稳定的作用。CRRT 选择置换液是根据个体的不同电解质水平和血气分析状况来个体化配制的,从而解决以往常用的内科方法出现的纠正效果不理想、速度不可控制以及矫枉过正等的不足。而且使用碳酸氢根置换液调节患者酸碱平衡优于乳酸置换液。Mehta 通过几个临床实例演示了液体管理方法,CRRT 技术具有高通透膜和持续性滤过两大优势,这就决定其能够通过多种方式清除大量液体,从而维持液体平衡及血流动力学稳定。SAP 患者所存在电解质的紊乱主要是低血钙,CRRT 可以及时补充患者所缺少的钙离子,维持血钙浓度在正常范围。

四、营养支持

CRRT 可以排出因肠外营养而输入体内过多的水分,保证营养支持得以顺利进行;CRRT 可以通过清除炎症介质降低患者体温,为肠外营养的实施提供基本条件,也可以控制所需营养物质的高分解代谢状况。比如患者出现高血糖时,可以在置换液内加用胰岛素,维持血糖在满意水平。危重症患者存在营养不良、负氮平衡、胰岛素抵抗、糖代谢异常、氨基酸比例失调等,CRRT 为营养支持提供了空间,但其在清除毒素、代谢产物的同时,也清除营养物质,因此在 CRRT 治疗的同时一定要注意营养的支持。

五、改善各脏器功能

组织间隙的水肿往往会加重器官功能损害,CRRT 通过清除第三间隙过多积液,改善微循环和实质细胞携氧能力,同时可能清除了抑制组织细胞携氧介质,改善组织的氧利用。临床和动物实验证实 CRRT 可明显清除肺间质中过多的水分,减轻肺部局部炎症反应,降低肺毛细血管内皮细胞及肺泡上皮细胞的通透性,从而减轻肺水肿,改善肺通气功能,促进细胞摄氧,提高机体氧利用能力,降低病程早期多器官功能衰竭的危害。我国学者万建新等人报道在 CRRT 治疗中,患者心血管功能稳定,血液滤过后患者的平均动脉压、心脏指数、心输出量均会升高,平均肺动脉压降低,PaO_2/FiO_2 上升,动脉血氧分压得到改善。CRRT 还能有效清除循环中心肌抑制因子,改善心肌功能,清除某些影响血管舒缩功能及血管内皮细胞的毒素及炎症介质,如 NO、TNF-α 等。无论临床还是动物实验,均证实 CRRT 对肝肾功能的改善有一定作用,为其他方面的治疗提供基本的条件。患者的临床症状如发热、呼吸急促和神志异常、腹痛腹胀等症状通过 CRRT 的治疗后,可以得到明显的纠正。

第四节　CRRT 治疗时机的选择

虽然 CRRT 技术在治疗 SAP 的优势已经得到了理论和实践的肯定,但临床上仍缺乏开始治疗的指征。CRRT 的传统临床经验治疗一般要等患者肌酐 >707.2μmol/L,尿素氮浓度 >35.7mmol/L,合并严重的高钾血症、难以纠正的代谢性酸中毒、对利尿剂拮抗的容量负荷和肺水肿,以及出现呕吐、消化道出血、精神症状等尿毒症综合征时才开始,但对重症患者而言,这些标准并不适合。Metha 提出重症患者的 CRRT 治疗是一种支持治疗,不同于传统肾衰竭的替代治疗,需要针对个体差异对每个患者区别对待。2001 年,Bellomo 提出了 ICU 中开始 CRRT 治疗的更新指征,达到其中一项标准的基线即可以开始 CRRT 治疗:少尿(尿量 <200ml/12h);无尿(尿量 <50ml/12h);由于代谢性酸中毒导致的严重酸血症(pH<7.1);氮质血症(尿素氮 >30mmol/L);高钾血症(血 K^+>6.5mmol/L 或血 K^+ 快速上升);怀疑有与尿毒症相关的疾病(心包炎、脑病、神经病、肌病);严重的钠离子紊乱(血 Na^+>160mmol/L 或 <115mmol/L);高热(体温 >39.5℃);临床上明显的器官水肿(尤其是肺);可透析毒物导致的中毒或药物过量。

　　而在 SAP 患者中,何时开始 CRRT 治疗,到目前为止尚无定论。大多数学者认为,治疗时间越早,疗效越好,一般应在确诊 48~72 小时内进行。动物实验中,Yekebas 观察 CRRT 对 SAP 模型猪的影响,发现早期治疗组与较晚治疗组相比存活率较高。临床实验中,研究显示在 SAP 发病 24 小时内就应接受 CRRT 治疗。Pupelis 等人通过对 111 例 SAP 患者采用 CRRT 治疗的疗效分析,认为早期开展对 SAP 患者是安全和有效的,可以降低患者的平均住院天数和病死率。日本的研究表明,SAP 在未出现其他脏器功能衰竭时就接受 CRRT 治疗,无论是 ICU 住院天数还是生存率均显著优于至少 1 个脏器出现衰竭后再接受治疗的患者。而国内的患者由于经济或是治疗条件的限制,大多数 SAP 患者是在出现 AKI 或严重水电解质紊乱、酸碱失衡、难以控制的感染后才开始接受 CRRT 治疗。一项系统评价显示,根据 SAP 患者的病情,如出现血氧饱和度降低、发热、心率加快、明显腹胀和精神症状时即应开始 CRRT 治疗,可缩短并发症持续时间,改善患者的预后。

第五节　治疗模式的选择

　　为了能最大限度地清除毒素和细胞炎症因子,临床上认为高容量的 CRRT 治疗模式是最合适的,而传统的肾脏替代治疗剂量对重症患者并无益处。Jiang 等人的研究发现,高容量 CRRT 治疗 SAP 较低容量治疗预后更好。Yekebas 等观察了不同 CBP 模式对 SAP 模型猪生存率的影响,发现早期高容量滤过并更换滤器组较其他组生存率高,具有减少肺、肾病理改变,改善预后的作用。另外一方面,可以采用增加滤过膜的通透性,倾向于选择生物相容性高、吸附能力强、超滤系数大的产品。然而,高通量滤器在清除更多毒素和炎症介质的同时也丢失了许多对机体有益的大、中分子物质,比如蛋白、激素、抗生素等。

第六节　总　　结

　　目前,CRRT 已成为 ICU 内继"呼吸机治疗"和"营养支持治疗"之后的第三大有力治疗支持手段。SAP 是 ICU 中的常见的危重症疾病之一,常伴发 MODS。CRRT 能够帮助 SAP 患者在一定程度上清除各种有害物质,纠正免疫紊乱,重建内环境稳态,改善各脏器功能,成为 SAP 综合治疗中一项重要的辅助措施。但在临床实践中如何更科学合理地掌握适应证,选择最为经济有效的治疗模式,从而减少疾病的并发症,改善患者的预后仍有待于进一步探索。

（胡章学　周姣姣）

参 考 文 献

1. Chiang DT, Anozie A, Fleming WR, et al. Comparative study on acute pancreatitis management. ANZ J Surg, 2004, 74 (4): 218-221

2. Fu CY, Yeh CN, Hsu JT, et al. Timing of mortality in severe acute pancreatitis: Experience from 643 patients. World J Gastroenterol, 2007, 13 (13): 1966-1969

3. 季大玺, 谢红浪, 黎磊石. 连续性血液净化与非肾脏疾病. 中国危重症急救医学, 2001, 13 (1): 5-9

4. Rinderknecht H. Fatal pancreatitis, a consequence of excessive leukocyte stimulation? Int J Pancreatol, 1988, 3 (2-3): 105-112

5. Beger HG, Rau BM. Severe acute pancreatitis: clinical course and management. World J Gastroenterol, 2007, 13 (38): 5043-5051

6. Manga F, Lim CS, Mangena L, et al. Acute pancreatitis in peritoneal dialysis: a case report with literature review. Eur J Gastroenterol Hepatol, 2012, 24 (1): 95-101

7. Mayer J, Rau B, Gansauge F, et al. Inflammatory mediators in human acute pancreatitis: clinical and pathophysiological implications. Gut, 2000, 47 (4): 546-552

8. De Beaux AC, Goldie AS, RossJA, et al. Serum concentrations of inflammatory mediators related to organ failure in patients with acute pancreatitis. Br J Sury, 1996, 83 (3): 349-353

9. Kingsnorth A. Role of cytokines and their inhibitors in acute pancreatitis. Gut, 1997, 40 (1): 1-4

10. Gukovsky I, Gukovskaya AS, Blinman TA, et al. Early NFB activation is associated with hormone-induced pancreatitis. Am J Physiol, 1998, 275 (6): 1402-1414

11. Ethridge RT, Hashimoto K, Dai H, et al. Selective inhibition of NF-B attenuates the severity of cerlein-induced acute pancreatitis. J Am Coll Surg, 2002, 195 (4): 497-505

12. Xavier RJ, Podolsky DK. How to get along: Friendly microbes in a hostile world. Science, 2000, 289 (5484): 1483-1484

13. 黎介寿. 连续性血液净化 - 治疗重症急性胰腺炎的一项有效措施. 肾脏病与透析移植杂志, 2004, 5 (13): 452-453

14. Ronco C, Bellomo R. Acute renal failure and multiple organ dysfunction inthe ICU: from renal replacement therapy (RRT) to multiple organ support therapy (MOST). Int J Art Org, 2002, 25 (8): 733-747

15. Kamijo Y, Wakabayashi Y, Shirasake K, et al. Continuous hemofiltration removes circulatory cytokines and improves multiple organ dysfunction syndrome following severe acute pancreatitis-A case report. Nihon Shokakibyo Gakkai Zasshi, 1995, 92 (6): 1013-1017

16. Gebhardt C, Bodeker H, Blinzler L, et al. Changes in therapy of severe acute pancreatitis. Chirurg, 1994, 65 (1): 33-40

17. Miller BJ, Henderson A, Strong RW, et al. Necrotizing pancreatitis: operating for life. World J Surg, 1994, 18 (6): 906-910

18. Mao EQ, Tang YQ, Zhang SD. Effects of time interval for hemofiltration on the prognosis of severe acute pancreatitis. World J Gastroenterol, 2003, 9 (2): 373-376

19. Bhatia M, Brady M, Shokuhi S, et al. Inflammatory mediators in acute pancreatitis. J Pathol, 2000, 190 (2): 117-125

20. Suzuki M, Okahisa T, Sogabe M, et al. Kinetics of group IB and ⅡA phospholipaseA2 during low-volume continuous hemodiafiltration in severe acute pancreatitis. Artif Organs, 2007, 31(5): 395-401

21. Yekebas EF, Treede H, Knoefel WT, et al. Influence of zero-balanced Hemofiltration on the course of severe experimental pancreatitis in pigs. Ann Surg, 1999, 229(2): 514-522

22. 季大玺, 龚德华. 连续性血液净化在重症急性胰腺炎中的应用. 肾脏病与透析肾移植杂志, 2003, 12(2): 181-185

23. 谢红浪, 季天玺, 龚德华, 等. 应用 CVVH 治疗重症急性胰腺炎. 肾脏病与透析肾移植杂志, 2000, 9(6): 510-515

24. Ikeda T. Hemoadsorption in critical care. Ther Apher, 2002, 6(3): 189-192

25. Yekebas EF, Eisenberger CF, Ohnesorge H, et al. Attenuation of sepsis-related immunoparalysis by continuous veno-venous hemofiltration in experimental porcine pancreatitis. Crit Care Med, 2001, 29(7): 1423-1430

26. 张鹏, 刘志红, 陈朝红, 等. 连续性血液净化对重症急性胰腺炎患者免疫内稳状态影响的临床对照研究. 肾脏病与透析肾移植杂志, 2007, 16(4): 308-315

27. 付平, 唐万欣, 崔天蕾. 连续性肾脏替代治疗的临床应用进展. 中国实用内科杂志, 2006, 26(6): 411-413

28. Mehta RL. Fluid management in CRRT. Contrib Nephrol, 2001, (132): 335-348

29. Ronco C, Brendolan A, Dan M, et al. Adsorption in sepsis. Kidney Int Suppl, 2000, 76: S148-S155

30. Su X, Bai C, Hong Q, et al. Effect of continuous hemofiltration on hemodynamics, lung inflammation and pulmonary edema in a canine model of acute lung injury. Intensive Care Med, 2003, 29(11): 2034-2042

31. 万建新, 高丽真, 郭淑霞, 等. 连续性肾脏替代治疗在重症急性胰腺炎并发多器官功能障碍综合征中的应用. 中国血液净化, 2003, 2(3): 128-131

32. Mehta RL. Indications for dialysis in the ICU: renal replacement vs. renal support. Blood Purif, 2001, 19(2): 227-232

33. Bellomo R, Ronco C. Blood purification in the intensive care unit: evolving concepts. World J Surg, 2001, 25(5): 677-683

34. Yekebas EF, Treed H, Kncefel WT, et al. Influence of zero-balanced hemofiltration on the course of severe experimental pancreatitis in pigs. Ann Surg, 1999, 229(4): 514-522

35. Wig JD, Bharathy KG, Kochhar R, et al. Correlates of organ failure in severeacute pancreatitis. JOP, 2009, 10(3): 271-275

36. Pupelis G, Plaudis H, Grigane A, et al. Continuous veno-venous hemofiltrationin the treatment of severe acute pancreatitis: 6-years experience. HPB(Oxford), 2007, 9(4): 295-301

37. Oda S, Hirasawa H, Shiga H, et al. A patient with severe acute pancreatitis successfully treated with a new critical care procedure. Ther Apher, 2002, 6(3): 221-224

38. 姜坤, 陈心足, 夏庆, 等. 早期血液滤过治疗重症急性胰腺炎的系统评价. 中国循证医学杂志, 2007, 7(2): 121-134

39. Jiang HL, Xue WJ, Li DQ, et al. Influence of continuous venous hemofiltrationon the course of acute pancreatitis. World J Gastroenterol, 2005, 11(31): 4815-4821

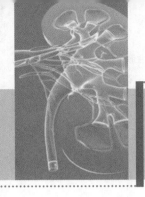

第三十三章

CRRT 在肿瘤溶解综合征中的应用

第一节　概　述

肿瘤溶解综合征(tumor lysis syndrome,TLS)这一概念,最早是由 Cohen 等在 1980 年提出,是指由于肿瘤细胞大量快速溶解破坏,细胞内各种电解质离子、蛋白质、核酸等物质突然释放入血,超过自身肝脏代谢及肾脏排泄的能力,所引起的以高钾血症、高尿酸血症、高磷血症、低钙血症和急性肾衰竭为特征的代谢异常综合征。TLS 分为:实验室 TLS 和临床型 TLS,分别是由 Hande & Garrow(1993 年)和 Cairo & Bishop(2004 年)两位学者提出。2011 年 Howarde 等综合了各家观点,对 TLS 的定义及分类进行了修订,建议合并临床 TLS 和实验室 TLS,提出:在肿瘤治疗的 3 天前或 7 天后,出现下列两种及以上代谢紊乱综合征即可诊断 TLS:①高尿酸血症[血尿酸 >8.0mg/dl(>475.8μmol/L)];②高钾血症(血钾 >6.0mmol/L);③高磷血症[血磷 >4.5mg/dl(>1.5mmol/L)或者儿童 >4.5mg/dl(>1.5mmol/L)];④低钙血症(矫正钙 <7.0mg/dl,游离钙 <1.12mg/dl);⑤伴随增高的血肌酐水平、癫痫、心律不齐及死亡。另外,出现症状性低钙血症者也可诊断。

事实上,随着肿瘤发病率逐年增高,TLS 发病率也随之增高。TLS 常见于巨型、侵袭性强和对化疗敏感的增生迅速的肿瘤,如 Burkitt 淋巴瘤、非霍奇金淋巴瘤、急性非淋巴细胞白血病、急性淋巴母细胞白血病、慢性粒细胞白血病急性变。偶可自发于恶性淋巴瘤、白血病及某些上皮来源的实体瘤如晚期乳腺癌、小细胞肺癌、神经管细胞瘤等。此外,TLS 也可因放射治疗、类固醇激素治疗、单克隆抗体等因素而诱发。某些药物也可诱发 TLS,如氟达拉滨、紫杉醇、沙利度胺、唑来磷酸和羟基脲等,发热和妊娠等也可以引起 TLS,但很罕见。尚有全身麻醉下引起 TLS 的报道。

虽然大多数 TLS 患者无临床症状,但是伴发急性肾损伤(acute kidney injury,AKI)、代谢性酸中毒、危及生命的电解质紊乱、心律失常的 TLS 可增加死亡的风险。TLS 多为急性起病,病情凶险,但如及时预防及治疗,其预后相对较好。血液透析(hemodialysis,HD)治疗用于 TLS 的救治,纠正患者水、电解质、酸碱平衡紊乱有显著疗效,而连续性肾脏替代治疗(continuous renal replacement therapy,CRRT)较 HD 在治疗过程中血流动力学更加稳定,更适用于重危患者的抢救。

第二节　发 病 机 制

TLS 的发病机制极为复杂,源于肿瘤细胞的快速更新增长与大量肿瘤细胞的死亡,因而导致代谢产物与细胞内离子同步释放入血。当这些大量入血的物质不能被血液缓冲代偿以及肾脏排泄时，为数众多的、危及生命的代谢紊乱也就随之发生，如：高尿酸血症、高钾血症、低钙高磷血症、代谢性酸中毒及急性肾损伤。

此外，肿瘤患者经治疗后发生 TLS 的机制可能与化疗药物、放疗以及细胞因子释放后诱导的肿瘤细胞凋亡有关。业已证实肿瘤患者所接受的多种治疗措施均可能诱导体内 TNF 产生增多。TNF 作用于肿瘤细胞表面的受体，导致细胞凋亡，因此推测 TLS 的发生可能与治疗后 TNF 的急剧释放有关。已知多种抗肿瘤药物如抗代谢药、脱氧核苷酸合成酶抑制剂、DNA 拓扑异构酶抑制剂、影响细胞微管的药物、烷化剂等，均可在不同敏感类型的肿瘤中诱导细胞凋亡，物理因素如放疗也可促使凋亡的发生。

第三节　病理生理学

Locatelli 等对 TLS 的发病机制进行了研究，认为主要是由于肿瘤细胞迅速破坏，导致细胞内离子及代谢产物进入血液，出现代谢异常及电解质紊乱。TLS 代谢的特点如下：

一、高尿酸血症

高尿酸血症可以发生于疾病诊断时或抗肿瘤治疗的 2~3 天内。作为肿瘤细胞的特征之一就是高分解代谢与高尿酸血症。核酸的分解产物释放入血后可导致高尿酸血症，特别是嘌呤核苷酸被代谢为黄嘌呤，在尿酸氧化酶的作用下氧化为尿酸。尿酸的 pH 为 5.4，属于弱酸性物质，可溶于血浆，自由经过肾小球滤过。但尿酸在肾小管和集合管中的溶解性差，当血尿酸增高时就会沉积于肾小管，形成尿酸晶体，从而导致肾功能不全或肾衰竭；不仅如此，血液浓缩、肾小管流速的下降也会增加尿酸的结晶从而加重肾脏的损害。此外，高尿酸血症还有非结晶依赖的急性肾损伤作用，可导致肾血管收缩、肾脏自身调节作用紊乱、肾血流量下降、氧化应激、炎症等。尿酸性肾病是 TLS 患者发生急性肾衰竭的主要原因。

二、高钾血症

由于大量肿瘤细胞坏死及细胞内钾离子释放到细胞外及肾脏排钾功能减弱，引起高钾血症。肾功能不全及代谢性酸中毒可加重高钾血症。高钾血症的出现预示 TLS 患者并发了危及生命的并发症，可出现一系列临床症状，首先出现恶心、呕吐及腹泻，严重的高钾血症可出现心脏损害，如心律失常、心室纤颤、室性心动过速、心脏骤停等，心电图出现 T 波高尖，P-R 间期延长，以及宽大 QRS 波等。另外高钾血症还可引起神经肌肉异常，如感觉异常和肌肉疼痛性痉挛。

三、高磷血症

肿瘤细胞内含磷水平是正常细胞的 4 倍，当细胞崩解后，使大量无机磷迅速释放入血，可发生于抗肿瘤治疗后 24~48 小时。早期肾脏能够通过增加尿磷排出及减少肾小管对磷的重吸收作用来维持血磷的正常水平，然而，随着肿瘤细胞大量崩解，最后肾小管转运障碍，超过肾脏自身代偿能力，引起高磷血症（儿童 >2.1mmol/L；成人 >1.45mmol/L），临床出现恶心、呕吐，昏睡和癫痫发作。高磷血症可引起磷酸钙沉积于肾小管引起或加重肾衰竭。

四、低钙血症

常与高磷血症共同存在。高磷、低钙血症并存,钙磷乘积 >4.6mmol/L,钙磷就可沉积于软组织中,引起软组织钙化,如肾钙盐沉积症。肾小管内钙沉积可诱发炎症反应,加重 AKI 的风险。钙磷在碱性环境下溶解度低,可加速钙磷在组织中的沉积。医源性碱化尿液对于伴发高磷低钙的 TLS 患者可加重肾钙盐沉积症。低钙血症可导致神经肌肉的兴奋性异常,严重时可引起低血压、心律失常、手足抽搐或肌肉痉挛性疼痛。由于钙磷沉积及软组织钙化的风险,对于 TLS 伴发无症状低钙血症者不推荐治疗。

五、代谢性酸中毒

TLS 常伴有代谢性酸中毒,其机制是:①肿瘤负荷增加,氧消耗增加;肿瘤患者血黏稠度增高,微循环障碍,组织灌流不畅,而形成低氧血症,使糖代谢中间产物不能进入三羧酸循环被氧化,而停滞在丙酮酸阶段并转化为乳酸;②高热、严重感染可因分解代谢亢进而产生过多的酸性物质;③肿瘤细胞的溶解,释放出大量磷酸加之排泄受阻,从而使机体内非挥发性酸增多;④肾功能不全时,肾脏排出磷酸盐、乙酰乙酸等非挥发性酸能力不足而在体内潴留,肾小管分泌 H^+ 和合成氨的能力下降,HCO_3^- 重吸收减少。

六、高细胞因子血症

TLS 常释放较多的细胞因子,可引起急性炎症综合征,严重时出现多器官功能衰竭。

七、急性肾损伤

急性肾损伤(acute kidney injury,AKI)是 TLS 患者最常见的并发症之一,肿瘤细胞直接浸润,梗阻性肾病,肾小球肾炎以及治疗药物的肾毒性均可导致 AKI 的发生。而 TLS 时直接细胞毒作用及免疫介导的肿瘤细胞崩溃溶解,又是导致肾衰竭的根本原因。研究资料显示,大量的尿酸在肾远曲小管和集合管沉积,使肾小管内压力增高而引起肾小球有效滤过压降低;尿酸在肾盂内的弥漫性沉淀,可进一步引起肾内梗阻;此外,无机磷酸盐及黄嘌呤同时在肾内大量沉积,最终多因素导致肾衰竭。

第四节　临床表现

急性肿瘤溶解综合征(acute tumor lysis syndrome,ATLS)易发生在年轻人(年龄 <25 岁),男性多见。临床高危因素包括:化疗前乳酸脱氢酶(LDH)水平高,脱水、血容量减少,少尿、酸性尿等。临床上 ATLS 常发生于肿瘤患者治疗后的早期(24~48 小时内),典型表现为"三高一低",即高尿酸血症、高钾血症、高磷血症和低钙血症。其主要表现为:恶心、呕吐、水肿、心律失常、充血性心力衰竭、抽搐、肌痉挛、手足抽搐、晕厥、嗜睡和猝死等。

TLS 的临床表现依代谢异常的严重程度而定。患者均有不同程度的高尿酸血症所致的恶心、呕吐、嗜睡,血尿酸增高,尿中出现尿酸结晶,血尿,以及尿酸性肾病,肾功能损害,患者可因尿酸水平迅速升高而出现关节疼痛和肾绞痛。高钾血症可引起血清钾增高,可引起疲乏,无力,肌肉酸痛,肢体冷湿,心动徐缓,心律失常,甚至心搏骤停。首次化疗的高度恶性淋巴瘤患者出现高钾血症发生率高达 8.7%。高磷血症常伴低钙血症,患者表现为无力、畏光、神经肌肉兴奋性增强,手足抽搐。若钙磷乘积 >60,则磷酸盐沉积于微血管与肾小管内,造成皮肤瘙痒、眼与关节炎症及肾功能损害等。严重的低钙血症可致感觉异常、焦虑、陶瑟(Trousseau)征与佛斯特(Chvoster)征阳性的手足抽搐、腕和足痉挛以及支气管痉挛等。尿毒症表现为乏力、虚弱、不适、恶心、呃逆、食欲缺乏、呕吐、金属味道、易激惹、注意力不集中、瘙痒、不安腿等。随着病情进展,可发生感觉异常和心包炎,还可出现容量超负荷而导致水肿、高血压、呼吸困难等。

第五节 TLS 的诊断标准及分级系统

一、TLS 的诊断标准

1993 年 Hande 等首次提出了 TLS 的实验室(LTLS)和临床(CTLS)两大类诊断分类,但随后有学者认为该分类存在一定缺陷。2004 年 Cairo 等对其进行了修订,定义 LTLS 为:细胞毒类药物开始治疗 3 天前或 7 天后以下因素 2 个异常,基线值需通过治疗前的多次检测确定:尿酸 ≥476μmol/L 或较基线值增加 25%;钾 ≥6.0mmol/L 或增加 25%;磷 ≥1.45mmol/L(成人)或 ≥2.1mmol/L(儿童)或增加 25%;钙 ≤1.75mmol/L 或减少 25%;CTLS 则定义为:LTLS 合并以下一项:肾损害 - 血肌酐 ≥1.5 倍年龄校正的正常上限或需进行透析;心律失常或猝死;癫痫发作。而 Tosi 等认为血肌酐与患者年龄、水化情况和肌肉质量等有关,存在个体差异,以估算肾小球滤过率(eGFR)替换血肌酐指标,更能反映肾功能的真实情况。2011 年 Howarde 等综合了各家观点,对 TLS 的定义及分类进行了修订,建议合并实验室 TLS 和临床 TLS,提出:在肿瘤治疗的 3 天前或 7 天后,出现"三高一低"两种及以上代谢紊乱综合征,伴随增高的血肌酐水平、癫痫、心律不齐及死亡,即可诊断 TLS,或出现症状性低钙血症者也可诊断 TLS,见表 33-1。

二、TLS 分级系统

TLS 疾病分级反映了 TLS 的严重程度,也关系到患者的临床转归与预后。2004 年 Cairo 等根据肾功能、心律失常、癫痫等指标制定了 TLS 的分级系统,将其分为 0~Ⅴ级,见表 33-2。而 Tosi 等专家组考虑该分级系统的 0 级无临床意义,而 Ⅴ 级是最严重的临床表现,患者死亡,推荐将 TLS 分为 Ⅰ~Ⅳ级,具体见表 33-3。

表 33-1 TLS 的定义与分类

	实验室 TLS	临床 TLS	其他
Hande and Garrow 1993	治疗 4 天内发生下列 2 项以上的代谢异常: 血尿酸升高基础值的 25% 血钾升高基础值 25% 血磷升高基础值 25% 血钙下降基础值的 25%	符合实验室 TLS 诊断同时合并以下任何情况: 血肌酐 >221μmol/L 血钾 >6mmol/L 血钙 <1.5mmol/L 威胁生命的心律失常 猝死	

续表

	实验室 TLS	临床 TLS	其他
Cairo and Bishop 2004	治疗 3 天前至 7 天后发生下列 2 项以上的代谢异常： 血尿酸≥476μmol/L 或升高基础值的 25% 血钾≥6mmol/L 或升高基础值的 25% 血磷≥2.1mmol/L（儿童）或≥1.45mmol/L（成人）或升高基础值的 25% 血钙≤1.75mmol/L 或下降基础值的 25%	符合实验室 TLS 诊断同时合并以下任何情况： 血肌酐水平升高（超过基础值的 1.5 倍） 癫痫 心源性心律失常 死亡	
Howard SC,et al 2011	治疗 3 天前至 7 天后发生下列 2 项以上的代谢异常： 血尿酸≥476μmol/L 或者儿童患者超过正常基础值 血钾 >6mmol/L 血磷≥2.1mmol/L（儿童）或≥1.45mmol/L（成人） 纠正后[*]的血钙 <1.75mmol/L 或者游离钙 <0.3mmol/L	符合实验室 TLS 诊断同时合并以下任何情况： 血肌酐水平升高 癫痫 心源性心律失常 死亡	任何有临床症状的低钙血症可以做出诊断

注：* 纠正后的血钙（mg/dl）计算：血钙水平（mg/dl）+0.8 ×（4– 白蛋白水平）（mg/dl）

表 33-2　TLS 的严重程度分级（Cairo 分级）

级别	LTLS	Cr	心律失常	癫痫发作
0	–	<1.5 倍 ULN	无	无
I	+	1.5 倍 ULN	无须治疗	无
II	+	>1.5~3 倍 ULN	无须紧急治疗	短暂全面发作,局部运动发作,可良好控制
III	+	>3~6 倍 ULN	有症状,药物不能完全控制或需非药物治疗才能控制	伴意识障碍,控制不佳,药物控制下的全面发作
IV	+	>6 倍 ULN	威胁生命	长时、反复的难治性发作
V	+	死亡	死亡	死亡

注：ULN 参考值上限

表 33-3　TLS 的严重程度分级（Tosi 分级）

	I 级	II 级	III 级	IV 级
TLS	+	+	+	+
肾功能受损程度	SCr 1.5mg/dl 或 CCr 30~45ml/min	SCr 1.5~3.0mg/dl 或 CCr 20~30ml/min	SCr 3.0~6.0mg/dl 或 CCr 10~20ml/min	SCr>6.0mg/dl 或 CCr<10ml/min

	Ⅰ级	Ⅱ级	Ⅲ级	Ⅳ级
心律失常的性质	无干预指征	无紧急干预指征	有明显症状、不能完全控制或用机械可控制	危及生命,如心律失常合并充血性心力衰竭、低血压、晕厥、休克
癫痫发作	无	一次短暂的全身发作,药物可很好地控制,或偶有不影响日常生活的局灶运动性发作	伴意识改变的发作,控制不佳的癫痫,药物干预下仍全身暴发性发作	长期、反复发生,难控制的癫痫(如癫痫持续状态和顽固性癫痫)

注:TLS,肿瘤溶解综合征;SCr,血清肌酐;CCr,内生肌酐清除率

三、TLS 的风险评估

鉴于 TLS 可发生严重的并发症,甚至死亡,且多数 TLS 是在化疗诱导之后出现,因此在肿瘤治疗前评估 TLS 的发生风险尤为重要。Coiffier 等针对不同肿瘤类型制定了危险度分层标准,以此进行分层治疗,见表 33-4。

表 33-4 危险度分层及治疗方案

肿瘤类型	危险度分层		
	高危	中危	低危
淋巴瘤	Burkitt 淋巴瘤、T 淋巴细胞淋巴瘤、B-ALL	弥漫大 B 细胞淋巴瘤	惰性淋巴瘤
ALL	WBC>100×10^9/L	WBC($50\sim100$)$\times 10^9$/L	WBC<50×10^9/L
AML	WBC>50×10^9/L	WBC($10\sim50$)$\times 10^9$/L	WBC<10×10^9/L
CLL		WBC($10\sim100$)$\times 10^9$/L	WBC<10×10^9/L
其他血液恶性肿瘤(包括 CML、MM)和实体瘤		氟达拉滨治疗快速增殖和期望对治疗快速反应	剩余患者
分层治疗方案	水化 + 初始拉布立酶治疗	水化 + 初始别嘌呤醇(儿科患者初始可考虑拉布立酶)如有高尿酸血症初始行拉布立酶治疗	临床观察和监测

注:ALL:急性淋巴细胞白血病;AML:急性粒细胞白血病;CLL:慢性淋巴细胞白血病;CML:慢性粒细胞白血病;MM:多发性骨髓瘤

第六节 TLS 的预防及治疗

评估高危患者及病情监测,立即开始预防性治疗。尽早识别肾代谢并发症并迅速实施包括血液净化在内的支持治疗,是治疗 TLS 的关键。

一、监测

目前暂无循证医学证据支持 TLS 高危患者最佳监测时间点及监测指标,常建议治疗前 3 天每 12 小时监测患者的血清 LDH、尿酸、钠、钾、肌酐、尿素氮、钙和磷水平,3 天后每 24 小时监测 1 次。已发生 TLS 的患者,最初 24 小时内每 6 小时监测如下内容:生命体征(血压、呼吸、心率、尿量)、肾功能(尿素氮、血肌酐)、血尿酸、血电解质(钾、钙、磷)、尿 pH、尿渗透压、尿比重,每 24 小时应监测全血细胞计数,血清 LDH,血清蛋白水平,血清渗透压、动脉血气、酸碱平衡、心电图、体质量等。对高危患者应每日测体重,记录 24 小时出入量。视患者病情轻重,定期复查尿酸、电解质及其他肾功能指标。若尿中尿酸与肌酐之比 >1,对高尿酸血症的诊断具有特异性,如在尿中查到尿酸结晶则更有助于高尿酸血症的诊断。

二、预防与治疗

TLS 的治疗措施主要包括静脉水化、碱化尿液、控制高尿酸血症、治疗急性肾功能不全,维持内环境平衡,排泄蓄积的代谢产物。

1. 水化治疗　在化疗前 1 天、化疗期间及化疗后 2 天内,若患者没有体液蓄积的情况,则推荐补液量为 2.5~3L/(m²·d)甚至更多,使每日尿量保持在 3000~4000ml〔>100ml/(m²·h)的水平〕,若体质量 <10kg 的儿童尿量为 3ml/(kg·h)为宜,尿比重维持在 <1.010 的水平,必要时可配合甘露醇及利尿剂等使用。但首先要纠正患者机体脱水状态。非常重要的是在补液的过程中一定不能给予钾、钙和磷。

2. 预防尿酸盐沉积,纠正高尿酸血症　高尿酸血症的治疗主要包括抑制尿酸合成和促进尿酸排泄两个方面。促进排泄通过碱化尿液来完成,补充碱性药物(口服或静脉给予碳酸氢钠)将尿液 pH 控制在 7.0~7.5,一方面有助于尿酸的排泄,一方面防止钙磷在肾脏沉积,但碱化尿液的治疗也存在着副作用,包括:口服碱性药物导致血钙从离子形式(Ca²⁺)向非离子形式(Ca)转化,可能会加重低钙血症的临床症状;另一缺点可增加磷酸钙在肾小管内的沉淀。因此,使用碳酸氢钠预防性治疗 TLS 目前不被推荐。

抑制尿酸合成的药物为别嘌呤醇,别嘌呤醇是一种黄嘌呤氧化酶抑制剂,它可以减少核酸代谢的副产物向尿酸的转化,从而预防尿酸盐肾病、肾衰竭。化疗前及化疗后 2 天应口服别嘌呤醇,推荐剂量为 300~600mg/(m²·d),化疗期间为 200mg/(m²·d),以防止尿酸产物过量积聚。不能口服者可静脉注射。当高尿酸血症纠正之后应适当减量,维持治疗 1~2 周。但是别嘌呤醇不能降低已经升高的尿酸水平。此外,使用别嘌呤醇后黄嘌呤会增加,由于这种物质难以排出,会在肾脏形成结晶造成黄嘌呤肾病,对于肾功能不全者应减量使用;与硫唑嘌呤、6- 巯鸟嘌呤等药物联合应用时,别嘌醇亦需减量,故别嘌呤醇具有一定的治疗局限性。

重组尿酸氧化酶(拉布立酶)则可以直接降解尿酸为易于排泄的尿囊素,不会造成黄嘌呤蓄积,从而具有良好的降低尿酸作用。研究发现拉布立酶能更快、更好的降低尿酸水平,预防 TLS 的发生,且副作用少。其推荐剂量为 50~100U/(kg·d),孕妇和葡萄糖 -6- 磷酸脱氢酶缺乏症患者禁用。但其价格昂贵,目前仍无前瞻性研究证实尿酸氧化酶能改善 TLS 的终点事件。

3. 碱化尿液　尿酸在碱性环境下不易沉积。因此,治疗中需碱化尿液,使 pH 维持在 7.0 左右,可以防止尿酸结晶析出,并减少肾单位及远端尿酸沉积。碱化尿液应持续用至治疗结束后 2~3 天,尿酸正常时应停用。

4. 纠正电解质紊乱　电解质紊乱处理指南,见表 33-5。

表 33-5　TLS 电解质紊乱的处理建议

电解质异常	处理建议
高磷血症	
中度(>2.1mmol/L)	避免含磷药物静脉滴注,氢氧化铝[50~150mg/(kg·d)],每 6 小时 1 次,使用 1~2 天
重度(>3.0mmol/L)	透析治疗
低钙血症(≤1.75mmol/L)	
无症状	无须治疗
伴随症状	心电监护下葡萄糖酸钙 50~100mg/kg 缓慢静脉推注
高钾血症	
中度(≥6.0mmol/L)且无症状	避免静脉或口服补钾,心电图及心脏节律监护
重度(>7.0mmol/L)或不伴症状	以上措施基础上,心律失常者葡萄糖酸钙 100~200mg/kg 静脉推注和普通胰岛素(0.1U/kg)+硫化双氯酚静脉滴注及 5% 碳酸氢钠 2~4ml/kg 静脉滴注;透析治疗

高钾血症可以通过利尿、补充比例胰岛素葡萄糖溶液、钙剂、交换树脂治疗,必要时进行透析治疗。严重的 TLS 患者在出现严重高钾血症、急性肾衰竭时可进行透析治疗。出现以下任一情况的患者都应尽早透析:①血钾 >6.5mmol/L;②持续性高尿酸血症,UA>600μmol/L;③血磷 >3.2mmol/L;④血尿素氮 >21.4mmol/L;⑤血清肌酐 >442μmol/L;⑥少尿两天,伴有体液过多、血钙低者。

5. 纠正低血钙　ATLS 患者在高磷血症的同时常伴有低钙血症,可适当给予葡萄糖酸钙静脉注射以纠正低血钙。当低钙不易纠正时,应考虑到可能伴有低血镁存在,可缓慢静脉滴注硫酸镁(25~100mg/kg)。

三、血液净化治疗

当 ATLS 出现肾衰竭和严重的水、电解质、酸碱平衡紊乱,经保守治疗措施无效时,则需行血液净化治疗。TLS 可采取的血液净化方法有:血液透析(HD)、腹膜透析(PD)、连续性静脉 - 静脉血液滤过(CVVH)、连续性动脉 - 静脉血液滤过(CAVH)、连续性动脉 - 静脉血液透析(CAVHD)、连续性静脉 - 静脉血液透析(CVVHD)。最佳的血液净化治疗时间点目前尚无循证医学证据,大多数学者主张在肾功能恶化前早期进行血液净化治疗,延迟血液净化治疗可能让一些可逆的病情发展到不可逆阶段。

1. 血液透析(hemodialysis,HD)　当患者出现典型的"高尿酸血症、高钾血症、高磷血症和低钙血症"时应首选 HD。尿酸、钾和磷均属于小分子物质,以弥散清除为主,因此 HD 疗效明显,能够快速有效地将患者血尿酸及血钾、血磷水平调节至正常范围。同时患者体内过度的容量负荷在 HD 过程中也能得到有效的纠正。

在 ATLS 中,由于肿瘤细胞溶解破坏,细胞内钾释放入血,血清钾明显升高,另一方面,由于患者同时存在肾功能不全,肾脏排泄钾降低,极易出现高钾血症,而 HD 治疗目前被公认为纠正高钾血症的最佳方法,当患者血钾 >6.5mmol/L 时,应急诊行 HD。高磷血症和继发的低钙血症也是 ATLS 的典型症状之一,HD 可快速降低血磷水平,但是由于细胞外液磷只占身体总磷的 1%,透析后磷的再分布可使血磷水平回升,因此 HD 对磷的清除作用只是一过性的,并不能真正控制血磷水平,此时可配合 CRRT。

2. 连续性肾脏替代治疗(continuous renal replacement therapy,CRRT)　TLS 患者由于起病急,病程进展迅速,病情危重,多数患者不能耐受 HD 治疗,此时,CRRT 充分显示出其优越性,尤其是对于血流动力学不稳定的患者,CRRT 治疗具有更安全、耐受性更好的特点,对于患者预后的影响更好。事实上,重症患者往往存在自身血管调节功能障碍,血流动力学不稳定,因此保障其血流动力学的稳定性是治疗得以顺利进行的关键。在 HD 治疗中,由于在短时间内要清除大量的液体和溶质,常引起患者血流动力学失衡。而 CRRT 作为一种连续性的治疗方式,可以缓慢、连续、等渗地清除水和溶质,更加符合人体的生理状态,因而能够更好地维持患者血流动力学的稳定性;同时,由于 CRRT 治疗中输入了大量未加温的置换液,常常造成患者体温下降,而体温的下降可能有利于血流动力学的稳定。患者对 CRRT 治疗耐受性很好,治疗中极少发生低血压和低灌注。

CRRT 的指征有肺水肿、为了维持液体平衡、输送营养、改善急性呼吸窘迫综合征(ARDS)患者的气体交换、改善脓毒血症及多器官功能衰竭患者的炎症状态。对于血流动力学不稳定的患者,推荐进行 CRRT 治疗,因 CRRT 可减少治疗过程中低血压的风险。

由于 TLS 患者多并发 AKI,引起突然的、危及生命的电解质失衡,因此,维持体内水、电解质、酸碱平衡及内环境的稳定是 TLS 患者治疗过程中亟待解决的问题之一。在维持患者内环境稳定性方面,CRRT 具有其他治疗不可比拟的优越性。CRRT 除了具有缓慢、连续、等渗地清除水分和溶质的特点之外,其最大的优势还在于可以随时清除患者体内过多的水分,根据患者病情需要调整治疗方案,及时、精确地控制患者的容量平衡,为营养支持和临床用药提供了有利的空间。临床研究发现:CBP 由于具有连续性的特点,在控制氮质血症和电解质、酸碱平衡方面,疗效同样优于 HD,不但避免了治疗过程中高峰浓度与低谷浓度交替出现的不足,还维持了电解质、酸碱的平衡。

CRRT 治疗除了在维持血流动力学稳定及水、电解质、酸碱平衡方面具有一定的优越性外,更为重要的是能够清除患者体内大量的炎症介质如 TNF、IL-6、IL-10、PAF 等。正如前面所述,TNF 在 TLS 的发病机制中起着极为重要的作用,当患者接受 CRRT 治疗时,体内大量炎症介质如 TNF、IL-6 等被大量清除,就可能阻断 ATLS 病程,从而有效缓解病情。另外,由于 TLS 患者均具有肿瘤的基础病变,当 TLS 发生时,患者除并发 AKI 之外,还可能出现其他脏器(如心、肺等)功能衰竭,最终发展为 MODS。目前已有大量的研究证实,CRRT 特别是高容量血液滤过(HVHF)用于 MODS 的治疗中,能够清除大量可溶性炎症介质,下调炎症反应,改善患者的血流动力学状态,对于改善其预后具有显著的疗效。

第七节　病案分享

【病案介绍】

患者女,41 岁,1 年前因为乏力、发热就诊;行 CT 检查发现腹腔淋巴结肿大,行剖腹探查,淋巴结活检诊断为"霍奇金淋巴瘤,混合细胞型,ⅣB 期"。患者确诊后行 8 次 ABVD 方案化疗;虽复查 CT 示腹部淋巴结减少,但 PET 检查发现胃壁、腹膜后、盆腔多个淋巴结长大,全身骨骼多灶性淋巴瘤浸润。随后又行了 6 次 ABMOPP 化疗。此后骨髓活检提示"淋巴瘤骨髓浸润"。3 天前患者出现高热再次入院。查体:T 39.3℃,P 96 次 / 分,R 24 次 / 分,BP 120/58mmHg。右下肺少许湿啰音,心脏和腹部查体无异常。肝肾功能、电解质及凝血功能均正常。X 线胸片提示"肺部感染"。入院诊断:霍奇金淋巴瘤,混合细胞型,ⅣB 期。经抗生素治疗肺部感染好转后,予 ABVD 方案化疗(吡喃阿霉素 20mg,博来霉素 15mg,氮烯米胺 400mg,长春新碱 2mg,地塞米松 5mg)。在化疗后患者即出现寒战、高热、气促、呼吸困难、无尿。查体:T 40.3℃,P 123 次 / 分,R 30 次 / 分,BP 100/70mmHg,双下肺大量细湿啰音;右下腹压痛;生化示 BUN 16.3mmol/L,Cr 192.3μmol/L,UA 712.3μmol/L,LDH 11 656IU/L,K^+ 6.58mmol/L,Ca^{2+} 1.72mmol/L,P 2.74mmol/L;PT 35 秒,APTT 114.8 秒,TT>120 秒,FIB 0.97g/L,D- 二聚体阳性;血气分析 PO_2 17.33kPa,PCO_2 2.34kPa,pH 7.25,HCO_3^- 7.6mmol/L,SaO_2 99%。考虑出现急性肿瘤溶解综合征合并 DIC,经对症支持治疗后症状无好转。故于化疗后 12 小时行连续性肾脏替代治疗(CRRT)。采用静脉 - 静脉血液透析(CVVHD)模式,连续透析 12 小时后患者一般情况明显好转,体温降低、呼吸困难改善、自解小便 400ml。复查各项指标均好转,BUN 12.7mmol/L,Cr 135.9μmol/L,UA 239.8μmol/L,LDH 9735IU/L,K^+ 4.18mmol/L,Ca^{2+} 1.51mmol/L,P 1.75mmol/L;PT 31.5 秒,APTT 74.6 秒,TT 67.4 秒,FIB 0.97g/L,D- 二聚体阳性;因故停止 CRRT 治疗。14 小时后患者症状再次加重,复查 BUN、Cr、UA、K^+、P 再次升高,故再次给予 CRRT 治疗 12 小时,后复查所有指标又有所缓解。第 2 次透析停止后 8 小时患者突然出现呼之不应,昏迷,经积极抢救无效死亡。

【经验总结】

有研究显示,恶性程度中等到较高的非霍奇金淋巴瘤患者,具有实验室证据的 TLS 的发病率比症状性 TLS 明显升高(42% vs 6%),接受诱导化疗的急性白血病儿童无临床症状但具有实验室证据的 TLS 占 70%,而具有明显临床症状者仅占 3%。本例患者根据 2004 年 Cairo 等分类,存在高尿酸、高磷、高钾、低钙、急性肾衰竭,符合肿瘤溶解综合征诊断。而感染更加重肿瘤溶解综合征病情。

小结

本例患者病情严重,早期使用 CRRT 治疗,取得了一定的疗效,各项指标好转,患者在因故停止 CRRT 期间病情加重,虽恢复 CRRT 但最终仍死亡,提示 TLS 危重,进展快,在进行 CRRT 治疗时应持续进行,稳定患者内环境,增加患者代谢产物的排泄,才能最终保证治疗成功。

第八节　总　　结

肿瘤溶解综合征是肿瘤细胞短期内大量溶解,释放细胞内代谢产物,引起以高尿酸血症、高血钾、高血磷、低血钙和急性肾衰竭为主要表现的一组临床综合征。对 TLS 处理的首要关键在于预防。TLS 高危患者,即肿瘤负荷大、增殖比率高而对化疗药敏感的患者,将进行放、化疗前即采取充分水化、利尿及碱化尿液服用别嘌呤醇等措施,以防止或减少 ATLS 发病的可能性。对已发生的 TLS,因其进展迅速、常危及生命,在治疗过程中应该实时监测,及早预防,采取有效措施治疗疾患,而 CRRT 不仅缓慢、连续、等渗地清除水分和溶质,而且随时清除患者体内过多的水分,根据患者病情需要调整治疗方案,及时、精确地控制患者的容量平衡,为营养支持和临床用药提供了有利的空间,为临床医师提供了新的治疗途径,有效地改善了 TLS 的预后。

第九节 展 望

近年来由于对 TLS 发生的高危因素及临床表现的高度注意和采取了积极有效的治疗措施,TLS 的死亡率已大大减少。而且发生 TLS 的患者,其肿瘤对治疗的反应良好,故肿瘤消退快。病情得到控制后,还可以进行下一步的治疗。TLS 重在预防,早期诊断,早期治疗,患者可获得良好的预后。

(赵 丹 杨晓萍)

参 考 文 献

1. Cohen LF,Balow JE,Magrath IT,et al. Acute tumor lysis syndrome. A review of 37 patients with Burkitt's lymphoma. Am J Med,1980,68(4):486-491
2. Chubb EA,Maloney D,Farley-Hills E. Tumour lysis syndrome:an unusual presentation. Anaesthesia,2010,65(10):1031-1033
3. Hande KR,Garrow GC. Acute tumor lysis syndrome in patients with high-grade non-Hodgkin's lymphoma. Am J Med,1993,94(2):133-139
4. Cairo MS,Bishop M. Tumour lysis syndrome:new therapeutic strategies and classification. Br J Haematol,2004,127(1):3-11
5. Howard SC,Jones DP,Pui CH. The tumor lysis syndrome. N Engl J Med,2011,364(19):1844-1854
6. Lee CC,Wu YH,Chung SH,et al. Acute tumor lysis syndrome after thalidomide therapy in advanced hepatocellular carcinoma. Oncologist,2006,11(1):87-89
7. Kurt M,Onal IK,Elkiran T,et al. Acute tumor lysis syndrome triggered by zoledronic Acid in a patient with metastatic lung adenocarcinoma. Med Oncol,2005,22(2):203-206
8. Coiffier B,Altman A,Pui CH,et al. Guidelines for the management of pediatric and adult tumor lysis syndrome:an evidence-based review. J Clin Oncol,2008,26(16):2767-2778
9. Cairo MS,Coiffier B,Reiter A,et al. Recommendations for the evaluation of risk and prophylaxis of tumour lysis syndrome(TLS)in adults and children with malignant diseases:an expert TLS panel consensus. Br J Haematol,2010,149(4):578-586
10. Pession A,Masetti R,Gaidano G,et al. Risk evaluation,prophylaxis,and treatment of tumor lysis syndrome:consensus of an Italian expert panel. Adv Ther,2011,28(8):684-697
11. Davidson MB,Thakkar S,Hix JK,et al. Pathophysiology,clinical consequences,and treatment of tumor lysis syndrome. Am J Med,2004,116(8):546-554

12. 季大玺,谢红浪,黎磊石 . 连续性血液净化与非肾脏疾病 . 中国危重病急救医学,2001,13(1):5-9

13. Kes P,Ljutic D,Basic-Jukic N,et al.〔Indications for continuous renal function replacement therapy〕. Acta Med Croatica,2003,57(1):71-75

14. Hannun YA. Apoptosis and the dilemma of cancer chemotherapy. Blood,1997,89(6):1845-1853

15. Smith CA,Farrah T,Goodwin RG. The TNF receptor superfamily of cellular and viral proteins:activation, costimulation,and death. Cell,1994,76(6):959-962

16. Arrambide K,Toto RD. Tumor lysis syndrome. Semin Nephrol,1993,13(3):273-280

17. Obrador GT,Price B,O'Meara Y,et al. Acute renal failure due to lymphomatous infiltration of the kidneys. J Am Soc Nephrol,1997,8(8):1348-1354

18. Locatelli F,Rossi F. Incidence and pathogenesis of tumor lysis syndrome. Contrib Nephrol,2005,147:61-68

19. Montesinos P,Lorenzo I,Martin G,et al. Tumor lysis syndrome in patients with acute myeloid leukemia: identification of risk factors and development of a predictive model. Haematologica,2008,93(1):67-74

20. Shimada M,Johnson RJ,May WS Jr,et al. A novel role for uric acid in acute kidney injury associated with tumour lysis syndrome. Nephrol Dial Transplant,2009,24(10):2960-2964

21. Mughal TI,Ejaz AA,Foringer JR,et al. An integrated clinical approach for the identification,prevention,and treatment of tumor lysis syndrome. Cancer Treat Rev,2010,36(2):164-176

22. 陈棹,陈薇 . 急性肿瘤溶解综合征 . 国际肿瘤学杂志,2006,33(09):710-713

23. Nakamura M,Oda S,Sadahiro T,et al. The role of hypercytokinemia in the pathophysiology of tumor lysis syndrome(TLS)and the treatment with continuous hemodiafiltration using a polymethylmethacrylate membrane hemofilter(PMMA-CHDF). Transfus Apher Sci,2009,40(1):41-47

24. Abu-Alfa AK,Younes A. Tumor lysis syndrome and acute kidney injury:evaluation,prevention,and management. Am J Kidney Dis,2010,55(5 Suppl 3):S1-S19

25. Tosi P,Barosi G,Lazzaro C,et al. Consensus conference on the management of tumor lysis syndrome. Haematologica,2008,93(12):1877-1885

26. Bose P,Qubaiah O. A review of tumour lysis syndrome with targeted therapies and the role of rasburicase. J Clin Pharm Ther,2011,36(3):299-326

27. Del TG,Morris E,Cairo MS. Tumor lysis syndrome:pathophysiology,definition,and alternative treatment approaches. Clin Adv Hematol Oncol,2005,3(1):54-61

28. Hagemeister F,Huen A. The status of allopurinol in the management of tumor lysis syndrome:a clinical review. Cancer J,2005,11 Suppl 1:S1-S10

29. Hochberg J,Cairo MS. Tumor lysis syndrome:current perspective. Haematologica,2008,93(1):9-13

30. Muslimani A,Chisti MM,Wills S,et al. How we treat tumor lysis syndrome. Oncology(Williston Park),2011, 25(4):369-375

31. Wilson FP,Berns JS. Onco-nephrology:tumor lysis syndrome. Clin J Am Soc Nephrol,2012,7(10):1730-1739

32. Canet E,Zafrani L,Lambert J,et al. Acute kidney injury in patients with newly diagnosed high-grade hematological malignancies:impact on remission and survival. PLoS One,2013,8(2):e55870

33. 黎磊石,季大玺 . 连续性血液净化 . 南京:东南大学出版社,2004

34. 余晨,刘志红,郭啸华,等 . 连续性血液净化治疗全身炎症反应综合征及脓毒症对机体免疫功能的影响 . 肾脏病与透析肾移植杂志,2003,12(1):2-9

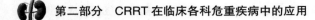

35. 查艳,杨霞,林鑫,等. 不同剂量连续性肾脏替代治疗对重症肺炎合并急性肾损伤患者的效果观察. 中华医学杂志,2012,92(48):3385-3388

36. Hu D,Sun S,Zhu B,et al. Effects of coupled plasma filtration adsorption on septic patients with multiple organ dysfunction syndrome. Ren Fail,2012,34(7):834-839

37. Gong D,Zhang P,Ji D,et al. Improvement of immune dysfunction in patients with severe acute pancreatitis by high-volume hemofiltration:a preliminary report. Int J Artif Organs,2010,33(1):22-29

38. Chu LP,Zhou JJ,Yu YF,et al. Clinical effects of pulse high-volume hemofiltration on severe acute pancreatitis complicated with multiple organ dysfunction syndrome. Ther Apher Dial,2013,17(1):78-83

39. Ezzone SA. Tumor lysis syndrome. Semin Oncol Nurs,1999,15(3):202-208

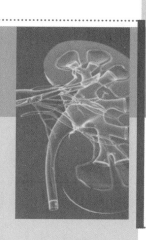

第三部分

CRRT 新技术及展望

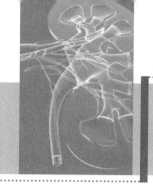

第三十四章

CPFA

第一节　概　　述

连续性肾脏替代治疗（CRRT）技术最早用于急性肾损伤的治疗，近年来它的治疗范畴已扩大至整个危重病医学领域。传统的 CRRT，如连续性血液滤过（CVVH）和连续性血液透析滤过（CVVHDF），可控制水、电解质和酸碱平衡，清除肌酐等小分子毒素，保证输入大量液体的需要，以摄入足量的蛋白质和热能。但随着 CRRT 应用范围的扩大，有人对传统 CRRT 技术的"血液净化"能力提出了质疑。区别于单纯的急性肾衰竭，许多危重病患者不仅存在水电解质酸碱失衡，往往还伴随全身炎症反应综合征（SIRS），这些患者需要清除足够的溶质和水。目前 CRRT 已成为多脏器功能障碍综合征（multiple organ dysfunction syndromes，MODS）治疗中不可缺少的手段之一。尽管有一些证据表明传统的连续性肾替代治疗（continuous renal replacement therapy，CRRT）存在对流、弥散以及吸附清除，但有研究显示 CRRT 并不能有效、持续地改变血浆中细胞因子的水平。许多炎症因子的相对分子质量都超出了透析膜的截留相对分子质量，临床上难以达到有效清除的效果，定量分析显示细胞因子主要通过吸附清除，但其持续性受到透析膜快速饱和的限制。在这种背景下，出现了一些 CRRT 的新技术，如配对血浆滤过（couple plasma filtration adsorption，CPFA）。CPFA 是全血经血浆分离器后分离出血浆，分离的血浆通过合成树脂柱吸附后再与血细胞混合，继而流入第二个滤器（血液透析器或血液滤过器），行血液透析或血液滤过后回输体内的治疗方式。可以看到在处理 SIRS、MODS 等危重状况中 CPFA 能发挥重要作用，它在临床中的应用有广阔前景。

第二节　技　　术

CPFA 的装置分为两部分：一部分是血浆分离和血浆吸附，用于吸附内毒素（LPS）和炎症介质；另一部分为血液滤过、血液透析或血液透析滤过，用于清除过多的液体和小分子毒素（图 34-1）。据此原理，CPFA 可用于治疗伴有 SIRS 及水、电解质、酸碱失衡的危重疾病，包括严重脓毒症及脓毒性休克、挤压综合征、急性出血坏死性胰腺炎、肝衰竭等。

CPFA 通常用树脂为吸附剂，清除炎症介质和细胞因子等中、大分子物质。CPFA 使用的树脂必须对重要炎症介质具有吸附能力，并能吸附低水平的 LPS，而且有良好的压力流动性能。树脂的吸附能力是指一类特殊数量的树脂能吸附目标分子的数量。树脂类型、大小、内孔是决定树脂吸附能力的重要因素。合适树脂的发现是个巨大的革命性进展，其对广泛

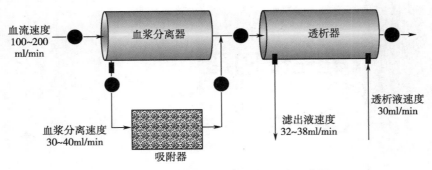

图 34-1 配对血浆滤过吸附（CPFA）示意图

的不同介质都有良好的吸附能力。CPFA 方法中吸附柱内的树脂是人工合成的交叉结合的苯乙烯二乙烯基苯树脂，其用途广泛，具有高同质性、良好的压力流动性和极好的机械、化学稳定性等特点，不仅能够良好地适合于体外应用，还能轻微地折曲而不会被破坏。树脂对细胞因子的吸附能力取决于树脂类型和血浆流量，在相同线性流速下，Amberchrome CG300 md 树脂对 TNF-α、IL-8 和 C3a 的吸附最强，Amberliter XAD 1600 树脂对 IL-6 吸附能力最强。血浆线性流速加快，树脂的清除能力明量降低，在高线性流速下（>200cm/h），Amberchrome CG 300 md 树脂仍有吸附清除能力，Amberliter XAD 1600 树脂则已显著降低，两者对 TNF-α 的吸附率分别为 80.3% 和 22.2%。

第三节 临床应用

危重病患者循环中炎性介质主要分为促炎介质和抗炎介质。LPS 是炎症反应的主要始动因素。促炎介质主要包括 TNF-α、IL-1、IL-2、IL-6、IL-8、IL-12、氧自由基（OFR）、IFN-γ、血小板活化因子（PAF）和白三烯 B4 等，其中 TNF-α 具有核心作用，是导致炎性介质级联反应的始发因子。早在 1998 年，有研究报告用高容量血液滤过（high volume hemofiltration，HVHF）治疗脓毒性休克获得成功。而近期的研究发现 CVVH 并不能有效地清除 TNF-α，TNF-α 的清除主要以吸附清除为主。而 TNF-α 是参与 SIRS 和 MODS 的重要炎症介质，它通过启动瀑布式炎症级联反应参与组织细胞损伤，参与创伤后的高代谢以及激活凝血系统和补体系统而在 SIRS 的发生发展中起重要作用。因此为了增加炎症介质的清除，只能增加更换血滤器的频率或者引入吸附剂。CPFA 引入吸附装置，大大强化了吸附机制对可溶性炎症介质的清除，理论上应该更有利于脓毒症 MODS 的治疗。CPFA 治疗独特之处在于，血液经血浆分离器分为血浆和血细胞两部分，血浆经灌流器被吸附后，与血细胞部分混合，再经过滤器或透析器，清除多余的水分和小分子毒素，避免了血细胞与吸附剂的直接接触，既有效清除了不同大小的介质，又避免了生物不相容反应或红细胞破坏。CPFA 能有效避免细胞成分损伤和微栓塞，对吸附剂生物相容性的要求大大减低，使得更多材料可用作吸附剂，较血液灌流吸附分子谱明显扩大。

一、治疗脓毒症

脓毒症是局部或全身微生物成分释放引起的炎症级联反应，导致促炎细胞因子如 TNF-α、

IL-1β、IL-6 的产生。这些炎症因子对机体局部对抗微生物反应很重要,然而全身的释放和过度的产生却带来组织弥漫性损伤和 MODS。曾有较多动物及临床试验证实 HVHF 能够通过清除炎症介质改善脓毒症的临床症状,使 HVHF 得到较为广泛的应用。然而 HVHF 存在介质清除范围窄、需要制备大量的置换液等局限性,给临床操作带来困难。早在 1998 年,有研究者提出了 CPFA,即将血浆分离、血浆吸附、滤过或透析几种血液净化模式相结合,理论上避免了 HVHF 的技术缺点,同时又提高了脓毒症相关介质的清除效率。6 例脓毒症休克导致 MODS 的患者治疗后 C- 反应蛋白从治疗初到结束明显下降了 76%〔(30.0±10.2)mg/dl vs(7.2±4.3)mg/dl〕,IL-6 和可溶性细胞间黏附分子 -1 分别下降了 2.8% 和 69.2%,提示 CPFA 治疗可以有效清除炎症介质,改善脓毒症休克致 MODS 患者预后。已有的临床试验证实 CPFA 救治伴或不伴急性肾损伤(AKI)的脓毒症休克患者时,其血流动力学稳定作用。CPFA 在降低致炎性细胞因子水平,提高抗炎/致炎因子比值方面也有良好的效果,显示 CPFA 治疗 MODS 有更广阔前景。

二、治疗重症胰腺炎

愈来愈多的研究发现,炎症介质和细胞因子在急性重症胰腺炎(severe acute pancreatitis,SAP)的发生发展中起了重要作用,是其进展为多器官功能障碍综合征(multiple organ dysfunction syndrome,MODS)的病理生理学基础。有证据表明体内细胞因子浓度与 SAP 并发症的发生密切相关。近年来的研究表明 SAP 与 TNF-α 等多种细胞因子的作用有关。应用 CRRT 治疗 SAP 患者,清除大、中分子炎症介质已成为早期治疗 SAP 的关键。最近的临床研究中发现连续血液滤过可增加血浆 IL-6 的清除,而 TNF-α 则无改变,认为血液滤过并不能有效减少细胞因子水平。经典的 CRRT 技术在改善患者的代谢及体液平衡中作用明显,也能清除一些细胞因子,但血浆细胞因子浓度并未显著下降,所以主张 CPFA 与其他 CRRT 方式联合应用。CPFA 作为一种新型的血液净化方式,其联合 HVHF 能更有效地调控炎症因子水平,清除炎症介质,调控机体免疫内稳态的作用,是 SAP 患者较好的选择。CVVH 联合 CPFA 能改善伴有急性肾衰竭的全身炎症反应综合征患者的 APACHE Ⅱ 评分及临床改善程度(平均动脉压和 PaO₂/FiO₂)以及促炎症因子 TNF-α 和抗炎症因子 IL-10 等临床指标,能有效调整炎症因子水平,改善 SAP 患者预后,提高存活率。

三、治疗蜂蜇伤

蜂蜇伤后可出现过敏变态反应、血管炎、中毒性肝炎、中毒性心肌炎、AKI,甚至 MODS。CVVH 或血浆置换(PE)、血液透析(HD)、血液灌流(HP)可治疗蜂蜇伤后急性溶血、AKI。最近有研究表明,CPFA 联合高容量血液滤过治疗蜂蜇伤后多器官功能障碍综合征中能明显的降低炎症因子水平,改善 APACHE Ⅱ 评分,提高临床改善程度,但与 PE 相比没有明显的优势。由于血浆紧缺以及血液制品所带来的风险,CPFA 用于治疗重症蜂蜇伤合并 MODS 的疗效尚需进一步临床证实,若 CPFA 的治疗能达到良好效果,既可节省医疗资源,又为蜂蜇伤致急性溶血、MODS 的救治提供了更多可供选择的方法。

四、免疫调节

有研究指出 CPFA 治疗前后的血浆对正常单核细胞分泌 TNF-α 的影响是不同的,CPFA

前的血浆刺激单核细胞分泌 TNF-α 的量明显低于 CPFA 后的血浆;同时观察到 CPFA 后的血浆自分泌或在 LPS 作用下的刺激分泌 TNF-α 的量均分别高于 CPFA 前,提示 CPFA 治疗改善了患者单核细胞的分泌能力,对重建 MODS 患者的免疫内稳态有积极的意义。从这个层面上说,CPFA 治疗 MODS 的机制不仅限于增加了对某些炎症介质的清除,而且更重要的是其对机体免疫功能、细胞因子网络的调节作用。

五、CPFA 在肝衰竭中的应用

2007 年国内何朝生等用类似 CPFA 的方法对 ICU 中 11 例 MODS 伴急性肝衰竭(ALF)患者进行 38 例次治疗,比较患者治疗前后的 MAP、氧合指数(PaO_2/FiO_2)、INF-α、IL-1β、IL-6、IL-8、肝功能、肾功能、SIRS 评分、急性生理学与 APACHE Ⅱ 评分及临床症状改善程度,同时观察治疗的不良反应,并进行治疗安全性评价。患者治疗后,患者尿量较治疗前增多,黄疸减轻,发热、乏力、腹胀、食欲明显改善,精神好转,意识转清。存活率为 45.5%;未发生出血、休克、过敏等并发症,患者耐受好,该方法能有效清除炎症介质,改善 MODS 伴 ALF 患者的预后,且无明显不良反应。

第四节 并 发 症

CPFA 生物相容性好,是一种相对安全的治疗方法。有较多临床研究证明 CPFA 治疗后患者白细胞和血小板等指标均未出现明显变化,临床操作过程也未发现明显膜过敏反应、血栓、管路凝血、失血等现象,老年患者在治疗中未出现特殊不良反应,耐受性好,不良反应如发热、寒战、缺氧等症状均未出现。

第五节 总 结

危重病患者往往伴随 SIRS、水电解质酸碱失衡及血流动力学不稳定等情况。CRRT 的治疗范围从最初的急慢性肾衰竭扩大到所有的危重病患者,其原理在于 CRRT 可以纠正危重患者存在的这种复杂的内环境紊乱,从而实现降低病死率的目标,而联合应用多种血液净化技术应该更利于这一目标的实现。CPFA 是一种连续性的、联合应用血浆吸附与血液滤过的新技术,它保留了传统 CRRT 技术的诸多优点,并能通过吸附技术有效清除大中分子炎性介质和 LPS,尤其对炎症反应的始动因子 TNF-α 和 LPS 的清除率高。该疗法不需要输入外源性血浆或白蛋白,避免了输入血液制品后可能出现的不良反应。

CPFA 溶质筛选系数高,生物相容性好,可很好地维持机体水、电解质、酸碱平衡,有效改善肾功能,清除细胞因子和调整内环境平衡。在危重病中的治疗可以有效调整炎症因子水平,减轻炎症,改善血流动力学。对高危重病患者能改善疾病严重程度,患者对治疗的耐受性好。且总体来说相对安全,并发症少。虽然还需要更多的证据支持,但随着树脂材料的不断开发,CPFA 将成为 CRRT 的发展趋势,具有广泛的临床应用前景。

(张 凌 张雪梅)

参考文献

1. De Vriese AS, Vanholder R, Pascual M, et al. Can inflamma-tory mediators be removed efficiently by continuous renal replacement techniques? Intensive Care, 1999, 25 (9): 903-910

2. De Vriese AS, Colardyn F, Philippe'J, et al. Cytokine removal during continuous hemofiltration in septic patients. J Am Soc Nephrol, 1999, 10 (4): 846-853

3. Bellomo R, Baldwin I, Cole L, et al. Preliminary experi-ence with high-volume hemofiltration in human septic shock. Kidney Int Suppl, 1998, 66: S182-S185

4. 毛慧娟, 余姝, 张波, 等. 配对血浆滤过吸附治疗多脏器功能障碍综合征对血清细胞因子水平影响的研究. 中国血液净化, 2009, 8 (2): 70-75

5. 赵为国, 方国思, 杜成辉, 等. 高容量血液滤过对多脏器功能障碍家猪器官功能和细胞因子的影响. 第二军医大学学报, 2004, 25 (11): 1208-1211

6. 谭世峰, 曾奇, 廖彦, 等. 急性胰腺炎患者血清肿瘤坏死因子 -α 和可溶性 E 选择素浓度的变化和临床意义. 实用医学杂志, 2009, 38 (17): 2859-2861

7. 中华医学会心血管病学分会, 中华心血管病杂志编辑委员会, 中华循环杂志编辑委员会. 急性心肌梗死诊断治疗指南. 中华循环杂志, 2001, 16 (12): 407-421

8. 张莹, 刘俊. 连续性血浆滤过吸附在全身炎症反应综合征中的应用. 中国血液净化, 2006, 5 (7): 382-385

9. Siegrist J. Adverse health effects of high effort/lowreward condition. J Occup Health Psychol, 1996, 1 (1): 27-41

10. Vegchel NV, Jonge JD, Bosma H, et al. Reviewing the effort reward imbalance model: drawing up the balance of empirical studies. Soc Sci Med, 2005, 60 (5): 1117-1131

11. Kivimaki M, Virtanen M, Elovainio M, et al. Work stress in the etiolog y o f co ro nar y heart diseaseэa meta analysis. Scand J Work Environ Health, 2006, 32 (6): 431-442

12. Formica M, Cesano G, Vallero A, et al. Blood purification in septic shock: preliminary results obtained with coupled plasma filtration adsorption (CPFA). Blood Purif, 2002, 20: 513-514

13. de Beaux AC, Go ldie AS, Ross JA, et al. Serum concentrations of inflammatory mediators related to organ failure in patients with acute pancreatitis. Br J Surg, 1996, 83 (3): 349-353

14. 顾勤, 葛敏. 连续性静 - 静脉血液滤过在重症急性胰腺炎早期治疗中的作用. 中国危重病急救医学, 2006, 18 (3): 185-186

15. 王俊霞, 肖雄木, 李国辉, 等. 配对血浆滤过吸附联合高容量血液滤过治疗重症胰腺炎对细胞因子水平的影响. 实用医学杂志, 2013, 12 (29): 1947-1950

16. 何朝生, 史伟, 梁馨苓, 等. 配对血浆分离吸附法联合连续性静 - 静脉血液滤过治疗重症急性胰腺炎疗效观察. 中国中西医结合急救杂志, 2008, 15 (3): 175-177

17. 章斌, 史伟, 何朝生, 等. 连续性静脉 - 静脉血液滤过联合配对血浆分离吸附法治疗伴急性肾衰的全身炎症反应综合征的评价. 南方医科大学学报, 2010, 30 (6): 1272-1274

18. 罗秀珍. 血液灌流联合血液透析治疗重度毒蜂蜇伤 14 例. 实用医学杂志, 2009, 25 (17): 2887

19. 王俊霞, 肖雄木, 李国辉, 等. 配对血浆滤过吸附联合高容量血液滤过治疗蜂蜇伤后多器官功能障碍综合征. 中华危重病急救医学, 2013, 25 (7): 437-439

20. 毛慧娟, 余姝, 张波, 等. 配对血浆滤过吸附治疗多器官功能障碍综合征患者对单核细胞功能影响的研究. 南京医科大学学报, 2008, 28 (10): 1279-1284

21. 胡大兰,赵卫红.配对血浆滤过吸附治疗脓毒症合并多器官功能障碍综合征的临床研究.中华老年多器官疾病杂志,2010,5(9):428-435

22. 毛慧娟,余姝,张波,等.配对血浆滤过吸附治疗重症感染并多器官功能障碍综合征.江苏医药,2008,34(10):973-976

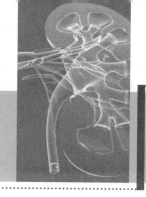

第三十五章

ECMO

第一节 概　　述

体外膜肺氧合(extracorporeal membrane oxygenation，ECMO)是走出心脏手术室的体外循环技术，其临床应用已有 30 余年的历史。其原理是将体内的静脉血引出体外，在血泵的驱动下，经过膜式氧合器氧合，再输回患者体内。其中动力泵产生循环动力，替代了心脏的工作，血液的转流减轻了心脏负荷、增加了脏器的灌注；膜式氧合器替代了肺的工作，提高了血液的氧合，全身氧供和血流动力学处在相对稳定的状态，使心肺得到充分的休息，并获得一定时间来完成功能上的改善和病理上的修复，帮助患者度过危险期，改善预后。传统 ECMO 主要应用于新生儿和婴幼儿呼吸支持。现在其应用扩展到呼吸或循环衰竭患者生命支持、急诊心肺复苏、导管介入治疗、肺损伤和心肌炎的过渡治疗、心脏手术、器官移植、战伤急救等多个领域。和 20 世纪比较，当今 ECMO 无论在器材，还是在理论实践方面都有很大的进步，并且作为 CRRT 技术的拓展或新的组合应用，目前越来越受到临床工作者的重视。

一、ECMO 发展简史

1954 年 John Gibbon 发明的体外循环(extracorporeal circulation，ECC)技术使心内直视手术成为现实。ECC 技术设备经改进后可以提供更长时间的 ECC 支持，被称为 ECMO。1972 年 Hill 等首先报道了成人多脏器损伤合并衰竭用长时间体外循环支持成功的经验。1989 年，体外生命支持组织(extracorporeal life support organization，ELSO)成立，ECMO 渐成为辅助机械通气和药物治疗无效的呼吸衰竭的一种有效治疗手段，可显著提高重症呼吸衰竭新生儿存活率(82.5%)和成人存活率(53%)。

二、ECMO 的组成

ECMO 的基本组成结构主要包括：血管内插管、连接管、动力泵(人工心脏)、氧合器(人工肺)、供氧管、监测系统。重点是氧合器(人工肺)和动力泵(人工心脏)。

1. 氧合器　其功能是将非氧合血氧合成氧合血，又称人工肺。ECMO 氧合器有硅胶膜型与中空纤维型两种。硅胶膜型膜肺相容性好，少有血浆渗漏，血液成分破坏小，适合长时间辅助。其缺点是排气困难，价格昂贵。中空纤维型膜肺易排气，2~3 日可见血浆渗漏，血液成分破坏相对大，但由于安装简便仍首选为急救套包。如需要，稳定病情后可于 1~2 日内更换合适的氧合器。

2. 动力泵 其作用是形成动力驱使血液向管道的一方流动,类似心脏的功能。临床上主要有滚轴泵和离心泵。前者不易移动,后者移动方便,血液破坏小;在合理的负压范围内有抽吸作用,可解决某些原因造成的低流量问题;新一代的离心泵对小儿低流量也易操控。

第二节 ECMO 的转流途径

一、静脉-动脉途径(VA-ECMO)

经静脉将静脉血引出经氧合器氧合并排除二氧化碳后泵入动脉,可同时提供心肺支持(图 35-1)。V-A 转流适合心力衰竭、肺功能严重衰竭并有心脏停搏可能的病例。由于 V-A 转流 ECMO 管路是与心肺并联的管路,运转过程会增加心脏后负荷,同时流经肺的血量减少,长时间运行可出现肺水肿。这也许就是 ECMO 技术早期对心脏支持效果不如肺支持效果的原因。当心脏完全停止跳动,V-A 模式下心肺血液滞留,容易产生血栓而导致不可逆损害。根据文献报道,采用猪、犬等大型动物 V-A ECMO 模式模型证实,实验动物外周静脉血血清炎性细胞因子 TNF-α、IL-8 及 IL-10 在 ECMO 过程中有着不同时间点的变化特点和变化规律,发现体外膜肺氧合治疗 36 小时不会引起血清炎症及抗炎因子显著升高,48 小时血清炎症因子浓度开始升高,抗炎因子浓度仍无明显变化。这为 V-A ECMO 模式的使用时间和适应证提供了很好的提示作用。

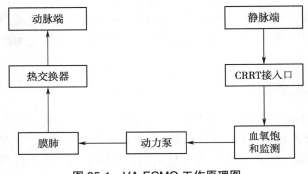

图 35-1 VA-ECMO 工作原理图

二、静脉-静脉途径(VV-ECMO)

经静脉将静脉血引出经氧合器氧合并排除二氧化碳后泵入另一静脉,此途径主要用于体外呼吸支持,通常选择股静脉引出,颈内静脉泵入,也可根据患者情况选择双侧股静脉。原理是将静脉血在流经肺之前已部分气体交换,弥补肺功能的不足。V-V 转流适合单纯肺功能受损,无心脏停搏危险的病例。需要强调 V-V 转流只可部分代替肺功能,因为只有一部分血液被提前氧合,并且管道存在重复循环现象。重复循环现象是指部分血液经过 ECMO 管路泵入静脉后又被吸入 ECMO 管路,重复氧合。

除此之外还有 V-VDL(veno-venous double lumen)模式,即采用单根双腔导管的 VV 模式,其生存率为 86%。还有在此基础上向颈内静脉(v)头侧置入一根引流管的 VVDL+v 模式。

另外还有无泵动静脉体外膜肺氧合（pumpless arteriovenous ECMO，pECMO）是利用动静脉压力梯度来代替血泵进行血液驱动，主要针对 CO_2 的体外清除。

第三节　ECMO 的适应证和禁忌证

目前 ECMO 技术主要应用于可逆性的心肺功能衰竭的支持治疗。对于呼吸机械通气支持无效的患者和出现气压伤等机械通气并发症的患者，可以采用 ECMO 氧合或者联合应用 ECMO 治疗，为心肺功能的恢复赢得时间。

ECMO 的适应证：①各种原因引起心跳呼吸骤停；②急性严重心力衰竭；③急性严重呼吸功能衰竭；④各种严重威胁呼吸循环功能的疾患，包括：酸碱电解质重度失衡、重症哮喘、溺水、冻伤、外伤、感染；⑤无心跳供体的脏器保护等方面，也有其特殊的应用价值。

禁忌证：①高龄（>80 岁）；②禁忌抗凝者；③肿瘤终末期患者；④多器官功能衰竭综合征；⑤潜在的中重度慢性肺部疾病；⑥中枢神经系统损伤；⑦无法控制的感染和出血；⑧移植物排异反应；⑨重度免疫抑制。另外，在应用 ECMO 前有不可逆转的疾病和机械通气较长（>10 天）等也不适于 ECMO 治疗。

第四节　临　床　应　用

一、ECMO 的传统应用

对新生儿呼吸衰竭的前瞻性研究表明 ECMO 能改善临床结局，提高成本效益。2007 年在 3049 例手术后存活的心脏病新生儿中有 74.5%（ELSO 数据）接受过术后的 ECMO 支持。2000 年密歇根大学的 1000 例 ECMO 治疗的统计资料显示，VV-ECMO 治疗呼吸衰竭成人的存活率为 56%，新生儿为 88%，儿童为 70%。而在最近一项 ELSO 的多个国际医疗中心提供的 51 000 病例中，成人病例只占 5.7%，ECMO 治疗成人呼吸衰竭存活率为 55%，表明新生儿和儿童应用 ECMO 已经较为广泛，而有关成人病例转归的随机对照研究还很缺乏，且成人 ECMO 的疗效需要进一步提高。由于现有的 ECMO 创伤较大，对机体血流动力学影响严重，并发症多，死亡率较高，因此高氧合效能、体积微小化、低流量阻力的膜式氧合器的研究是该领域今后发展的方向。

二、合并心肺衰竭的危重急性肾衰竭患者的救治

危重急性肾损伤（acute kidney injury，AKI）主要发生在外科、重症监护室等，AKI 是各种外科手术前后较常见且较严重的并发症，明显增加患者术后发病率、死亡率。尽管现今围术期的血流动力学监测、重症监护和抗生素等治疗已得到长足发展，但因各个手术的创伤、麻醉、造影剂及术后液体复苏等方法不同，故对其肾功能的影响亦不同，而一旦发生肾衰竭预后则极为凶险。ECMO 联合多种血液净化疗法，可在充分心肺功能支持治疗的基础上，清除毒素和炎症介质，维护内环境的稳态，帮助各种危重急性肾损伤患者度过危险期，改善患者的预后。

三、慢性肾衰竭患者的急救

心血管疾病导致的心力衰竭是慢性肾衰竭尤其是终末期肾病（end stage renal disease，ESRD）患者最常见的并发症和最主要的死亡原因。ESRD 患者心血管疾病的死亡率是一般人群 16.6~17.7 倍。透析患者因心血管疾病导致的死亡率高达 50%，是普通人群的 10~20 倍。因此良好的心肺功能支持是慢性肾衰竭患者急救的重要手段，是提高抢救成功率的关键。EMCO 以其良好的心肺支持功能必将在肾脏 ICU 中起重要的作用。

四、ECMO 与 CRRT 的联合应用

CRRT 临床应用目标是清除体内过多水分，清除体内代谢废物、毒物，纠正水电解质紊乱，确保营养支持，促进肾功能恢复及清除各种细胞因子、炎症介质。可用于：各种心血管功能不稳定的、高分解代谢的或伴脑水肿的急慢性肾衰竭，以及多脏器功能障碍综合征，急性呼吸窘迫综合征，挤压综合征，急性坏死性胰腺炎，慢性心力衰竭，肝性脑病，药物及毒物中毒等的救治。CRRT 结合 ECMO 组成最基本的生命支持系统，在多种脏器衰竭的救治中体现出巨大的作用。

五、心脏死亡后捐献（DCD）移植供体的器官保护

器官移植是目前治疗脏器功能衰竭的最佳选择。但由于供体的稀缺，只有少数幸运儿能够实行器官移植。我国目前有超过 150 万人在等待器官移植，但是每年只有 5000 人左右能够进行手术，很多患者在等待的过程中死亡。心脏死亡后捐献（donation after cardiac death，DCD）工作的开展，意味着今后需要通过器官移植挽救生命的患者有了更多希望。DCD 是指在宣告供体心脏死亡（不可逆性心脏功能丧失）后切取器官进行移植。在这个过程中，热缺血（warm ischemia，WI）损伤使得器官存活能力降低。传统的冷藏（cold storage，CS）方法对于 DCD 供体器官保护效果不理想，移植后发生器官原发性无功能（primary non—function，PNF）的概率较高。ECMO 为代表的体外循环技术在 DCD 中的应用不仅能够有效缩短器官 WI 时间，而且对于已受适度 WI 损伤的器官能通过相应的体外灌注和管理措施，使器官功能恢复。不仅如此，在 ECMO 维持体外器官灌注过程中，还可以进行器官功能评估，并使得体外基因转染和免疫治疗等技术的应用成为可能。总而言之，ECMO 为代表的体外循环技术在器官保护中的应用正逐渐发展和成熟，能够有效扩大供体器官使用率，有望提高移植成功率和移植术后患者远期生存质量。

第五节　并发症及处理

ECMO 最常见的并发症是威胁生命的出血，主要原因就是灌注循环引起纤溶系统激活和凝血因子、血小板的过度消耗导致的凝血功能障碍；其次，系统性的肝素化亦是一重要的原因。虽然重组水蛭素和重组凝血因子 VII α 等措施使得出血的发生率有所下降，但是 2007 年 ELSO 登记数据显示，因心脏病接受 ECMO 的新生儿，出血并发症所占比例仍然在 31.8%，颅内出血占 10.3%。器官损伤是其另外一个重要的并发症，尤其是采用无搏动性的灌注法时会出现胃肠道溃疡以及肝、肾和脑损伤。另外，治疗中需要监测溶血指标，因为有

5%~8% 患者会出现溶血。其余并发症还包括：肢端缺血、栓塞和脓毒血症等。

第六节　病案分享

病案 1

【病案介绍】

患者男，54 岁，高血压病史 6 年，未做系统降压治疗，半年前出现反复心前区憋闷，有时表现为心前区压榨样疼痛，每次持续约 10 分钟，休息后可自行缓解，曾在当地医院就诊，诊断"心绞痛"，使用单硝酸异山梨醇酯口服，1 个月后自行停用，也未予降压治疗，1 天前突发心前区疼痛，服用单硝酸异山梨醇酯、速效救心丸等疼痛不缓解，并出现明显心悸、心前区憋闷、呼吸困难，上腹部疼痛，咳粉红色泡沫痰，不能平卧抬入院。有吸烟史 20 余年（50 支 / 日）。体检：BP 70/50mmHg，呼吸 30 次 / 分，神志模糊，被动体位，唇甲发绀，双肺未闻细湿啰音，心率 140 次 / 分，律不齐，心界向左下扩大，心尖区可闻及 II 级收缩期杂音，可闻及期前收缩 5~7 次 / 分，腹部无异常，双下肢无水肿。心电图 V_1~V_6 导联 T 波呈弓背向上抬高，心电图显示室性心动过速，广泛前壁及下壁心肌梗死。肌钙蛋白 23.78ng/ml，肌酸激酶同工酶（CK-MB）27U/L，血浆总胆固醇 8.55mmoL/L，甘油三酯 2.3mmoL/L。低密度脂蛋白 2.78mmoL/L，高密度脂蛋白 1.4mmoL/L。BUN 13mmol/L，SCr 113μmol/L。血氧饱和度：71%，PO_2：55mmHg。根据病史、体检、典型的心电图结果和心肌酶学变化，确诊急性前壁广泛心肌梗死，室性心动过速，心力衰竭，心源性休克。立即进行抗休克、扩冠、抗心律失常、抗凝治疗，但患者一般情况无好转，胸片显示弥漫性肺淤血，立即组织全院多学科会诊，大家认为，该患者发病已 24 小时以上，未进行阿司匹林和溶栓治疗，患者处于心源性休克状态，严重影响重要器官的血供，为尽快改善全身血流动力学，改善组织缺氧，应尽快实施 ECMO 治疗为本患者心肌梗死的介入治疗赢得时机。

【临床问题】

1. 急性心肌梗死患者实施 ECMO 技术有何优势？

2. 急性心肌梗死患者在哪些情况下需要 ECMO 辅助治疗？

【治疗经过】

采用静脉 - 动脉辅助模式，由心外科医师进行左侧股静脉、股动脉切开置管术，实施床旁 ECMO 技术，血液从股静脉引出经氧合器进行氧合、释放 CO_2，经离心泵从动脉端泵入，使用肝素进行抗凝，管道建立完毕后，启动 ECMO，血流量 2.5L/min，在 ECMO 的辅助下，患者被转送导管室进行冠脉造影和介入手术，造影显示左前降支近段和右冠状动脉近段完全性闭塞。病变情况明确后，进行了左前降支和右冠状动脉支架术，术后动脉压上升至 120~110/60~90mmHg，血流动力学稳定，心律转为窦性心律，患者一般情况有所好转，心电图 S-T 段逐渐恢复，心肌酶学逐渐正常。介入治疗 8 小时后，血流量调至 1L/min 继续 ECMO 辅助，20 小时后，患者一般情况明显好转，血液稳定，氧饱和度 97%，PO_2 64mmHg，心脏超声显示左室射血分数较前好转。继续经过 2 周的综合治疗，患者康复出院。

【经验总结】

急性心肌梗死合并恶性心律失常和心源性休克者死亡率高达 70%~80%。本例患者在入院后就表现为室性心动过速、心源性休克、心力衰竭，因此尽快血运重建并恢复血液灌注改善恶性心律失常是治疗的关键。主动脉内球囊反搏可以降低急性心肌梗死并心源性休克患者的死亡率,但对于室颤和室性心动过速者并不适合主动脉内球囊反搏。心肌梗死并发恶性心律失常、心源性休克在常规治疗不能奏效,又不适合主动脉内球囊反搏的患者,ECMO 可以提供有效的呼吸循环支持,代替部分心脏功能,为进一步血运重建创造条件、赢得时间。本例患者合并难以纠正的室性心律失常、心源性休克,常规治疗效果不佳,氧饱和度下降、氧分压降低、BUN、SCr 有所上升,血压下降难以维持重要脏器的血流灌注,又不适合进行主动脉内球囊反搏治疗。为此,为给原发病治疗创造条件、赢得时机,我们进行了床旁 ECMO 辅助,在 ECMO 辅助的情况下进行了冠状动脉造影并行支架手术,术后患者恢复良好,未出现严重并发症。我们体会,多学科密切合作是此类患者进行 ECMO 辅助治疗的重要环节,该患者入院后,即刻进行多学科会诊,确定治疗方案,心内科、心外科、麻醉科、肾脏科、体外循环科、ICU、介入放射科等多科医师参与到该患者的抢救,随时掌握病情变化、随时调整内科治疗;ECMO 使用时机的掌握合理,患者虽然出现了心源性休克、室性心律失常、心力衰竭,但尚未出现严重的肾脏、脑、肝脏功能障碍;另外,ECMO 治疗的主要不良作用是出血,本例患者严格监测了凝血指标,根据凝血指标的变化指导肝素用量。

小结

急性心肌梗死合并恶性心律失常和心源性休克者死亡率可高达 70%~80%。尽快血运重建并恢复血液灌注改善恶性心律失常是治疗的关键。心肌梗死并发恶性心律失常、心源性休克在常规治疗不能奏效,又不适合主动脉内球囊反搏的患者,ECMO 可以提供有效的呼吸循环支持,为进一步血运重建创造条件。多学科密切合作是此类患者进行 ECMO 辅助治疗的重要环节,ECMO 使用时机的掌握合理,严密检测凝血指标,根据凝血指标的变化指导肝素用量都是 ECMO 治疗有效且无不良作用的不可缺少的重要环节。

病案 2

【病案介绍】

患者男,69 岁,因"低热、痰中带血、消瘦半年疑诊肺结核"入院,入院体检:血压 138/90mmHg,神志清楚,轻度贫血貌,全身皮肤未见皮疹,双肺均可闻及湿性啰音,心界左下扩大,心率 120 次 / 分,律齐,肝脏肋下两指,腹部无压痛,下肢无水肿。实验室检查:血常规:WBC 12.3×10^9/L,NE 0.81,RBC 4.29×10^{12}/L,HB 90g/L,HCT 0.31,PLT 99×10^9/L。尿常规:尿 RBC 10~17/HP,24 小时尿蛋白定量 0.92g。血肌酐 SCr 287μmol/L。肝功能:ALT 15U/L,AST 29U/L。CK 399U/L,CK-MB 28U/L。电解质 K^+ 3.23mmol/L,Na^+ 139.6mmol/L。血 ESR 45mm/h。抗 RO 抗体、抗 SM 抗体、抗 SSA 抗体、抗 U-rnp 抗体、抗 ds-DNA 抗体均阴性,ANA(1∶320)、ANCA(1∶40)阳性,补体 C3 0.45g/L,补体 C4 0.15g/L。血气分析:PaO_2 40mmHg,$PaCO_2$ 55mmHg,pH 7.31,BB-5.1mmol/L。抗结核抗体阴性,胸片显示双肺网状纹理,双肺肺中叶云雾状阴影,左肺上野片状阴影。肾活检结果显示,部分毛细血管袢坏死,有新月体形成,<50%,间质炎症细胞浸润,部分小管细胞变性,间质水肿。给予抗感染、泼尼松标准疗程。诊断为显微镜下多血管炎(MPA),合并肺部感染。治疗 2 天后,患者出现咳嗽、咳

痰并痰中带血、呼吸困难、不能平卧,胸片显示双肺大片云雾状改变。心脏超声显示心脏扩大,左室舒张功能减低。抗菌药物治疗前连续 3 次痰培养 2 次培养出金黄色葡萄球菌。诊断 MPA,肺部感染,呼吸衰竭、肾衰竭。

【临床问题】

1. 老年 MPA 治疗应注意哪些临床问题?

2. ECMO 应用在 MPA 治疗中有何优势?

【治疗经过】

患者为老年男性,以低热、消瘦、痰中带血、镜下血尿、呼吸衰竭、肾衰竭为主要表现,无盗汗、午后潮热等结核病史。ANCA、ANA 检查均阳性,血沉增快,肾活检显示肾小球毛细血管祥坏死、新月体形成和炎症细胞浸润。结合胸片结果显微镜下多血管炎诊断标准,本病诊断成立。考虑到老年肺功能的特点,为给原发病的治疗争取时机,减少肺泡渗出,改善换气功能,我们首先在抗感染、甲泼尼龙(甲强龙)冲击治疗的基础上,使用床旁 ECMO 支持治疗。右股静脉、右颈内静置管,采用 VV-ECMO 转流途径,血液从股静脉引出经氧合器进行氧合、释放 CO_2,经离心泵从颈内静脉泵入,使用肝素进行抗凝,管道建立完毕后,启动 ECMO,血流量 2.5L/min,在 ECMO 的辅助下,治疗 72 小时,胸片改善,血气分析结果改善,PaO_2 64mmHg,$PaCO_2$ 45mmHg,pH 7.36,BB −1.1mmol/L。治疗过程中,心率维持在 90~110 次/分,血压在 130~110/70~90mmHg,停用 ECMO。1 个月后病情明显好转,血气分析结果正常,ANCA 转阴。其他生化指标正常,继续行标准激素疗程治疗。

【经验总结】

患者为老年男性,以低热、消瘦、痰中带血、镜下血尿、呼吸衰竭、肾衰竭为主要表现,无盗汗、午后潮热等结核病史。ANCA、ANA 检查均阳性,血沉增快,肾活检显示肾小球毛细血管祥坏死、新月体形成和炎症细胞浸润。按照 MPA 诊断标准,本病诊断成立。多学科会诊意见,患者有典型的呼吸衰竭表现,肺泡渗出明显,换气功能障碍,存在明显低氧血症,因此,对于老龄患者,为尽快缓解病情,为原发病治疗赢得时机、创造条件,可先实施床旁 ECMO,改善组织缺氧,保护重要脏器功能。本例抓住了治疗时机,在 ECMO 治疗后患者低氧血症得到一定程度的改善,呼吸衰竭得到一定程度的改善,在此基础上,给予甲泼尼龙冲击治疗。1 个月后病情明显好转,血气分析结果正常,ANCA 转阴。其他生化指标正常,继续行标准激素疗程治疗。

小结

　　本例患者年龄大,且合并肺部感染,呼吸衰竭和肾衰竭,如果直接进行免疫抑制治疗很可能导致肺部感染的进一步扩散,我们充分考虑了多学科会诊意见,实施床旁 ECMO,改善组织缺氧,保护重要脏器功能。在此基础上,给予甲泼尼龙冲击治疗。1 个月后病情明显好转,血气分析结果正常,ANCA 转阴。其他生化指标正常,继续行标准激素疗程治疗。因此,对于老年 MPA 并感染的患者,先行 ECMO 治疗,纠正低氧血症,缓解组织缺氧,保证重要脏器功能,在此基础上进行免疫抑制治疗可能是合理的治疗选择。

第七节 总 结

自 1953 年以来,Gibbon 为心脏手术实施的体外循环具有划时代的意义。目前,ECMO 技术逐渐走向成熟,通过它可以减少使用呼吸机造成的肺损伤,辅助心脏功能,增加心输出量,改善全身循环灌注。因其良好的静脉血体外氧合作用,目前已成为临床上重要的持续性血液净化方式。体外循环不仅使心脏外科迅猛发展,同时,通过快速建立转流途径进行床旁手术,为急救专科也提供了强大的生命支持系统。近年来,ECMO 技术不断改进,临床应用不断深入并拓展,ECMO 已广泛用于新生儿肺疾病、成人呼吸窘迫综合征、急性严重心肺功能衰竭、各种严重威胁心肺功能的疾病、药物、机械循环辅助、心脏、肺脏或心肺联合移植等的治疗。ECMO 与其他血液净化技术联合在危重症的抢救中也发挥着重要的作用。

（王俭勤　梁耀军）

参 考 文 献

1. Hill JD. John H. Gibbon, Jr. Part I. The development of the first successful heart-lung machine. Ann Thorac Surg, 1982, 34(3):337-341

2. Cooley DA. Development of the roller pump for use in the cardiopulmonary bypass circuit. Tex Heart Inst J, 1987, 14(2):112-118

3. de Lange DW, Sikma MA, Meulenbelt J. Extracorporeal membrane oxygenation in the treatment of poisoned patients. Clin Toxicol(Phila), 2013, 51(5):385-393

4. 段大为,李彤,卢宇杰,等. 体外膜肺氧合中犬肿瘤坏死因子、白介素 8 及白介素 10 的变化. 心肺血管病杂志, 2010, 29(5):412-414

5. Skarsgard ED, Salt DR, Lee SK, et al. Venovenous extracorporeal membrane oxygenation in neonatal respiratory failure:does routine, cephalad jugular drainage improve outcome? J Pediatr Surg, 2004, 39(5):672-676

6. Banach M, Soukup J, Bucher M, et al. High frequency oscillation, extracorporeal membrane oxygenation and pumpless arteriovenous lung assist in the management of severe ARDS. Anestezjol Intens Ter, 2010, 42(4):201-205

7. Bartlett RH, Roloff DW, Custer JR, et al. Extracorporeal life support:the University of Michigan experience. JAMA, 2000, 283(7):904-908

8. Paden ML, Conrad SA, Rycus PT, et al. Extracorporeal Life Support Organization Registry Report 2012. ASAIO J, 2013, 59(3):202-210

9. Hoffman SB, Massaro AN, Soler-Garcia AA, et al. A novel urinary biomarker profile to identify acute kidney injury(AKI) in critically ill neonates:a pilot study. Pediatr Nephrol, 2013, 28(11):2179-2188

10. Lee CK, Christensen LL, Magee JC, et al. Pre-transplant risk factors for chronic renal dysfunction after pediatric heart transplantation:a 10-year national cohort study. J Heart Lung Transplant, 2007, 26(5):458-465

11. Shen J, Yu W, Chen Q, et al. Continuous renal replacement therapy(CRRT) attenuates myocardial inflammation and mitochondrial injury induced by venovenous extracorporeal membrane oxygenation(VV ECMO) in a healthy piglet model. Inflammation, 2013, 36(5):1186-1193

12. Yimin H, Wenkui Y, Jialiang S, et al. Effects of continuous renal replacement therapy on renal inflammatory cytokines during extracorporeal membrane oxygenation in a porcine model. J Cardiothorac Surg, 2013, 8:113

13. Paden ML, Warshaw BL, Heard ML, et al. Recovery of renal function and survival after continuous renal replacement therapy during extracorporeal membrane oxygenation. Pediatr Crit Care Med, 2011, 12(2):153-158

14. Lee JH, Hong SY, Oh CK, et al. Kidney transplantation from a donor following cardiac death supported with extracorporeal membrane oxygenation. J Korean Med Sci, 2012, 27(2):115-119

15. Peris A, Cianchi G, Biondi S, et al. Extracorporeal life support for management of refractory cardiac or respiratory failure: initial experience in a tertiary centre. Scand J Trauma Resusc Emerg Med, 2010, 18:28

16. Rodriguez-Arias D, Deballon IO. Protocols for uncontrolled donation after circulatory death. Lancet, 2012, 379 (9823):1275-1276

17. Fischer S, Bohn D, Rycus P, et al. Extracorporeal membrane oxygenation for primary graft dysfunction after lung transplantation: analysis of the Extracorporeal Life Support Organization (ELSO) registry. J Heart Lung Transplant, 2007, 26(5):472-477

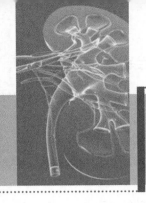

第三十六章

MARS

第一节 概　述

分子吸附再循环系统（molecular adsorbent recirculating system，MARS）是 1990 年由德国 Rostoek 大学的 Jan Stange 和 Steffer Mitzner 共同研制的一种蛋白结合毒素清除治疗支持系统，1992 年首次应用于肝衰竭患者的临床治疗，我国于 2001 年开始应用，并取得较好疗效。其关键是将白蛋白分子作为物质吸附剂引入透析液，与血液内毒性物质结合后，经活性炭、阴离子交换树脂及透析装置的作用得以再生和循环再利用，是一种新型的血液净化方法。与传统的血液净化技术相比，MARS 能够有效清除白蛋白结合毒性物质和水溶性毒性物质，纠正水、电解质紊乱和酸碱平衡失调，能避免血浆置换的缺陷如血浆短缺、血液传播性疾病、置换失衡综合征等。由于血液与活性炭、阴离子交换树脂没有直接接触，也就相应减少或避免血小板、白细胞、凝血因子等物质的吸附和破坏。

第二节 基本原理

MARS 人工肝是应用现有的透析技术，采用特种中空纤维透析膜进行白蛋白闭合循环，模拟肝脏的解毒代谢机制设计而成的，主要凭借 MARS 膜和白蛋白分子的吸附功能，选择性地清除体内因肝衰竭而积聚的毒性物质。白蛋白是解毒机制里最重要的分子物质，健康肝脏中肝细胞利用白蛋白通过 Disse 间隙以转运蛋白结合和代谢的形式吸收转运毒素，肝功能不全患者不仅白蛋白合成减少，其结合毒素的能力也降低。MARS 基于白蛋白透析机制，通过清除内源性和外源性毒素，阻断恶性循环，改善内环境的平衡，减少肝细胞进一步破坏来促进肝细胞的再生及临界肝细胞功能的恢复。由于肝脏代谢解毒功能的受损而导致体内毒性物质的积聚，包括胆红素、胆酸、芳香族氨基酸、短链及中链脂肪酸、炎症性细胞因子、氨和肌酐等。氨、蛋白质分解产物如芳香族氨基酸、色氨酸、吲哚、硫醇、酚以及内源性苯二氮䓬等可能参与肝性脑病的发病。一氧化氮（NO）、前列腺素等被认为是患者血流动力学异常和肾功能损伤的主要影响因子。上述毒性物质，除氨以外，均具有非水溶性的理化性质，从而导致传统的血液净化疗法很难有效清除，但它们却可与白蛋白结合。白蛋白的这一生物学功能是提出 MARS 治疗的基础。

第三节　工 作 过 程

MARS 主要由 3 个循环组成,即血液循环、透析循环和白蛋白循环。首先,透析机的血液泵将患者的血液引流出体外,进入 MARS 的 FLUX 透析器。MARS 生物膜的一侧与含有毒性物质的血液接触,另一侧则为 20% 的白蛋白透析液和一定浓度的电解质、糖、碳酸盐缓冲液组成的白蛋白透析液预冲准备。患者血浆中与白蛋白组分结合的毒性物质通过 MARS 膜转运至白蛋白透析液中,透析液中的白蛋白是以配位体结合转运蛋白的形式结合毒性物质的。同时,血液中水溶性的中、小分子游离毒素如血氨、肌酐、尿素氮等根据透析弥散机制沿浓度梯度直接进入白蛋白透析液中。接着,通过透析回路,是通过 diaFLUX 低通透量透析器完成的,该透析膜的总面积约 $1.8m^2$,其中空纤维膜上的孔径大于一般的血液透析膜,可允许分子量 50kD 的水溶性游离毒素分子通过。首先清除白蛋白透析液中的大部分水溶性毒性物质如尿素氮、肌酐、氨等;然后,在活性炭和阴离子交换树脂吸附柱组成的白蛋白循环回路的作用下,清除硫醇、γ- 氨基丁酸、游离脂肪酸等与白蛋白紧密结合的毒性物质或脂溶性高的毒性物质。活性炭的作用是扩大解毒范围并增强解毒效果,阴离子交换树脂使白蛋白透析液更充分解毒并得以再生和循环。这种血浆,即通过透析循环和白蛋白循环,使得白蛋白透析液得以再生和循环再利用。吸附剂非直接接触式的分子吸附过程使 MARS 人工肝具备了较高的生物相容性,具有良好的临床耐受性。

第四节　临床适应证

一、主要的适应证

1. 原发性失代偿性慢性肝脏疾病。
2. 急性肝脏衰竭。
3. 肝移植术后的肝脏衰竭。
4. 继发性肝衰竭和多器官衰竭 / 功能不全。

二、次要的适应证

1. 顽固性皮肤瘙痒胆汁淤积。
2. 肝脏手术后肝衰竭。

第五节　临床主要应用

一、在急慢性肝衰竭治疗中的应用

通常将肝衰竭分为急性肝衰竭(acute liver failure, ALF)、慢性肝衰竭基础上的急性加重(acute on chronic liver failure, ACLF)以及终末期肝病的慢性失代偿。与终末期肝病的慢性失代偿不同,ALF 和 ACLF 具有潜在的可逆性,如治疗得当,去除病因或诱因,部分 ALF 和

ACLF 患者可以恢复或者延长生存时间。在急性肝衰竭或慢性肝衰竭的急性加重期，由内毒素及各种炎性细胞因子激发的"瀑布效应"，对肝细胞的毒害非常严重，可迅速引起肝细胞变性、坏死、凋亡及功能衰竭。大量临床试验已证实 MRAS 对肝衰竭有良好疗效，有助于患者度过危险期以获得再生或进行移植的机会，从而改善患者的病情和预后。

二、在多器官衰竭治疗中的应用

全身炎症反应综合征（systemic inflammatory response syndrome，SIRS）的基本病理变化是体内促炎 - 抗炎自稳失衡所致的，多种细胞因子、炎症因子参与，激发炎症的连锁反应。这种持续高水平的炎症反应，是造成 MODS 的重要环节。有效地阻止早期 SIRS 是控制病情恶化的关键环节之一。

CRRT 等不能清除大分子量、蛋白结合性毒素，治疗作用有限。MARS 的支持治疗机制除了能模拟肝脏的代谢功能以外，还兼备活性炭吸附和树脂吸附以及部分 CRRT 的作用，有助于逆转 MODS。MARS 膜能够全面有效地清除大中小分子毒素和蛋白结合毒素及脂溶性毒素，在治疗中毒导致的 MODS 时，能够发挥特有的作用。MARS 通过清除毒素和变态反应性炎症介质，迅速阻断变态反应的恶性循环，逆转 MODS 病情，促进多器官功能修复。MARS 能通过非选择性清除血液循环中过度表达的炎症介质和抗炎症介质，降低它们的体内峰值浓度，下调机体的炎症反应，恢复免疫内稳态，恢复多脏器功能。

三、在肝肾综合征中的应用

Mitzner 等的随机对照试验证明，MARS 治疗的肝肾综合征（hepatorenal syndrome，HRS）患者的血清胆红素及血肌酐均比传统的血液透析联合药物治疗组有效，提高了患者的生存率。

第六节　总　　结

新型血液净化技术分子吸附再循环系统，在重型肝炎、肝衰竭、多器官衰竭等治疗中发挥了重要作用，但由于费用昂贵，限制了临床广泛应用。进一步的大样本的随机对照临床研究将为确定 MARS 的疗效、适应证及 MARS 治疗的最佳时机提供更多的证据。

（杨立川　周姣姣）

参 考 文 献

1. Martin B，Jelica K，David B，et al. Equipment review：The molecular adsorbents recirculating system（MARS）. Critical Care，2004，8（4）：280-286
2. Levy MM，Fink MP，Marshall JC，et al. International sepsis definitions conference. Crit Care Med，2003，31（4）：1250-1256
3. Mitzner SR，Stange J，Klammt S，et al. Extracorporeal detoxification using the molecular adsorbent recirculating system for critically ill patients with liver failure. J Am Soc Nephrol，2001，12（Supp 117）：S75-S82
4. Mitzner SR，Stange J，Klammt S，et al. Improvement of hepatorenal syndrome with extracorporenal albumin dialysis MARS：results of a prospective randomized，controlled clinical trial. Liver Transpl，2000，6（3）：277-286

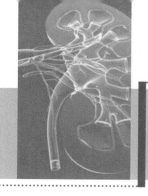

第三十七章

HRRT

第一节　概　述

杂合肾脏替代治疗(hybrid renal replacement therapy,HRRT)技术在20世纪90年代应运而生,是指介于连续肾脏替代治疗(continuous renal replacement therapy,CRRT)及间歇性血液透析(intermittent hemodialysis,IHD)之间的持续低效透析方式。目前应用日益广泛,尤其受到ICU医师的青睐。并且也越来越多的应用于美国、欧洲、南非、亚洲、新西兰和澳大利亚等国家和地区。

目前,持续缓慢低效血液透析(sustained low-efficiency hemodialysis,SLED)是应用最为广泛的杂合肾脏替代治疗模式,此外还有1999年Schlaeper等提出的缓慢连续血液透析(slow continuous dialysis,SCD)治疗模式。2000年Kumar等采用的延长每天血液透析(extended daily dialysis,EDD)治疗模式。2004年Marshall等提出持续缓慢低效血液透析滤过(SLED-f)治疗模式以增加对中大分子的清除能力。2009年Abdulla等治疗血流动力学不稳定的急性肾损伤(acute kidney injury,AKI)患者采用的连续不间断的缓慢低效血液透析(C-SLED)模式。2008年Davenport认为HRRT治疗还应包括如血浆分离及吸附装置等附加治疗组件。还有专家认为目前应用的串联血液吸附技术、血浆分离吸附(CPFA)、串联生物人工肾均属于HRRT治疗的范畴。但是仍然要再次强调SLED是目前主要的杂合肾脏替代治疗(HRRT)模式。本章节中也将着重介绍SLED。

第二节　SLED的技术组成

一、透析机、透析液

目前使用较多的透析机为费森尤斯4008S ArRT Plus,此外还有费森尤斯Genius、2008H/K和金宝200S Ultra等。透析液多采用普通透析液,近期也有报道采用枸橼酸抗凝(使用无钙或低钙透析液)也能达到满意效果。普通透析液配制情况见表37-1、表37-2。

B液配制:$NaHCO_3$ 588g加纯化水稀释至7000ml。

透析浓缩液A、B液与纯化水按1∶1.225∶32.775比例混合后的电解质浓度见表37-2

表 37-1　透析浓缩液 A 液

每升浓缩液含量 g/L			mmol/L
氯化钠 NaCl	210.7	Na^+	3605.50
氯化钾 KCl	5.22	K^+	70.00
氯化钙 $CaCl_2 \cdot 2H_2O$	7.72	Ca^{2+}	52.50
氯化镁 $MgCl_2 \cdot 6H_2O$	3.56	Mg^{2+}	17.50
冰醋酸 CH_3COOH	6.31	CH_3COO^-	105.00
无水葡萄糖	—	Cl^-	3710.50
加纯化水至 1000ml	—	葡萄糖	—

表 37-2　透析液中电解质浓度

	A+B+ 纯化水
钠（mmol/L）	138.0
钾（mmol/L）	2.0
钙（mmol/L）	1.5
镁（mmol/L）	0.5
氯（mmol/L）	106.0
碳酸氢根（mmol/L）	35.0
醋酸根（mmol/L）	3.0
葡萄糖（g/L）	——
pH	7.0~8.0

二、滤器选择

滤膜的材料决定透析器的性能,滤膜有未修饰纤维素膜、修饰纤维素膜和合成膜三种类型。其中未修饰纤维素膜价格最低,同时通量最低,生物相容性差;而合成膜则有高通量、筛漏系数高和生物相容性良好的优点,目前的多种合成膜滤器如聚丙烯腈(PAN)、聚砜膜(PS)、聚酰胺膜(PA)、聚甲基丙烯酸甲酯膜(PMMA)、聚碳酸酯膜(PC)等,应用较多的是聚丙烯腈和聚砜材料。

三、透析方式

1. 治疗时间　SLED 的治疗时间可以根据患者个体化的需求而制订不同的治疗持续时间。无论白天或是夜间,每日或是隔日治疗 6~18 小时。Kielstein 等对比了 CRRT 和 SLED 两组患者,在尿素清除率基本一致的情况下(53.2% vs 52.3%),治疗时间分别为(23.3±0.2)小时和(11.7±0.1)小时,即 SLED 治疗 12 小时的效果几乎等同于 CRRT 治疗 23 小时。同时由于 SLED 为非持续性的治疗模式,所以治疗时间可以灵活掌控,目前已有许多透析中心为避免白天影响患者的检查和治疗,而将 SLED 调整至夜间进行。

2. 透析和超滤的速度　目前采用低血流量(100~200ml/min)、低透析量(100~300ml/min)的模式。临床医师根据患者需求设定超滤量,根据患者的容量负荷及血流动力学稳定情况调整超滤量。

四、抗凝方式

要保证 SLED 的连续进行,体外循环的良好抗凝是关键。频繁的血栓形成和管路滤器的更换不仅缩短了患者的有效治疗时间,增加了治疗成本,同时会造成较多的血液损失和需要更多的输血,但过度抗凝又会导致出血,危及患者生命。因此,在抗凝方式选择上既要保证体外循环通路的有效性,又要降低出血风险。目前常规的抗凝方式有:普通肝素、低分子肝素、枸橼酸局部抗凝、无抗凝剂治疗。SLED 中的抗凝方式主要以使用普通肝素为主,其次为低分子肝素和局部枸橼酸,无抗凝方式的使用较少。

1. 普通肝素　分子量在 5~30kD,半衰期 1~1.5 小时,不能被透析器清除,可被鱼精蛋白中和。由于肝素抗凝可能发生肝素相关血小板减少症、过敏反应、骨质疏松症、严重出血等并发症使全身抗凝的临床应用受到一定限制,但是肝素价格低廉、易于获得、抗凝效果容易监测,且可被鱼精蛋白拮抗,因此临床广泛应用。全身抗凝方案为:首次负荷剂量 2000~5000IU 由静脉端推入,其后以 200~2000IU/h 由动脉端泵入;或负荷剂量 25~30IU/kg 静脉推入,然后以 5~10IU/(kg·h)的速度静脉推注。需每 2~6 小时监测 APTT 或 ACT,根据 APTT 或 ACT 调整肝素剂量,以保证 APTT 维持在正常值的 1~1.4 倍。

2. 低分子肝素　分子量 2~9kD,主要由肾脏代谢,半衰期 3~4 小时,出血风险较低。与普通肝素抗凝相比较,低分子肝素费用较高,对滤器或透析器的使用寿命并没有优势。低分子肝素抗凝的监测指标推荐应用抗 Xa 活性,目标维持在 0.25~0.35IU/ml。低分子肝素也可能诱发 HIT,所以对普通肝素诱发的 HIT 同样不能应用低分子肝素。

3. 无抗凝剂　无肝素抗凝的方式在一定程度上可以有效地避免出血并发症的发生,但是其不仅会缩短体外循环滤器、管路的寿命,还会导致患者自身血小板和血红蛋白的不断消耗。同样的,在 KIDGO 关于 CRRT 治疗 AKI 的抗凝推荐中无肝素抗凝已作为最后的选择方式。

4. 枸橼酸局部抗凝　对于高出血风险的人群和(或)存在活动性出血的患者,SLED 的抗凝方式是不能选用肝素或低分子肝素的。枸橼酸抗凝作为局部抗凝的一种新的方式,目前广泛应用于多种透析模式中。枸橼酸即是柠檬酸,本身就存在于人体中,其抗凝的主要原理是通过螯合体外循环中的血清离子钙,结合成难以解离的可溶性复合物枸橼酸钙而阻止凝血酶原活化而阻断血液的凝固过程。形成的枸橼酸钙一部分被透析器清除;另一部分经肝脏、骨骼肌、肾脏皮质等部位细胞的线粒体中通过三羧酸循环代谢为碳酸氢根和离子钙。在此同时从静脉端补充钙剂使机体的血清离子钙水平恢复正常,因此局部枸橼酸抗凝既能发挥体外循环的抗凝作用,又不会对体内的凝血功能产生影响。局部抗凝方案为:4% 枸橼酸钠由动脉端泵入体外循环,根据钙离子浓度调整枸橼酸速度,使透析器后钙离子水平维持在 0.25~0.5mmol/L。根据动脉血气结果,通过调整设置的碱剩余(BE)值使 pH 维持在 7.35~7.45。因此,有出血风险的患者采用枸橼酸局部抗凝较为安全。但是枸橼酸抗凝在临床使用中也受到一些限制,包括可能产生的代谢并发症,肝功能损伤及低氧血症患者慎用,操作上较肝素和低分子肝素更为复杂,临床上也没有统一的标准治疗模式等。

从 1990 年第一篇报道枸橼酸应用于 CRRT 的文献开始到 2012 年近期推出的关于急性肾损伤的 KIDGO 指南中，枸橼酸已成为 CRRT 抗凝的首选推荐。是否能用于 SLED，2008 年 Clark 等在研究中指出，枸橼酸抗凝在 8 小时 SLED 治疗中应用安全有效，且未增加明显的代谢并发症的发生率。笔者也在这一方面做了相关研究，结果证实局部枸橼酸抗凝用于 SLED 是安全有效的。枸橼酸具有局部抗凝的优势，既能发挥体外循环的抗凝作用，又不会对体内的凝血功能产生影响，还具有生物相容性好，无肝素相关的白细胞、血小板减少，以及降低离子钙后，抑制了补体激活，改善滤过膜的生物相容性等特点。目前众多 CRRT 中的临床随机对照试验表明枸橼酸钠抗凝的有效性和安全性优于或是不亚于肝素或低分子肝素，同时可以通过延长滤器寿命显著降低治疗的整体费用。

总之，肝素虽然是目前肾脏替代治疗中最常用的抗凝剂，但它会增加出血风险并可能导致肝素相关血小板减少，过敏反应，骨质疏松的发生。枸橼酸局部抗凝和无抗凝法主要用于存在高出血风险的患者。但是由于枸橼酸通过肝脏、肌肉代谢，在肝功能受损和低氧血症的患者中应用有相对禁忌。无抗凝法会增加管路、滤器凝血的风险导致管路、滤器频繁更换和血液成分的丢失。各种抗凝剂都有着各自的优势和缺陷，在临床工作中需要根据医师临床经验和患者的疾病特点来选择最优的 SLED 的抗凝方式。

第三节 SLED 与 CRRT、IHD

理想的肾脏替代治疗包括容量的控制、酸碱平衡紊乱的纠正、尿毒症毒素的清除、促进 AKI 患者肾功能的恢复，但又不会有出血、低血压休克等严重并发症的出现。

普通血液透析（IHD）治疗频率可以为 3~6 次 / 周，每次透析时间持续 2~4 小时，血流量 200~300ml/min，透析液流量 500~800ml/min。小分子溶质主要依靠弥散的方式清除，血流量越快那么溶质清除效果越好，容量的纠正则需要依靠超滤。IHD 的优势就在于能够迅速的清除小分子溶质和降低容量负荷，纠正电解质紊乱，如高钾，清除药物及毒物等。但正是由于其快速清除电解质和减少容量负荷的优势，IHD 治疗期间低血压的发生率达到了 20%~30%。即使可以采用停止超滤等方法来稳定血压，也仍有 10% 的 AKI 患者不能耐受 IHD 的治疗。低血压的发生会限制 IHD 的临床应用，包括小分子溶质清除效率差，酸中毒纠正不充分，容量负荷重不能有效缓解等。

与 IHD 不同，CRRT 的治疗方式为 24 小时的持续治疗，血流量 100~200ml/min，透析液流量 17~40ml/min。具有缓慢持续、缓慢清除溶质及炎症介质、血流动力学稳定，能够精确控制容量等优点，对于 ICU 中急慢性肾功能不全的危重症患者尤为适用。但由于 CRRT 在临床应用中也存在着持续抗凝所致的出血风险增加，血红蛋白的丢失，白蛋白的丢失等，同时费用昂贵、操作复杂需要专业 CRRT 团队等诸多问题。在国内使用中由于治疗费用高昂，致使许多患者望而却步。因此，有效地将 CRRT 和 IHD 的优势结合起来，发挥其最大的功效为患者牟福利成为医护人员及患者翘首期盼的热点问题。

由此应运而生的 HRRT，是有着延长、缓慢、低效、低流量的透析为主的技术组合，介于"连续"的 CRRT 和"间歇"的 IHD 的中间模式，包括了 SLED、SCD、C-SLED 和 SLED-f 等模式，也包括在原治疗模式治疗基础上附加其他治疗组件，如血浆分离吸附装置及生物人工肾等。

在溶质清除上，SLED 与 IHD 相比提供了更大的小分子溶质清除（Kt/V 1.3~1.5），发生小分子溶质失衡的情况更少且通过高通量透析器可以清除更大分子量的溶质;与 CRRT 相比虽然在大分子溶质的清除上有所欠缺,但是 2004 年 Marshall 等提出 SLED-f 治疗模式,弥散与对流相结合,弥补了 SLED 对中大分子清除能力较差的缺陷。

血流动力学方面,大部分报道都提示其拥有稳定的血流动力学,但是仍有报道少数患者(0%~7%)由于顽固性低血压而不得不终止 SLED 的治疗。2000 年 Kumar 等观察了 42 例 AKI 患者,其中 25 例患者采用 EDD 治疗模式(平均 7.5h/d),对照组则采用连续性静脉 - 静脉血液滤过(CVVH)模式。观察发现两组患者在超滤量相当的情况下,其平均动脉压在治疗前、中、后均没有显著性差异。

成本方面,SLED 的治疗费用远远低于 CRRT。有研究表明,CRRT 的日费用最高可达 SLED 的 8 倍之多。

所以,其拥有稳定的血流动力学;不亚于 IHD 的对小分子溶质的高效清除和治疗时间的灵活掌控性;与 CRRT 相比治疗成本的显著降低和人力资源配置的优化都成为了 HRRT 不可或缺的优势所在。SLED 作为 HRRT 中的主流模式,其应用日益广泛,尤其受到 ICU 医师的青睐。2007 年 NIH/ATN 工作组调查了美国 27 个医学中心重症患者的肾脏替代治疗模式选择,发现约 7.3% 的患者接受 SLED 为主的治疗模式,IHD 与 CRRT 分别为 57% 及 35.7%。该研究也指出极少的患者采用了单一的治疗模式,约 20% 的患者在不同时期分别采用了上述 3 种治疗模式。因此,如表 37-3 所示,3 种治疗模式各具其优势,针对患者的具体情况在不同时机选择个体化的治疗模式是今后发展的趋势。

表 37-3　CRRT、HRRT 和 IHD 治疗特点比较

治疗特点	CRRT	HRRT	IHD
治疗模式	CVVH/CVVHD/CVVHDF	SLED/SCD/EDD-(f)	IHD/IHDF/IHF
治疗时间(小时)	持续 24	6~18	4
透析 / 置换液	置换液	普通透析液	普通透析液
血流量(ml/min)	100~200	100~200	200~300
透析液流量(ml/min)	25~50	100~300	500~800
置换液流量(ml/min)	33~50	50~100	50~100
血流动力学	稳定	相对稳定	不稳定
操作要求	复杂	相对简单	简单
治疗费用	高	较低	低

注:CRRT 为连续性肾脏替代治疗;HRRT 为杂合肾脏替代治疗;IHD 为间歇性血液透析;CVVH 为连续性静脉 - 静脉血液滤过;CVVHD 为连续性静脉 - 静脉血液透析;CVVHDF 为连续性静脉 - 静脉血液透析滤过;SLED 为持续缓慢低效血液透析;SCD 为缓慢连续血液透析;EDD-(f)为延长每天血液透析滤过;IHDF 为间歇性血液透析滤过;IHF 为间歇性血液滤过

第四节　临床应用

1999 年 Schlaeper 等首次提出 SCD 治疗模式(QB=100~200ml/min,QD=100~300ml/min)

治疗急性肾衰竭,利用 on-line 制备碳酸氢盐透析液和使用容量控制的透析机,持续或每日延长透析 8~24 小时,研究发现使用 SCD 治疗模式安全有效,且尿素清除率可达 70~80ml/min,优于传统的 IHD 及 CRRT。

2000 年 Kumar 等采用了 EDD 这种新的治疗模式在 ICU 中与 CVVH 进行对照研究。共 42 例患者中 25 例患者采用 EED 模式治疗共 367 天,平均治疗时间 7.5h/d;17 例患者采用 CVVH 模式治疗共 113 天,平均治疗时间 19.5h/d。结果发现两组患者在超滤量相当的情况下(3000ml/d vs 3028ml/d),血流动力学稳定性相当,平均动脉压在治疗前、中、后均无显著性差异。同时在抗凝剂使用方面,肝素用量在 EDD 治疗组的明显低于 CVVH 治疗组,分别为 4000U/d 和 21 100U/d,差异有统计学意义($P<0.001$)。死亡率上虽然 EED 组高于 CVVH 组为 84% vs 65%,但其 APACHE Ⅱ 评分也同样高于 CVVH 治疗组。同时研究还发现,EED 模式操作简单,大大节约了护理资源,且耐受性好优于 CVVH。2004 年 Kielstein 等再次在合并 AKI 的危重患者中做了一项随机对照研究,研究观察的 39 例患者分别行 EDD 和 CVVH 治疗,再次证实两组患者的动脉血压、心率、心输出量、体循环血管阻力和体内儿茶酚胺浓度均无显著差异,血流动力学稳定,尿素氮及肌酐清除率两组间无明显差异;酸中毒纠正的速度 EDD 组优于 CVVH 组,肝素使用剂量 EDD 组低于 CVVH 组($P<0.01$),虽然 EED 组有如此多的优势,但仍不可否认的是在 β_2 微球蛋白等中分子毒素清除方面,CVVH 组是明显优于 EDD 组的($P<0.01$)。

由于 SLED 是使用普通血液透析机采用低透析量,低血流量的透析方式,其同普通血液透析一样,是以弥散的方式清除小分子为主,但是对中大分子溶质清除的能力较差,如上所述,Kielstein 等做的随机对照试验也印证了这一观点。所以,Marshall 等在同年首次提出的 SLED-f 治疗模式,即是采用血流量 250~350ml/min,透析液流量 200ml/min,通过在线生产置换液,以前稀释的方式以 100ml/min 给入的模式,以达到增加对中大分子的清除能力。从研究的 24 例患者中我们可以观察到,SLED-f 模式无论对小分子物质的清除率(Kt/V:1.43 ± 0.28)还是对中大分子的清除率(Kt/V:1.02 ± 0.21)均可以达到比较满意的效果。其有效地增加了 SLED 对中大分子的清除能力,弥补了治疗上的缺陷。其后在 2008 年的一个对于合并脓毒血症的重症 AKI 患者的小样本回顾性研究中发现:与 SLED 相比,SLED-f 治疗模式的 30 天生存率明显提高(100% vs 38%),且 SLED-f 治疗组的患者能够更快地将升压药物撤离,更有利肾功能恢复。由此我们可以大胆的推测 SLED-f 可能会改善重症 AKI 患者的生存率,促进肾功能快速恢复。但是猜测是否属实还需要大样本量的随机对照试验来证实。

2006 年 Berbece 等的前瞻性观察中 34 例患者分别采用 SLED 和 CRRT 进行干预治疗,除了发现在小分子清除上 SLED 明显优于 CRRT 外(周 Kt/V 分别为 8.4 ± 1.8 和 7.1 ± 2.2,$P<0.001$);治疗后的平均血肌酐水平 SLED 组低于 CRRT 组;SLED 纠正肾脏尿素清除率当量(29 ± 6)ml/min 同 CRRT(28 ± 9)ml/min 相当;费用方面 SLED 也有显著的优势,和 CRRT 相比,每日费用分别是 \$238.50 和 \$372.45~440.30,周费用分别是 \$1431 和 \$2607~3089。

为进一步提高溶质的清除率及超滤量,连续性 SLED 模式(C-SLED)逐渐应用于临床。2009 年 Salahudeen 等采用 C-SLED 模式治疗了肿瘤合并重症 AKI 的患者 199 例,观察发现在保持较高的超滤量并且同时减少升压药物使用的情况下,患者的平均动脉压仍然能够维持在较高的水平,血流动力学稳定。治疗 48 小时后患者血尿素氮及肌酐水平分别下降 80% 和 73%,相比 CRRT 模式和传统的 SLED 模式有明显的优势。也有学者认为,C-SLED 也可以归属于新的 CRRT 模式,其优势在于这种模式尤其适用于高分解代谢的 AKI 患者,在治疗的花费上亦明显少于 CRRT 花费,并且在操作上相比 CRRT 也更为简单。

综上,SLED 的优越性主要体现在:①有效清除小分子溶质;②具有良好的血流动力学稳定性;③可灵活掌握治疗时间;④有效降低治疗费用;⑤有效减少医护人员的劳动强度。其在血流动力学上的稳定性不亚于 CRRT,且小分子溶质清除和治疗费用方面均优于 CRRT。在近期的研究中再次证实了 SLED 的优越性,在外科术后的 AKI 患者的应用中也得到了令人满意的效果。同时随着杂合肾脏替代治疗越来越多地被应用于临床,广义被包含在 HRRT 范畴的还有杂合血浆吸附滤过(coupled plasma filtration adsorption,CPFA)技术、生物人工肾(renal artificial device,RAD)技术和用于治疗脓毒血症的内毒素吸附技术等也得到了相应的发展,并在临床使用中取得了不错的疗效。

第五节　SLED 在肾脏替代治疗中的特殊地位

血液净化模式虽多,但以 IHD、HRRT 及 CRRT 这三种模式为主。三种模式各有自身的优势及长处,但同时也存在不足,所以不能相互取代。临床应用中不仅要根据医师的经验,最主要还是要根据患者具体情况,疾病不同的时期来选择不同的肾脏替代方法,即是要体现个体化的治疗。相对于普通血液透析,SLED 具有稳定的血流动力学优势,同时也有高效的血液净化效果;而相对于 CRRT,SLED 除了不亚于 CRRT 的血流动力学稳定性外,还体现治疗时间的灵活性,人力资源和治疗费用的节约。但在使用经验中国内也有专家认为,对于血流动力学严重不稳定的重症 AKI 患者如:感染性休克、重症胰腺炎及多器官功能衰竭等情况还是需要首先选择 CRRT 进行肾脏替代治疗。在使用 HRRT 的经验中,我院肾脏内科采用 HRRT 技术(高容量血液滤过、低温连续性静脉 - 静脉血液滤过、血浆置换、内毒素吸附等),成功救治一位在 5.12 汶川大地震中严重脓毒血症合并多器官功能障碍综合征的地震伤员。其后又使用 HRRT 技术(血浆置换 +CVVH+SLED)成功治疗蜂蜇伤致 AKI 合并急性肺水肿的患者。

总之,HRRT 在肾脏替代治疗中有着不可或缺的地位,为肾功能不全的患者提供了新的治疗选择,结合了普通透析的低花费和易操作性,同时又有 CRRT 逐步稳定清除水分和溶质的优势,这种透析模式有较好的发展前景。如何在多种血液透析模式中选择最优的模式为患者进行治疗,是临床医师,特别是肾脏科医师需要进一步探讨的问题。

（张　凌　王婷立）

参 考 文 献

1. Tolwani AJ, Wheeler TS, Wille KM. Sustained low-efficiency dialysis. Contrib Nephrol, 2007, 156:320-324

2. 付平, 张凌. 杂合肾脏替代治疗的临床应用. 中国血液净化, 2011, 10(1):7-9

3. Schlaeper C, Amerling R, Manns M, et al. High clearance continuous renal replacement therapy with a modified dialysis machine. Kidney Int Suppl, 1999, (72):S20-S23

4. Davenport A. Renal replacement therapy in acute kidney injury: which method to use in the intensive care unit? Saudi J Kidney Dis Transpl, 2008, 19(4):529-536

5. Kumar VA, Craig M, Depner TA, et al. Extended daily dialysis A new approach to renal replacement for acute renal failure in the intensive care unit. Am J Kidney Dis, 2000, 36 (2): 294-300

6. Kielstein J, Kretschmer U, Ernst T, et al. Efficacy and cardiovascular tolerability of extended dialysis in critically ill patients: a randomized controlled study. Am J Kidney Dis, 2004, 43 (2): 342-349

7. Lonnemann G, Floege J, Kliem V, et al. Extended daily veno-venous high-flux haemodialysis in patients with acute renal failure and multiple organ dysfunction syndrome using a single path batch dialysis system. Nephrol Dial Transplant, 2000, 15 (8): 1189-1193

8. Shulman RI, Singer M, Rock J. Continuous renal replacement therapy. Keeping the circuit open: lessons from the lab. Blood Purif, 2002, 20 (3): 275-281

9. Singer M, McNally T, Screaton G, et al. Heparin clearance during continuous veno-venous haenofiltration. Intensive Care Med, 1994, 20 (3): 212-215

10. Tolwani AJ, Wille KM. Anticoagulation for continuous renal replacement therapy. Semin Dial, 2009, 22 (2): 141-145

11. Binici DN, Gunes N. Risk factors leading to reduced bone mineral density in hemodialysis patients with metabolic syndrome. Ren Fail, 2010, 32 (4): 469-474

12. Monchi M, Berghmans D, Ledoux D, et al. Citrate vs. heparin for anticoagulation in continuous venovenous hemofiltration: a prospective randomized study. Intensive Care Med, 2004, 30 (2): 260-265

13. Hirsh J, Raschke R, Heparin and low-molecular-weight heparin: the Seventh ACCP Conference on Antithrombotic and Thrombolytic Therapy. Chest, 2004, 126 (3 Suppl): 188S-203S

14. Bagshaw SM, Laupland KB, Boiteau PJ, et al. Is regional citrate superior to systemic heparin anticoagulation for continuous renal replacement therapy? A prospective observational study in an adult regional critical care system. J Crit Care, 2005, 20 (2): 155-161

15. Oudemans-van Straaten HM, Wester JP, de Pont AC, et al. Anticoagulation strategies in continuous renal replacement therapy: can the choice be evidence based? Intensive Care Med, 2006, 32 (2): 188-202

16. Brophy PD, Somers MJ, Baum MA, et al. Multi-centre evaluation of anticoagulation in patients receiving continuous renal replacement therapy (CRRT). Nephrol Dial Transplant, 2005, 20 (7): 1416-1421

17. Abramson S, Niles JL. Anticoagulation in continuous renal replacement therapy. Curr Opin Nephro Hypertens, 1999, 8 (6): 701-707

18. Keelum JA, Lameire N, Aspelin P, et al. KDIGO Clinical Practice Guideline for Acute Kidney Injury. Kidney Int Suppl, 2012, 2 (1): S1-S138

19. 赵宇亮, 张凌, 付平. 枸橼酸抗凝在肾脏替代治疗中的新进展. 中华内科杂志, 2012, 51 (7): 1-3

20. 廖宇捷, 张凌, 付平. 连续性肾脏替代治疗抗凝剂的应用. 西部医学, 2011, 23 (2): 389-391

21. Palsson R, Laliberte KA, Niles JL. Choice of replacement solution and anticoagulant in continuous venovenous hemofiltration. Clin Nephrol, 2006, 65 (1): 34-42

22. Mehta RL, McDonald BR, Aguilar MM, et al. Regional citrate anticoagulation for continuous arteriovenous hemodialysis in critically ill patients. Kidney Int, 1990, 38 (5): 976-981

23. Clark JA, Schulman G, Golper TA. Safety and efficacy of regional citrate anticoagulation during 8-hour sustained low-efficiency dialysis. Clin J Am Soc Nephrol, 2008, 3 (3): 736-742

24. Wu MY, Hsu YH, Bai CH, et al. Regional citrate versus heparin anticoagulation for continuous renal

replacement therapy：a meta-analysis of randomized controlled trials. Am J Kidney Dis,2012,59(6):810-818

25. Oudemans-van Straaten HM,Kellum JA,Bellomo R. Clinical review：anticoagulation for continuous renal replacement therapy—heparin or citrate? Crit Care,2011,15(1):202

26. Park J-S,Kim G-H,Kang CM,et al. Regional anticoagulation with citrate is superior to systemic anticoagulation with heparin in critically ill patients undergoing continuous venovenous hemodiafiltration. Korean J Intern Med, 2011,26(1):68-75

27. Kutsogiannis DJ,Gibney RT,Stollery D,et al. Regional citrate versus systemic heparin anticoagulation for continuous renal replacement in critically ill patients. Kidney Int,2005,67(6):2361-2367

28. O'Reilly P,Tolwani A. Renal replacement therapy Ⅲ：IHD,CRRT,SLED. Crit Care Clin,2005,21(2):367-378

29. Conger J. Dialysis and related therapies. Semin Nephrol,1998,18(5):533-540

30. Briglia A,Paganini EP. Acute renal failure in the intensive care unit. Therapy overview,patient risk stratification,complications of renal replacement,and special circumstances. Clin Chest Med,1999,20(2): 347-366

31. Emili S,Black NA,Paul RV,et al. A protocol-based treatment for intradialytic hypotension in hospitalized hemodialysis patients. Am J Kidney Dis,1999,33(6):1107-1114

32. Marshall MR,Ma T,Galler D,et al. Sustained low-efficiency daily diafiltration(SLEDD-f)for critically ill patients requiring renal replacement therapy：towards an adequate therapy. Nephrol Dial Transplant,2004,19 (4):877-884

33. Alam M,Marshall M,Shaver M,et al. Cost comparison between sustained low efficiency hemodialysis(SLED) and continuous venovenous hemofiltration(CVVH)for ICU patients with ARF(abstract). Am J Kidney Dis, 2000,35:A9

34. Ma T,Walker R,Eggleton K,et al. Cost comparison between sustained low efficiency dialysis/diafiltration (SLEDD)and continuous renal replacement therapy for ICU patients with ARF(abstract). Nephrology,2002,7: A54

35. Berbece A,Richardson R. Sustained low-efficiency dialysis in the ICU：cost,anticoagulation,and solute removal. Kidney Int,2006,70(5):963-968

36. Kumar VA,Yeun JY,Depner TA,et al. Extended daily dialysis vs. continuous hemodialysis for ICU patients with acute renal failure：a two-year single center report. Int J Artif Organs,2004,27(5):371-379

37. Marshall MR,Ma T,Galler D,et al. Sustained low-efficiency daily diafiltration(SLEDD-f)for critically ill patients requiring renal replacement therapy：towards an adequate therapy. Nephrol Dial Transplant,2004,19 (4):877-884

38. Holt BG,White JJ,Kuthiala A,et al. Sustained low-efficiency daily dialysis with hemofiltration for acute kidney injury in the presence of sepsis. Clin Nephrol,2008,69(1):40-46

39. Salahudeen AK,Kumar V,Madan N,et al. Sustained low efficiency dialysis in the continuous mode(C-SLED): dialysis efficacy,clinical outcomes,and survival predictors in critically ill cancer patients. Clin J Am Soc Nephrol,2009,4(8):1338-1346

40. Ronco C,Brendolan A,Lonnemann G,et al. A pilot study of coupled plasma filtration with adsorption in septic shock. Crit Care Med,2002,30(6):1250-1255

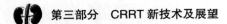
41. Tumlin J, Wali R, Williams W, et al. Efficacy and safety of renal tubule cell therapy for acute renal failure. J Am Soc Nephrol, 2008, 19(5): 1034-1040

42. Cruz DN, Antonelli M, Fumagalli R, et al. Early use of polymyxin B hemoperfusion in abdominal septic shock: the EUPHAS randomized controlled trial. JAMA, 2009, 301(23): 2445-2452

43. Wei Q, Baihai S, Ping F, et al. Successful treatment of crush syndrome complicated with multiple organ dysfunction syndrome using hybrid continuous renal replacement therapy. Blood Purif, 2009, 28(3): 175-180

44. Zhang L, Li Z, Fu P, et al. Hybrid renal replacement treatment in acute pulmonary edema with acute kidney injury following multiple wasp stings: a report of 3 cases. Blood Purif, 2010, 30(2): 106-107

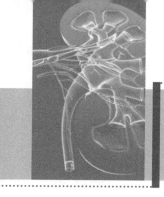

附录

KDIGO 的 AKI 指南概要及解读

对指南推荐评级的命名和描述，在每一条推荐里，推荐的强度用 1 级、2 级或未分级表示，而证据的质量用 A、B、C、D 表示。

第一节　KDIGO 的 AKI 指南

分级 *	患者	临床医师	政策
1 级 "我们推荐"	大多数应当接受推荐的方案，仅少部分不然	大多数患者应该接受这些推荐的方案	推荐意见能够被看做是政策制定或表现评价的参考
2 级 "我们建议"	多数应当接受推荐的方案，但也有很多不然	不同患者应当有不同的选择，每个患者在做出与其价值观和意愿相一致的管理决策时需要帮助	在政策制定之前这些建议可能需要广泛讨论和利益相关者的参与

注：*："未分级"这种分类主要用于为基于常识或主要问题可不考虑证据的充分应用的情况提供指引。最常见的例子包括关于间隔监测、咨询及转诊患者的推荐建议。这些未分级建议一般用简单的说明来陈述，但并不意味着其建议强度被看做强于 1 级或 2 级建议

分级	证据质量	意义
A	高	我们相信真实疗效非常接近预期估计的疗效
B	中	真实疗效可能会接近预期估计疗效，但也有可能有显著差别
C	低	真实疗效可能与预期估计疗效有很大的差别
D	极低	预期估计的疗效很不确定，经常与真实疗效相差甚远

公制单位与国际单位转换系数

参数	公制单位	转换系数	国际单位
阿米卡星（血清，血浆）	μg/ml	1.708	μmol/L
血尿素氮	mg/dl	0.357	mmol/L
钙离子（血清）	mg/dl	0.25	mmol/L
肌酐（血清）	mg/dl	88.4	μmol/L

续表

参数	公制单位	转换系数	国际单位
肌酐清除率	ml/min	0.01667	ml/s
庆大霉素（血清）	µg/ml	2.09	µmol/L
葡萄糖	mg/ml	0.0555	mmol/L
乳酸（血浆）	mg/dl	0.111	mmol/L
妥布霉素（血清，血浆）	µg/ml	2.139	µmol/L
尿素（血浆）	mg/ml	0.167	mmol/L

注意：公制单位 × 转换系数 = 国际单位

第二节　推 荐 总 结

一、AKI 定义

2.1.1　AKI 定义为符合下述任意一项（未分级）：

（1）血清肌酐在 48 小时内升高≥0.3mg/dl（26.5µmol/L）。

（2）已知或推测血清肌酐在 7 天内升高达基础值的 1.5 倍或以上。

（3）尿量持续 6 小时或以上 <0.5ml/（kg·h）。

2.1.2　AKI 根据下述标准进行严重程度分级（未分级）

分级	血清肌酐	尿量
1	7 天内超过基线值的 1.5~1.9 倍 48 小时内升高≥0.3mg/dl（26.5µmol/L）	<0.5ml/（kg·h）持续 6~12 小时
2	基线值的 2.0~2.9 倍	<0.5ml/（kg·h）超过 12 小时
3	基线值的 3 倍及以上 绝对值≥4.0mg/dl（353.6µmol/L） 已开始肾脏替代治疗 18 岁以下 eGFR<35ml/（min·1.73m²）	<0.3ml/（kg·h）超过 24 小时 或无尿超过 12 小时

2.1.3　AKI 的原因应该尽可能确定。（未分级）

2.2.1　推荐应根据患者的易感性和暴露情况对其进行 AKI 风险分层。（1B）

2.2.2　根据患者的易感性和暴露情况进行治疗可降低 AKI 风险。（未分级）

2.2.3　通过衡量血清肌酐和尿量鉴别患者是否处于 AKI 高风险来检测 AKI。（未分级）根据患者风险和临床过程个体化处理监测频率和持续时间。（未分级）

2.3.1　快速评估 AKI 患者确定其发病原因，特别注意可逆因素。（未分级）

2.3.2　通过衡量患者血清肌酐和尿量对 AKI 患者进行检测，按照 2.1.2 推荐来对 AKI 严重程度分级。（未分级）

2.3.3　按照分级和发病原因来治疗 AKI 患者。（未分级）

2.3.4　AKI 发生 3 个月后,从患者病情恢复、新发疾病或者既往 CKD 加重来评估患者情况。(未分级)

● 如果患者有 CKD 基础,按照 KDOQI 中 CKD 指南(指南 7-15)的详细内容进行治疗。(未分级)

● 如果患者无 CKD,则将其作为 CKD 高风险患者,并按照 KDOQI 中针对 CKD 高风险患者的 CKD 指南 3 的详细内容进行治疗。

第三节　AKI 预防和治疗

3.1.1　对没有失血性休克的患者,我们建议用等张的晶体液而不是胶体液(白蛋白或淀粉)作为初期治疗来对有 AKI 风险或 AKI 患者进行扩容。(2B)

3.1.2　对于血管舒张性休克合并 AKI 风险或 AKI 患者,我们建议用血管加压药联合补液。(1C)

3.1.3　对于围术期高危患者(2C)或感染性休克患者(2C),我们建议进行基于纠正血流动力学及氧合参数的治疗来防止发生 AKI 或 AKI 恶化。

3.3.1　在危重症患者中我们建议胰岛素治疗,目标血糖 110~149mg/dl(6.1~8.3mmol/L)。(2C)

3.3.2　我们建议任何程度的 AKI 患者其能量总摄入为 20~30kcal/(kg·d)。(2C)

3.3.3　我们建议应避免为阻止或延迟肾脏替代治疗而限制蛋白的摄入。(2D)

3.3.4　我们建议不需要透析的非分解代谢性 AKI 患者给予蛋白质 0.8~1.0g/(kg·d)。(2D)。正在进行肾脏替代治疗的 AKI 患者给予蛋白质 1.0~1.5g/(kg·d)。(2D)。连续性肾脏替代治疗以及分解代谢过度的患者给予蛋白质最大量为 1.7g/(kg·d)。(2D)

3.3.5　我们建议优先通过肠道途径给 AKI 患者提供营养。(2C)

3.4.1　我们推荐不用利尿剂预防 AKI。(1B)

3.4.2　我们建议不用利尿剂治疗 AKI,除非需要处理容量过度负荷。(2C)

3.5.1　我们推荐不使用小剂量多巴胺预防或治疗 AKI。(1A)

3.5.2　我们建议不使用菲诺多泮预防或治疗 AKI。(2C)

3.5.3　我们建议不使用心房利钠肽预防(2C)或治疗(2B)AKI。

3.6.1　我们推荐不使用人重组 IGF-1 预防或治疗 AKI。(1B)

3.7.1　我们建议给予严重围产期窒息的新生儿单次剂量的茶碱,因其有发生 AKI 的高风险。(2B)

3.8.1　我们建议不使用氨基糖苷类来治疗感染,除非找不到适当的、更小肾毒性的备选治疗方案。(2A)

3.8.2　对于肾功能正常且处于稳定状态的患者,我们建议氨基糖苷类药物的使用为每日单次给药而不是每日多次给药。(2B)

3.8.3　当氨基糖苷类药物采用每日多次给药且疗程超过 24 小时,我们推荐检测药物浓度。(1A)

3.8.4　当氨基糖苷类药物采用每日单次给药且疗程超过 48 小时,我们推荐检测药物浓度。(2C)

3.8.5 我们建议在适当可行时,局部应用(如呼吸道雾化吸入,抗生素粉末逐渐灌注)而非静脉应用氨基糖苷类药物。(2B)

3.8.6 我们建议使用脂质体两性霉素 B 而非普通两性霉素 B。(2A)

3.8.7 治疗全身性真菌或寄生虫感染时,如果疗效相当,我们推荐使用唑类抗真菌药物和(或)棘白菌素类药物,而非普通两性霉素 B。(1A)

3.9.1 我们建议不单纯为减少围术期 AKI 或 RRT 需求而采用不停跳冠状动脉搭桥术。(2C)

3.9.2 对于合并低血压的危重患者,我们建议不使用乙酰半胱氨酸预防 AKI。(2D)

3.9.3 我们建议不使用口服或静脉应用乙酰半胱氨酸来预防术后 AKI。(1A)

第四节 造影剂诱导 AKI

4.1 血管内使用造影剂后,应根据推荐意见 2.1.1~2.1.2 对 AKI 进行定义和分级。(未分级)

4.1.1 对于血管内造影剂使用后肾功能发生改变的患者,应评估 CI-AKI 及其他可能造成 AKI 的原因。(未分级)

4.2.1 对于所有需要血管内(静脉或动脉)使用造影剂的患者,应当评估 CI-AKI 的风险,尤其应对既往肾脏功能异常进行筛查。(未分级)

4.2.2 对于 CI-AKI 高危患者,应当考虑其他造影方法。(未分级)

4.3.1 对于 CI-AKI 高危患者,应当使用最小剂量造影剂。(未分级)

4.3.2 对于 CI-AKI 高危患者,我们推荐使用等渗或低渗碘造影剂,而非高渗碘造影剂。(1B)

4.4.1 对于 CI-AKI 高危患者,我们推荐静脉应用等张氯化钠或碳酸氢钠溶液扩容。(1A)

4.4.2 对于 CI-AKI 高危患者,我们推荐不单独使用口服补液。(1C)

4.4.3 对于 CI-AKI 高危患者,我们建议使用口服乙酰半胱氨酸联合静脉应用等张晶体溶液。(2D)

4.4.4 我们建议不使用茶碱预防 CI-AKI。(2C)

4.4.5 我们推荐不使用非诺多巴预防 CI-AKI。(1B)

4.5.1 对于 CI-AKI 高危患者,我们建议不预防性使用间断血液透析(IHD)或血液滤过(HF)清除造影剂。(2C)

第五节 透析治疗 AKI

5.1.1 出现危及生命的容量、电解质和酸碱平衡改变时,应紧急开始 RRT。(未分级)

5.1.2 做出开始 RRT 的决策时,应当全面考虑临床情况,是否存在能够被 RRT 纠正的情况,以及实验室检查结果的变化趋势,而不应仅根据 BUN 和肌酐的水平。(未分级)

5.2.1 当不再需要 RRT 时(肾脏功能恢复至足以满足患者需求,或 RRT 不再符合治疗目标),应当终止 RRT。(未分级)

5.2.2 我们建议不使用利尿剂促进肾脏功能恢复,或缩短 RRT 疗程或治疗频率。(2B)

5.3.1　如果 AKI 患者没有明显的出血风险或凝血功能障碍,且未接受全身抗凝治疗,我们推荐在 RRT 期间使用抗凝。(1B)

5.3.2　对于没有出血高危或凝血功能障碍且未接受有效全身抗凝治疗的患者,我们有以下建议:

5.3.2.1　对于间断 RRT 的抗凝,我们推荐使用普通肝素或低分子量肝素,而不应使用其他抗凝措施。(1C)

5.3.2.2　对于 CRRT 的抗凝,如果患者没有枸橼酸抗凝禁忌证,我们建议使用局部枸橼酸抗凝而非肝素。(2B)

5.3.2.3　对于只有枸橼酸抗凝禁忌证的患者 CRRT 期间的抗凝,我们建议使用普通肝素或低分子量肝素,而不应使用其他抗凝措施。(2C)

5.3.3　对于出血风险高的患者,如果未使用抗凝治疗,我们推荐 CRRT 期间采取以下抗凝措施:

5.3.3.1　对于没有枸橼酸禁忌证的患者,我们建议 CRRT 期间使用局部枸橼酸抗凝,而不应使用其他抗凝措施 .(2C)

5.3.3.2　对于出血风险高的患者,我们建议 CRRT 期间避免使用局部肝素化。(2C)

5.3.4 对于罹患肝素诱导血小板缺乏(HIT)患者,应停用所有肝素,我们推荐 RRT 期间使用凝血酶直接抑制剂(如阿加曲班)或 X a 因子抑制剂(如达那肝素或磺达肝癸钠),而不应使用其他抗凝措施。(1A)

5.3.4.1　对于没有严重肝衰竭的 HIT 患者,我们建议 RRT 期间使用阿加曲班而非其他凝血酶或 X a 因子抑制剂。(2C)

5.4.1　对于 AKI 患者,我们建议使用无套囊无隧道的透析导管进行 RRT,而不应使用隧道导管。(2D)

5.4.2　AKI 患者选择静脉置入透析导管时,应注意以下考虑:

● 首选:右侧颈内静脉

● 次选:股静脉

● 第三选择:左侧颈内静脉

● 最后选择:锁骨下静脉(优先选择优势肢体侧)

5.4.3　我们推荐在超声引导下置入透析导管。(1A)

5.4.4　我们推荐置入颈内静脉或锁骨下静脉透析导管后,在首次使用前应拍摄胸片。(1B)

5.4.5　对于罹患 AKI 需要 RRT 的 ICU 患者,我们建议不在非隧道透析管置管部位皮肤局部使用抗生素。(2C)

5.4.6　对于需要 RRT 的 AKI 患者,我们建议不使用抗生素预防非隧道透析导管的导管相关感染。(2C)

5.5.1　对于 AKI 患者,我们建议使用生物相容性膜材料的透析器进行 IHD 或 CRRT。(2C)

5.6.1　AKI 患者应使用持续和间断 RRT 作为相互补充。(未分级)

5.6.2　对于血流动力学不稳定的患者,我们建议使用 CRRT 而非标准的间断 RRT。(2B)

5.6.3　对于急性脑损伤或罹患导致颅内高压或弥漫性脑水肿的其他疾病的 AKI 患者,

我们建议使用 CRRT 而非间断 RRT。（2B）

5.7.1　AKI 患者进行 RRT 时，我们建议使用碳酸盐而非乳酸盐缓冲液作为透析液和置换液。（2C）

5.7.2　合并休克的 AKI 患者进行 RRT 时，我们推荐使用碳酸盐而非乳酸盐作为透析液和置换液。（1B）

5.7.3　合并肝衰竭和（或）乳酸酸中毒的 AKI 患者进行 RRT 时，我们推荐使用碳酸盐而非乳酸盐。（2B）

5.7.4　我们推荐 AKI 患者使用的透析液和置换液应当至少符合美国医疗设备协会（AAMI）有关细菌和内毒素污染的相关标准。（1B）

5.8.1　应当在开始每次 RRT 前确定 RRT 的剂量（未分级）

5.8.2　RRT 时电解质、酸碱、溶质和液体平衡目标应当满足患者需求。（未分级）

5.8.3　AKI 患者采用间断或延长 RRT 时，我们推荐应达到 Kt/V 3.9/ 周。（1A）

5.8.4　AKI 患者进行 CRRT 时，我们推荐流出液容量 20~25ml/（kg·h）。（1A）

这通常需要更高的流出液处方剂量。（未分级）

（张　凌　张雪梅）

72